Fernando Aparicio Merchán

Enfermedad celíaca: células madre del adulto

Fernando Aparicio Merchán

Enfermedad celíaca: células madre del adulto

Características histopatológicas

PUBLICIA

Imprint

Cover image: www.ingimage.com

Publisher:
PUBLICIA
is a trademark of
International Book Market Service Ltd., member of OmniScriptum Publishing Group
17 Meldrum Street, Beau Bassin 71504, Mauritius
Printed at: see last page
ISBN: 978-3-639-55667-4

FERNANDO APARICIO MERCHÁN

Características de la mucosa intestinal en la enfermedad celíaca, con especial referencia a las células madre del adulto y amplificadoras

Directores
LUCIO DÍAZ-FLORES FEO
RICARDO GUTIÉRREZ GARCÍA
HONORIO ARMAS RAMOS
ENRIQUE QUINTERO CARRIÓN

<<Ganarás el pan con el sudor de tu frente...>>

A los Pacientes,

que pusieron su confianza en mi dedicación,

en los que he empleado estos años de estudio,

y que fueron con mucho mis mejores maestros

AGRADECIMIENTOS

Esta tesis doctoral, si bien ha requerido de mucho esfuerzo y dedicación, personal y de sus directores, ha sido posible gracias al entusiasmo y la cooperación desinteresada de todas y cada una de las personas que han colaborado en el diseño y desarrollo de la idea original, acceso y recopilación de la información, tratamiento de los datos, asesoramiento y apoyo desde el embrión de inicio hasta llegar a plasmar el trabajo en estas páginas. Mi agradecimiento a todos ellos por su apoyo en los momentos de desesperación.

En primer lugar a mis Directores:

Al Profesor Doctor D. Lucio Díaz-Flores Feo, por su cariño, paciencia y confianza en mí. Por todo lo que me ha enseñado que está en estas páginas, y por lo que no está, por sus consejos y forma de ver la vida, con sus dificultades y alegrías que no están en esta tesis, sin las cuales no hubiera sido posible que el lector la tuviera ahora mismo disponible. Sus aportaciones, han sido y seguirán siendo el punto de partida y el Norte tanto a nivel profesional como personal, Siempre será el Maestro referente. No hay palabras para expresarte mi sentimiento de gratitud.

Al Profesor Doctor D. Enrique Quintero Carrión, por todos los conocimientos que me han ayudado a entender mi especialidad, por enseñarme a ver más allá de las páginas escritas, por su saber estar, y por todas las facilidades para acceder e integrarme en el saber de las sesiones docentes de su Servicio de Aparato Digestivo y definirme en mis preferencias en la realización de trabajos científicos.

Al Profesor Doctor D. Ricardo Gutiérrez García, por su constante ayuda, su comprensión, sus indicaciones, por su confianza en mí y por inculcarme el sentido crítico científico y armarse de paciencia.

Al Profesor Doctor Honorio Armas Ramos, por su apoyo, gran aportación científica, y opiniones constructivas que han enriquecido esta tesis.

Al Doctor D. Fernando Aparicio García, mi amigo, que con su entusiasmo siempre ha estado ahí para todo, en los malos y en los buenos momentos.

Al Doctor D. Lucio Díaz-Flores Varela, por su amistad, ofrecimientos y compañerismo.

Al Doctor D. David Nicolás Pérez por su amistad incondicional, ayuda y sus recomendaciones en las revisiones.

Al Doctor D. Francisco Valladares Parrilla, por su apoyo en la revisión, y por las cuestiones de organización.

Al Doctor D. Gilberto Peñate, por su amistad, sus sugerencias y su confianza.

A la Doctora Dña. Maite Pulido, por su ecuanimidad y aliento cuando lo necesite

Al Doctor D. Amado Zurita, por sus recomendaciones y por atender a mis hijas.

Al Doctor D. Salvador Baudet Arteaga compañero y confidente.

A Elesvan Morales Martín, profesor de estadística, que me trasladó de la teoría a la práctica.

A todos los integrantes del Departamento de Anatomía, Anatomía Patológica e Histología, así como a todo el servicio de Aparato Digestivo y de Pediatría que de una u otra forma han estado cerca con sus palabras o con su calor para que este trabajo llegara a puerto.

Queremos agradecer a los miembros del Laboratorio Central su trabajo analítico y en particular a la Dra. Ivelise Barrios del Pino el estudio inmunológico, el cual es deseo de ambos ampliar en el futuro.

A mi amigo Juan, profesor de física y matemáticas, por acompañarme todos esos sábados y domingos en mi estudio.

A mis amigos la Dra. Sonia Díaz y al abogado Adán Castillo Díaz, por estar ahí.

A mi madre Rosario y a mis hermanas, Helena y Beatriz que siempre están ahí para contar penas y triunfos.

A mi esposa Elena, por su paciencia y comprensión, a mis hijas por reconocerme y quererme a pesar de que me ven poco, a ellas dedico esta tesis.

ÍNDICE

ÍNDICE

1 INTRODUCCION

1.1 CONSIDERACIONES GENERALES 14

1.2 ESTADO ACTUAL DE LOS CONOCIMIENTOS SOBRE LA ENFERMEDAD CELÍACA.

1.2.1 Concepto y generalidades

1.2.2 Antecedentes históricos

1.2.3 Epidemiología

1.2.4 Anatomía patológica

1.2.4.1 Importancia de la biopsia de intestino delgado en la enfermedad celíaca

1.2.4.2 Variaciones de la histología del intestino delgado en condiciones de normalidad

1.2.4.2.1 Diferencias intraindividuales

1.2.4.2.2 Diferencias según la edad y entre poblaciones

1.2.4.2.3 Diferencias atribuibles al muestreo

1.2.4.3 Histopatología de la enfermedad celíaca

1.2.4.3.1 Atrofia vellosa

1.2.4.3.2 Hiperplasia de las criptas

1.2.4.3.3 Hallazgos citológicos

1.2.4.3.3.1 Enterocitos

1.2.4.3.3.2 Linfocitos intraepiteliales

1.2.4.3.3.3 Cuantificación de los LIEs en el ápex de las vellosidades

1.2.4.3.3.4 Inmunohistoquímica

1.2.4.3.3.5 Pérdida del "signo decrescendo"

1.2.4.3.3.6 Leucocitos y células plasmáticas en la lámina propia

1.2.4.3.3.7 Miofibroblastos

1.2.4.3.4 Características histológicas adicionales

1.2.4.3.5 La matriz extracelular

1.2.4.3.6 Cinética celular

1.2.4.4 Extensión

1.2.4.5 Respuesta histológica a la dieta libre de gluten

1.2.4.6 Clasificación histopatológica

1.2.4.6.1 Marsh-Oberhuber tipo 0

1.2.4.6.2 Marsh-Oberhuber tipo 1

1.2.4.6.3 Marsh-Oberhuber tipo 2

1.2.4.6.4 Marsh-Oberhuber tipo 3

1.2.4.6.5 Marsh-Oberhuber tipo 4

1.2.4.7 Aproximación a la muestra

1.2.4.7.1 Muestra macroscópica

1.2.4.7.2 Muestra microscópica

1.2.4.8 Resumen

1.2.5 Etiopatogenia

1.2.5.1 Factores ambientales

1.2.5.2 Factores genéticos

1.2.5.2.1 Predisposición familiar y cambios genéticos relacionados

1.2.5.2.2 Factores asociados con moléculas HLA (sistema mayor de histocompatibilidad)

1.2.5.2.2.1 Genes localizados en el complejo de HLA distintos de DQ2 y DQ8

1.2.5.2.3 Factores no asociados con moléculas HLA

1.2.5.2.4 Zona de unión de péptidos en las enfermedades asociadas a moléculas DQ

1.2.5.3 Factores inmunes

1.2.5.3.1 Introducción

1.2.5.3.2 Inmunidad adaptativa

1.2.5.3.2.1 Respuesta inmune celular en la enfermedad celíaca

1.2.5.3.2.1.1 Papel de la transglutaminasa tisular en la organización de la matriz extracelular y en la patogenia de la enfermedad celíaca.

1.2.5.3.2.1.2 Activación de las células T de la mucosa restringidas por HLA-DQ2 o HLA-DQ 8.

1.2.5.3.2.1.3 Características especializadas de HLA-DQ2 y HLA-DQ 8

1.2.5.3.2.1.4 Factores necesarios para la activación de la enfermedad celíaca

1.2.5.3.2.1.5 Presentación de péptidos del gluten por las células T intestinales, llevada a cabo por moléculas HLA.

1.2.5.3.2.1.6 Reconocimiento de los péptidos desaminados del gluten por las células T

1.2.5.3.2.1.7 Cometido de los linfocitos intraepiteliales en la respuesta celular

1.2.5.3.2.2 Respuesta inmune humoral en la enfermedad celíaca

1.2.5.3.2.2.1 Cometido de los autoanticuerpos antitransglutaminasa tisular en la patogénesis de la enfermedad celíaca y de las células T específicas del gluten en la producción de autoanticuerpos

1.2.5.3.3 Alteración de la tolerancia oral gluten en la enfermedad celíaca

1.2.5.3.4 Papel de la inmunidad innata en la enfermedad celíaca, encrucijada entre inmunidad innata y adaptativa

1.2.5.3.4.1 Papel de IL-15 Y TGF-β1.

1.2.5.3.4.2 Otras citoquinas

1.2.5.3.4.3 Papel de los LIEs en producción de citoquinas

1.2.5.3.5 Mecanismos implicados en la formación de la lesión celíaca. Un modelo de inmunopatogénesis para la enfermedad celíaca

1.2.5.3.6 Futuros planteamientos en el ámbito inmunidad/Enfermedad Celíaca.

1.3 ESTADO ACTUAL DE LOS CONOCIMIENTOS SOBRE LAS ASC Y TAC EN EL INTESTINO DELGADO ADULTO

1.3.1 Introducción

1.3.1.1 Células madre (ASC)

1.3.1.2 ASC y amplificadoras (transit-amplifying cell, TAC)

1.3.2 Identificación, localización y características de las ASC en el intestino

1.3.2.1 Organización de la cripta del intestino delgado. Localización de las ASC.

1.3.2.2 Cinética celular en las criptas

1.3.2.3 Representación esquemática de la localización del origen de las líneas celulares.

1.3.2.3.1 Hipótesis clásica.

1.3.2.3.2 Hipótesis de Cheng, Leblond, Bjerknes

1.3.2.3.3 Hipótesis actual

1.3.2.4 Características de las ASC intestinales

1.3.2.4.1 Cinética celular, estimación de supervivencia y muerte de la célula multipotencial

1.3.2.5 Representación esquemática del origen de las líneas celulares

1.3.2.6 Nichos de ASC adultas y sistemas de regulación. Apoptosis.

1.3.2.7 Plasticidad de las ASC

1.3.2.8 Fusión, transdiferenciación y mecanismos de adaptación funcionales

1.3.3 Protección de las ASC contra la acumulación de errores genéticos que llevan al cáncer. Hipótesis de Cairns

1.3.4 ASC del cáncer

1.3.5 Trasplante hematopoyético autólogo de ASC en la enfermedad celíaca refractaria con células T aberrantes

2 PLANTEAMIENTO Y OBJETIVOS DE LA PRESENTE TESIS DOCTORAL 111

3 MATERIAL Y MÉTODO 114

3.1 MUESTRA DE ESTUDIO

3.2 PROCEDIMIENTO TÉCNICO DE OBTENCIÓN DE LAS MUESTRAS

3.3 PROCEDIMIENTO PARA INCLUSIÓN

3.3.1 Precauciones en las técnicas de fijación y corte

3.3.2 Protocolo básico y protocolo asociado de las muestras microscópicas

3.4 MÉTODOS HISTOLÓGICOS

3.4.1 Técnicas histológicas rutinarias.

3.4.2 Técnicas de inmunohistoquímia:

3.4.3 Técnicas histológicas para microscopia electrónica convencional

3.5 MÉTODOS ANALÍTICOS

3.6 MÉTODO ESTADÍSTICO

4 RESULTADOS 124

4.1 ASPECTOS EPIDEMIOLÓGICOS, CLÍNICOS Y ANALÍTICOS

4.1.1 Frecuencia
4.1.2 Sexo
4.1.3 Edad
4.1.4 Correlación edad y sexo
4.1.5 Presentación familiar
4.1.6 Correlación presentación familiar y sexo
4.1.7 Correlación presentación familiar y edad
4.1.8 Correlación presentación familiar, sexo y edad
4.1.9 Enfermedades asociadas
4.1.10 Presentación clínica-formas típica, paucisintomática y silente
4.1.11 Correlación entre presentación clínica y sexo
4.1.12 Correlación entre presentación clínica y edad
4.1.13 Correlación entre presentación clínica y el año de biopsia
4.1.14 Correlación de la presentación con los datos de edad y sexo
4.1.15 Presentación de síntomas específicos en relación a la edad
4.1.16 Presentación de los síntomas específicos en relación al sexo
4.1.17 Estudio genético
4.1.18 Datos clínico-analíticos específicos:
4.1.18.1 Hemoglobina
4.1.18.2 Ferritina
4.1.18.3 Hipertransaminasemia
4.1.18.4 Enzima AGA
4.1.18.5 Enzima EMA
4.1.18.6 Enzima tTG
4.1.18.7 Correlación entre EMA y tTG

4.2 CARACTERÍSTICAS MORFOLÓGICAS OBSERVADAS EN ÁREAS DE BIOPSIA DIAGNÓSTICA (DUODENO) NORMALES

4.2.1 Características macro-microscópicas de la mucosa duodenal
4.2.2 Características estructurales de la mucosa según su localización en el duodeno
4.2.3 Características microscópicas de las células de vellosidades y criptas del intestino delgado
4.2.3.1 Células de absorción
4.2.3.2 Células mucosecretoras
4.2.3.3 Células columnares de las criptas. ASC y TAC
4.2.3.3.1 Inmunorreactividad de las células columnares de las vellosidades y criptas
4.2.3.4 Células de Paneth
4.2.3.5 Células enteroendocrinas

4.2.3.6 Células M
4.2.3.7 Células en cepillo
4.2.4 Características microscópicas del componente intersticial
4.2.4.1 Lamina propia
4.2.4.2 Membrana basal
4.2.4.3 Miofibroblastos
4.2.4.4 Mastocitos
4.2.4.5 Otros elementos celulares del corion mucoso
4.2.4.6 Otros hechos significativos en la mucosa duodenal con respecto al intestino delgado
4.3 HALLAZGOS HISTOPATOLÓGICOS EN LOS CASOS CON CONFIRMACIÓN O SOSPECHA DIAGNÓSTICA DE CELIAQUÍA
4.3.1 Atrofia de las vellosidades
4.3.2 Hiperplasia de las criptas sin atrofia de las vellosidades
4.3.3 Hallazgos citológicos
4.3.3.1 Enterocitos
4.3.3.2 Células mucosecretoras
4.3.3.3 Células de Paneth
4.3.3.4 Células enteroendocrinas
4.3.3.5 Linfocitos intraepiteliales
4.3.3.5.1 Detección con técnicas convencionales e inmunohistoquímicas
4.3.3.5.2 Parámetros y correlación entre datos clínicos, analíticos y de morfología.
4.3.3.5.3 Pérdida del "signo decrescendo"
4.3.3.6 Membrana basal
4.3.3.7 Miofibroblastos
4.3.3.8 Células dendríticas
4.3.3.9 Mastocitos
4.3.3.10 Células intraepiteliales CD117 (c-kit) positivas.
4.3.4 Cuantificación de parámetros histológicos más significativos
4.4 ASC Y AMPLIFICADORAS EN LAS BIOPSIAS DUODENALES CON CONFIRMACIÓN HISTOLÓGICA DE CELIAQUÍA

5. DISCUSIÓN 241
5.1. DISCUSIÓN DE ASPECTOS EPIDEMIOLÓGICOS, CLÍNICOS Y ANALÍTICOS
5.1.2. Frecuencia
5.1.3. Sexo
5.1.4. Edad
5.1.5. Correlación edad y sexo
5.1.6. Presentación familiar
5.1.7. Correlación presentación familiar y sexo
5.1.8. Correlación presentación familiar y edad
5.1.9. Correlación presentación familiar, sexo y edad
5.1.10. Enfermedades asociadas
5.1.11. Presentación clínica-Formas típica, paucisintomática y silente.
5.1.12. Correlación entre presentación clínica y sexo
5.1.13. Correlación entre presentación clínica y edad
5.1.14. Correlación entre presentación clínica y el año de biopsia
5.1.15. Correlación de la presentación con los datos de edad y sexo
5.1.16. Presentación de síntomas específicos en relación a la edad
5.1.17. Presentación de los síntomas específicos en relación al sexo
5.1.18. Estudio genético
5.1.19. Resultados histológicos
5.1.20. Datos clínico-analíticos específicos:
5.1.20.1. Anemia y ferropenia
5.1.20.2. Hipertransaminasemia
5.1.20.3. Enzima AGA
5.1.20.4. Enzima EMA
5.1.20.5. Enzima tTG
5.1.20.6. Correlación tTG EMA
5.2. CON REFERENCIA A LAS CARACTERÍSTICAS MORFOLÓGICAS OBSERVADAS EN ÁREAS DE BIOPSIA DIAGNÓSTICA (DUODENO) NORMALES
5.2.1. Características macro-microscópicas de la mucosa duodenal
5.2.2. Características estructurales de la mucosa según su localización en el duodeno
5.2.3. Características microscópicas de las células de vellosidades y criptas del intestino delgado.
5.2.3.1. La línea celular absortiva: enterocitos
5.2.3.2. Células mucosecretoras
5.2.3.3. Células de Paneth
5.2.3.4. Células enteroendocrinas
5.2.3.5. Células M
5.2.3.6. Células en cepillo
5.2.4. Características microscópicas del componente intersticial
5.2.4.1. Lamina propia y membrana basal
5.2.4.2. Miofibroblastos
5.2.4.3. Mastocitos

5.2.4.4. Células dendríticas
5.2.4.5. Otros elementos celulares del corion
5.2.4.6. Otros hechos significativos en la mucosa duodenal
5.3. CON REFERENCIA A LAS ASC Y AMPLIFICADORAS, UNIDADES PROLIFERATIVAS Y NICHOS EN LAS BIOPSIAS DUODENALES CON RESULTADOS DE NORMALIDAD
5.3.1. Consideraciones generales
5.3.2. Células columnares de la cripta (CBCs), Células columnares de la posición + 4 (label-retaining cells, LCRs) y Las TAC (transit amplifying cells) y columnares en general.
5.3.3. Diferenciación terminal de las TAC (transit amplifying cells)
5.4. CON REFERENCIA A LOS HALLAZGOS HISTOPATOLÓGICOS EN LOS CASOS DE CELIAQUÍA
5.4.1. Con referencia a los parámetros histopatológicos y propuesta de un índice numérico para la EC
5.4.1.1. Enterocitos
5.4.1.2. Células mucosecretoras
5.4.1.3. Células de Paneth
5.4.1.4. Células enteroendocrinas
5.4.1.5. ASC y amplificadoras en las biopsias duodenales con confirmación histológica de celiaquía
5.4.2. Con referencia a los parámetros histopatológicos en el componente intersticial
5.4.2.1. Lamina basal y Membrana basal
5.4.2.2. Miofibroblastos
5.4.2.3. Células dendríticas
5.4.2.4. Mastocitos
5.5. CON REFERENCIA A LOS PARÁMETROS GENERALES HISTOPATOLÓGICOS DE MAYOR IMPORTANCIA DIAGNÓSTICA
5.5.1. La atrofia en la EC. Correlación con las clasificaciones que gradúan su intensidad
5.5.2. Linfocitosis intraepitelial
5.5.3. Elongación de las criptas
5.6. PROPUESTA DE UN ÍNDICE NUMÉRICO PARA LA EC

6. CONCLUSIONES 330

INTRODUCCIÓN

INTRODUCCIÓN

1.1 CONSIDERACIONES GENERALES

1.2 ESTADO ACTUAL DE LOS CONOCIMIENTOS SOBRE LA ENFERMEDAD CELÍACA.

1.2.1 Concepto y generalidades
1.2.2 Antecedentes históricos
1.2.3 Epidemiología
1.2.4 Anatomía patológica
1.2.4.1 Importancia de la biopsia de intestino delgado en la enfermedad celíaca
1.2.4.2 Variaciones de la histología del intestino delgado en condiciones de normalidad
1.2.4.2.1 Diferencias intraindividuales
1.2.4.2.2 Diferencias según la edad y entre poblaciones
1.2.4.2.3 Diferencias atribuibles al muestreo
1.2.4.3 Histopatología de la enfermedad celíaca
1.2.4.3.1 Atrofia vellosa
1.2.4.3.2 Hiperplasia de las criptas
1.2.4.3.3 Hallazgos citológicos
1.2.4.3.3.1 Enterocitos
1.2.4.3.3.2 Linfocitos intraepiteliales
1.2.4.3.3.3 Cuantificación de los LIEs en el ápex de las vellosidades
1.2.4.3.3.4 Inmunohistoquímica
1.2.4.3.3.5 Pérdida del "signo decrescendo"
1.2.4.3.3.6 Leucocitos y células plasmáticas en la lámina propia
1.2.4.3.3.7 Miofibroblastos
1.2.4.3.4 Características histológicas adicionales
1.2.4.3.5 La matriz extracelular
1.2.4.3.6 Cinética celular
1.2.4.4 Extensión
1.2.4.5 Respuesta histológica a la dieta libre de gluten
1.2.4.6 Clasificación histopatológica
1.2.4.6.1 Marsh-Oberhuber tipo 0
1.2.4.6.2 Marsh-Oberhuber tipo 1
1.2.4.6.3 Marsh-Oberhuber tipo 2
1.2.4.6.4 Marsh-Oberhuber tipo 3
1.2.4.6.5 Marsh-Oberhuber tipo 4
1.2.4.7 Aproximación a la muestra
1.2.4.7.1 Muestra macroscópica
1.2.4.7.2 Muestra microscópica
1.2.4.8 Resumen
1.2.5 Etiopatogenia
1.2.5.1 Factores ambientales
1.2.5.2 Factores genéticos
1.2.5.2.1 Predisposición familiar y cambios genéticos relacionados
1.2.5.2.2 Factores asociados con moléculas HLA (sistema mayor de histocompatibilidad)
1.2.5.2.2.1 Genes localizados en el complejo de HLA distintos de DQ2 y DQ8

1.2.5.2.3 Factores no asociados con moléculas HLA
1.2.5.2.4 Zona de unión de péptidos en las enfermedades asociadas a moléculas DQ
1.2.5.3 Factores inmunes
1.2.5.3.1 Introducción
1.2.5.3.2 Inmunidad adaptativa
1.2.5.3.2.1 Respuesta inmune celular en la enfermedad celíaca
1.2.5.3.2.1.1 Papel de la transglutaminasa tisular en la organización de la matriz extracelular y en la patogenia de la enfermedad celíaca.
1.2.5.3.2.1.2 Activación de las células T de la mucosa restringidas por HLA-DQ2 o HLA-DQ 8.
1.2.5.3.2.1.3 Características especializadas de HLA-DQ2 y HLA-DQ 8
1.2.5.3.2.1.4 Factores necesarios para la activación de la enfermedad celíaca
1.2.5.3.2.1.5 Presentación de péptidos del gluten por las células T intestinales, llevada a cabo por moléculas HLA.
1.2.5.3.2.1.6 Reconocimiento de los péptidos desaminados del gluten por las células T
1.2.5.3.2.1.7 Cometido de los linfocitos intraepiteliales en la respuesta celular
1.2.5.3.2.2 Respuesta inmune humoral en la enfermedad celíaca
1.2.5.3.2.2.1 Cometido de los autoanticuerpos antitransglutaminasa tisular en la patogénesis de la enfermedad celíaca y de las células T específicas del gluten en la producción de autoanticuerpos
1.2.5.3.3 Alteración de la tolerancia oral gluten en la enfermedad celíaca
1.2.5.3.4 Papel de la inmunidad innata en la enfermedad celíaca, encrucijada entre inmunidad innata y adaptativa
1.2.5.3.4.1 Papel de IL-15 Y TGF-β1.
1.2.5.3.4.2 Otras citoquinas
1.2.5.3.4.3 Papel de los LIEs en producción de citoquinas
1.2.5.3.5 Mecanismos implicados en la formación de la lesión celíaca. Un modelo de inmunopatogénesis para la enfermedad celíaca
1.2.5.3.6 Futuros planteamientos en el ámbito inmunidad/Enfermedad Celíaca.
1.3 ESTADO ACTUAL DE LOS CONOCIMIENTOS SOBRE LAS ASC Y TAC EN EL INTESTINO DELGADO ADULTO
1.3.1 Introducción
1.3.1.1 Células madre (ASC)
1.3.1.2 ASC y amplificadoras (transit-amplifying cell, TAC)
1.3.2 Identificación, localización y características de las ASC en el intestino
1.3.2.1 Organización de la cripta del intestino delgado. Localización de las ASC.
1.3.2.2 Cinética celular en las criptas
1.3.2.3 Representación esquemática de la localización del origen de las líneas celulares.
1.3.2.3.1 Hipótesis clásica.
1.3.2.3.2 Hipótesis de Cheng, Leblond, Bjerknes
1.3.2.3.3 Hipótesis actual
1.3.2.4 Características de las ASC intestinales
1.3.2.4.1 Cinética celular, estimación de supervivencia y muerte de la célula multipotencial

1.3.2.5 Representación esquemática del origen de las líneas celulares
1.3.2.6 Nichos de ASC adultas y sistemas de regulación. Apoptosis.
1.3.2.7 Plasticidad de las ASC
1.3.2.8 Fusión, transdiferenciación y mecanismos de adaptación funcionales
1.3.3 Protección de las ASC contra la acumulación de errores genéticos que llevan al cáncer. Hipótesis de Cairns
1.3.4 ASC del cáncer
1.3.5 Trasplante hematopoyético autólogo de ASC en la enfermedad celíaca refractaria con células T aberrantes

1.1 CONSIDERACIONES GENERALES

En el presente trabajo de tesis doctoral pretendemos estudiar las características histopatológicas de la enfermedad celíaca (EC) y su correlación clínica, principalmente en lo que se refiere a los siguientes aspectos: 1) estudiar mediante los métodos, estructurales e inmunohistoquímicos, los patrones morfológicos y el comportamiento de los elementos celulares implicados en la enfermedad celíaca, incluyendo las células transitorias amplificadoras (transit amplifying cells) intermedias entre las células madre adultas (ASC) y las diferenciadas, 2) cuantificación de los parámetros estructurales más significativos con la finalidad de obtener un índice numérico expresivo de la intensidad del proceso, que permita una más fácil correlación clínico-patológica, y 3) consideración de los datos epidemiológicos, clínicos y analíticos en la muestra estudiada, con sus correspondientes correlaciones. Aunque enumeramos estos objetivos según un orden prioritario en nuestro trabajo, haremos su exposición siguiendo una sistematización más convencional.

Con tales objetivos, en la presente introducción revisaremos en primer lugar el estado actual de los conocimientos sobre la EC en general (incluyendo su concepto y generalidades, antecedentes históricos, epidemiología, anatomía patológica y etiopatogenia). Seguidamente, tendremos en cuenta la dinámica celular, incluyendo la de las células precursoras en las criptas. Finalmente estableceremos de forma más amplia el planteamiento y los objetivos del trabajo a realizar.

1.2 ESTADO ACTUAL DE LOS CONOCIMIENTOS SOBRE LA ENFERMEDAD CELÍACA.

En los últimos años hemos asistido a un desarrollo considerable en el concepto, características, etiopatogenia, interpretación de los resultados y tratamiento (sobre todo de casos complejos) de la EC, siendo preocupación de numerosos investigadores al respecto. Da una idea de la inquietud sobre este campo el que los trabajos publicados, referenciados y relacionados con el mismo alcanza una cifra de 15524 (5964 en los últimos 10 años, 3291 en los últimos cinco años, 707 en el último año, 192 en los últimos tres meses)

1.2.1 Concepto y generalidades

La EC o Esprúe Celíaco se ha definido como una enteropatía autoinmune a la gliadina (Enteropatía Sensible al Gluten) que afecta a individuos genéticamente predispuestos, bastante común en la población (~ 1%, (Kagnoff, 2007)), por lo general con cuadro clínico de malabsorción y en ocasiones con clínica atípica (la mayoría de los adultos carecen de diarrea), caracterizada histológicamente, aunque de forma inespecífica, por atrofia vellositaria, hiperplasia de las criptas e infiltrado inflamatorio, tanto en el epitelio cómo en la lámina propia del intestino delgado. Su tratamiento es la dieta libre en gluten (Farrell et al, 2002), con mejoría clínica e histológica rápida, aunque existen otros tratamientos potenciales en casos refractarios (Trier, 1998).

En cuanto a su presentación y clínica, se trata de una enfermedad primariamente de caucásicos (Trier et al, 1991) que cuando comienza tempranamente, en la infancia, lo hace con síntomas clásicos que incluyen distensión abdominal, astenia acentuada, episodios frecuentes de diarrea crónica con esteatorrea, edemas en extremidades y disminución de crecimiento (Schmitz et al, 1992). Cursa, por tanto, con síndrome de malabsorción intestinal tras la ingesta de gluten del trigo o bien de proteínas relacionadas con este y derivadas del centeno o la cebada. Cada vez es más notable la presentación en épocas más tardías de la vida, por lo general sin expresar la forma clásica, ya que suele ser oligosintomática con síntomas atípicos, como el estreñimiento, o extradigestivos (diagrama 1). Estos últimos tienden a ser más inespecíficos e incluyen: anemia, fatiga, pérdida de peso, y manifestaciones neurológicas (Maki et al, 1997). Es posible también que curse de forma silente o asintomática.

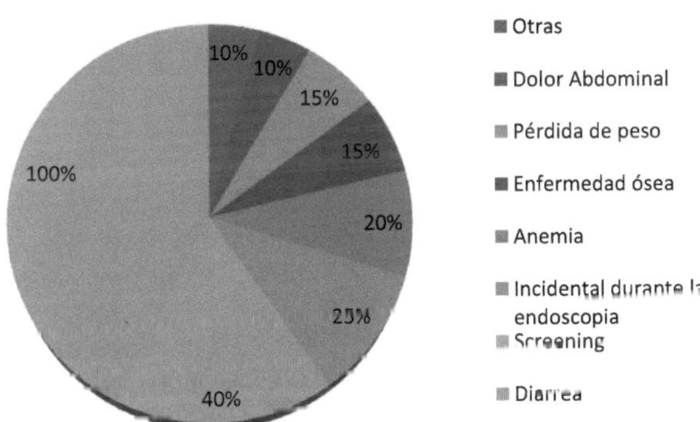

Diagrama 1. Formas de presentación de la enfermedad entre, 1970 a, 1980 (Green and Jabri, 2003).

Contrariamente a lo que se creía, la EC es sistémica, y no solo una alteración digestiva pura, presentando manifestaciones extraintestinales, tales como anemia (con deficiencia de hierro), osteoporosis, osteoartropatía, dermatitis herpetiforme, hipertransaminasemia crónica persistente de origen desconocido, cuadros endocrinos (hiperparatiroidismo secundario) (Collin et al, 2002)), amenorrea primaria, enfermedades neurológicas (Neuropatía, ataxia, lesiones desmielinizantes y epilepsia, con o sin calcificaciones cerebrales occipitales), entre otras.

Se ha visto su asociación a algunos cuadros patológicos (Collin et al, 1994) entre los cuales están: inmunodeficiencias (deficiencia IgA, 2.6% (Cataldo, 1998)), colitis linfocítica (Vaidya et al, 1999; Moayyedi et al, 1997; Wolber et al, 1990), enfermedades autoinmunes, con una prevalencia en general del 20%, como Diabetes mellitus tipo 1 (5% de los celíacos, (Collin et al, 1994.)), enfermedad de Addison (O'Leary et al, 2002, Lazzarotto et al, 2006), enfermedad autoinmune del tiroides (5% de los celíacos, (Counsell et al, 1994)), enfermedades del tejido conjuntivo (Maki, 1988) (síndrome de Sjöegren (Iltanen et al, 1999)), Lupus eritematoso sistémico (Henriksson et al, 1982), polidermatomiositis (Ventura et al, 1999)).

También hay datos a favor de asociaciones con proctitis ulcerosa (Shah et al, 1990), hepatitis crónica (Freeman, 2006), Colangitis esclerosante (Freeman, 2006), cirrosis biliar (Freeman, 2006), neuropatía IgA (Fornasieri et al, 1987), enfermedad pulmonar intersticial (Smith et al, 1971), hemosiderosis pulmonar idiopática (Reading et al, 1987) y síndrome de Down (más del 12% son celíacos (Simila et al, 1990)).

Las complicaciones que amenazan la vida, aunque raras, pueden incluir el desarrollo de EC refractaria (tipo I y tipo II), yeyunoileítis ulcerativa y enteropatía asociada a linfoma de células T (riesgo de 10-40 veces mayor) (Holmes et al, 1989; Patey-Mariaud De Serre et al, 2000; Cellier, 2000; Catassi et al, 2005). Además, se ha relacionado con varios tipos de neoplasia (linfoma no Hodgkin, neoplasia de intestino delgado, neoplasia de esófago y melanoma (Green Peter, 2003)).

En lo que respecta a su analítica, los pacientes no tratados tienen niveles incrementados en suero de anticuerpos a diferentes antígenos, como al gluten y a la enzima transglutaminasa tisular 2 (tTG) (Maki, 1995; Dieterich et al, 1997). La tTG 2 parece llevar a cabo un importante papel como componente de esta enfermedad en la patogénesis y en el diagnóstico. La presencia de anticuerpos contra el gluten y la tTG es estrictamente dependiente de la exposición a la dieta con gluten (Dieterich et al, 1997).

Los anticuerpos antiendomisio-IgA (sensibilidad 93 % y especificidad 98 %), y los anti-tTG tisular de tipo IgA (sensibilidad 94.5%, especificidad 93.7% y VPP (valor predictivo positivo) de la ATGth-IgA 100 %), que se determinan por ELISA, se utilizan de forma rutinaria para predecir el curso de la EC, correlacionándose su título con el grado de atrofia (Sategna-Guidetti et al, 1993), siendo de gran ayuda en la práctica clínica (Maki, 1995; Dieterich et al, 1997; Sulkanen et al, 1998; Ribes-Koninckx et al, 1986; Bürgin-Wolf et al, 1991; Grodzinsky et al, 1995). Los anti-tTG se prefieren a los anticuerpos antiendomisio ya que analizan el mismo sustrato, presentando similar fiabilidad diagnóstica (aunque la especificidad de EMA es mayor) pero con las ventajas de ser una determinación sencilla, objetiva y barata. Algunos autores consideran que para encontrar más casos se deben incluir: tTG-IgA, tTG-IgG, EMA y IgA total (Green y Jabri, 2006).

La determinación aislada de anticuerpos antigliadina IgA ha caído prácticamente en desuso por su baja sensibilidad y especificidad (en torno al 50%) (Walker-Smith et al, 1990). Sin embargo, recientemente se ha publicado que Los anticuerpos contra los péptidos de gliadina desaminados (DGP) identifican pacientes adultos con enfermedad celíaca negativos para los anticuerpos antiendomisio y antitransglutaminasa tisular (Dahle et al, 2010).

Recientemente se publicó una aportación importante para el diagnóstico de pacientes con EC que mantengan dieta libre de gluten, observándose que los linfocitos T específicos para el gluten son detectables en sangre periférica de pacientes celíacos y expresan uniformemente la integrina β7, indicando que son del intestino, siendo esta determinación muy sensible y específica (Melinda Raki et al, 2007).

La EC está estrechamente relacionada con los alelos de susceptibilidad a HLA-DQ2 o HLA-DQ 8, cuyo valor predictivo negativo es muy alto. Hay otros marcadores genéticos que podrían ser condicionantes o no, debido a que una cantidad significativa de pacientes celíacos (5%-10%) son negativos a DQ2 y DQ 8. Consiguientemente, deben existir otros fenotipos que probablemente correspondan a moléculas del sistema HLA clase I, entre los que se incluyen, entre otros, MICA y MICB (López-Vázquez et al, 2002), y como ocurre con la diabetes tipo 1, la artritis reumatoide y la esclerosis múltiple, se observa sobre-expresión de determinados alelos HLA.

Aunque los mecanismos etiológicos subyacentes al desarrollo maligno asociado a EC son poco conocidos, se han planteado diversos posibilidades, incluyendo la estimulación constante de los linfocitos intraepiteliales en los no tratados, respuestas autoinmunes, y adquisición de anormalidades genéticas o de inestabilidad genómica (inestabilidad cromosómica y en microsatélites específicos)(Key, 1994; Green y Jabri, 2002; Fundia et al, 1994; Fundia et al, 1996; Kolacek et al, 1998; Isaacson y Du, 2005).

En lo que respecta a su histopatología en los pacientes no tratados, la mucosa intestinal puede presentar una alteración intensa de su arquitectura, con aplanamiento de su superficie, elongación aparente de sus criptas y pérdida o lesión de sus enterocitos superficiales que, a pesar de ser hallazgos inespecíficos, son el primer requisito necesario para el diagnóstico según los criterios establecidos por la ESPGHAN en, 1990 (Walker-Smith et al, 1990).

En el infiltrado inflamatorio destacan células T con respuesta a una serie de epítopos de la dieta con gliadina (Vader et al, 2002; Arentz-Hansen et al,) (también denominada "gluten", compuesta por proteínas ricas en prolina y glutamina que se encuentran en el trigo, la cebada y el centeno) en individuos susceptibles genéticamente (Sollid, 2000), con antígenos leucocitarios humanos de clase II (HLA II), que presentan el fenotipo HLA-DQ2 (90%) o –DQ8 (5%-10%).

Ninguno de los hallazgos es patognomónico de la EC y, por lo tanto, sólo el conjunto de datos clínicos, analíticos, serológicos e histopatológicos, permite establecer el diagnóstico inicial de EC. El cuadro típico guarda las siguientes premisas: a) Se observan anticuerpos séricos antitransglutaminasa o IgA antiendomisio (el VPN de los anticuerpos antigliadina, IgA antiendomisio y antitransglutaminasa juntos es del 98-100 % en el momento del diagnóstico (Vargas Péreza et al, 2005)). Si existiera déficit de IgA, se realiza serología de tipo IgG. b) Una mucosa de intestino delgado con cambios morfológicos e inmunohistoquímicos típicos. c) Mejoría o desaparición de la sintomatología, con normalización de los datos analíticos, serológicos y de las alteraciones histopatológicas, pasados 6-18 meses tras la instauración de una dieta libre de gluten estricta. Para la confirmación diagnóstica en casos dudosos, existen varias opciones posibles: a) Repetición de anticuerpos antitransglutaminasa y analítica de forma periódica; b) Estudio familiar; c) Nueva endoscopia con biopsias (menos aceptada); y d) Reintroducción del gluten en la dieta y observar si hay recidivas clínicas. Por lo tanto, en algunos de los pacientes con EC "borderline", se podría dar gluten, y si causara un empeoramiento significativo de la histopatología seguido de mejora histológica se podría llegar al diagnóstico. (Wahab et al, 2003).

El diagnóstico final de EC necesita la demostración de una lesión típica del proceso en el examen histológico de biopsias intestinales.

Los pacientes con seropositividad para esta enfermedad y sin atrofia pueden presentar los siguientes diagnósticos: diabetes mellitus dependiente de insulina, intolerancia a la lactosa, intolerancia transitoria al gluten y hermanos de enfermos celíacos; procesos ya conocidos como posible causa de marcadores "falsos" positivos (Ciclitira et al, 2001; Cronin y Shanahan, 1997).

Hay autores que proponen que los marcadores serológicos asociados al marcador genético (HLA-DQ2 y DQ8) podrían reemplazar a la biopsia intestinal en el diagnóstico de enfermedad celíaca (Pearce et al, 2001; Shah et al, 2000; Tursi et al, 2002).

El notable conocimiento que se tiene de las manifestaciones clínicas de la EC contrasta con la escasa información disponible sobre otros aspectos igualmente relevantes de la enfermedad, como son la verdadera epidemiología, el significado de anomalías immunohistoquímicas e histopatológicas y diversos aspectos sobre su patogenia. Entre los retos para resolver estas incógnitas está la búsqueda de nuevos procedimientos técnicos que eviten las dificultades y confusiones en el diagnóstico, demoras en el reconocimiento de la enfermedad y la dificultad en su seguimiento. En este orden de cosas, las investigaciones sobre la base molecular de esta enfermedad han conseguido ya una mejora en el diagnóstico, y se espera que futuras investigaciones aporten nuevos aspectos terapéuticos.

1.2.2 Antecedentes históricos

Desde hace 10.000 años, la humanidad descubrió que si permanecían en un lugar suficiente tiempo podían sembrar y recolectar cosechas de cereales, fundamentalmente el trigo. Por lo tanto, a la vez que en la etapa neolítica se introducía la civilización, se comenzó a presentar la condición celíaca, ya que una parte de la humanidad pudo no tolerar el trigo (Sollid, 2000).

La primeras descripciones sobre celíacos fueron realizadas en la segunda mitad del siglo segundo después de Cristo, por Areteo de Capadocia, médico helenístico - Romano, coetáneo de Galeno (Adams F. 1856). En ella describía a sujetos desnutridos, con deposiciones abundantes y malolientes. La palabra griega utilizada fue *koiliakos* (de la cual deriva Celíaco), que significa originariamente "los que sufren del intestino". Samuel Gee describió en 1888 en "coeliac affection" muchos de los hallazgos clínicos de la enfermedad celíaca, con sorprendente precisión, vigencia y utilidad, y sugirió que los pacientes podían obtener la curación mediante la dieta sin cereales. En, 1950, el pediatra Holandés **Williem Kare Dicke**, en su tesis doctoral presentada en la Universidad de Utrecht, puso de manifiesto que el trigo, la cebada, el centeno y la avena de la dieta precipitaban el Esprúe celíaco (Dicke, 1950). Observó que si estos cereales se sustituían por arroz y maíz, desaparecía la anorexia, mejoraba la malabsorción y cesaba la esteatorrea. La falta de productos derivados del trigo durante la II Guerra Mundial fue un factor fundamental para que se advirtiera este hecho. Tras la guerra, al disponerse de nuevo de estos productos, el índice de afectados por la enfermedad retornó al nivel anterior a la misma. Este mismo autor, junto a otros, en, 1953-55, demostró que la malabsorción en pacientes con EC era causada por la fracción ß insoluble en agua del trigo, la fracción gluten. Estos investigadores orientaron por primera vez un tratamiento eficaz de la celiaquía (Dicke et al, 1952; van de Kamer et al, 1953; van de Kamer et al, 1955; Dicke et al, 1957).

En, 1954, el médico británico John Paulley (1954) describe la lesión histológica característica en el intestino delgado, la atrofia vellositaria. Más adelante, en, 1960 Rubin et al, demostraron que la EC de los niños y el Esprúe idiopático o no tropical de los adultos eran enfermedades idénticas.

Durante un cuarto de siglo se recomendó a estos pacientes una dieta libre de proteína del trigo. Sin embargo, existían algunas dudas sobre la efectividad de la misma, debido a que al mantener esta dieta durante varios años no se conseguía una adecuada respuesta (Ruffin et al, 1964; Bayless, 1963; Benson et al, 1964).

En, 196**0**, los dermatólogos comienzan a relacionar la Dermatitis Herpetiforme con la Atrofia Vellositaria, ya que con la ausencia de gluten se notaba mejoría en los pacientes.

En, 1980, **Michael Marsh** et al, enfatizaron el papel del sistema inmune y la presencia del daño intestinal de la enfermedad. Howell et al, en, 1986, mostraron la asociación con la presencia de haplotipos HLA clase II DQ específicos. Lundin et al, en, 1993, señalaron que los productos genéticos DQ presentan preferentemente péptidos del tipo de la gliadina, derivados del gluten, a las células T de la mucosa intestinal. Tras esto, se desarrollaron pruebas serológicas diagnósticas al investigar sobre la enzima tTG tisular (Dieterich et al, 1997). Molberg et al, en, 1998, publican que, en pacientes con EC, la conversión de la gliadina, llevada a cabo por la tTG, intensifica la respuesta de las células T específicas. En el, 2000 se aisló un péptido modificado por la tTG como posible epítopo responsable de la respuesta de células T a la gliadina alfa (Anderson et al, 2000) y se señaló el papel central de la enzima tTG en la patogenia de la EC. Diversas publicaciones remarcan la importancia de la IL-15 que se encuentra entre la inmunidad innata y adaptativa en la etiopatogenia de la EC (Mention et al, 2003).

Recientemente, numerosos trabajos, que serán referidos en sus correspondientes apartados, precisan la etiopatogenia, epidemiología, diagnóstico y tratamiento de casos refractarios.

1.2.3 Epidemiología

Hasta hace no más de una década, la EC se consideró una enfermedad rara. Sin embargo hoy en día se sabe que es más común de lo que en principio se pensó. Cuando el diagnóstico de la enfermedad se basaba sobre todo en datos clínicos, el promedio mundial de la prevalencia era 1: 3.345. El empleo de los métodos serológicos para el diagnóstico ha puesto de manifiesto mayor prevalencia mundial (Fasano y Catassi, 2001; Dieterich et al, 1997). Por lo tanto, es una afección claramente infraestimada en infradiagnosticada, debido a la gran cantidad de pacientes asintomáticos o con clínica poco expresiva.

En trabajos previos se estimó que la prevalencia en la mayor parte de Europa era de alrededor de 1:1.000 (Logan et al, 1983), aunque en la zona occidental era mayor. En el estudio de población realizado a 17.000 niños de escuelas italianas, de entre 6 y 15 años, mediante screening con anticuerpos AGA y EMA, y biopsias duodenales de los casos sospechosos, se observó una prevalencia de 1/184 (Catassi et al, 1996). En las poblaciones celtas, como las del oeste y el norte de Irlanda, se comunicaron prevalencias de 1:300 (Mylotte et al, 1973) y 1:122 (Johnston et al, 1998), respectivamente. También se documentó una prevalencia similar en Italia, (Catassi et al, 1994) Suecia (Cavell et al, 1992) y el sudeste de Austria (Rossipal, 1975). En un estudio sueco realizado a donantes de sangre se encontró una prevalencia de 1/256 confirmada mediante biopsia de intestino delgado (Grodzinsky et al, 1992). En Dinamarca, la EC es 40 veces menos frecuente que en Suecia (Weile et al, 1995), lo que sugiere que puede haber variaciones muy significativas entre poblaciones geográficamente cercanas. En España la prevalencia de la EC en la población general adulta es de 1/389 (Riestra et al, 2000), aunque se piensa que estas cifras son superiores (Troncone et al, 2008).

Algunos grupos étnicos pueden tener una menor frecuencia de EC que la sugerida para la raza caucásica, pero no se encuentra lejos de éstas, así la distribución mundial de la EC es bastante homogénea, con la única excepción de la población Saharawui que vive en campos de refugiados. Se estima que esta población del norte de África tiene una prevalencia de 5%, la más alta encontrada en todo el mundo (Lo et al, 2003; Ferguson et al, 1993; Fasano et al, 2003). No se sabe con certeza si la EC en realidad es algo menos frecuente entre los norteamericanos en comparación con poblaciones genéticamente similares de Europa occidental. Probablemente esta diferencia se debe a que está infradiagnosticada. En relación a esto último, se han descartado posibles diferencias de antigenicidad o especificidad para el sustrato tTG entre las gliadinas del trigo ingerido en Irlanda y los Estados Unidos (Keaveny et al, 2000). Al evaluar la población a través de los anticuerpos antigliadina y anticuerpos IgA antiendomisio, se estimó que la frecuencia de EC era de alrededor de 1:300 (Not et al, 1998), sugiriendo que no se diagnostica en un porcentaje elevado de habitantes de EEUU. En otro estudio en el que se realizó biopsia a individuos identificados mediante screening con anticuerpos, se observaron cifras similares en Europa y Norte América, de 1:, 200 a 1: 400. Muchos de estos pacientes eran asintomáticos (Parnell et al, 1999). En publicaciones más recientes, como el publicado por Kagnoff en el, 2005, se estima que aproximadamente el 1% de la población esta afecta, pero que la mayoría de los individuos permanecen sin diagnosticar. Esto podría representar unos 3 millones de personas en Europa (unas 450.000 en España, aunque actualmente sólo están diagnosticados unos 45.000) y al menos otros 3 millones en EE.UU.

En cuanto a los países orientales, en el continente asiático no hay todavía datos disponibles de la prevalencia de la celiaquía. Este hecho puede deberse en parte a que, en las pasadas décadas, las publicaciones de intolerancia al gluten eran sólo de casos esporádicos. Sin embargo, varios estudios recientes sugieren que la EC podría ser bastante común en el norte de China (Jiang et al, 2009) donde la base de la dieta es el trigo, siendo infradiagnosticada debido a su presentación subclínica o a su comienzo con síntomas extraintestinales. Si asumimos que en China hay aproximadamente mil millones de habitantes, y extrapolamos la misma proporción mundial de EC (alrededor de 1%), el número aproximado de posibles enfermos celíacos en este país podría ser de alrededor de 10 millones. También hay muy pocas publicaciones de EC en inmigrantes asiáticos a países más lejanos. Se ha publicado un estudio con tres casos de adultos entre descendientes de inmigrantes japoneses y chinos en Canadá (Freeman, 2003). Otro estudio comparativo más extenso en Inglaterra, con 40 pacientes asiáticos y 90 caucásicos, mostró diferencias en la presentación clínica (mayor frecuencia de elevación de fosfatasa alcalina, deficiencia de vitamina D y hierro en asiáticos) y en la relevancia de las regiones no-HLA (que parece mayor en orientales) (Butterworth et al, 2005). También ocurre algo similar en la India, mientras que el trastorno parece raro en las regiones del sur, que consumen arroz como alimento predominante, la frecuencia de la enfermedad es alta en las provincias de Bengala y Punjab del noroeste de la India, en las que la base de la dieta desde hace varias generaciones es trigo en lugar de arroz. Estos hallazgos sugieren que la susceptibilidad genética para la EC también existe entre estas personas, donde la incidencia real de la enfermedad está claramente infraestimada debido en parte a que sus hábitos dietéticos son diferentes (+ arroz que trigo).

La EC es también muy prevalente en el sur de Turquía, Líbano, Siria, Palestina e Iraq (1/166 Shahbazkhani et al, 2003) donde, desde hace unos 10.000 años, las tribus abandonaron el estilo nómada, y comenzó la agricultura, favoreciendo la difusión de ésta enfermedad (Rostami et al, 2004).

Este trastorno se comunicó en raza negra, árabes, hispanoamericanos, judíos israelíes, sudaneses con etnia árabe, negra mixta y cantoneses (Misra et al, 1966).

Además se sabe que pacientes diagnosticados de dispepsia funcional o síndrome de colon irritable, cumpliendo los criterios clínicos Roma II, tienen entre un 10-20% de posibilidades de ser en realidad enfermos celíacos (Rodrigo, 2006, Farrell et al, 2007). En la mayoría de los estudios se ha subestimado la importancia de la EC en la población, hecho debido al fenómeno de iceberg (Esquema 1).

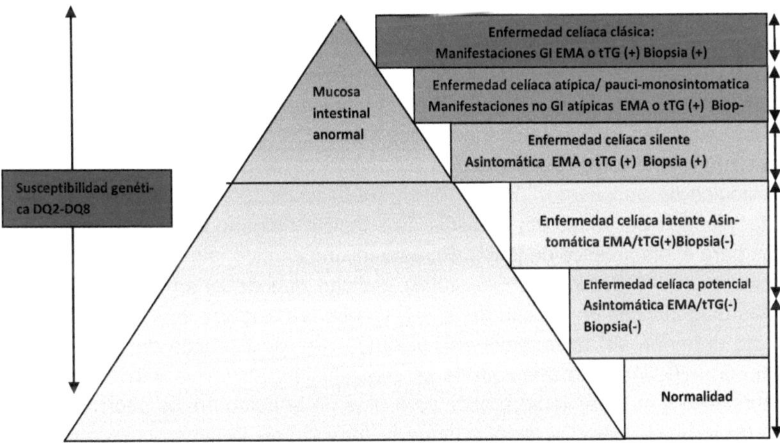

Esquema 1. EMA, anticuerpo antiendomisio; tTG, transglutaminasa tisular; GI, gastrointestinales

En estos casos hubiera sido útil estudiar el fenotipo de los LIEs cuya alteración es más precoz que la observada en el análisis histopatológico.

En todo caso, se debe tener en cuenta que existen diferencias debidas a otros factores, como el haplotipo HLA predominante, el momento en que se introduce el gluten en la dieta, las diferencias de la concentración de gliadina en las fórmulas infantiles y las variaciones entre los observadores en lo que concierne a la interpretación de los hallazgos en las muestras de biopsia de intestino delgado (Weile et al, 1995).

La EC afecta con mayor frecuencia a las mujeres aunque con diferencias según los autores considerados. Efectivamente, hay autores que han comunicado una relación mujer: hombre de 2:1, mientras que otros documentaron una relación de apenas (1,08-1,3):1 (Marsh, 1992; Ussher et al, 1994; Sanders et al, 2002; Ludvigsson et al, 2004; Cook et al, 2000).

Puede comenzar a cualquier edad, en la infancia, adolescencia o en adultos, y se está observando un incremento del diagnóstico en pacientes mayores de 60 años, que ya representan el 20% de los diagnosticados (Catassi et al, 1994; James MW y Scott, 2001).

1.2.4 Anatomía patológica

1.2.4.1 Importancia de la biopsia de intestino delgado en la EC.

En lo que respecta a la importancia de la biopsia de intestino delgado en la EC, se ha expuesto lo siguiente: "el hallazgo de anticuerpos circulantes [...] apoya el diagnóstico cuando este no es concluyente sin confirmación histológica" (United European Gastroenterology, 2001). Asimismo, la Asociación de Gastroenterología Americana recomienda una biopsia para confirmar el diagnóstico en los pacientes en que se sospecha que tienen EC (Ciclitira et al, 2001). Por el contrario, otros autores defienden la utilización de biopsia en función del nivel serológico de anticuerpos (Barker et al, 2005), considerando por tanto que en determinados pacientes las biopsias de intestino delgado no son imprescindibles para el diagnóstico de la EC. En este mismo sentido, algunas aportaciones recientes (Hill PG, Holmes GK, 2008), indican que deberían modificarse las guías diagnósticas en el caso de la EC, ya que las biopsias de intestino delgado no deberían ser necesarias en pacientes con altos niveles de anticuerpos antitTG (>30 U/mL), lo que evitaría un procedimiento invasivo y favorecería el diagnóstico y el tratamiento precoz para más de la mitad de los pacientes con EC de inicio. En este sentido, aunque la mayoría de los autores recomienda todavía la biopsia intestinal como un "gold standard" en el diagnóstico de la EC (Ciclitira et al, King y Fraser, 2001; Green et al, 2005), el US National Institutes of Health en, 2004 publicó un estudio de consenso recomendando las biopsias sólo después de una serología positiva o cuando existe un resultado serológico indeterminado, dando por tanto más relevancia a los resultados serológicos.

La lesión mucosa de la EC puede ser idéntica desde el punto de vista histológico a la asociada con un amplio espectro de enteropatías (Barker et al, 2005). Efectivamente, se sabe que un variado número de entidades producen similares hallazgos histológicos, complicando potencialmente el diagnóstico histopatológico de la EC. Por lo tanto, hay que tener en cuenta algunas limitaciones significativas en la interpretación de tales hallazgos, especialmente en adultos. Por esta razón, algunos, prudentemente, sugieren que el papel del patólogo debería permanecer más indirecto, es decir el de reforzar la sospecha clínica, por lo que en su conclusión diagnóstica, el patólogo debe indicar únicamente que la lesión es compatible con EC (Petras et al, 2004). Por esta razón es imperativo que exista una comunicación adecuada entre el clínico y el patólogo. Si bien no siempre es posible, la sesión clínico-patológica puede ser una forma de conseguir tal intercambio.

También existen algunas publicaciones que proponen el papel diagnóstico de las biopsias rectales o nasales tras la exposición al gluten (Loft et al, 1989; Torre et al, 2002). Debe admitirse que tal técnica puede tener un valor diagnóstico limitado en el contexto de que existan dudas diagnósticas sin otras pruebas (Kristjansson et al, 2005). Por ahora es poco probable que los patólogos utilicen estas técnicas fuera de estudios de investigación.

Ciertamente, los criterios para el diagnóstico de la EC son muy variados. En todo caso, la biopsia de intestino delgado tiene un papel fundamental en el diagnóstico de la enfermedad celíaca, aunque es el conjunto de los datos los que permite su precisión.

En todo caso, antes de considerar los hechos morfológicos en la EC es imprescindible conocer las variaciones que pueden ocurrir en condiciones normales.

1.2.4.2 Variaciones de la histología del intestino delgado en condiciones de normalidad

El intestino delgado exhibe un rango de variaciones morfológicas macro-microscópicas que pueden considerarse normales, tanto entre individuos como entre poblaciones. Las diferencias naturales en la arquitectura de las vellosidades entre poblaciones pueden ser intensas, y es importante que el patólogo las tenga en cuenta. La morfología vellosa se ha clasificado como:

- En forma de dedo, con un cilindro central y un ápex redondeado.
- En forma de hoja, con una base lisa y ancha, y un ápex puntiagudo.
- En forma de lengua, con una base plana y ancha, y un ápex redondeado.
- En forma de cresta, con una base plana lineal que es menor en anchura que en altura.

Asimismo, en el duodeno no es inusual ver vellosidades ramificadas con puntas filiformes (Rubin et al, 1960). Las poblaciones mixtas de vellosidades son comunes (Segal y Petras, 1997). A continuación se expone una revisión de las variantes intraindividuales y entre poblaciones y atribuibles al muestreo (Segal y Petras, 1997).

1.2.4.2.1 Diferencias intraindividuales

En adultos, las vellosidades proximales del duodeno son anchas y la morfología en forma de hoja es común. En el yeyuno alto, las vellosidades en forma de lengua son frecuentes. Más distalmente, las vellosidades gradualmente llegan a ser elongadas, asumiendo una morfología en forma de dedo (Ham, 1969). Aunque las vellosidades que están sobre glándulas de Brunner o sobre agregados linfoides en el duodeno pueden exhibir una apariencia en forma de dedo, son típicamente más cortas en longitud (Rubin et al, 1960).

El patólogo debe también ser cuidadoso con la metaplasia gástrica, heterotopia gástrica y páncreas heterotópico, que pueden observarse en el intestino delgado (Segal y Petras et al, 1997).

1.2.4.2.2 Diferencias según la edad y entre poblaciones

Durante el desarrollo del feto, en un principio se observan vellosidades en forma de dedo, luego se forman las criptas (Valdes-Dapena et al, 1957). La exposición de la mucosa del neonato al material ingerido y a la flora intestinal lleva un redondeamiento de las vellosidades; esto es relativamente transitorio en niños de regiones templadas y más persistentes entre aquellos que se encuentran en los trópicos (Walker-Smith, 1972).

No es hasta bien entrada la infancia cuando la morfología en forma de dedo se reemplaza por la variante en forma de hoja. Aunque se han propuesto diferencias en la flora intestinal para explicar la pérdida de la variante en forma de dedo, estas diferencias podrían deberse a cambios en la dieta (Bennett et al, 1985). Las vellosidades anchas pueden representar una observación normal en el intestino delgado proximal en adultos (Walker-Smith, 1972). La morfología de las vellosidades no parece cambiar en edades avanzadas (Lipski et al, 1992).

La forma en dedo puede predominar en personas que residen en áreas templadas, mientras que en los de áreas más tropicales tienen más a menudo forma de lengua o de hoja proximalmente y de dedo distalmente. Algunos emigrantes desde los trópicos hacia regiones templadas exhiben cambios en sus vellosidades redondeadas (Lindenbaum et al, 1972), mientras que aquellos que lo hacen a la inversa sufren un cambio hacia el redondeamiento de las vellosidades (Carneiro Chaves et al, 1981). Estos cambios pueden representar variantes histológicas de la normalidad (Bennett et al, 1985).

1.2.4.2.3 Diferencias atribuibles al muestreo

Hay aportaciones conflictivas al respecto de la cápsula con succión vs la biopsia endoscópica (Branski et al, 1998; Thomson, 1999). Asimismo, algunos autores (Ciclitira et al, 2001; Torre et al, 2002; Ladas et al, 1994) sostienen que las biopsias más grandes son más adecuadas para la evaluación histológica. Sin embargo, se ha señalado que las macrobiopsias no aportan ventajas significativas (Dandalides et al, 1989).

Las biopsias endoscópicas tienen la ventaja de poder obtener múltiples muestras de regiones en las que se ha precisado la anormalidad macro-microscópica. Nuevos métodos endoscópicos, tales como la enteroscopia por pulsión y la de doble balón, permiten acceder a todo el intestino delgado para realizar biopsias, aunque son procedimientos más invasivos que la endoscopia estándar. La biopsia con pinzas aplasta y destruye tejido y por lo tanto la valoración de los márgenes debe ser limitada. Además se pueden introducir artefactos hemorrágicos en la muestra. Si las muestras obtenidas mediante endoscopia son superficiales, no conteniendo muscularis mucosae, pueden originar un artefacto de separación de la base de las vellosidades y con ello el que aparezcan más gruesas y cortas (Segal et al, 1997). La retirada de la muestra desde la cápsula debe ser muy cuidadosa (Rubin et al, 1960). El tejido derivado de una cápsula con succión puede producir separación completa o parcial del epitelio de la lámina propia. Hay evidencia a favor de una fuerte correlación en las observaciones histológicas en la EC, entre el duodeno (zona de biopsia de endoscopia) y el yeyuno (zona de biopsia de la cápsula con succión) (Meijer et al, 2003), y teniendo en cuenta las ventajas previamente descritas, la endoscopia con biopsia del duodeno ha reemplazado casi en su totalidad a la biopsia por succión del yeyuno.

Por otra parte, es fundamental una orientación adecuada del material biópsico. Incidiremos en este aspecto con posterioridad.

1.2.4.3 Histopatología de la EC

La sintomatología de la EC parece estar relacionada con la longitud del segmento afecto, más que con la severidad de la lesión mucosa (Goldstein, 2004; Marsh y Crowe, 1995). Por lo tanto, las agresiones asociadas, tales como infecciones sobreañadidas, pueden comprometer la inherente capacidad compensatoria del intestino delgado y desenmascarar una EC compensada previamente. Existen publicaciones conflictivas sobre la distribución de las lesiones de la EC a lo largo de la mucosa del intestino delgado. Se ha sugerido que las lesiones de las vellosidades raramente coexisten con mucosa histológicamente normal (Ravelli et al, 2005).

Sin embargo, la mayoría coincide en describir la EC con una distribución parcheada (Rubin et al, 1960; Oberhuber et al, 1999; Bonamico et al, 2004; Maiuri et al, 2001), lo cual implicaría la necesidad de biopsias múltiples para asegurar el diagnóstico. Tradicionalmente, la severidad de la patología intestinal se ha considerado que es mayor en el intestino delgado proximal, con disminución en zonas más distales. También se ha publicado que la EC afecta la mucosa de otros lugares del tubo digestivo, como el esófago, el estómago y el intestino grueso.

Las lesiones pueden ser descritas en función de un rango de características arquitecturales, citológicas y ultraestructurales. Como ya se ha mencionado, por si solas estas características no son específicas y deben considerarse que son como compartidas por un amplio rango de enfermedades que afectan al intestino delgado.

Las lesiones afectan la mucosa del intestino delgado y por lo general no comprometen la submucosa, la capa muscular ni la serosa (López-Vázquez et al, 2002). La atrofia vellositaria (total o parcial), la hiperplasia de las células de la criptas (con elongación de las mismas), la infiltración linfocítica del epitelio, y la densidad incrementada de leucocitos en la lámina propia, son características sugestivas de este proceso (Marsh y Crowe, 1995; Oberhuber et al, 1999; Oberhuber, 2000; Trier, 1991). A continuación tendremos en cuenta todas estas características.

1.2.4.3.1 Atrofia vellosa

Una disminución del tamaño de las vellosidades es considerada patognomónica de EC por muchos clínicos; por lo que, es importante enfatizar la naturaleza no especifica de éste hallazgo. El tamaño de las vellosidades es generalmente tres veces la anchura de su base. Oberhuber et al, (Oberhuber et al, 1999) propuso los grados de atrofia: leve, marcada o total. La ausencia de atrofia implica que las vellosidades son de tamaño normal. En la atrofia leve las vellosidades presentan un redondeamiento moderado o discreto. En la atrofia marcada hay vellosidades truncadas. La atrofia total implica la completa ausencia de vellosidades (Oberhuber et al, 1999; Goldstein et al, 2001). Es importante que las áreas más afectas de la biopsia sean destacadas en el informe histopatológico (es decir, el resultado de la biopsia no debe ser una media). Dado el potencial de una distribución irregular de la enfermedad, puede también indicarse la naturaleza parcheada de la lesión. También es posible distinguir una tenue alteración de la estructura de las vellosidades en la EC leve no tratada.

La observación de la atrofia vellosa total o moderada, particularmente en un paciente con EC de larga evolución o en un paciente que no ha presentado respuesta a la dieta, impulsa al patólogo a excluir la presencia de lesiones concomitantes más serias, tales como la enfermedad de Crohn, enteropatías autoinmunes, linfoma o adenocarcinoma.

1.2.4.3.2 Hiperplasia de las criptas

La hiperplasia de las criptas es un aumento de la longitud de las criptas de Lieberkühn, un proceso que inicialmente precede a la atrofia vellosa (Marsh y Crowe, 1995; Goldstein, 2001). La elongación puede ser causada por expansión de la lámina propia como resultado de la proliferación y reclutamiento de células en el estroma (Goldstein, 2001), interviniendo el acumulo de células inflamatorias (Rubin et al, 1960) y la remodelación tisular. El gran aumento de las células indiferenciadas y de la actividad proliferativa provoca una elongación de las criptas. El espesor total de la mucosa apenas está reducido, debido a la hiperplasia compensadora de las criptas. Las criptas contienen células madre adultas (ASC) capaces de autorrenovarse y células caliciformes, así como las "transit amplifying cells" (TAC) con alta actividad mitótica. Esto último, desafortunadamente, no es un indicador fiable de hiperplasia de las criptas (Jarvinen et al, 2004). Los estudios iniciales que investigan la aplicación de marcadores de proliferación, tales como ki67 (MIB1) para diferenciar estadios tempranos de EC han sido prometedores (Jarvinen et al, 2004). La proporción considerada como normal de altura de vellosidad y profundidad de cripta está sujeta a controversia. Generalmente se asume que el rango normal es desde 3:1 a 5:1 (Segal et al, 1997); otros han considerado otras proporciones como aceptables, 2:1 (Oberhuber et al, 2000) en niños y 2:1 (Mino y Lauwers, 2003), 1.82:1 e incluso 1:1 (Wahab et al, 2002) en adultos. En la EC, una disminución del tamaño de las vellosidades y una elongación de la profundidad de las criptas puede cambiar esta proporción. La disminución del índice vellosidad/cripta (V/C), es un criterio propuesto por Drut, para la gradación de la atrofia vellositaria. Permanece sin determinarse si se debe realizar la subcategorización basada en grados de severidad.

1.2.4.3.3 Hallazgos citológicos

1.2.4.3.3.1 Enterocitos

Las células de absorción en la EC están reducidas en cantidad y son deficientes desde el punto de vista funcional, pudiendo perder su configuración columnar que torna a ser cuboidea o, incluso, aplanada. Prevalece un incremento de la pérdida celular epitelial que probablemente refleja el aumento de la apoptosis de los enterocitos (Moss et al, 1996).

Las alteraciones degenerativas de los enterocitos comprenden:

- El citoplasma puede ser basofílico (con mayor contenido de RNA y cambios en los ribosomas libres) (Rubin et al, 1999).
- Vacuolización citoplasmática y mitocondrial
- El retículo endoplasmático es escaso, debido al bajo nivel de síntesis de enzimas digestivas.
- Presencia de numerosos lisosomas de gran tamaño
- Trastornos estructurales de las uniones estrechas entre células de absorción (Madara y Trier, 1980), lo cual explica el aumento de la permeabilidad de la barrera mucosa. (Madara y Trier, 1980).
- El núcleo puede ser picnótico y perder su polaridad (Rubin et al, 1999).

1.2.4.3.3.2 Linfocitos intraepiteliales

En la EC hay un aumento de la celularidad en la lámina propia, observándose una compleja y heterogénea población compuesta sobre todo por linfocitos y células plasmáticas.

Los Linfocitos Intraepiteliales (LIEs) son una población de células T que se encuentran ubicadas en el epitelio, adheridas a la superficie basolateral de los enterocitos.

En la mucosa del intestino delgado normal humano, las células predominantes de la lámina propia son las células T CD4+ (células helper e inductoras), mientras que la mayoría de los LIEs son células CD8+ (citotóxicas y supresoras).

En humanos, todas las células del epitelio intestinal y de la lámina propia expresan el receptor TCR $\alpha\beta$ de células T. La población mayoritaria de LIEs es TCR$\alpha\beta$+CD 8+CD 4(-), mientras que las poblaciones TCR$\alpha\beta$+CD 8(-)CD 4+ y la población TCR$\gamma\delta$(+)CD 8(-)CD 4(-) están también presentes.

En la EC tanto la población TCR$\alpha\beta$(+) CD 8(+)CD 4(-) como la población TCR$\gamma\delta$(+)CD 8(-)CD 4(-) están aumentadas. Debido a la reducción marcada de la superficie de absorción intestinal es posible que la cantidad total de LIEs no aumente (Rubin et al, 1960). El hecho de que los LIEs TCR$\alpha\beta$(+)CD 8(+) retornen a sus niveles normales cuando se lleva una dieta sin gluten contrasta con que los LIEs TCR$\gamma\delta$(+) parecen permanecer elevados (Kutlu et al, 1993).En estudios posteriores se ha visto que el incremento de los linfocitos $\gamma\delta$ es típico pero no especifico de EC, y se cree que estas células tienen un papel clave contra las infecciones bacterianas (Remes-Troche et al, 2007).

Los CD3(+)CD8(+)TCRγδ(+) y CD3(+)CD8(-)TCRγδ(+) están aumentados en los enfermos celíacos con dieta libre en gluten, aunque si se tienen en cuenta los LIEs con expresión de perforinas y granenzima B (es decir los LIEs activados) se aprecia incremento en la enfermedad activa, tanto tipo CD3(+)CD8(+)TCRγδ(+) como CD3(+)CD8(-)TCRγδ(+) respecto a los enfermos con dieta libre en gluten, esto también fue observado por (Kutlu et al, 1993).

Por otra parte, los LIEs tipo CD3 (+) CD8 (+) TCRαβ están también incrementados en la enfermedad activa según Bhagat (2008).

Sin embargo, las líneas celulares de LIEs TCRαβ(+) CD 8(+) y TCRγδ(+) expresan el marcador de proliferación Ki67, sugiriendo proliferación intraepitelial de las dos poblaciones en la EC (Halstensen y Brandtzaeg, 1993).

La mayoría de los LIEs TCRγδ(+) expresan la región variable TCR Vδ1 (Spencer et al, 1991; Halstensen et al, 1989). Mediante esta región (Spies et al, 1998) reconocen moléculas MICA y MICB (Groh et al, 1998), fundamentalmente expresadas por células epiteliales intestinales (Groh et al, 1996).

Los LIEs humanos activados son capaces de producir una serie de citoquinas con potencial lítico, incluyendo IFNγ, IL 2, IL 8 y TNFα (Lundqvist et al, 1996).

Seguidamente se expondrán diversas opciones en el recuento de LIEs, adoptadas por los investigadores, así como características de estos componentes celulares.

1.2.4.3.3.2.1 Cuantificación de los LIEs en el ápex de las vellosidades

El método de recuento de LIEs incluye la selección de vellosidades bien orientadas. El recuento debe efectuarse teniendo en cuenta el número total de LIEs presentes por cada 100 - 1000 células epiteliales a lo largo del margen luminal de las vellosidades, excluyendo las criptas. El número total de LIEs se expresa en relación a 100 células epiteliales. Para los patólogos este procedimiento es obviamente una labor farragosa, y se han considerado otras formas más eficientes para enumerar los LIEs (Biagi et al, 2004, Goldstein et al, 2001). Un método rápido de screening para la EC incluye el recuento del número de LIEs presentes en el ápex de la vellosidad (Goldstein et al, 2001). Básicamente, se seleccionan cinco vellosidades, se cuentan 20 células epiteliales en la zona del ápex de cada vellosidad, y el número de LIEs en este rango es enumerado de forma similar (/20). Se puede expresar el número de LIEs en relación a 100 células. Esta técnica ha sido corroborada por otros autores como eficiente y objetiva para cuantificar LIEs (Veress et al, 2004; Jarvinen et al, 2004).

Tradicionalmente, un recuento de más de 40 linfocitos por cada 100 células epiteliales era calificado de anormal (Ferguson y Murray, 1971). Posteriormente se expuso como patológicas cifras tan bajas como 12 LIEs por cada 100 células epiteliales (Crowe y Marsh, 1994). Diversas publicaciones (Veress et al, 2004; Jarvinen et al, 2004) afirman que el número normal de LIEs en el ápex es 2.2 por 20 células epiteliales (11 LIEs por 100 células epiteliales) (Goldstein et al, 2001), 4.6 (23 LIEs por 100 células epiteliales) (Biagi et al, 2004) y 2.3-3.3 (11.5-16.5 LIEs por 100 células epiteliales) (Jarvinen et al, 2004). Otras estimaciones hacen referencia a 25 LIEs por cada 100 células epiteliales (Hayat et al, 2002; Biagi et al, 2004), 22 LIEs (Mahadeva et al, 2002) o 20 LIEs (Veress et al, 2004). La tendencia a considerar normal una cifra cada vez más baja de LIEs se refleja en la incorporación del valor 30 LIEs por cada 100 células epiteliales (Green et al, 2005) en los esquemas de clasificación histopatológica clásicos de la EC.

Por otra parte, dado el número de entidades que causan un incremento de los LIEs, el aumento de estos en el ápex de las vellosidades no diag-nóstico de EC, y debe ser interpretado con prudencia, planteando la posibilidad en el diagnóstico diferencial.

1.2.4.3.3.2.2 Inmunohistoquímica

La cuantificación de LIEs puede ser complicada debido a la superposición de núcleos y su heterogenicidad en la forma (Mino y Lauwers, 2003). A pesar de la elevación del gasto, se ha propuesto la aplicación rutinaria de la inmunohistoquímica con CD3 para evaluar mejor el número y distribución de LIEs en casos en los que la arquitectura vellosa es normal y se percibe un posible incremento de LIEs (Veress et al, 2004; Mino y Lauwers, 2003).

En el momento presente, los beneficios de un recuento más riguroso de LIEs en todos los casos no parece justificar el gasto adicional, la demanda de los patólogos y el retraso en los informes en algunos servicios debido a la acumulación de las pruebas inmunohistoquímicas en determinados días. Cuando se sospecha linfocitosis intraepitelial en la tinción de hematoxilina-eosina, es razonable pedir estudios complementarios, los cuales están obviamente justificados, y según los resultados, ofrecer un diagnóstico diferencial y/o recomendar test serológico.

1.2.4.3.3.2.3 Pérdida del "signo decrescendo"

La distribución normal de LIEs a lo largo de las vellosidades es característica (Ferguson y Murray, 1971), llamada “decrescendo”, con una disminución progresiva de su número hacia el ápex de la vellosidad (Goldstein, 2004).

En la EC, incluso con arquitectura vellositaria normal, se modifica este diseño como resultado de un incremento en el ápex de linfocitos, originándose una distribución homogénea de LIEs a lo largo de la vellosidad (Goldstein, 2004; Goldstein et al, 2001), que debe ser considerada por el patólogo como posibilidad de EC. La evaluación de las biopsias por este método podría ser útil como screening, pero existe una tasa de falsos positivos que se aproxima al 25%, lo cual puede deberse una sensibilidad alta y a una especificidad baja (Goldstein et al, 2001).

1.2.4.3.3.3 Leucocitos y células plasmáticas en la lámina propia

En la EC, la lámina propia puede presentar expansión marcada a expensas de linfocitos y células plasmáticas. Se advierten también macrófagos, eosinófilos y mastocitos y, de forma ocasional, pueden estar presentes los neutrófilos. En todo caso, la EC tiene muchas características de una enfermedad inflamatoria crónica, ya que en esta enfermedad, sea leve o severa, no se observa una infiltración mucosa importante de neutrófilos, que es típica de una respuesta inflamatoria aguda (Daum et al, 1999). En este sentido, la presencia de criptitis o abscesos crípticos debe hacernos considerar una enfermedad de Crohn.

En la EC es característica una acumulación de células plasmáticas productoras de IgA, IgM e IgG (Ciclitira y Ellis, 1987). Efectivamente, la cantidad de células productoras de IgA, IgM e IgG aumenta del orden de 2 a 6 veces. Por el contrario, en la mucosa de pacientes sin EC, predominan las células productoras de IgA (Baklien et al, 1977).

En la lesión activa de la EC aparece una marcada infiltración de células T TCR$\alpha\beta$(+) en la lámina propia. Estas células T son la mayoría CD 4(+) y tienen un fenotipo con memoria (CD 45 RO(+), CD69, $\alpha 4\beta 7$ y Fas; bajos niveles de L-selectinas, HLA-DR y CD25; y una minoría FasL(+)) (MacDonald, y Pender, 1998; Halstensen et al, 1990). Todo esto indica que han sido recientemente activadas por un Ag. Probablemente dichas células se derivan de células T activadas en las placas de Peyer por antígenos luminales. Como hemos dicho, estas células T de la lámina propia expresan el marcador activación CD 25 (IL 2 R cadenaα), sin embargo se ha visto (Halstensen y Brandtzaeg, 1993) que carecen de marcador Ki67, que se asocia con proliferación. Efectivamente, parece que el gluten puede inducir una activación no proliferativa de las células T CD 4+ en la lámina propia.

Por otra parte, debajo del epitelio de la mucosa normal un gran número de células parecidas a macrófagos/c. dendríticas presentan una tinción positiva para CD 68 y proteína S100 (Nagashima et al, 1996). Parece que estas células están implicadas en la presentación de antígenos luminales, mostrando incremento de la expresión de HLA clase II, ICAM-1, y moléculas CD 25 en la EC, lo que sugiere que presentan un estado de activación. (Sturgess et al, 1990; Scott et al, 1987; Halstensen y Brandtzaeg, 1993).

En cuanto a la producción de citoquinas, diversos estudios muestran un incremento en las células T en la lámina propia (Kontakou et al, 1994; Kontakou et al, 1995; Nilsen et al, 1998), en particular en la síntesis de IFNγ. Se ha encontrado, en enfermos no tratados, un incremento de más de 1000 veces del mRNA para IFNγ, en contraste con el incremento leve del mRNA para IL 2, IL 4, IL 10, y TNFα (Nilsen et al, 1998).

Además, se ha demostrado que si a los pacientes con dieta libre de gluten se les estimula in Vitro con gluten, alcanzan los niveles de mRNA de IFNγ de pacientes sin tratamiento (Nilsen et al, 1998).

De estos resultados se puede extraer que las células T que reaccionan al gluten en la lámina propia tienen un perfil de citoquinas con predominio de producción de IFNγ.

1.2.4.3.3.4 Miofibroblastos

Los miofibroblastos presentes en el tejido conectivo mantienen la matriz extracelular, forman parte del estroma y juegan un papel crucial en la reparación tisular.

Los fibroblastos subepiteliales, son miembros de una familia de células denominadas yuxtaparenquimatosas (Valentich y Powell, 1994) que están funcionalmente relacionadas. Los miembros de esta familia celular, incluyen, entre otros, los pericitos vasculares, las células estromales de la mucosa y el endometrio, los fibroblastos orbitales sinoviales y granulomatosos, las células de Hito hepáticas, las células glomerulares mesangiales, las células intersticiales de Cajal y los miofibroblastos subepiteliales del intestino. Estas células yuxtaparenquimales, pueden integrar y transmitir señales mediante mediadores solubles o bien por contacto directo, en otras palabras integrarían la relación entre células parenquimatosas y compartimentos neurales, endocrinos e inmunes.

Se piensa que los miofibroblastos podrían ser las células clave en la génesis de la lesión de esta enfermedad, debido a su peculiar localización subepitelial, su función reguladora sobre la migración y diferenciación de los enterocitos, y su facultad para transformar y degradar componentes de la matriz extracelular

(Shan et al, 2002). Por todo ello, a continuación se exponen una serie de hechos que deben ser tenidos en cuenta acerca de los miofibroblastos.

En la etapa embrionaria, los miofibroblastos parecen formarse a partir de ASC comunes. Sin embargo, las características funcionales de los miofibroblastos de los distintos órganos son diferentes, incluso dentro de un mismo órgano. En el tubo digestivo, existe un tipo de células de idéntico origen a los miofibroblastos, las células intersticiales de Cajal, localizadas entre o en las capas musculares lisas.

Ultraestructuralmente, los miofibroblastos subepiteliales se caracterizan por presentar numerosas vacuolas en su membrana plasmática de lo que se deduce un importante intercambio de moléculas con la matriz del tejido conectivo y con las células adyacentes (Valentich et al, 1997). Estas células constituyen una red subyacente a la membrana basal del epitelio y están unidas entre sí por uniones "gap" y "zonulae adherens", integrando un sincitio con actividad eléctrica periódica que actúa regulando la musculatura lisa y que permite la propagación y modulación de estímulos y respuestas (Valentich et al, 1997; Ronnov-Jensen et al, 1995; Gabbiani, 1996). En la zona de las criptas, esta red es más compacta y los miofibroblastos son fusiformes o discoideos, mientras que en las vellosidades, la red de miofibroblastos se vuelve más laxa y éstos adquieren forma estrellada (Marsh y Trier, 1974). Además, forman conexiones con terminaciones nerviosas y presentan receptores para moléculas colinérgicas y, por tanto, su facultad contráctil podría estar integrada y controlada por la inervación autónoma intestinal (Valentich et al, 1997). Esta capacidad contráctil quizás es responsable del acortamiento rítmico de las vellosidades, que ayuda a movilizar los nutrientes absorbidos hacia la circulación sistémica (Tso, 1994).

En relación con lo previamente expuesto, los miofibroblastos expresan α-actina de musculo liso y ultraestructuralmente su característico citoesqueleto, contienen receptores para endotelina y péptido atrial natriurético (Bianchi et al, 1989, Furuya et al, 1990, Sappino et al, 1989). Su morfología estrellada depende, en cultivos, de la presencia de elevación de adenosina 3,5-monofosfato cíclico (cAMP) (Furuya , Furuya y Yamagishi, 1994, Furuya y Furuya, 1993)

Al cultivar miofibroblastos obtenidos de biopsias de mucosa intestinal de pacientes celíacos y de sujetos normales, tras exposición a gliadina, se observó, en los obtenidos de enfermos celíacos, liberación de mediadores capaces de actuar sobre el epitelio intestinal alterando su función de barrera, de forma rápida y reversible. Este hecho no se puso de manifiesto en los obtenidos de sujetos normales. Estos hallazgos sugieren que los miofibroblastos de los pacientes celíacos serían diferentes de los provenientes de sujetos sanos (Verbeke et al, 2001) y que pueden estar involucrados en el origen de enfermedades gastrointestinales, al influir en el transporte de agua y electrolitos.

A un mismo estimulo como es el TGF-ß1, se induce la diferenciación de algunos profibroblastos no diferenciados en miofibroblastos (α-actina positivos), induciendo al mismo tiempo la inhibición de la proliferación. Por el contrario, la proliferación de otros profibroblastos no es inhibida por TGF-ß1 pero sí lo es por IL-2 (Fritsch et al, 1997). Consiguientemente, hay clones de miofibroblastos en el tejido conectivo del corion intestinal que son diferentes desde el punto de vista funcional, que responden de diferente manera a estímulos y que a su vez dirigen, de forma característica la morfogénesis del epitelio del intestino delgado. Así, los profibroblastos indiferenciados (α-actina negativos) observados en cultivos de endodermo fetal, se organizan formando criptas profundas, que llegan a la superficie de la mucosa del tubo digestivo primitivo. En cambio, el cultivo de endodermo con miofibroblastos diferenciados (α-actina positivos), da lugar a la formación de vellosidades maduras, cuyas células se diferencian en enterocitos, células caliciformes y células enteroendocrinas (Fritsch et al, 1997). En este cultivo, los miofibroblastos secretan laminina y colágeno tipo IV. Aún no se sabe si esta secreción es estimulada por la producción local de factores de crecimiento o por el depósito mismo de matriz (Fritsch et al, 1997). Al cultivar miofibroblastos intestinales con las líneas celulares HT-29 y T84, procedentes de cánceres colónicos humanos, se advierte un resultado similar. En esta asociación con los miofibroblastos, las células epiteliales se disponen en forma de esferas huecas, sintetizan una membrana basal, se vuelven prismáticas y desarrollan un ribete estriado (Del Buono et al, 1998). El factor de crecimiento de los hepatocitos (HGF) sintetizado por los miofibroblastos, también estimula la proliferación de células T84, pero no su diferenciación. Consiguientemente, el HGF actúa fundamentalmente intensificando la proliferación de ASC del epitelio intestinal, mientras que el TGF-ß1 estimula la diferenciación del epitelio (Fritsch et al, 1997; Halttunen et al, 1996).

1.2.4.3.4 Características histológicas adicionales

Se pueden apreciar características histológicas adicionales en la EC.

Ultraestructuralmente, hay reducción en el tamaño de las microvellosidades con presencia de lisosomas apicales (Sbarbati et al, 2003) y cambios en las uniones intraepiteliales (Clemente et al, 2003).

Funcionalmente, hay diferencias en el glicocálix o la capa mucosa de la luz intestinal, producto de la alteración del patrón de glicosilación, pudiendo promover de forma selectiva la adhesión bacteriana (Forsberg et al, 2004).

1.2.4.3.5 La matriz extracelular

En el intestino normal, la síntesis de la matriz extracelular es llevada a cabo por las células estromales. A su vez regulan su degradación, mediante las metaloproteinasas de la matriz (MMPs).

La expresión del mRNA de MMP-1 y MMP-3 está principalmente localizada en los fibroblastos y macrófagos subepiteliales. La expresión incrementada de metaloproteinasas está relacionada con la activación de células T de la mucosa.

Matti Korhonen et al, (2000) evaluaron la posibilidad de que en la EC existiera una alteración manifiesta en la distribución de las moléculas de la matriz extracelular. Estos autores efectuaron mediante una comparación entre la distribución de los polipéptidos laminina, fibronectina y tenascina. Sorprendentemente, no se detectaron cambios mayores en la matriz extracelular de enfermos celíacos no tratados. Sin embargo, en este estudio se observaron dos aspectos de la arquitectura tisular de la lámina propia: 1) Las células musculares lisas de la vellosidad intestinal presentaban abundantes filamentos de desmina y células positivas para α actina de músculo liso. Dichas células se extendían desde la muscularis mucosae hasta la superficie mucosa, de forma similar a las protrusiones de músculo liso de la vellosidad normal (Joyce et al, 1987). 2) Esta estructura presentaba distinta inmunorreactividad para las cadenas de Lnβ1 y γ1 (Korhonen et al, 2000).

En el intestino normal, una vaina de fibroblastos envuelve las criptas, extendiéndose desde la puntas de las vellosidades a la interfase epitelial-mesenquimal. Como antes se ha comentado, se ha sugerido que estas células controlan la proliferación celular epitelial y las funciones inmunológicas, y pueden por lo tanto ser importantes con respecto la EC (Goke et al, 1997). Se ha visto (Korhonen et al, 2000) por inmunofluorescencia indirecta que las fibras musculares lisas de la lámina propia y la vaina de fibroblastos pericripta permanecen intactas en la mucosa de la EC.

No obstante, se ha sugerido que la degradación incrementada de matriz extracelular juega un papel en la atrofia vellosa de la EC. Esto se apoya en la demostración de un bajo ratio de células que expresan colágeno tipo I e inhibidor tisular de las metaloproteinasas (TIMP-1) MMP-1 y -3 que se encuentran en celíacos no tratados (Daum et al, 1999)

Se realizó un estudio (Ciccocioppo et al, 2005) mediante RT-PCR (PCR en tiempo real) sobre el patrón de metaloproteinasas de la matriz (MMP-1, MMP-2, MMP-3, MMP-9, MMP-12, MMP-14) y su inhibidor TIMP-1 en la mucosa duodenal de la EC y se concluyó que en la EC activa este patrón estaba alterado, con predominio de la MMP-12, correlacionándose con los niveles de IFNγ o el grado de atrofia vellosa. Por ello es concebible que MMP-12 lleve al colapso de la arquitectura de la vellosidad y subsecuentemente a la pérdida de los enterocitos hacia la luz intestinal mediante la degradación de la matriz extracelular intersticial o la membrana basal (Ciccocioppo et al, 2005). Además, se confirmó el aumento de los niveles de IFNγ (pero no de TNFα, otra citoquina Th1) en la EC activa, de acuerdo con los hallazgos de Forsberg et al, (2002). La demostración de que los anticuerpos anti-IFNγ pueden evitar la atrofia vellosa, tanto en muestras de mucosa de EC tratadas con sobrenadante de clones de linfocitos T activados con gliadina, como en ratones con enfermedad de injerto contra huésped, una enfermedad que comparte características con la EC (produce atrofia vellositaria), ha dado a conocer indirectamente la relevancia en la patogénesis de la EC de esta citoquina (Przemioslo et al, 1989).

1.2.4.3.6 Cinética celular

Algunos autores afirman que el término "atrofia vellositaria" no es correcto, dado que hay evidencias de un aumento de la cinética celular. Wright y et al (1972) estimaron que la mucosa intestinal de pacientes con EC produce una cantidad 6 veces mayor de células hora/cripta y que el ciclo celular dura la mitad del tiempo que en la mucosa del intestino delgado normal. Estos hechos parecen reflejar la eliminación prematura de las células. En este mismo orden de cosas, Ciclitira (2001) pusieron de manifiesto que la tasa de migración de células epiteliales desde las criptas a las vellosidades está reducida (3-5 días en condiciones normales y 1-2 días en la EC).

En consecuencia, las evidencias experimentales sugieren que el mecanismo central del acortamiento de las vellosidades en la EC es un efecto tóxico secundario a la gliadina sobre los enterocitos en vías de maduración, que conduce al desprendimiento prematuro de células en la luz intestinal y a un aumento compensatorio de la división celular de los enterocitos en las criptas. Este mecanismo explicaría muchas de las alteraciones histológicas previamente mencionadas.

1.2.4.4 Extensión

Por lo general, la severidad de las lesiones es mayor en el intestino delgado proximal y disminuye de forma progresiva en sentido distal. Así, no se observan lesiones en el intestino delgado distal cuando el intestino delgado proximal está respetado. Los pacientes con síndrome de malabsorción intenso son los que presentan lesiones histológicas severas que se extienden a todo el intestino delgado. Por el contrario, los pacientes que tienen una lesión intestinal que no afecta la totalidad del intestino (por ejemplo una lesión severa del duodeno, con una lesión más leve del yeyuno y un íleon normal), suelen ser asintomáticos u oligosintomáticos, siendo menos frecuente la malabsorción.

Respuesta histológica a la dieta libre en gluten (dieta libre de gluten)

Hay una mejoría significativa de la estructura histológica intestinal tras dieta libre de gluten, incluso algunos días después. La primera modificación observada es la mejoría de las características citológicas del epitelio de absorción. Las células superficiales cúbicas anómalas e inmaduras son reemplazadas por células de absorción cilíndricas altas, con núcleos basales y un ribete en cepillo bien desarrollado. Asimismo, la relación entre LIEs y células de absorción disminuye.

Posteriormente se observa una tendencia a la normalización de la arquitectura vellositaria, con elongación de las vellosidades, acortamiento de las criptas y disminución de la celularidad de la lámina propia.

La curación del intestino delgado ocurre en sentido caudal - cefálico (Torre et al, 2002). Esto puede transcurrir entre 6 y 24 meses después del inicio del tratamiento y en algunos casos la recuperación puede ser incompleta (Wahab et al, 2003).

La mucosa del intestino delgado distal mejora con mayor rapidez que la mucosa más afectada del intestino proximal (Rubin et al, 1962).

En algunos casos es necesario que transcurran meses e incluso años de ingesta de una dieta libre de gluten antes de que pueda observarse la normalización de la mucosa. En estos pacientes a menudo se distingue persistencia de algún hallazgo anormal, ya sea marcado o poco evidente, probablemente debido a la ingesta inadvertida de gluten (Grefte et al, 1988).

Si el paciente presenta afectación del estado general con una EC severa no tratada y deficiencias nutricionales asociadas es necesario valorar alteraciones de otros órganos extraintestinales o complicaciones.

1.2.4.5 Clasificación histopatológica

Uno de los primeros intentos para clasificar histopatológicamente la EC fue propuesto por Rubin et al, (1960), el cual planteó que las lesiones se pueden clasificar como leves, moderadas y graves en función del área afecta, el tamaño de las vellosidades, las anormalidades epiteliales y la infiltración de la lámina propia por células inflamatorias.

Marsh (1992) es el primero en presentar la teoría de una secuencia de progresión de la lesión celíaca, llevando a cabo los más importantes avances en la clasificación de las lesiones de la EC (Marsh, 1990). Indicó una serie de lesiones interrelacionadas y estableció un sistema de graduado de Marsh (Sistema de Graduado de Marsh) con cuatro categorías de lesiones asociadas con la EC. Preinfiltrativa (tipo 0), infiltrativa (tipo 1), infiltrativa - hiperplásica (tipo 2) y destructiva (tipo 3) (Marsh, 1990).

La lesión atrófica-hipoplásica (tipo 4) aparece en siguientes aportaciones del mismo autor (Marsh y Crowe, 1995 ; Marsh, 1992). En esta clasificación se incide en la presencia de una exocitosis inflamatoria en el epitelio y se describen los grados de cambio arquitectural en la mucosa. Esta clasificación fue revisada para facilitar su aplicación diagnóstica (Green et al, 2005; Oberhuber et al, 1999) (ver tabla 1). Efectivamente, el sistema de gradación de Marsh-Oberhuber (Corazza GR y Villanacci V, 2005), tenía unas subcategorías dentro de la lesión tipo 3 basadas en el tamaño de las vellosidades, la tipo 3a atrofia leve, 3b moderada, y tipo 3c atrofia vellosa total (Rostami K y Kerckhaert, 1998). Esta clasificación la usan los patólogos ampliamente hoy en día (Corazza GR y Villanacci V, 2005).

1.2.4.5.1 Marsh-Oberhuber tipo 0

La inclusión del tipo 0 se fundamenta en que se puede diagnosticar una EC con muestras de biopsia duodenal presentando una mucosa de intestino delgado histológicamente normal (Oberhuber et al, 1999). Por lo tanto, se trata de un estadio inicial, el estadio preinfiltrativo. La arquitectura vellosa está inalterada; además hay menos de 30 LIEs por cada 100 células epiteliales. Los pacientes en este grupo pueden identificarse basándose sólo en criterios serológicos y pueden permanecer silentes clínicamente.

1.2.4.5.2 Marsh-Oberhuber tipo 1

Estas lesiones se caracterizan por una mucosa de intestino delgado con una arquitectura normal que presenta linfocitosis con más de 30 LIEs por cada 100 células epiteliales (Rubin et al, 1960). Gran número de entidades pueden causar esta linfocitosis intraepitelial, haciendo que este hallazgo sea inespecífico. Por lo tanto, en ausencia de historia clínica o familiar, o evidencias serológicas de EC, esta observación es sugestiva pero no diagnóstica de EC, hecho que se hace constar en el diagnóstico histopatológico. En todo caso, es importante tener en cuenta que en más del 10% de los pacientes con EC inicial puede producirse un incremento de LIEs sin una alteración de la arquitectura de las vellosidades (Kakar et al, 2003).

1.2.4.5.3 Marsh-Oberhuber tipo 2

Estas lesiones intermedias mantienen una arquitectura normal de las vellosidades normal pero muestran hiperplasia de las criptas (Oberhuber, 2000). Presentan linfocitosis intraepitelial de más de 30 LIEs por cada 100 células epiteliales (Valdes-Dapena, 1957; Meijer et al, 2003). La utilidad de esta categoría está siendo sometida a debate, debido a que existe un desacuerdo en la literatura en definir la hiperplasia de las criptas, una dificultad en cuantificar este fenómeno y poca información para apoyar una correlación clínica. Hasta que se resuelva se recomienda continuar como normal la consideración del rango vellosidad / cripta de 3:1 a 5:1. Tanto la presencia de una lesión tipo 1 como la presencia de la lesión tipo 2, por sí solas, no son suficientemente específicas para diagnosticar de forma inmediata EC. Deben existir otros datos a favor, tales como clínica demostrativa o asociación con otros cuadros como la dermatitis herpetiforme (Oberhuber et al, 1999).

1.2.4.5.4 Marsh-Oberhuber tipo 3

Esta lesión se caracteriza por un incremento del número de LIEs, hiperplasia de las criptas y atrofia vellosa (Green et al, 2005; Meijer et al, 2003; Oberhuber et al, 1999; Oberhuber, 2000). La clasificación original de Marsh (Marsh y Crowe, 1995, Marsh, 1990) no diferencia la extensión del redondeamiento de las vellosidades. La subclasificación de Marsh tipo 3 fue propuesta para diferenciar el grado de atrofia vellosa como parcial, subtotal y total (Rostami K y Korokhaert, 1998). Para limitar la confusión, Oberhuber propuso la atrofia vellosa leve, marcada y total para describir las respectivas subcategorías. Por lo tanto, además del incremento del número de los LIEs y la hiperplasia de las criptas, la atrofia vellosa permite subclasificar el tipo 3 puede en 3a, 3b, 3c (leve, moderada y total). Las muestras pobremente orientadas pueden resultar engañosas para apreciar las diferencias en el tamaño de las vellosidades (PH Green y B Jabri, 2006); pudiendo ser esto particularmente problemático en distinguir la tipo 3a de la 3b.

1.2.4.5.5 Marsh-Oberhuber tipo 4

Por último la lesión destructiva, es poco frecuente y consiste en pérdida de las vellosidades o hipoplasia de la mucosa, con contenido normal de criptas y del número de LIEs (Marsh y Crowe, 1995; Oberhuber et al, 1999). También hay un aumento de la apoptosis que parece irreversible (Oberhuber et al, 1999) y parece ser resultado de la malnutrición o consecuencia de la homeostasis aberrante de los LIEs (Kakar et al, 2003). Se ha propuesto que tales lesiones sean retiradas de esta clasificación (Corazza GR y Villanacci V, 2005). El patólogo debe ser prudente, ya que se ha visto en la literatura, que estas lesiones en la enfermedad celíaca pueden contribuir al desarrollo de neoplasia intestinal múltiple, incluyendo linfoma de células T asociado a enteropatía, linfoma no Hodgkin y adenocarcinoma de intestino delgado (Green PH y Jabri, 2003; Cerf-Bensussan et al, 2002). Tal lesión, puede obligar al análisis inmunohistoquímico riguroso o a efectuar segundar opiniones anatomopatológicas.

Tabla 1 Clasificación modificada de Marsh-Oberhuber (Oberhuber et al, 1999)

				Marsh 3			
	Marsh 0	Marsh 1	Marsh 2	3a	3b	3c	Marsh 4
Recuento LIEs	<30/100	>30/100	>30/100	>30/100	>30/100	>30/100	<30/100
Hiperplasia de criptas	_	_	+	+	+	+	_
Atrofia vellosa	_	_	_	Leve	Moderada	Total	Total
	Preinfiltrativa	Infiltrativa	Infiltrativa-hiperplasica	Destructiva			Atrofica-hipoplasica

LIEs, Linfocitos intraepiteliales
Numero de linfocitos por 100 enterocitos
La categoria 4 se incluye por razones históricas

Se ha sugerido (Corazza GR y Villanacci V, 2005) que el sistema de gradación de Marsh-Oberhuber puede simplificarse (grado A que serían las lesiones tipo 1 y 2, grado B1 que serían las lesiones tipo 3a y 3b y grado B2 que serían las lesiones tipo 3c) para limitar las variaciones intraobservador y promover una reproductibilidad. Con esta proposición existe el riesgo de crear una confusión innecesaria para patólogos y clínicos, por lo que esta idea no ha prosperado. Se ha demostrado que estos estadios son dinámicos (Leigh et al, 1985). Existen otras clasificaciones, como la que tiene en cuenta la relación vellosidad/cripta de 0 a 4 grados, convenida por el grupo de patólogos en una Reunión Nacional de Intestino –1986- (Drut y Cueto, 2001).

GRADO	NORMAL	I	II	III	IV
Relación V/C	> de 2.5 : 1	< 2.5 : 1	< 2 : 1	< 1 : 1	< 0.5 : 1

Tabla 2. Modificado de Drut y Cueto, 2001

El que nos encontremos diversos tipos histopatológicos en la EC explicaría parcialmente la variabilidad de las manifestaciones clínicas de la enfermedad, y por otra parte es posible que diferentes genes susceptibles contribuyan (si consideramos que se trata de un proceso poligénico) en diferentes etapas a desarrollar un grado más evolucionado de la enfermedad, así se ha observado en la diabetes autoinmune (Wicker et al, 1995).

1.2.4.6 Aproximación a la muestra

1.2.4.6.1 Muestra macroscópica

El "gold standard" para el diagnóstico es la biopsia duodenal vía endoscópica. Se debe realizar siempre antes de instaurar una dieta libre de gluten. Dada la distribución heterogénea de las lesiones en la EC y sus variaciones en la histología del intestino delgado normal, se recomienda entre 3 y 5 biopsias. Puede haber falsos negativos, debido a que la atrofia vellosa es parcheada, y se suele localizar con más intensidad en el yeyuno proximal, al que no se suele llegar en la endoscopia digestiva alta (Dieterich et al, 1997). Es importante que el clínico provea al patólogo de una descripción de la localización y apariencia macroscópica del área biopsiada (Oberhuber et al, 1999).

La muestra debe recogerse con mucho cuidado utilizando guantes de látex y orientarse en papel, cera o casetes para biopsia antes de ser fijada (Oberhuber et al, 1999), colocándolas de modo que el plano de sección sea paralelo a las vellosidades y criptas, evitando secciones tangenciales a las mismas (Rubin et al, 1960). Si es necesario, las biopsias se reorientarán usando un microscopio de disección (Rubin et al, 1960). En la sección del bloque de parafina, es conveniente realizar una cinta de cortes para minimizar el rizado del tejido.

Los artefactos se derivan principalmente de la exposición prolongada de la muestra al aire antes de su fijación o bien la congelación del tejido, procedimiento que distorsiona marcadamente la histología. Por esta razón, el tejido debe ser cuidadosamente tratado y colocado lo más inmediatamente posible en el fijador. Algunos fijadores mal preparados también pueden producir cambios histológicos. Es importante para el patólogo informarse de las técnicas utilizadas en su laboratorio e introducir mejoras en los protocolos de tinción de laboratorio si es necesario.

1.2.4.6.2 Muestra microscópica

El patólogo debe valorar rutinariamente lo siguiente:

- Arquitectura vellosa, incluyendo la relación altura / amplitud y la de longitud vellosidad / cripta
- Criptas, incluyendo longitud y características
- Enterocitos, incluyendo el ribete en cepillo
- Lámina propia
- Muscularis Mucosae
- Composición del infiltrado celular inflamatorio en el epitelio y lámina propia, particularmente linfocitosis intraepitelial
- Borde luminal (para evidenciar infección)

Para valorar la atrofia vellosa, la muestra debe estar adecuadamente orientada, de tal manera que permita observar al menos cuatro vellosidades completas (Perera et al, 1975). Si están ausentes, es prudente hacer un comentario en el informe patológico.

1.2.4.7 Resumen

La biopsia de intestino delgado permanece como un componente esencial para el screening y diagnóstico de la EC. Sin embargo, un diagnóstico basado sólo en la histopatología es complicado, por lo que se suele alcanzar a través de una buena correlación clínico / patólogo. Es necesario incorporar detalles de la historia del paciente y acompañarlos de los análisis, para completar la información de la histopatología de la mucosa del intestino delgado.

1.2.5 Etiopatogenia

Existe una compleja interacción de factores medioambientales, genéticos, e inmunológicos en la susceptibilidad a la EC y su activación. Un número importante de ellos están bien definidos, mientras que otros comienzan a entenderse.

El proceso patogénico fundamental en personas susceptibles a la EC implica un trastorno inmune con interacción de un agente ambiental (gliadina) en personas predispuestas genéticamente (intervienen genes HLA y no-HLA). Además, se sabe que en la mucosa intestinal se produce una respuesta inmune, ya que la molécula HLA-DQ2, codificada por los alelos DQA1*05 y DQB1*02, se une a péptidos de la gliadina desaminados por la transglutaminasa tisular, que son presentados a los linfocitos T CD4(+) (Sollid y Thorsby,

1993; Molberg et al, 1998).

En los próximos apartados se expondrán los factores que intervienen en la EC.

1.2.5.1 Factores ambientales

La EC se produce en individuos predispuestos al ingerir proteínas de la dieta con cereales: trigo, cebada y centeno. El término gluten comprende varios componentes proteicos (esquema 2), incluyendo: a) prolaminas (solubles en etanol), que contienen péptidos que activan la enfermedad (Van de Wal et al, 1999; Molberg et al, 1998; Dewar et al, 2006), b) gluteninas (parcialmente solubles en soluciones diluidas de ácidos o álcalis), que pueden dañar la mucosa intestinal celíaca (De Vincenzi et al, 1996), aunque su papel es todavía incierto (Wiser, 1995), c) globulinas (solubles en NaCl al 10%) y d) albúminas menores (solubles en agua).

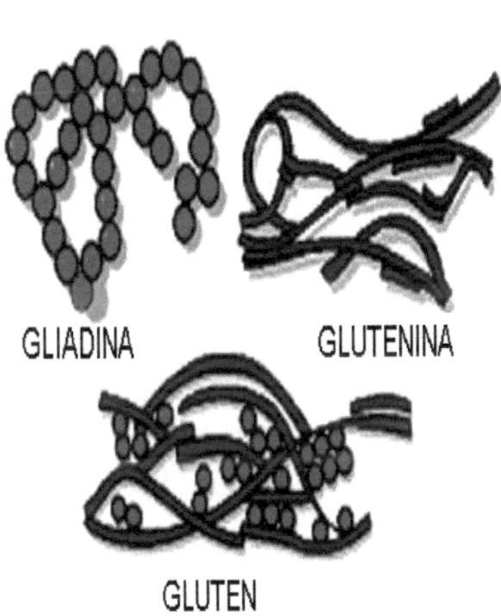

Esquema 2. El gluten del trigo es una masa viscoelástica compuesta de una mezcla de monómeros solubles en alcohol (gliadina), grandes polímeros insolubles en alcohol (gluteninas), así como globulinas y albuminas menores; estas dos últimas no mostradas en el esquema.

Las prolaminas son conocidas, en el caso del trigo, como gliadinas, en el centeno, secalinas, en la cebada, hordeínas, y en la avena, aveninas (Shewry et al, 1992; Kasarda, D.1997; Vader et al, 2003). Se llaman prolaminas por su alto contenido en prolina y glutamina. Todas las prolaminas muestran inmunorreactividad cruzada debido que tienen un origen común (Troncone et al, 1987). Sin embargo, la avena, no suele activar la enfermedad (Arentz-Hansen et al, 2004; Janatuinen et al, 2002; Hogberg et al, 2004), ya que las aveninas tienen un contenido de prolina mucho menor y presentan una semejanza genética más distante con las proteínas del trigo, cebada y centeno. Las proteínas de otros cereales tienen una relación más alejada y no activan la EC. Estas relaciones taxonómicas entre los cereales con grano (Gramineae) permiten predecir su toxicidad en celíacos (esquema 3).

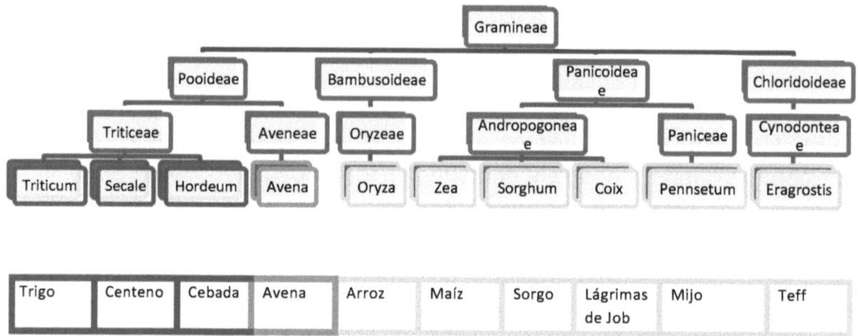

Fig. 2. El trigo, el centeno y la cebada pertenecen a un grupo conocido como Triticeae, mientras que la avena forma parte de una familia denominada Aveneae. Los cereales en granos que no causan EC (arroz, maíz, sorgo y mijo) se diferencian aún más del trigo, el centeno o la cebada.

La gliadina puede separarse, por medios cromatográficos, en cuatro fracciones principales en forma de cadenas polipeptídicas, varias de ellas secuenciadas, con un peso molecular que varía entre 20 y 75 kDa (Greco, 2001). Estas fracciones se designaron gliadinas α, β, γ y ω (Greco, 1998; Shewry et al, 1992), todas ellas parecen activar la EC (Naluai, 2001).

Se han investigado los posibles epítopos que activan los clones de células T específicos para la gliadina. En los primeros intentos de encontrar pequeñas secuencias de péptidos en enfermos celíacos, la búsqueda se centró en el extremo aminoterminal de la α-gliadina, lo cual llevó a la identificación de secuencias de sobrecruzamiento, los residuos 31-55 y 31-49. Se demostró que estos residuos tenían propiedades lesivas, tanto en ensayos con cultivo de órganos como en experimentos in vivo (De Ritis et al, 1988; Sturgess et al, 1994). Dos grupos diferentes de investigadores han identificado que la región α-gliadina parcialmente desaminada, compuesta por los aminoácidos 57 a 75, es un epítopo dominante que induce la activación inmunológica de las células T intestinales y de sangre periférica (Arentz-Hansen et al, 2000; Anderson et al, 2000) de pacientes adultos con EC. Esto ocurre, cuando un residuo de glutamina (Q 65) es desaminado a ácido glutámico por la transglutaminasa tisular.

Por otra parte, las prolaminas son digeridas de forma incompleta en la zona alta del intestino delgado, al ser resistentes a las enzimas gástricas, pancreáticas y del ribete en cepillo, debido a que estas enzimas son relativamente deficientes en actividad prolil-endopeptidasa (Hausch et al, 2000 Shan, 2002). Esto podría resultar en la formación y acumulación en el intestino delgado de fragmentos de péptidos relativamente grandes, de 50 aminoácidos, con un alto contenido en glutamina y prolina que podrían activar la enfermedad (Shan, 2002; Shan, 2005). Con todo, sólo la digestión dificultosa de estas proteínas no es suficiente para causar la EC. No se sabe si existe una diferencia entre individuos sanos e individuos susceptibles a desarrollar EC. Se piensa que la acción de estas y otras proteínas puede ser amplificada en el intestino delgado de individuos con enfermedad activa que presentan lesión de los enterocitos junto a disfunción pancreática. Es de interés que las prolil-endopeptidasas que producen ciertos hongos y bacterias pueden digerir estos péptidos ricos en prolina del gluten, sugiriéndose como un posible tratamiento complementario a la tradicional dieta libre de gluten (Hausch et al, 2000; Shan, 2002; Stepniak, 2006).

Existen similitudes inmunes entre zonas de unión proteicas de la gliadina y ciertos patógenos entéricos, sugiriéndose que podrían desempeñar un papel en la patogenia de la respuesta inmune a los antígenos del gluten. Este concepto se apoya, en parte, en que el análisis de la α-gliadina mostró la presencia de una región de aminoácidos homóloga a la proteína Elb de 54 kDa que forma la cubierta del adenovirus 12, lo que sugiere que en una persona susceptible, la exposición a este virus podría cooperar en el desencadenamiento de la EC (Kagnoff et al, 1987). En este sentido, los pacientes con EC presentaron una prevalencia significativamente mayor de infección previa por adenovirus 12 que los controles (Arato et al, 1991), hallazgo que apoya que la similitud molecular podría estar implicada en la patogenia de la enfermedad. También se ha mostrado que hay una asociación entre infecciones por rotavirus y el desarrollo de la EC (Stene et al, 2006). En relación a esto, se ha visto que existe un aumento del riesgo de EC cuando ha habido infecciones múltiples en la infancia (Ivarsson et al, 2003). Por otra parte la lactancia protege, particularmente cuando el gluten se está introduciendo en la dieta del bebé (Ivarsson et al, 2000). Parece apropiado intensificar la búsqueda de agentes extraños que puedan ser huéspedes del ser humano (virus, bacterias, etc.) y que sean capaces, después de combinarse con proteínas endógenas, de causar una respuesta inmune similar a la encontrada en la EC.

Otra cuestión es que no se sabe porque los pacientes con EC pueden tolerar la avena, dado que las aveninas contienen las mismas secuencias de aminoácidos en la gliadina del trigo (QQQPF) (Shidrawi et al, 1995). Se piensa que es posible que la avena englobe una proporción relativamente menor de estas secuencias. En este orden de cosas, mientras que las prolaminas del trigo, el centeno y la cebada poseen un alto contenido de glutamina (> 30%) y prolina (> 15%), las prolaminas de la avena poseen una cantidad intermedia de estos aminoácidos, y las prolaminas del arroz, el maíz y el mijo presentan un contenido aún menor (Schuppan, 2000). Al realizar en pacientes con EC estudios con avena como exacerbador del proceso, se observó que la tolerancia a este cereal depende, al menos en parte, de la cantidad total ingerida (Schmitz, 1997). Así, los pacientes con EC en remisión parecen tolerar sin mayores inconvenientes menos de 40 a 60 g/día de avena, mientras que el consumo de una cantidad diaria mayor puede desencadenar una recidiva (Schmitz, 1997). Por otra parte, las observaciones relacionadas con la ingesta de avena también resaltan la importante correlación entre la cantidad de otros componente asociados en la dieta. Efectivamente, en una reciente revisión, se apunta que la mayoría de los pacientes con EC tolera la avena dentro de una dieta libre de gluten, aunque hay que vigilar en estas dietas la contaminación (en los estudios se utiliza R5 ELISA) por trigo, cebada o centeno en los preparados comerciales, lo que suele ser habitual (Dickey, 2008).

Por otra parte, se ha visto, en Suecia, que en niños menores de dos años, se produjo un incremento del cuádruple en las tasas de incidencia de EC en el periodo de, 1985 a, 1987, y una disminución similar en la tasa de incidencia desde, 1995 a, 1997. Estos cambios en la incidencia ocurrieron junto con variaciones en la alimentación de los niños y sugieren que la cantidad y el momento de la introducción del gluten es importante para precipitar la enfermedad en niños (Ivarsson et al, 2000). Asimismo, se ha observado que la incidencia de EC es de 5 a 10 veces mayor en niños suecos en comparación con los de Dinamarca (dos poblaciones con una base genética similar). Esto último evidencia la importancia de los factores ambientales en la patogenia de la enfermedad. En estudios posteriores, se indica que las fórmulas infantiles utilizadas en Suecia tenían una concentración de gliadina hasta 40 veces mayor que en Dinamarca (Weile et al, 1995).

En estudios de población general en la India, se indica un retraso en el inicio de los síntomas y en la presentación, probablemente debido a que se introduce más tardíamente el gluten en la dieta (Kumar et al, 1993; Khoshoo et al, 1988).

Esto nos sugiere, que la exposición temprana de un sistema inmune inmaduro a la gliadina y la cantidad de gluten en la dieta podrían ser factores ambientales determinantes del desarrollo de EC, probablemente debido a un desplazamiento de la respuesta inmune a la gliadina hacia una proliferación predominante de las células T helper tipo 1. No se ha averiguado si el patrón de alimentación en niños afecta sólo a la edad de inicio o tiene algún otro tipo de influencia en otras edades.

Otros aspectos relevantes son el predominio significativo de no fumadores celíacos (Dieterich et al, 1997) (2% en celíacos frente al grupo control 24,6% -

39,1%) (Instituto de Información Sanitaria-Agencia de Calidad Del Sistema Nacional de Salud. Encuesta nacional de salud, consumo de tabaco. Elaborado por la Dirección General de Salud Pública y publicado el 26-4-2005). Se pensó que estos factores podrían relacionarse con: 1) un sesgo debido al origen de los pacientes que provenían de un hospital de tercer nivel (Casellas et al, 2006) y 2) una mayor tasa de no fumadores en relación con una mayor preocupación por la salud en un grupo de pacientes con una enfermedad crónica. Sin embargo, múltiples estudios han confirmado el efecto protector del tabaco (Vazquez et al, 2001; Suman S et al, 2003; Austin AS et al, 2002 Aug; Hozyasz KK, 2005)

Por otra parte, se sabe que el comienzo de la enfermedad puede estar relacionado con un episodio de gastroenteritis aguda (GEA), un viaje al extranjero (especialmente a países tropicales), estrés o cirugía (Rodrigo Sáez, 2006).

Existe, poca información en relación a los factores ambientales y aunque, como veremos más adelante, es indudable la asociación con el HLA-DQ2, sólo 1 de cada 20 individuos con este HLA, desarrollan EC en el Oeste de Europa o en Norte América. Es por esto, que son necesarios más estudios al respecto, que podrían ser útiles para aportar nuevos datos de la etiopatogenia.

1.2.5.2 Factores genéticos

1.2.5.2.1 *Predisposición familiar y cambios genéticos relacionados*

La patogénesis de la EC está firmemente arraigada en factores genéticos del huésped. El reconocimiento de esta predisposición genética comenzó con los estudios realizados por Howell et al (1986) quienes comunicaron la asociación entre EC y haplotipos HLA-DQ clase II específicos.

Los estudios familiares indicaron la importancia de los factores genéticos en la patogenia de la EC (Schuppan, 2000). Los agrupamientos familiares pueden expresarse como el ratio entre la prevalencia en familiares de individuos afectos y la prevalencia en la población general (Risch, 1987). El más comúnmente usado es el ratio λs, basado en el análisis del riesgo en hermanos (*sib-pair*). Si este ratio es uno, entonces no hay evidencia de que los factores genéticos aumenten la susceptibilidad. Así, para la EC se estima que el valor λs es 30-60 (Risch, 1987; Petronzelli et al, 1997), un valor alto, similar a otras enfermedades multifactoriales, como la artritis reumatoide, la diabetes tipo 1 y la esclerosis múltiple. Tras la observación clínica de múltiples casos de EC en familias, se dedujo que la tasa de concordancia entre gemelos monocigóticos para la EC (aproximadamente 70-75%), apoya la influencia genética (Polanco et al, 1981; Greco, 2002). En los gemelos dizigóticos, la frecuencia encontrada no difiere de la observada en los familiares de primer grado, 18% (Dieterich et al, 1997; Ellis, 1981; Marsh, 1992), que asciende al 15-30% si se trata de DQ2 positivo

(Dubé et al, 2005). La agregación entre todos los hermanos de una familia (sibship) atribuibles al HLA (λs HLA) se ha estimado que es de 2,3-5,5 (Risch, 1987; Petronzelli et al, 1997). Consecuentemente, ante todo caso diagnosticado recientemente de EC, se debe realizar screening a todos los familiares de primer grado (Rodrigo Sáez, 2006; Vasquez et al, 1996; Rodrigo, 2004; Bonamico et al, 1996; Kolek et al, 2001; Mantovani et al, 1993).

De igual forma, los familiares de segundo grado parecen tener mayor posibilidad de afectación que la población general.

Por otra parte, en el síndrome de Down (5 - 12%) y en los síndromes de Turner y William, se observa también una prevalencia aumentada, y habría que proceder de igual modo (Rodrigo Sáez, 2006; Greco, 2002).

1.2.5.2.2 Factores asociados con moléculas HLA (sistema mayor de histocompatibilidad)

Las moléculas HLA están formadas por un grupo de genes polimorfos que codifican proteínas responsables de la presentación de antígenos a células T. En un primer momento se observó que la EC se asociaba con la molécula HLA clase I B8 (Falchuk et al, 1972; Stokes et al, 1972). Más tarde se encontró la relación con las moléculas HLA clase II DR 3-DQ2 (Keuning et al, 1976; Solheim et al, 1976; Tosi et al, 1983).

Un hallazgo crucial, en la mucosa intestinal de pacientes con EC, fue el aislamiento de clones de células T que se asociaban con exclusividad con HLA-DQ2 específicos para la gliadina (Lundin et al, 1993).

Las moléculas HLA clase II son glucoproteínas que se encuentran presentes en la membrana plasmática formando heterodímeros (unión no covalente de una cadena α y otra β, Ej:). Están organizados en tres subregiones relacionadas que se designan DP, DQ y DR codificadas dentro de la región HLA clase II del complejo mayor de histocompatibilidad en el cromosoma 6p. Las moléculas HLA-DQ se expresan en la superficie de células presentadoras de Ag (células presentadoras de Ag), tales como las células dendríticas. Se trata de péptidos fundamentales que conforman distintos lugares de unión y activan células T CD4(+). Los genes que codifican DR 3-DQ2 presentan un gran desequilibrio de "ligamiento" que favorece la recombinación, y se encuentran dentro de los haplotipos B8-DR 3-DQ2 o B18-DR 3-DQ2. Estos dos últimos haplotipos están implicados en la EC (Congia et al, 1992; DeMarchi et al, 1979). Los genes que codifican cada una de las cadenas muestran en forma codominante los dos alelos, dando como resultado la expresión de por lo menos seis moléculas de clase II en la membrana celular para un individuo heterocigoto DR, DQ, y DP (Abbas et al, 1999) (esquema 4).

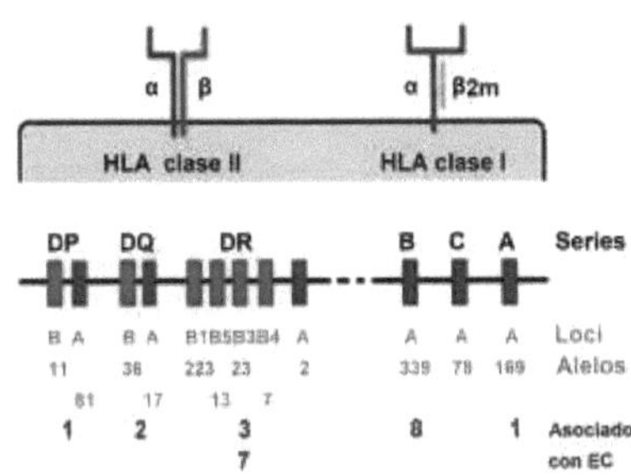

Esquema 4. Modificado de Abbas et al, 1999.

En casi la totalidad de las poblaciones estudiadas, se sabe que algunos pacientes con EC presentan alelos específicos de moléculas MHC de clase II que se encuentran en el locus HLA-DQ (Green, 2005).

Como se ilustra en el esquema 5, los mencionados HLA están presentes en algunos de los individuos con EC confirmada mediante biopsia, y los alelos que codifican este heterodímero son relativamente comunes en la población blanca. De hecho, estudios de grandes poblaciones de pacientes con EC han puesto de manifiesto que el 90% o más (comparado con el 20-30% en los controles sanos VPN (99 %)) son portadores de dos moléculas aceptadas como presentadoras de péptidos DQ, o heterodímeros DQ, α1*0501,β1*0201, conocido como DQ2, codificado por los alelos DQA1*0501 y DQB1*02 (tanto HLA-DQB1*0201 como *0202) (Vargas Péreza et al, 2005; Sollid y Thorsby, 1993).

La presencia de alelos específicos HLA-DQ es necesaria para la expresión fenotípica de la EC en todos los individuos afectos, aunque no suficiente, ya que menos del 2% de las personas que desarrollan la EC presentan el DQ2 (1/50) sin importar su localización geográfica, excepto singularidades (Karell, 2003).

El heterodímero HLA-DQ2 puede heredarse de dos formas (Esquema 6):

1. En cis, cuando los dos alelos están en el mismo cromosoma, un cromosoma de uno de los padres. Los haplotipos DR17 (formalmente llamados DR 3), que son portadores del alelo HLA-DQB1*0201, que codifica una cadena β, y HLA-DQA1*0501, que codifica una cadena α, formarán así el heterodímero HLA-DQ2 que está asociado con la EC.
2. En trans, en individuos heterocigotos DR5/DR7, donde las cadenas están localizadas en cromosomas opuestos, es decir, en un cromosoma de cada progenitor. Los haplotipos DR 7-DQ2 transportan los alelos DQ A1*0201 y

DQB1*0202 (El DR7 porta el alelo HLA-DQB1*0202 en el cromosoma 1, y sólo se diferencia del HLA-DQB1*0201 en el codón 135 localizado en el dominio de membrana de la cadena DQβ, siendo posible formar el heterodímero HLA-DQ2) (Chang, 1983; Karr et al, 1986). El otro cromosoma contiene los haplotipos DR11, DR12, o DR13 (formalmente llamados DR 5-DQ7) que transportan los alelos DQ A1*0501 y DQB1*0301 (Schiffenbauer et al, 1987). Las cadenas α y β codificadas por estos dos alelos pueden emparejarse extracelularmente y formar el heterodímero HLA-DQ2.

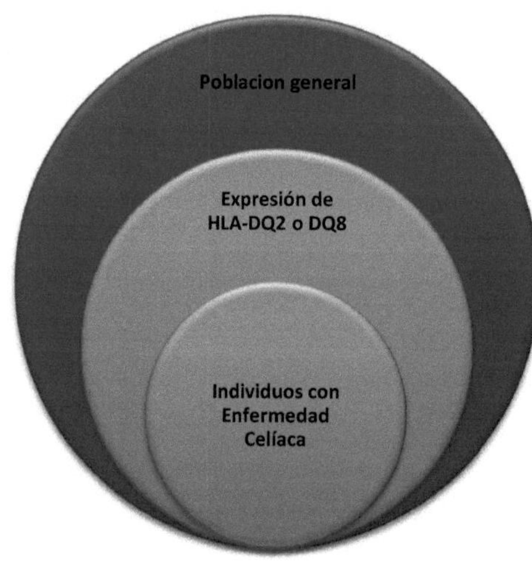

Esquema 5. modificado de Kagnoff, 2007.

Por lo tanto, la EC se asocia con DR 7 (DeMarchi et al, 1979; Betuel et al, 1980), sólo cuando DR 7 está presente con DR 3 o DR 5 (Mearin et al, 1983; Trabace et al, 1984) y esto ocurre porque los alelos DQ A1*0501 y DQB1*02 del haplotipo DR 3-DQ2 también se pueden encontrar cuando se recombinan los haplotipos DR 7-DQ2 y DR 5-DQ 7.

Por lo tanto, la recombinación parece ser un mecanismo importante para generar haplotipos HLA (Carrington, 1999) y las evidencias acumuladas sugieren que estos haplotipos tienen una estrecha relación evolutiva, basándose en el análisis de microsatélites (Lin et al, 1997; Lin L et al, 1998).

La fracción de pacientes en diferentes poblaciones que codifican estos heterodímeros DQ por genes en posición cis o trans depende de las frecuencias de los haplotipos DR 3-DQ2, DR 5-DQ 7 y DR 7-DQ2 (Sollid y Thorsby, 1990).

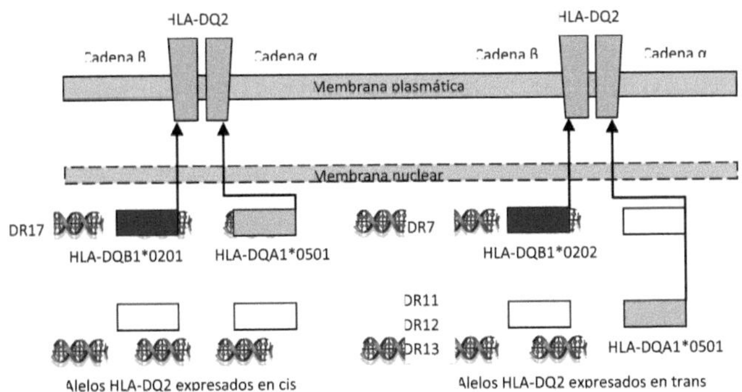

Esquema 6. El heterodímero HLA-DQ2 puede heredarse de dos formas (Figura 4), 1) En cis, cuando los dos alelos están en el mismo cromosoma, un cromosoma de uno de los padres. Los haplotipos DR17, que son portadores del alelo HLA-DQB1*0201, que codifica una cadena β, y HLA-DQA1*0501, que codifica una cadena α formarán así el heterodímero HLA-DQ2. 2) En trans, en individuos heterocigotos DR5/DR7, donde las cadenas están localizadas en cromosomas opuestos, es decir, en un cromosoma de cada progenitor. Los haplotipos DR 7-DQ2 transportan los alelos DQ A1*0201 y DQB1*0202. El otro cromosoma contiene los haplotipos DR11, DR12, o DR13 transportan los alelos DQ A1*0501 y DQB1*0301. Las cadenas α y β se emparejan extracelularmente y forman el heterodímero HLA-DQ2. Modificado de Kagnoff, 2007.

Existe un particular incremento de riesgo de la EC entre individuos que son homocigotos para DR 3-DQ2 y heterocigotos para DR 3-DQ2/DR 7-DQ2. Esto, se ha explicado por un "efecto dosis" del gen del alelo DQB1*0201, posiblemente causados por un incremento de la expresión del heterodímero DQ (α1*0501,β1*0201) en estos individuos (Ploski et al, 1993). Este "efecto dosis" del gen de DQB1*0201, también podría esclarecer la frecuente observación del haplotipo HLA en hermanos afectos (Sollid y Thorsby, 1990; Greenberg et al, 1982).

Si un individuo es homocigoto para DR 17, o heterocigoto para DR 17 /DR 7, el 100% o 50%, respectivamente, de sus moléculas HLA-DQ serán heterodímeros HLA-DQ2 asociados a la celiaquía (Sollid, 2002; Spurkland et al, 1997; Sollid, 1989; Sollid, 1990; Sollid y Thorsby, 1993; Sollid et al, 1989). La EC es sustancialmente más prevalente en aquellos en los que el 50%-100% de los heterodímeros son HLA-DQ2 que en los que poseen sólo el 25% de heterodímeros HLA-DQ2 (Ploski et al, 1993; Louka, 2002; Vader, 2002).

Además, se ha visto que un incremento en la abundancia de heterodímeros HLA-DQ2 sobre las APCsse correlaciona con un aumento en la magnitud de la respuesta de las células T específicas al gluten in vitro (Vader, 2003), la cual, si fuera paralela in vivo, podría contribuir al incremento del riesgo para desarrollar EC clínicamente en individuos homocigotos para HLA-DQ2. Recientemente, se ha observado que el ser homocigoto para HLA-DQB1*0201 está correlacionado con la severidad del daño de la mucosa de una manera dosis dependiente, pero que una vez desarrollada la EC, el curso clínico parece similar si la molécula HLA-DQ produce el 100%, el 50%, o el 25% del heterodímero HLA-DQ2 (Jores et al, 2007; Karinen, 2006).

Los alelos de HLA-DQ2 que se asocian a susceptibilidad a la EC son inusuales en Japón, lo cual es consistente con la extrema rareza de la EC en esta localización (Makishima, H;, 2006).

Dependiendo de las poblaciones estudiadas, aproximadamente entre un 2 y un 10% de los pacientes con EC no son portadores del heterodímero DQ (α1*0501,β1*02). La gran mayoría (alrededor del 5%) de estos pacientes presentan diferentes subtipos de DR 4, pudiendo ser el haplotipo dominante para la EC en algunas poblaciones como la amerindia en Chile (Ivor et al, 2002). Sin embargo, identificar la molécula responsable codificada por el haplotipo DR 4 mediante una aproximación genética es difícil. Se ha observado que existe este segundo y más débil gen asociado a HLA que produce susceptibilidad a la EC HLA y que parece estar presente en los haplotipos DR 4-DQ 8 (Dieterich et al, 1997) vs DR 4-DQ 7 (Spurkland et al, 1992;Tighe et al, 1993; Polvi et al, 1998). Esto implica que DQ8, es decir DQ (α1*0301,β1*0302), es probablemente la molécula responsable de esta susceptibilidad.

Aproximadamente un 9% de los pacientes con EC presentan simultáneamente los genes que codifican HLA-DQ2 and HLA-DQ8. Un 5% de los celíacos presentan asociación HLA-DQ8 exclusivamente; en este grupo, la mayoría son homocigotos para HLA-DQ8 (3%) o presentan HLADQ2.2 (1%) (Karell et al, 2003).

Se estima que los alelos HLA clase II que codifican HLA-DQ2 y HLA-DQ8 contribuyen aproximadamente un 30% - 40% al riesgo genético de EC (Karell et al, 2003).

Por lo tanto, menos frecuentemente, se encuentra el heterodímero relacionado con HLA-DQ, α1 *0301, β1 *0302, conocido como HLA-DQ8, codificado por los alelos DQA1*0301 y DQB1*0302.

1.2.5.2.2.1 Genes localizados en el complejo de HLA distintos de DQ2 y DQ8

Entre el 2-4% pueden expresar otros genes o tan sólo un alelo de los dos ya comentados (sobre todo DQ B1*0201) (Karell et al, 2003; Polvi et al, 1998).

Genes HLA-DQ en la EC				
Genotipo	**Alelos DQA1**	**Alelos DQB1**	**DR haplotipo**	**Prevalencia,n(%)**
Carriers de HLA DQ2	05	02		887 (88)
HLA DQ2 (cis)	sólo 0501	sólo 0201	DR3	-
HLA DQ2 (trans)	0505, 0201	0202, 0301	DR5/7	-
HLA DQ2 y HLA DQ8	03, 05	02, 0302	-	-
Carriers de HLA DQ8	03	302	DR4	60 (6)
Otros (HLA DQ2 parcial o no DQ2/DQ8				61 (6)
DQ 2.2	02, X (no 05)	02, X	-	41 (4)
HLA DQ7	05	0301	-	16 (1.6)
DQA1*05-DQB1*02	X (no 05)	X (no 02)	-	4 (0.4)

Tabla 3. Modificado de Karell et al, 2003. Prevalencia de HLAs en 1008 pacientes con EC.
X es otro alelo diferente

Menos del 1% de los celíacos no tienen HLA-DQA1*05, DQB1*02, o DQB1*0302 (Karell et al, 2003). Por lo que, excepcionalmente, se puede observar genes asociados a EC no descritos previamente. Así, en pacientes italianos y tunecinos se observó una asociación significativa de la EC con el heterodímero DR53 (Sollid et al, 2000).

Se trata de una visión diferente, ya que la susceptibilidad es mediada por DR 53, es decir DR (α*,β4*0101), molécula de la cual son portadores la mayoría de los haplotipos DR 4, DR 7, y DR 9 (Clot et al, 1999).

HLA-DR4 (DRB1*04) se encuentra en un fuerte desequilibrio de ligamiento con el gen HLA-DRB4, el cual junto con DRA, codifican heterodímeros DR53. La expresión de DR53 se asocia con incrementos de susceptibilidad a la EC, y es máxima cuando se co-expresa con DQ2 (Clot et al, 1999)

En experimentos in vitro, los péptidos derivados de la gliadina se unen selectivamente con una gran afinidad a la molécula HLA-DR53, debido a que estos péptidos contienen glutamina, pudiendo presentar péptidos que no han sido desaminados por la tTG, mientras que las moléculas DQ presentan péptidos desaminados (Ivor D. et al, 2002).

Además existen pacientes que muestran el haplotipo DRB1*0701-DQB1*03032, que es portador de un alelo nulo, no expresado y no tipificado, en el locus DRB4 (O'Neill et al, 1996).

Se necesitan más estudios que incluyan la del alelo nulo DRB4 para clarificar el papel de DR 53 como molécula de susceptibilidad en la EC.

Además se han encontrado asociaciones con los alelos de los loci TAP1 y TAP2 (Colonna et al, 1992; Powis et al, 1993; Meddeb-Garnaoui et al, 1995). Recientemente se han descubierto otros alelos HLA (HLA-DQA1*0510 (Balas et al, 2009)).

1.2.5.2.3 Factores no asociados con moléculas HLA

Se han hecho grandes esfuerzos para identificar otros genes adicionales asociados con la EC (Zhong, 1996;Greco, 1998;Naluai, 2001;Greco, 2001;King, 2001;Liu, 2002;Neuhausen, 2002;Popat, 2002;Percopo, 2003;Rioux, 2004; Van Belzen, 2004). Se han observado, en algunas poblaciones, regiones genéticas candidatas que posiblemente incrementan la susceptibilidad de la EC en los cromosomas 2, 3, 4, 5, 6 (teloméricos al locus HLA), 9, 11, 18, y 19. Sin embargo, los intentos de averiguar los genes predisponentes mediante análisis por ligamiento, a excepción del la región HLA del cromosoma 6, han fallado en revelar genes candidatos o regiones cromosómicas inequívocas (Zhong et al, 1996; Houlston et al, 1997; Greco et al, 1998; Brett et al, 1998). Esto sugiere que cada uno de los genes predisponentes, todavía no mapeados, tienen una influencia genética menor que la que presenta la expresión de los alelos de susceptibilidad HLA-DQ2 o HLA-DQ 8.

Hay hallazgos que nos indican una herencia multigénica. Un argumento de esto último es que la tasa de concordancia para celíacos con el HLA es menor en hermanos que en gemelos monocigóticos, lo cual sugiere que estos comparten una susceptibilidad a genes no HLA que puede no ocurrir en hermanos.

Los análisis del genoma han investigado en hermanos italianos afectos pero no han podido confirmar las cinco regiones genómicas no HLA asociadas con EC encontradas en familias irlandesas, que se observaron en la porción terminal del cromosoma 5 (5qter) y 11 (11qter). Estos conflictos pueden ser debido a diferencias entre las poblaciones estudiadas o al hecho de que en el estudio irlandés se incluyeron hermanos de familias relacionadas. Así, los datos que indican la susceptibilidad genética en la región 5qter y 11qter son débiles (Greco et al, 1998). Es posible que muchos de los productos de estos genes que todavía no se conocen estén relacionados con funciones inmunes. Por lo tanto, genes HLA y genes no HLA, compartirían la respuesta inmune al gluten. En consonancia con esto, varias publicaciones sugieren que la región génica CTLA-4/CD 28 en el cromosoma 2q33, contiene un gen de susceptibilidad para la EC (Djilali-Saiah et al, 1998; Holopainen et al, 1999; King et al, 2002), aunque éste hallazgo no es consistente en todas las poblaciones (F. Clot et al, 1999).

Estudios en pacientes con EC han indicado que hay otros genes en un locus no ligado al HLA que promueven la susceptibilidad a la EC (Houlston et al, 1997). En irlandeses con EC se observó una predisposición adicional en los genes TNF independientemente de la presencia de DQ2 mediante un polimorfismo microsatélite localizado cerca de los genes para el TNF (McManus et al, 1996). Los resultados discrepantes podrían relacionarse con diferentes poblaciones (Polvi et al, 1998).

Además hay hallazgos que sugieren que un/os gen/es en la vecindad de de D6S2223 está/n implicado/s en la patogénesis tanto de la EC como de la diabetes tipo 1. También, los genes MIC-A y MIC-B son interesantes candidatos como genes de susceptibilidad para la EC, así las moléculas MIC son ligandos en las células T TCRγδ (Fodil et al, 1999; Petersdorf et al, 1999; Mizuki et al, 1997).

Se ha publicado, la asociación de la EC con un variante del gen de la miosina IXB (*MYO9B*), el cual codifica una molécula de miosina que juega un papel en la remodelación de los enterocitos epiteliales (Monsuur et al, 2005; Amundsen et al, 2006; Hunt et al, 2006). Este gen está próximo al HLA DQ (Monsuur et al, 2005). Aunque no se conoce el mecanismo por el cual este gen predispone a la EC, se ha pensado que está molécula de miosina podría explicar la afectación de la integridad de la barrera intestinal (Fasano A y Shea-Donohue, 2005). Otros genes en estudio son KIR2DL5B en el locus 19q13.4. (Santin et al, 2007)

Un estudio reciente sobre el genoma realizado en Inglaterra sugiere que una región de unión en el cromosoma 4q27 que abarca los genes de la IL 2 o IL 21 está fuertemente asociada a la susceptibilidad para la EC (van Heel et al, 2007). IL-2 estimula la proliferación y activación de las células T, e IL-21, derivada de las células T, estimula la proliferación de células B, Natural Killer y células T, además aumenta la producción de IFNγ. Al realizar un seguimiento (Hunt et al, 2008), utilizando tres cohortes independientes de celíacos europeos, se evaluaron marcadores no-HLA y se identificaron 7 nuevas regiones de riesgo, seis de las cuales contenían genes que controlan la respuesta inmune (quimioquinas, citoquinas, y activación de células B y T) (Hunt et al, 2008). Es probable que al ahondar más en la patogénesis se consiga un mapeado más sutil y la caracterización funcional de los genes candidatos potenciales.

En conclusión, probablemente el número y contribución de los diferentes genes implicados en la susceptibilidad de la EC hace difícil identificarlos. Hay evidencia de que otros genes, en los cromosomas 5 y 6, pueden estar involucrados en este proceso (Van Belzen et al, 2003). Algunos de estos genes pueden predisponer a la autoinmunidad, lo cual podría explicar el incremento de la prevalencia de enfermedades autoinmunes, tales como la diabetes tipo 1 en pacientes con EC (Viljamaa et al, 2005). También podrían actuar en el balance de las respuestas autoinmunes Th1/Th2, influenciando al circuito regulador de células T. Además, teniendo en cuenta el hecho de que las mujeres tienen incrementado el riesgo de EC dos veces comparado con los hombres, el estado hormonal probablemente juega también un papel (Bardella et al, 2005). Es un desafío de los años venideros descubrir el intrincado juego entre factores genéticos y medioambientales.

1.2.5.2.4 Zona de unión de péptidos en las enfermedades asociadas a moléculas DQ

Se sabe que después de la absorción del gluten, las células presentadoras de Ag de la lámina propia, probablemente células dendríticas que expresan las moléculas HLA, presentan péptidos de gliadina a linfocitos T sensibilizados, los cuales expresan receptores αß (dichos péptidos están localizados en los surcos presentadores de antígenos del heterodímero αß, como se verá más adelante). Estos linfocitos T activarán a los linfocitos B para que produzcan inmunoglobulinas y activen a otros linfocitos T para que produzcan citocinas, interleucinas, TNFα y factor de crecimiento transformador-ß (Nilsen et al, 1995).

Los péptidos que se unen a DQ2 tienen residuos de anclaje en las posiciones relativas P1, P 4, P 6, P 7, y P 9 (Johansen et al, 1996; Vartdal et al, 1996;van de Wal et al, 1996;van de Wal et al, 1997;Quarsten et al, 1998). La zona de unión del péptido, que se ilustra la figura 2, es bastante diferente de otras zonas de unión identificadas en HLA de clase II (Rammensee et al, 1995)

La preferencia por residuos cargados negativamente para las tres posiciones de anclaje en la zona media parecen ser características de DQ2.

La zona de unión de DQ 8 es diferente de la de DQ2, pero también muestra preferencia por residuos de unión cargados negativamente en varias posiciones (P 1, P 4 y P 9) (Godkin et al, 1997 Kwok et al, 1996).

La lesión producida por las células T reconoce sobre todo péptidos del gluten desaminados. DQ2 o DQ8 se unen a epítopos de tal forma que los residuos de ácido glutámico creados por desaminación se acomodan en hendiduras que tienen preferentemente una carga negativa.

La zona de unión del péptido de DQ2, es decir DQ (α1*0501, β1*02), es diferente de las zonas de unión de las moléculas estrechamente relacionadas DQ (α1*0501, β1*0301) y DQ (α1*0201, β1*02) (Johansen et al, 1996; van de Wal, 1997; Khalil-Daher et al, 1998), las cuales no confieren susceptibilidad para EC.

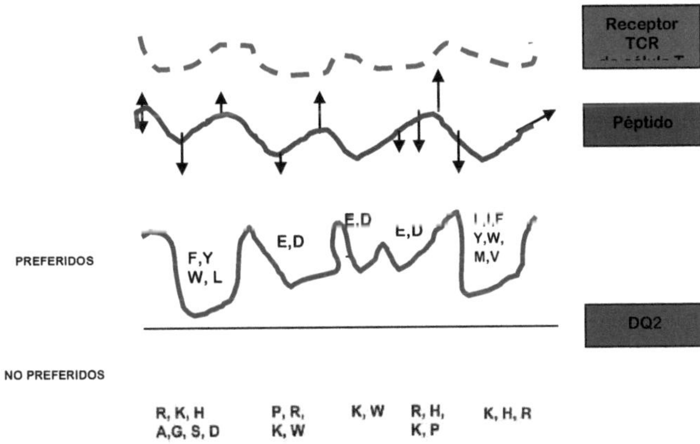

Esquema 7. Zona unión de HLA-DQ2 (HLADQ (A1*0501, B1*02) con nomenclatura de letras para los aminoácidos utilizada en genética molecular. El péptido se une y el TCR lo reconoce, formando el complejo péptido/HLA. La descripción de la zona de unión del péptido está basada en una recopilación de diversos estudios (Modificado de: Johansen et al, 1996; Vartdal et al, 1996; van de Wal et al, 1996; van deWal et al, 1997; Quarsten et al, 1998).

1.2.5.3 Factores inmunes

1.2.5.3.1 Introducción

La EC es causada por una respuesta inmune innata y adaptativa (que cooperan entre sí y actúan en conjunto produciendo una respuesta especializada con un sistema de memoria), desencadenada por péptidos del gluten que involucran la respuesta inmune humoral y celular.

Se denomina *Inmunidad Innata* al conjunto de mecanismos que existen antes de la actuación del agente lesivo, responden rápidamente y de la misma manera frente a infecciones repetidas, y con la primera línea de defensa de la respuesta inmune. Está constituida por: Barreras físicas y químicas, proteínas sanguíneas (sistema del complemento), sistema fagocitario (neutrófilos, macrófagos), células Natural Killer (NK) y citoquinas (esquema 8).

En contraste, la *Inmunidad Específica* se desarrolla cuando el cuerpo humano está expuesto a varios antígenos; el organismo construye un mecanismo de defensa, el cuál es específico para cada Ag, realizando una respuesta amplificada y más eficaz contra infecciones repetidas del mismo microorganismo. Puede ser estimulada por agentes infecciosos y no infecciosos. Sus componentes son: Linfocitos B y T, los cuales se desarrollan específicamente para un Ag. Los linfocitos B, se convierten en células plasmáticas o plasmocitos que producen anticuerpos (anticuerpos) (IgG, IgM, IgA, IgE, IgD). Las funciones que cumplen los anticuerpos son muy distintas. Los linfocitos T actúan directamente sobre los antígenos. Existen varios tipos: células T Helper (CD4), células T Citotóxicas (CD8), células T reguladoras y células Natural Killer (CD16).

A su vez, los linfocitos T helper pueden dividirse según el tipo de citoquina que produzcan y su función efectora:

1. Linfocitos Th1: (INFγ, IL-2, TNFα.) Estimulados por IL-12 en respuesta a microorganismos que los infectan o bien activan macrófagos y células Natural Killer (NK).
2. Linfocitos Th2: (IL-4, IL-5, IL-10, IL-13) Estimulados por IL-4 en respuesta a infecciones por parásitos y alérgenos (Monsuur AJ y Wijmenga, 2006).

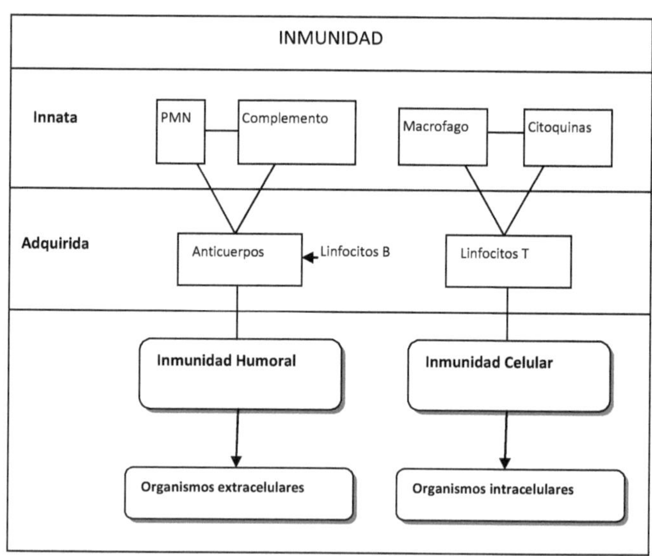

Esquema 8. Inmunidad Celular y Humoral.

1.2.5.3.2 Inmunidad adaptativa

1.2.5.3.2.1 Respuesta inmune celular en la enfermedad celíaca

1.2.5.3.2.1.1 Papel de la transglutaminasa tisular (tTG) en la organización de la matriz extracelular y en la patogenia de la enfermedad celíaca.

Dieterich et al, (1997) mostraron que la tTG es el autoantígeno predominante reconocido por la IgA sérica de pacientes con EC no tratados. Esta enzima, está presente tanto intra como extracelularmente.

En este último medio, en forma de agregados en la matriz pericelular de las células del tejido conectivo, jugando un papel en el ensamblaje de la matriz extracelular, adhesión celular y reparación de las heridas (Aeschlimann y Paulsson, 1994).

Actúa uniendo el grupo γ-carboxamida de la glutamina, con un sustrato aceptor, que generalmente es el grupo ε amino de la lisina (Mäki, 1997). Es así como favorece la remodelación y la estabilización del tejido conectivo, ya que los dos aminoácidos son elementos de las fibras colágenas. También se piensa que participa en la regulación de la proliferación celular y en la reparación de la mucosa del tubo digestivo debido a su acción sobre las poliaminas (Greenberg et al, 1991).

La expresión de la tTG tisular es dirigida por citoquinas, como el factor de necrosis tumoralfa (TNF-α), el factor de transformación del crecimiento-ß (TGF-ß) y el factor nuclear-κß (NF-κß). Esto sugiere que este enzima interviene en los mecanismos de la inflamación intestinal (Kuncio et al, 1998).

Se ha demostrado que la tTG es la diana de los anticuerpos antiendomisio en los pacientes con EC (Dieterich et al, 1997), y puede modificar los péptidos del gluten mediante la desaminación de residuos de glutamina a ácido glutámico (Bruce et al, 1985). Efectivamente, durante la desaminación de la gliadina se originan nuevos epítopos que adquieren carga negativa. Esto facilitaría el acceso de dichos péptidos al sitio de presentación antigénica en la superficie de las células presentadoras, ya que el complejo HLA-DQ2, componente de este receptor, posee cargas positivas (Mäki, 1997). Es posible que se requiera un efecto simultáneo de la tTG tisular contra más de un epítopo de la gliadina para que se desencadene el fenómeno inflamatorio crónico con la lesión típica de la mucosa (Mäki, 1997). Por lo tanto, los celíacos poseen una alteración de base de la tTG tisular y, tal vez, de los miofibroblastos.

La desaminación llevada a cabo por la tTG parece ser sólo de determinados residuos específicos (Molberg et al, 1998), críticos para el reconocimiento por la célula T (los tres epítopos de gliadina restringidos a DQ2 y los dos epítopos DQ 8) (van de Wal et al, 1999; Arentz-Hansen et al, 2000; Molberg Ø et al, 1998). Tomando en conjunto diversos trabajos (Quarsten et al, 1999; van de Wal et al, 1999, Molberg et al, 2001), los resultados indican que la desaminación in vivo es mediada por la tTG.

Se piensa que la tTG podría ser crucial en la discriminación de epítopos de gliadina para las células T. Esto es debido a que las células T intestinales que reaccionan a la α-gliadina en adultos están localizadas en un sólo residuo de glutamina desaminado (en relación con los epítopos DQ2α-gliadina I y DQ2α-gliadina II) que son dirigidos por la tTG (Arentz-Hansen et al, 2000). El estudio de los lugares de reconocimiento de sustrato de la tTG debería permitir la comprobación de esta hipótesis.

Un hallazgo que refleja el papel esencial desempeñado por la tTG en la patogenia de la EC, es la presencia de un residuo de glutamina desaminada (Q65E) de gliadina α en el epítopo dominante responsable de la respuesta de células T (Anderson et al, 2000). La tTG tisular, el autoantígeno de la EC (Dieterich et al, 1997; Martucci et al, 2002; Shan, 2002), cataliza la desaminación de la gliadina y se supone que se focaliza en la respuesta de la célula T hacia los fragmentos del gliadina inmunodominantes. Así, al establecerse dieta libre de gluten se observa una mejoría de las lesiones, siendo un proceso que puede repetirse muchas veces durante la vida del paciente dependiendo del cumplimiento de la dieta. La génesis de la lesión en la EC podría investigarse en la modificación de factores que regulan la arquitectura normal de la mucosa intestinal. Aunque hay evidencia de que la activación de las células T de la lámina propia determina el daño y la remodelación de la mucosa intestinal (Goetzl et al, 1996), no se conocen todavía bien las moléculas efectoras finales implicadas en el daño mucoso en la EC.

1.2.5.3.2.1.2 Activación de las células T de la mucosa restringidas por HLA-DQ2 o HLA-DQ 8.

Los heterodímeros HLA-DQ2 y HLA-DQ 8, se encuentran sobre las células presentadoras de Ag y se pueden unir a los péptidos del gluten, si esto ocurre serán presentados a poblaciones de células T CD 4 (+) en la lámina propia del intestino delgado (Mazzarella, 2003; Lundin, 1990; Lundin, 1994; Johansen, 1996).

El Ag diana de un autoanticuerpo presente en la mayoría de los pacientes con celiaquía es la tTG tisular calcio dependiente (Dieterich, 1997). Una vez formado, el complejo gluten-péptido-HLA-DQ, puede activar a las células T de la mucosa del intestino delgado específicas (Molberg, 1998; Molberg, 1997).

Se cree que las moléculas de gluten que contienen múltiples epítopos de unión HLA DQ, tienen mayor actividad para estimular las células T (Arentz-Hansen, 2002; Qiao, 2004) que pequeños péptidos que contienen una sola secuencia de unión HLA-DQ2 (Shan, 2005; Qiao, 2004). Se ha visto que las células derivadas del intestino delgado de algunos pacientes adultos con EC, HLA-DQ2 positivos, pueden reconocer un péptido desaminado de una αgliadina, un aminoácido-33 inmunodominante (Shan et al, 2002), como posible inductor de la respuesta inflamatoria (Qiao, 2004; Van de Wal, 1998; Anderson et al, 2000), que se une con alta afinidad a DQ2 y no tiene que ser procesado por la células presentadoras de Ag (Qiao, 2004). Este péptido es resistente a la digestión por proteasas pancreáticas, intestinales y gástricas (Shan et al, 2002). Los péptidos inmunodominantes que se comentan más adelante, están incluidos en este segmento de 33 aminoácidos.

Sin embargo, las células T restringidas por HLA DQ2 de niños con EC reconocen muchos péptidos diferentes del gluten y la mayoría no están presentes en este fragmento de 33 aminoácidos (Koning et al, 2003). La desaminación de la glutamina no es un requerimiento absoluto para la activación precoz de las células T en el curso de la enfermedad en niños, (Vader, 2002) y en algunos casos, se reconocen péptidos del gluten que no contienen residuos de glutamina desaminados. Las células T en adultos con EC también son reactivas a múltiples péptidos de gliadinas α y γ, y pueden reconocer un amplio repertorio de péptidos de gluten, pudiendo ser diferentes de unos pacientes a otros. Por tanto, las aproximaciones terapéuticas diseñadas para eliminar los epítopos de la dieta que estimulan a las células T son un gran desafío.

Las células T restringidas por HLA DQ2 y HLA DQ 8 que son específicas para los péptidos del gluten, tienen un papel clave en la iniciación del daño de la mucosa (Nilsen, 1998) y producen IFNγ. La neutralización del IFNγ previene el daño mucoso inducido por el gluten (Przemioslo et al, 1995). El factor de transcripción T-bet, dirige a la estirpe celular comprometida de células Th1, y está sobreexpresado en los casos de pacientes no tratados y muestra que retornan a niveles normales tras de la retirada del gluten de la dieta (Monteleone, 2004).

1.2.5.3.2.1.3 Características especializadas de HLA-DQ2 y HLA-DQ 8

Mediante cristalografía por rayos X, diversos estudios observaron las interacciones de HLA-DQ2 y DQ8con los péptidos del gluten para activar a las células T CD 4(+), así se advirtió que la molécula de HLA-DQ2 contenía péptidos del gluten desaminados en su zona de unión peptídica (Kim et al, 2004; Bergseng et al, 2005; Qiao et al, 2005; Stepniak, 2005; Tollefsen, 2006). HLA-DQ2 y DQ8son esenciales en el desarrollo y amplificación de la respuesta de las células T CD 4(+) en la EC. El motivo que les permite unir péptidos del gluten ricos en prolina los cuales contienen residuos de glutamina desaminados, es la presencia de una zona de anclaje peptídica de varios "bolsillos" que favorecen la unión de residuos cargados negativamente, similares a los encontrados en los péptidos del gluten en los cuales la glutamina es desaminada a ácido glutámico.

Asimismo, HLA-DQ2 está especialmente capacitada para la unión de péptidos del gluten ricos en prolina, característica de estos péptidos del gluten (Kasarda, D.1996), que tienen glutaminas desaminadas en residuos específicos en la zona de unión (posiciones P4, P6, y/o P7), sin romper las uniones de hidrógeno clave (Kim et al, 2004).

En estudios recientes, la cristalografía de alta resolución reveló puentes salinos entre residuos de glutamato (formados por desaminación de glutamina mediada por tTG) en P1 y P9 de DQ8- α -I y HLA-DQ8 (Henderson et al, 2007).

1.2.5.3.2.1.4 Factores necesarios para la activación de la enfermedad celíaca

Sólo una pequeña minoría de individuos con HLA-DQ2 o DQ8 desarrollan la EC. Sin embargo, los HLA-DQ2 y -DQ 8 están presentes en aproximadamente 40% de la población de los Estados Unidos. Deberían existir genes adicionales predisponentes que controlen la permeabilidad de la mucosa del intestino delgado y el acceso de los péptidos del gluten a la mucosa. También deberían existir diferencias en la función de las células presentadoras de Ag o diferencias cualitativas y/o cuantitativas en la inmunidad innata del huésped que determinen la susceptibilidad a la enfermedad.

En la lámina propia del intestino delgado de la mucosa intestinal de pacientes con EC no tratada pueden detectarse abundante cantidad de linfocitos T activados, sobre todo tipo CD4(+) (Halstensen et al, 1993) que responden a péptidos del gluten activándose y liberando mediadores proinflamatorios potentes, citoquinas Th1, como IFNγ y TNF-α (Nilsen et al, 1995). Para la activación de las células T CD 4(+) específicas, es necesaria la presentación de péptidos por las células presentadoras de Ag (probablemente células dendríticas activadas por el IFN) que expresan HLA-DQ2 o HLA-DQ 8.

En un subgrupo de individuos, cuando existe inflamación intestinal, mediante vías paracelular y transcelular (un receptor de transferrina, puede ser un mediador importante en la transcitosis del complejo peptídico soluble IgA-glladina) se facilita la absorción de péptidos del gluten (Schumann et al, 2008; Matysiak-Budnik et al, 2008; Matysiak-Budnik et al, 2003; Fasano et al, 2000) y podría producirse un encuentro del huésped con los péptidos del gluten que provoque la producción de IFN, la activación de las células presentadoras de Ag, y una respuesta celular Th1, desarrollando la propensión a la EC. Las infecciones mucosas por virus entéricos podrían alterar la permeabilidad intestinal a los péptidos del gluten y aumentar la producción de IFN tipo I y tipo II, llevando a la sobreexpresión de HLA-DQ2 y DQ8 en las células dendríticas. Al producirse daño tisular, habría un incremento en la liberación de la tTG y un aumento de las células T específicas para el gluten (Anderson, 2005). En este contexto, los virus entéricos, u otros patógenos, llevarían a la activación de la respuesta celular Th1 específica para el gluten restringida a HLA-DQ2 y DQ 8 al facilitar que estos péptidos se adentren en el entorno de citoquinas y de las células de defensa de la mucosa. El inicio de una EC durante el tratamiento del virus C con IFNα (Bardella et al, 1999; Cammarota et al, 2000; Monteleone et al, 2001) podría interpretarse en este contexto.

1.2.5.3.2.1.5 Presentación de péptidos del gluten por las células T intestinales, llevada a cabo mediante moléculas HLA.

Se piensa que las moléculas DQ2 y DQ 8 podrían conferir susceptibilidad a la EC de dos posibles formas:1) mediante la presentación de péptidos relacionados con enfermedad en un órgano diana o 2) por influencia sobre el repertorio de células T durante el desarrollo en el timo.

Para ello, se han estimulado células T, obtenidas en biopsias de la lámina propia de intestino delgado con lesiones celíacas, mediante agregación de péptidos tras digestión del gluten por pepsina/tripsina, induciendo una activación rápida (es decir expresión de CD 25, la cadena α del receptor IL 2), cosa que no ocurre así en los controles (Lundin et al, 1993; Molberg Ø et al, 1997; Molberg Ø et al, 1998). Estas células T son CD 4(+) y utilizan el TCRαβ. Tanto las células presentadoras de Ag positivas para DR 3- DQ2 como las positivas para DR 5-DQ 7/DR 7-DQ2 son capaces de presentar el Ag gluten a las células T (Lundin et al, 1993; Lundin et al, 1994) en mayor medida que las de pacientes portadores de otras moléculas HLA (Lundin et al, 1993).

Por otra parte, células aisladas de biopsias de intestino delgado, obtenidas de pacientes DQ2-negativos, DR 4-DQ 8 positivos, reconocen sobre todo péptidos derivados del gluten presentados por la molécula DQ 8 (Lundin et al, 1994). Además, las células T específicas para el gluten pueden también encontrarse en sangre periférica, están restringidas por moléculas DR, DP, o DQ y no muestran la restricción DQ2 o DQ 8 observada en las células T específicas para el gluten de la mucosa intestinal (Gjertsen et al, 1994). Una razón podría ser que reconocen epítopos diferentes a los conocidos por las células T del intestino delgado.

1.2.5.3.2.1.6 Reconocimiento de los péptidos desaminados del gluten por las células T

Mediante algoritmos se puede estimar: 1°) los residuos de glutamina que son diana de la desaminación de la transglutaminasa, 2°) el espacio, en estos péptidos, entre los residuos de prolina y 3°) los lugares de unión preferidos de HLA-DQ2 y HLA-DQ 8, ya que estas características son muy similares en todo ellos. Teniendo en cuenta esto, Koning et al, sugirieron que podrían existir por lo menos 50 péptidos del trigo, unos 60 en el centeno, y menos de 35 de la cebada. Estos péptidos poseen las secuencias de aminoácidos que podrían llevar a cabo la activación de células T CD 4 (+) restringidas a HLA-DQ2 y DQ8 en la mucosa intestinal de pacientes con EC (Vader et al, 2002). También hay que tener en cuenta que pocas secuencias de avenina activan las células de la mucosa intestinal de pacientes con EC (Vader et al, 2003; Arentz-Hansen et al, 2004; Molberg et al, 1997), siendo esto compatible con el hecho de que el consumo moderado de avena, no activa la enfermedad (Janatuinen et al, 2002; Hogberg et al, 2004). Además, si la gliadina actúa como donante de glutamina, la tTG puede generar otros epítopos antigénicos mediante uniones moleculares cruzadas de la matriz extracelular con la gliadina o con complejos tTG-gliadina (Szabolcs et al, 1987).

La caracterización de los epítopos del gluten reconocidos por las células T intestinales ha extendido el campo de la desaminación en este sentido. Así, se han identificado cinco epítopos únicos (Anderson et al, 2000; Arentz-Hansen et al, 2000; Molberg et al, 1998; Sjostrom et al, 1998; van de Wal et al, 1998; van de Wal et al, 1998, van de Wal et al, 1999) del gluten, que son reconocidos, en función de la desaminación, de forma más frecuente o incluso de forma dependiente, por células T intestinales de los pacientes con EC. Tres de estos aminoácidos están restringidos por DQ2 (Sjöström et al, 1998; Arentz-Hansen et al, 2000) y dos restringidos por DQ 8 (van deWal et al, 1998; van de Wal et al, 1999).

Los tres péptidos restringidos por DQ2, corresponden a uno de γgliadina y dos de αgliadinas (DQ2γ-gliadina I, DQ2α-gliadina I y DQ2α-gliadina II). En cuanto a las secuencias inmunogénicas de las α-gliadinas, en el año, 2000 Arentz et al, describen estas dos secuencias inmunodominantes reconocidas por linfocitos de mucosa tras la desaminación de la glutamina por la tTG (Arentz-Hansen et al, 2000). Ese mismo año Anderson encuentra la existencia de un péptido que contiene los dos epítopos observados por Arentz, que asociados a DQ2 son capaces de inducir la liberación de IFN-γ en linfocitos provenientes de pacientes adultos (Anderson et al, 2000). Las posiciones P4 y P6 del alelo HLA-DQ2 (esquema 9) tienen mayor afinidad por residuos negativos, por lo que los péptidos fracasan en estimular a las células en su forma nativa, pero son potentes antígenos cuando un residuo glutamina simple es intercambiado con ácido glutámico en estas posiciones.

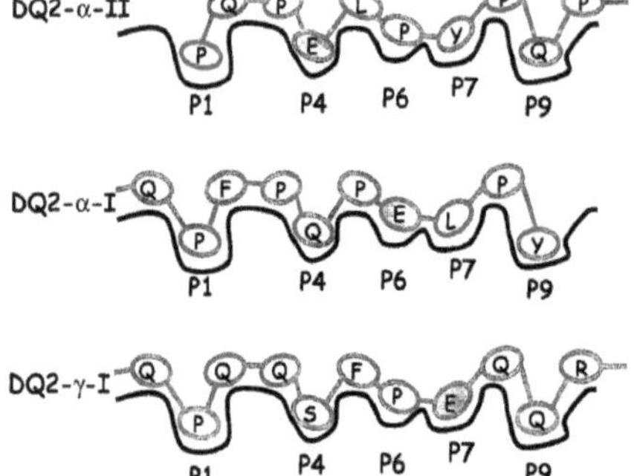

Aminoácidos	Códigos de aas
ácido glutámico	E
fenilalanina	F
leucina	L
prolina	P
glutamina	Q
arginina	R
serina	S
tirosina	Y

Esquema 9. Secuencia de aminoácidos (mediante letras) y modo unión de los tres epítopos del gluten reconocidos por HLA-DQ2 restringidos a las células T intestinales de pacientes con EC. Residuos de acido glutámico (E) que han sido convertidos a glutamina (Q) por desaminación. Estos residuos son cruciales en el reconocimiento y la capacidad de unión de la célula T (Modificado de Sollid, 2000).

Notablemente, los residuos de ácido glutámico son acomodados en la zona P4 del epítopo de gliadina DQ2-α-II (Arentz-Hansen et al, 2000), P6 del epítopo de gliadina DQ2-α-I (Arentz-Hansen et al, 2000) y P7 del epítopo de gliadina DQ2-γ-I (Sjöström et al, 1998). Menos conocidos son Los epítopos restringidos a DQ 8 debido a que hay pocos pacientes DQ 8 (+) (son DQ8-α-I-gliadina de la α-gliadina y DQ8-I-glutenina de la glutenina) (van de Wal et al, 1998 y, 1999). Esto plantea la pregunta de si las gluteninas son también capaces de precipitar la enfermedad.

Dentro de la secuencia de lugares de unión -Gln-X_1-X_2-X_3-, prolina, en X_2 y/o residuos hidrófobos como la fenilalanina y la tirosina en X_3 favorece la desaminación, pero la prolina o la glicina en X_1 o la prolina en X_3 previene la desaminación (Fleckenstein et al, 2002; Vader et al, 2002).

Las líneas de células T reconocieron DQ2- α -I y DQ2- α -II en el 100% de 17 noruegos adultos donantes celíacos pero sólo el 50% de 16 niños y 4 adultos en Países Bajos. No se sabe si esta disparidad refleja diferencias entre países o entre metodología (Vader et al, 2002). Ráki et al, (2007) reconocieron que, en cultivos in vitro, "puede alterarse la composición y función de la población de células T y puede favorecer el crecimiento de ciertas subpoblaciones".

No obstante, hay que tener en cuenta que los estudios previos fueron llevados a cabo en pacientes adultos y la inmunodominancia observada pudo por lo tanto reflejar un estado avanzado en el desarrollo de la respuesta de las células T específicas al gluten, quizás no indicativo del inicio de la enfermedad.

Permanece sin resolver, por una parte, si los péptidos identificados del gluten están también implicados en la activación de las células T en estadios precoces de la enfermedad. Por otra parte, no se sabe si se requiere la desaminación de péptidos del gluten para la disrupción de la tolerancia oral, o esta sólo aumenta la reactividad de las células T hacia el gluten. En un intento para resolver estas cuestiones, Vader et al, (2002) realizaron un estudio donde se observó, que la respuesta de las células T es heterogénea y dirigida a diversos péptidos del gluten que se derivan tanto de la gliadina como de la glutenina. Esto podría indicar que debido a una reactividad cruzada la respuesta de las células T puede extenderse desde las gluteninas a la gliadina y viceversa. Por lo que la respuesta a las gluteninas puede jugar un importante papel en pacientes jóvenes con EC de reciente inicio. También, se observó respuesta a péptidos no desaminados y desaminados en líneas de células T de 9 de 16 pacientes, encontrando una respuesta independiente de la desaminación en 7 de estos 9, lo cual es un fenómeno común en pacientes jóvenes. Además, la respuesta de las células T específicas hacia péptidos no desaminados estaba dirigida a secuencias repetitivas en las cuales existen zonas homólogas que también se encontraban en la gliadina, y que estimulaban las células T. Los resultados de este estudio claramente mostraron que la respuesta de las células T de los pacientes con EC puede estar dirigida contra gran número de antígenos.

Conjuntamente en esta última aportación se propuso un modelo basado varios estudios (Anderson et al, 2000; Arentz-Hansen et al, 2000; Molberg et al, 1998; Sjostrom et al, 1998; van de Wal et al, 1998; van de Wal et al, 1998, van de Wal et al, 1999; Quarsten et al, 1999) sobre el desarrollo de la respuesta de las células T específica al gluten: los pacientes con EC podrían empezar con una respuesta inmune a una gran cantidad de péptidos inmunogénicos del gluten derivados de moléculas de gliadina y glutenina. Aunque la desaminación no es un prerrequisito para la iniciación de la respuesta al gluten, es bastante probable que ocurra por la presencia de la tTG en la lámina propia, y esto podría facilitar el desarrollo de una respuesta a múltiples péptidos del gluten. La reactividad cruzada entre zonas homólogas de la glutenina y la gliadina podría también contribuir al desarrollo de una respuesta de las células T de forma más extensa. Cuando la enfermedad progresa resulta en daño tisular y liberación de tTG citoplasmática, pudiendo ocurrir entonces desaminación progresiva del gluten, incrementándose las respuestas específicas al gluten por una mayor unión de los péptidos a DQ. En esas condiciones, la respuesta de los péptidos de gluten no desaminados, observada sobre todo en niños, es suprimida. Finalmente, la respuesta se focaliza en aquellos péptidos con una capacidad de unión a DQ más fuerte, la cual estimula la actividad de las células T. Por lo tanto, la respuesta podría iniciarse hacia péptidos nativos del gluten y se iría restringiendo con el tiempo hacia una especificidad dirigida frente a péptidos desaminados.

1.2.5.3.2.1.7 Cometido de los linfocitos intraepiteliales en la respuesta celular

Se piensa que los LIEs tienen un papel activo en la patogénesis de la enfermedad. En general, se ha atribuido a los linfocitos una función supresora y de vigilancia inmunológica frente a células infectadas y/o tumorales (Hayday et al, 2001). Además algunos subtipos de LIEs participarían además en la homeostasis y en la reparación del epitelio a partir de la secreción de factores de crecimiento (KGF-β).

Los LIEs, que están presentes en cantidades importantes en pacientes con EC, son células T CD8(+) con una gran diversidad fenotípica (Brandtzaeg et al, 1989). El aumento de los LIEs $\gamma\delta$ se correlaciona inversamente con los síntomas de la EC (Hayday et al, 2001). Este incremento sugiere que podrían estar involucrados en el proceso de desestructuración de la mucosa celíaca.

Las células T presentes en la mucosa intestinal de pacientes con EC no tratados tienen aumentada la expresión de CD45RO en su superficie, lo cual sugirió que existiría un influjo mayor de células de memoria "primed" (Halstensen et al, 1990). Además, estos pacientes presentan un aumento, de hasta 6 veces, de la expresión del receptor de células T $\gamma\delta$, mientras que en controles sanos más de un 90% de los LIEs expresan el receptor de células T $\alpha\beta$ (Halstensen et al, 1989).

Estos linfocitos primitivos llevan a cabo la función de guardianes de la mucosa reconociendo antígenos no peptídicos bacterianos y proteínas relacionadas con el estrés no procesadas, a la vez que a la mucosa intestinal de la exposición al gluten de la dieta. La presencia persistente de estos con dieta libre de gluten podría ser signo de ingesta inadvertida de gluten (Cellier et al, 1998).

Por otra parte, los LIEs CD94(+) están incrementados en la EC, mientras que la expresión de IL-15 y MIC, también ocurren en la mucosa de estos pacientes (Hue et al, 2004; Meresse et al, 2004). Los LIEs aislados de biopsias celíacas que expresan NKG2D, que están incrementados, están capacitados de realizar la citolisis, sin el TCR y sin la IL-15 (Meresse et al, 2004). La exposición de estas células a IL-15 no alcanza para inducir la lisis, deben estar activados. Existe un aumento en la expresión de MIC en los enterocitos de pacientes celíacos indicando un reconocimiento directo de los LIEs hacia los enterocitos que expresan MIC, o bien produciéndose la lisis de las células epiteliales, o las señales coestimulatorias necesarias (NKG2D-MIC) para la síntesis de citoquinas que intervienen en el desarrollo de la respuesta en la mucosa celíaca (Hue et al, 2004).

Se ha sugerido, que además de NKG2D/MIC, deben existir otros ligandos epiteliales capaces de activar al TCR, teniendo quizás una mayor relevancia en la celiaquía refractaria.

Será importante revelar el papel del balance entre la producción de IFNα y el IFNγ en determinar la integridad de la mucosa y el resultado de la activación celular de los receptores NKG2 en los LIEs (Kagnoff, 2007). No se sabe cuál es la importancia en relación al IFNγ producido por las células T CD 4 (+) específicas para el gluten de la lámina propia y por la población de LIEs en la EC. Tampoco se sabe porque no se observa la clásica lesión de la EC con hipertrofia de la cripta y atrofia vellosa en otros estados inflamatorios mucosos que están también asociados con el incremento de IFNγ (Kagnoff, 2007).

1.2.5.3.2.2 Respuesta inmune humoral en la enfermedad celíaca

Las células B también están aumentadas de 2 a 6 veces en la lámina propia del intestino delgado de los pacientes con EC no tratada (Baklien et al, 1977). Se ha observado la presencia de IgA e IgG anti-gliadina (y todas sus fracciones principales) en el suero de estos pacientes, y también en los que tienen EC tratada o enfermedad subclínica (Friis et al, 1986; Kelly et al, 1991) así como en muchas personas normales (Uibo et al, 1993).

No se sabe con certeza si la presencia de estos anticuerpos incrementados en suero (Maki, 1995) y otros anti-proteínas alimentarias (ovoalbúmina, β- lactoglobulina y caseína) (Hvatum et al, 1992) manifiestan una respuesta inmune aberrante inespecífica a los antígenos alimentarios en pacientes con EC o un aumento de la exposición sistémica debido al paso de proteínas antigénicas mal digeridas a través de un epitelio intestinal muy permeable.

La presencia de anticuerpos IgA contra el endomisio, una estructura de tejido conectivo que rodea al músculo liso, modificó el enfoque de la patogenia de la EC ya que es virtualmente patognomónica de la misma y rara vez se observa en ausencia de esta enfermedad (Greco et al, 1998). Se sabe que el autoantígeno diana contaminado con el endomisio es la enzima tTG tisular (Dieterich et al, 1997), liberada en la mucosa intestinal durante el daño tisular, que tiene un papel en la reparación de los tejidos y en el entrecruzamiento de proteínas para formar isopéptidos unidos entre residuos de glutamina y lisina.

La gliadina es un sustrato preferencial para esta enzima intracelular dependiente del calcio y se demostró que bajo ciertas condiciones (por ejemplo pH bajo) y en ausencia de residuos de lisina, puede desaminar a la glutamina (Molberg et al, 1998; Van de Wal et al, 1998), desunir ciertos residuos de glutamina neutros (preferencialmente las posiciones 4, 6 y 7 del surco fijador (Molberg et al, 1998; van de Wal et al, 1998)), y convertirlos en ácido glutámico cargado negativamente (Molberg et al, 1998; Fleckenstein et al, 2002; Fleckenstein et al, 2004), llevando a cabo la estimulación de la respuesta de células T específicas para la gliadina.

1.2.5.3.2.2.1 Cometido de los anticuerpos antitransglutaminasa tisular en la patogénesis de la enfermedad celíaca y de las células T específicas del gluten en la producción de anticuerpos

La presencia de anticuerpos en el suero directamente contra la tTG es un marcador específico para EC activa. Sin embargo, no se ha conseguido explicar completamente su mecanismo de formación y si tiene un papel importante en la patogénesis del daño tisular. El incremento significativo en la prevalencia de EC entre individuos con deficiencia de IgA (Trier, 1991) habla en contra del papel de los anticuerpos. No obstante, muchos celíacos también tienen aumentados los niveles de anticuerpos IgG antiendomisio en suero (Mäki, 1995).

Halttunen et al, (1999) sugieren que los anticuerpos antiendomisio están implicados en el desarrollo de la enfermedad, ya que durante la migración de células epiteliales y fibroblastos desde el ápice de las criptas de las vellosidades pueden bloquear las interacciones entre células epiteliales y mesenquimales.

La activación del TGFß requiere la acción de la tTG (Nunes et al, 1997). Se sabe que en cultivos celulares, los anticuerpos anti-tTG bloquean la diferenciación de los enterocitos (Halttunen et al, 1999) pudiendo contribuir con la ausencia de diferenciación epitelial asociada con la lesión celíaca activa. El TGFß actúa en la diferenciación del epitelio intestinal (Halttunen et al, 1999), estimula la síntesis de matriz extracelular (Bonewald, 1999) y regula la función de muchas células inmunes dentro de un micromedioambiente intestinal (Letterio et al, 1998). Por lo tanto, se piensa que la inhibición indirecta de la activación del TGFß por anticuerpos anti-tTG puede tener muchos efectos.

También se ha sugerido que los anticuerpos antitransglutaminasa pueden modular, tanto de forma positiva como negativa, la capacidad de desaminación de la tTG (Sollid et al, 1998). Por otra parte, estos anticuerpos podrían estar implicados en la formación de la lesión debido a la modificación de contactos importantes entre los fibroblastos y los componentes de la matriz extracelular ya que la tTG ha demostrado estar involucrada en la adhesión de los fibroblastos a la matriz (Verderio et al, 1998). Los anticuerpos antitransglutaminasa juegan un papel en la patogénesis de la EC y la tTG realiza la catálisis de la unión formada en el isopéptido entre los residuos de glutamina y lisina (Folk, 1983) que lleva a la desaminación. Así mismo, la tTG puede entrecruzarse con moléculas del gluten produciéndose una unión covalente (Dieterich et al, 1997; Molberg et al, 2000). Las células B específicas para la tTG podrían, a través de las inmunoglobulinas de superficie, unirse y atrapar de forma selectiva estos complejos y procesarlos intracelularmente, presentándolos a células T específicas para el gluten restringidas por HLA DQ 2 o DQ 8 (Sollid et al, 1997). Aunque la tTG se expresa de forma generalizada (Hällström, 1989; 132. Sollid et al, 1997; Lake y Mitchison, 1977), la existencia de células T que reconocen tTG es dudosa y probablemente son eliminadas por selección negativa en el timo, ya que si existieran probablemente inducirían autoinmunidad sistémica severa.

Estas células T, es probable que provean del apoyo necesario para la maduración de la célula B y la producción de anticuerpos (Lake y Mitchison, 1977) anti-tTG (esquema 10). En estos últimos se ha promovido un cambio de isotipo por un mecanismo de ayuda intramolecular (Sollid et al, 1997), análogo al sistema de transportador de haptenos. Esta situación coincide con la observación de que, cuando los pacientes son tratados con dieta libre de gluten, la producción de anticuerpos antitransglutaminasa disminuye. Efectivamente, en ausencia de gluten, las células T reactivas al mismo no están estimuladas, neutralizándose el apoyo de las células T a las células B (Sollid et al, 1997). Consecuentemente, la formación de los anticuerpos es gobernada por la respuesta de células T específicas para el gluten.

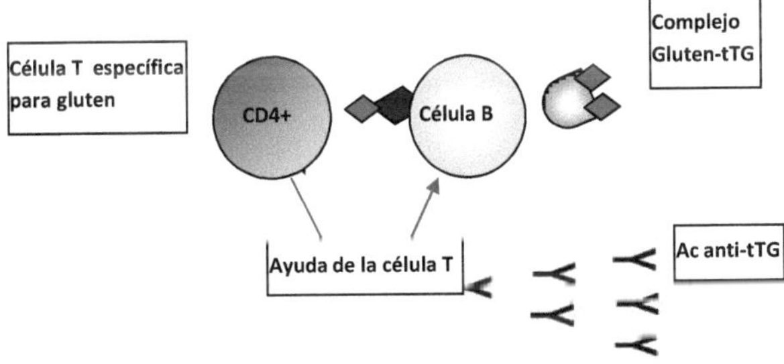

Esquema 10. Modelo hipotético que explica la producción de anticuerpos en celíacos. Las células B específicas para tTG fagocitan los complejos gluten–tTG y presentan péptidos del gluten a las células T reactivas al gluten. Las células T estimuladas ayudan a la formación de los anticuerpos. Modificado de (Maiuri et al, 2003; Hue et al, 2004).

1.2.5.3.3 Alteración de la tolerancia oral gluten en la enfermedad celíaca

La tolerancia oral es la hiporrespuesta inducida tras la administración oral de un Ag (Marsh, 1992). Es decir, un mecanismo activo que permite la tolerancia a los antígenos solubles de la comida (Garside et al, 1999).

El proceso se inicia en el tejido linfoide asociado a mucosas (GALT), el más largo y complejo constituyente del sistema inmune, que está en contacto continuo con una mezcla de antígenos extraños sobre una superficie que mide aproximadamente 400 m^2. Este tejido debe diferenciar los antígenos inocuos de los microorganismos patógenos. La inmunidad intestinal por defecto genera tolerancia, a menos que exista inflamación intestinal.

Se sabe que los antígenos de la luz intestinal son continuamente presentados por células dendríticas a las células T en las placas de Peyer o en los ganglios linfáticos mesentéricos, lo cual resulta en la formación de células T CD 4 reguladoras. Parece poco probable que el gluten pueda iniciar una respuesta inmune adaptativa Th1 por sí mismo (Rescigno et al, 2001).

La supresión, que es el mecanismo de tolerancia periférica (Strobel y Mowat, 1998) más destacable, comienza en los folículos de la mucosa, en las Placas de Peyer, donde hay células que producen TGF-β. Este proceso, si bien es independiente de la generación de citoquinas de tipo Th2, estaría favorecido por las mismas e inhibido por IFN-γ.

Las células implicadas en los mecanismos de supresión activa (Tr1, Th3 y las CD4(+)CD25(+)) de las mucosas pueden ser reguladoras (inducen el cambio de isotipo hacia IgA) y supresoras (TGF-β sirve para suprimir la proliferación).

Las citoquinas podrían actuar en el proceso de diferenciación o en la función efectora de las células T reguladoras.(Doganci et al, 2005).

También la cyclooxigenasa-2 puede influir en el mantenimiento de la tolerancia mediante mecanismos inespecíficos. (Baratelli et al, 2005 Aug).

Aunque los linfocitos T y B son los mediadores de la respuesta inmune, las células dendríticas secretan citoquinas de las que dependerá la diferenciación (Banchereau y Steinman, 1998), condicionando en muchos casos la polarización hacia una respuesta de tipo Th1 o Th2 (Neurath et al, 2002).

Se ha propuesto que la reactividad cruzada entre autoantígenos y patógenos derivados de antígenos podría llevar al desarrollo de autoinmunidad. No obstante, en estudios experimentales, no se ha confirmado relación con el adenovirus humano tipo 12 (Kagnoff et al, 1984; Carter et al, 1989; Mahon et al, 1991; Howdle et al, 1989) y Cándida albicans (Nieuwenhuizen et al, 2003). También, se ha propuesto que la diferencia existente entre pacientes con EC y controles en la composición del glicocálix favorecería determinados bacilos que tendrían un papel, en la enfermedad activa e inactiva (Vitoria et al, 1994; Forsberg et al, 2004).

Por otra parte, en la alteración de la tolerancia oral, la desaminación es fundamental, ya que, incrementa la capacidad de unión de los péptidos de gliadina a DQ2 (Sjöström et al, 1998; Arentz-Hansen et al, 2000). Asimismo, puede ocurrir que los fragmentos de gliadina que contienen dos residuos de glutamina sean desaminados y recombinados con otras proteínas que contengan lisina, siendo atrapados por la tTG. En estas condiciones los epítopos resultantes serían aportados por las células presentadoras de Ag para inducir la tolerancia oral en el intestino (Gütgemann et al, 1998).

1.2.5.3.4 Papel de la inmunidad innata en la EC, encrucijada entre inmunidad innata y adaptativa

Se ha demostrado que el daño intestinal ocurre tras 4 horas de la ingestión del gluten, mucho más rápido de lo que cabría esperar en una respuesta inmune típica mediada por células T. El nexo entre inmunidad innata y adaptativa de las células T CD 4 específicas para el gluten restringidas a DQ 2 o DQ 8 (Maiuri et al, 2003; Londei et al, 2005; Stepniak y Koning et al, 2006) sugiere que la activación de la respuesta inmune innata es primordial en la EC y en alguna de las complicaciones de la enfermedad, como la EC refractaria y el desarrollo del linfoma de células T asociado a enteropatía. Las respuestas inmunológicas innata y adaptativa de las células T son necesarias para la expresión fenotípica y los característicos cambios patológicos de la EC. Esto podría explicar que la mayoría de los individuos con DQ2 o DQ8 no desarrollan EC.

Las células dendríticas, no sólo reconocen los patógenos invasores sino que también deciden qué tipo de respuesta efectora desarrollarán. Efectivamente, sin las señales de la inmunidad innata (que controla estrechamente a la adaptativa) no se desarrollaría la respuesta de las células T específicas al gluten. Se ha visto que la gliadina es capaz de estimular la producción de citoquinas mediante macrófagos humanos THP-1 (Palova-Jelinkova et al, 2004) e inducir la maduración de células dendríticas derivadas de monocitos (Palova-Jelinkova et al, 2005).

Sus componentes son: citoquinas, LIEs, células epiteliales intestinales, células dendríticas, y receptores y ligandos que llevan a cabo la unión entre estas poblaciones celulares y las células del sistema inmune adaptativo

(Maiuri et al, 2000; Di Sabatino et al, 2006; Meresse et al, 2006; Raki et al, 2006).

1.2.5.3.4.1 Papel de IL-15 Y TGF-β1.

Las células dendríticas inducen simultáneamente dos respuestas inmunes efectoras: adaptativa (respuesta celular T CD4 específica para el gluten) e innata (mediada por LIEs).

La IL-15, es sintetizada por células epiteliales intestinales, células dendríticas, y macrófagos. (Maiuri et al, 2003; Maiuri et al, 2000; Meresse et al, 2003; Hue et al, 2004; Maiuri et al, 2001). Está asociada a la respuesta innata, lleva a cabo muchas de sus actividades biológicas al actuar sobre diferentes tipos celulares, ejerciendo múltiples efectos debido a su actividad como citoquina asociada a la superficie de la membrana celular que señala a las células diana cercanas (Budagian et al, 2006). La IL-15 es primordial en el desarrollo, diferenciación y función de subtipos de poblaciones de células T intestinales pudiendo alterar las características de las señales y aumentar las actividad citotóxica (Meresse et al, 2004; Di Sabatino et al, 2006; Ebert, 2005; Mention et al, 2003; Hue et al, 2004) de LIEs (CD8αα/TCRαβ), NK y células NK–T (Ebert, 1998; Zhao et al, 2005; Gangadharan et al, 2006, Yu et al, 2006).

Así, la producción de IL-15 está muy aumentada en la mucosa de pacientes con EC activa, las células que la producen son las células epiteliales intestinales, células dendríticas, y macrófagos. (Maiuri et al, 2003; Maiuri et al, 2000; Meresse et al, 2003; Hue et al, 2004; Maiuri et al, 2001). La IL-15 actúa en los LIEs y células epiteliales intestinales resultando en aumento de la citotoxicidad de los LIEs produciéndose sobreexpresión de NKG2D (receptor de reconocimiento de IL-15) en LIEs y del ligando de NKG2D MICA sobre las células epiteliales (Maiuri et al, 2003). In vitro, se ha mostrado que esta es la diana que produce la muerte celular (Meresse, 2004; Hue et al, 2004).

Por tanto, los LIEs CD 8(+) de pacientes con EC no sólo actúan como células T específicas para antígenos sino también como células parecidas a NK capaces de llevar a cabo daño celular epitelial a través del reconocimiento de moléculas inducidas por el estrés (como MIC) en células epiteliales intestinales (Meresse et al, 2006; Meresse et al, 2004; Maiuri et al, 2000; Maiuri et al, 2001; Mention et al, 2003). Por tanto, la secreción de IL-15 podría llevar a la destrucción celular epitelial por los LIEs in vivo, un proceso que podría contribuir a la desaparición de las vellosidades y aplanamiento del epitelio intestinal que es tan característico de la EC. La IL-15 es probablemente producida por células dendríticas activadas y posiblemente por otras células presentadoras de Ag. Además, promueve en las células epiteliales la expresión de FAS, TFR (receptor de la transferrina), Ki 67 (Maiuri et al, 2000) y otros cambios (Meresse et al, 2004; Meresse et al, 2006;203:1343–1355; Hue et al, 2004).

Por otra parte, TGF-β1 juega una importante función en la mucosa intestinal inhibiendo la inflamación de la mucosa y favoreciendo el desarrollo de la tolerancia oral y la respuesta IgA de la mucosa (Kim PH et al, 1990; Ohtsuka et al, 2006). El TGF-β1 activaría la señal mediante los receptores de superficie celular de TGF-β1 que a su vez activarían un complejo que contiene las proteínas Smad 2, 3, y 4 que se transloca a el núcleo donde aumenta la transcripción de los genes diana de TGF-β1. Se sabe que el TGF-β1 inhibe la proliferación de las células T en respuesta a agonistas como IL-2. Planteándose la posibilidad de que ocurra algo similar con IL-15, se hizo un estudio donde se mostró que TGF-β1 no bloquea la proliferación inducida por IL-15, de células mononucleares periféricas de la sangre, LIEs, o linfocitos de la lámina propia (Ben Ahmed et al, 2007). Se propuso otra posibilidad alternativa, que la IL-15 inhiba la vía de señales de TGF-β1 en estas células. Así, basados en muestras de biopsias duodenales de controles y pacientes con EC (Ben Ahmed et al, 2007), se concluyó que la IL-15 inhibe la vía de señales de TGF-β1 en las células T. Sin embargo, la inhibición de la vía de señales TGF-β1 parece tener lugar al final de la cascada de señales, durante la translocación nuclear del complejo Smad sugiriendo que los momentos iniciales en la vía de señales TGF-β1 están intactos en pacientes con EC. En experimentos utilizando LIEs y linfocitos de la lámina propia aislados de biopsias duodenales de pacientes con EC activa y controles se observó que esta vía sería antagonizada debido a un incremento en la activación de la quinasa c-jun–N-terminal, y no a una alteración de la expresión del receptor TGF-β1 o de su señal, fosforilación de Smad 2 o 3, o sobreexpresión de Smad 7 (Verrecchia et al, 2003).

Efectivamente, la IL-15, que está acentuadamente sobreexpresada en la mucosa de pacientes con EC activa, puede impedir la vía de señales TGF-β 1 en las células T de la mucosa, sin precisar el lugar exacto en el cual se impide la vía de señales, y podría cumplir efectos proinflamatorios que son funcionalmente relevantes en la patogénesis de la EC. Esta interleuquina puede activar la respuesta proinflamatoria y llevar a cabo actividades antiapoptóticas (van Heel, 2006; Obermeier et al, 2006), pudiendo jugar un papel clave en el desarrollo de la EC refractaria, y en el establecimiento del linfoma de células T en pacientes con EC (Mention et al, 2003) (esquema 11).

Por lo tanto, la IL-15 podría ser una útil diana terapéutica mediante anticuerpos monoclonales anti–IL-15 (Morris et al, 2006) y agentes farmacológicos que bloqueen selectivamente señales claves de transducción de IL-15.

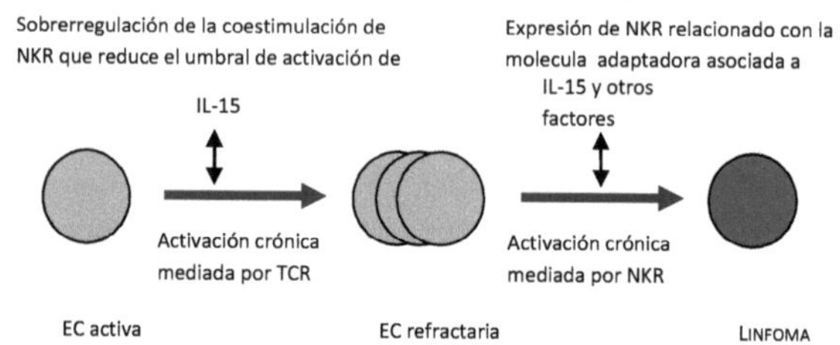

Esquema 11. Modelo sobre la transformación maligna de los LIEs. IL-15 ejerce incrementa de la supervivencia de los LIEs y por sobrerregulación de la expresión de receptores activados de natural killer (NKRs) sobre los LIEs. Los LIEs adquieren NKR coestimuladoras, las cuales disminuyen el umbral de activación de los receptores de células T que llevan a cabo la proliferación. Bajo esta condición de activación crónica, los LIEs empiezan a expresar NKR relacionado con la molécula adaptadora asociada a ITAM, la cual puede inducir la activación. Esto resulta en proliferación, TCR-independiente, no especifica de Ag. La pérdida de control de TCR sobre la proliferación LIEs y la exposición a IL-15 desencadenan el estado de transformación maligna de los LIEs (Modificado de :Isaacson, 2000; Trier, 1978; Cellier et al, 1998; Cellier et al, 2000; Carbonnel et al, 1998; Bagdi et al, 1999).

1.2.5.3.4.2 Otras citoquinas

Se ha demostrado que el balance Th1/Th2 se alteró en la enfermedad celíaca (Kontakou et al, 1994). Efectivamente, las citocinas Th1 en biopsias de celíacos experimentaban un incremento desde las cuatro horas tras la ingestión de proteínas de trigo lo que conlleva aumento de la síntesis de mRNA de IFN-γ, IL-2 y TNF-α (Kontakou et al, 1995; Beckett et al, 1996). En este sentido, en biopsias de pacientes no tratados y tras estímulo con gluten in vitro se sugiere hay un patrón de tipo Th1, con expresión de IFN-γ. Sin embargo tanto en controles como en celíacos, se encontraron bajos niveles de IL-2, IL-4, IL-5, IL-10 e IL-12 (Nilsen et al, 1998). Otros estudios (Lahat et al, 1999; Nilsen et al, 1995) sugieren un patrón de tipo Th1/Th0.

La IL-10 (laquinto et al, 2005) puede disminuir de forma importante la respuesta inmune Th1 hacia la gliadina tanto en mucosa celíaca tratada como no tratada. Este efecto se realiza al interferir con la presentación de antígenos, reducir la infiltración y activación de células T, e inducir una hiporrespuesta a largo plazo en las células T específicas a la gliadina, por lo que podría ser importante en la generación de algunas de las anomalías de la mucosa celíaca. Además IL-10 produce anergia de las células T CD 4(+) que contienen los precursores de las células Tr1, por lo que IL 10 es un factor crítico para su diferenciación (Roncarolo et al, 2001). Ya que las células Tr1 existen de forma natural en la mucosa del intestino humano y mantienen la homeostasis intestinal (Khoo et al, 1997), utilizar la IL 10 para inducir o expandir células Tr1 específicas para la gliadina podría ser una posibilidad de terapia celular.

Otras citoquinas estudiadas son la IL-18, responsable de la inducción de la síntesis de IFN-γ (Salvati et al, 2002) y mantenedora de la inflamación a largo plazo, aún cuando esta última se encuentra en niveles moderados (Leon et al, 2006).

1.2.5.3.4.3 Papel de los LIEs en producción de citoquinas

Como se ha dicho un incremento del número de LIEs en la mucosa del intestino delgado es un hallazgo característico de EC, y es más que probable que sean importantes en su patogénesis (Jabri et al, 2000; Hue et al, 2004; Meresse, et al, 2004; Meresse et al, 2006). Además, la población de LIEs tiene un sustancial papel en la EC refractaria y en el desarrollo del linfoma de células T asociado a enteropatía (Cellier et al, 2000; Cellier et al, 1998).

En su conjunto los LIEs podrían secretar todo el espectro posible de citoquinas solubles. De hecho, los LIEs de la mucosa duodenal no patológica expresan mRNA para IFN-γ, TNF-α (Ebert, 1998), IL-1b, IL- 2 e IL-8 (Lundqvist et al, *1996*) y, tras la activación, in vitro, pueden producir IL-10, TNF-α y TGF-β1.

Varios estudios indican que los péptidos de la gliadina 31– 43 y 31– 49, diferentes de los que se unen a DQ2 o DQ8 para activar a las células T CD4 específicas, pueden incrementar la producción IL-15 por las células epiteliales intestinales (Maiuri et al, 2003; Hue et al, 2004) (esquema 12).

Se ha demostrado que IL-15 en un modelo a partir de cultivo de mucosa intestinal humana puede estimular la infiltración de los linfocitos y la apoptosis de las células epiteliales, causando daño en el duodeno (Hue et al, 2004; Maiuri et al, 2003). El mecanismo por el cual los fragmentos peptídicos de la gliadina estimulan directamente la producción de IL-15 permanece sin aclarar pero se sugiere la participación de la tTG (Maiuri et al, 2005).

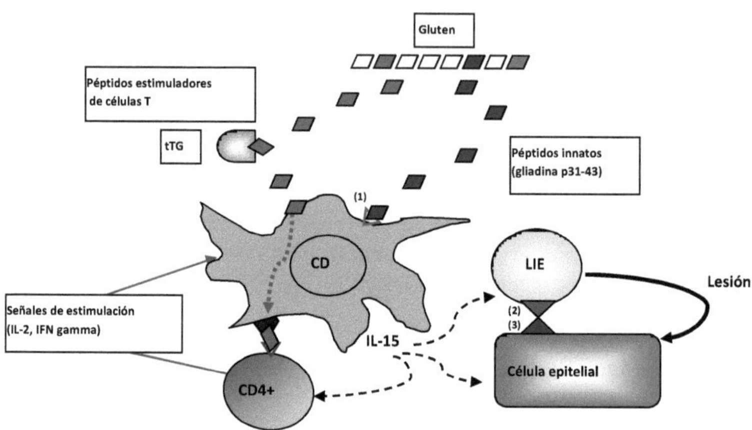

Esquema 12. Las células T específicas para el gluten en la lamina propia proliferan y producen citoquinas proinflamatorias como IL-2 y IFN-γ . Las células dendríticas estimuladas expresan un hipotético receptor de gliadina (aun no se ha descubierto). (1), el cual estimula, tras unirse con fragmentos estimuladores la inmunidad innata (e.g glia p31-43), a las células dendríticas y provoca producción de IL15. IL-15 estimula a los LIEs que expresan el receptor de NKG2D (2) y a las células epiteliales que expresan MICA (3). Los LIEs destruyen a las células epiteliales. Modificado de Maiuri et al, 2003 y Hue et al, 2004.

Estos hallazgos plantean la cuestión de como el gluten no induce una respuesta similar en todos los pacientes.

Aunque no se sabe si la respuesta de los LIEs ante el gluten precede a la activación in vivo de los linfocitos T CD 4(+) específicos de la lámina propia o bien son activados secundariamente a esta respuesta, no cabe duda que, la extensión de dicha respuesta de las células T CD 4 (+) es dependiente del encuentro con péptidos del gluten de la dieta.

1.2.5.3.5 Mecanismos implicados en la formación de la lesión celíaca. Un modelo de inmunopatogénesis para la EC.

En la formación de la lesión celíaca pueden estar implicados múltiples mecanismos efectores. La unión de toxinas, bacterias o virus a los PRR (Pattern Recognition Receptors) son la señal ineludible para la iniciación de una respuesta rápida, es decir, la inmunidad innata. Se ha visto que ciertos péptidos son capaces de inducir una respuesta innata (Maiuri et al, 2003), por lo que se ha propuesto, al estudiar modelos de cultivo in vitro de biopsias celíacas, que al menos un péptido de la α-gliadina no inmunodominante puede activar la producción de IL-15 sin unirse a HLA-DQ2 o HLA-DQ 8.

La ingestión de gluten con componentes tóxicos de gliadina (por ej: p31-49) en individuos susceptibles genéticamente lleva a un incremento de la producción de IL-15, COX-2 y a la activación de los marcadores CD25 y CD83 en macrófagos de lámina propia.

la IL-15 aumenta la expresión de MICA (Hue et al, 2004) en la superficie celular del epitelio velloso, lo que implica el reconocimiento por el receptor NKG2D de los LIEs y la destrucción de células epiteliales que expresan MICA (Meresse et al, 2004).

La IL15 actúa alterar las señales a través de NKG2D (el receptor NKG2D se encuentra en la superficie de las células CD8(+) T αβ, las células T γδ y la mayoría de las células NK (Bahram et al, 2005) y otros receptores CD 94/ NKG2 en los LIEs, que se unen con ligandos de las células epiteliales intestinales que son estimuladas por el IL-15 y el IFNγ (Roberts et al, 2001). La IL-15 actúa como conexión entre la respuesta innata y la adaptativa (Stepniak y Koning, 2006).

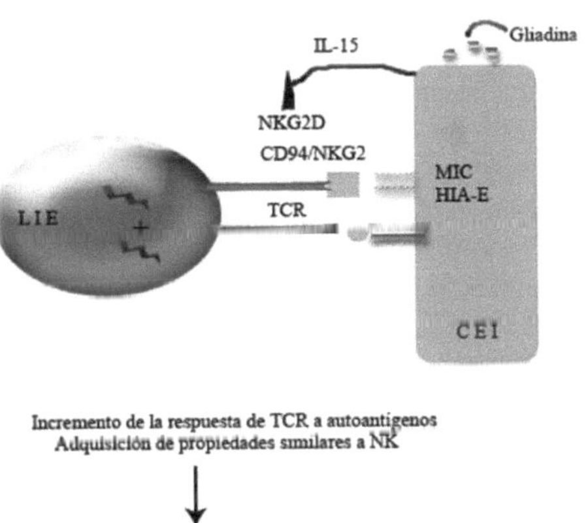

Esquema 13. Modelo de la destrucción de las células epiteliales intestinales (CEI) por los LIEs.
El gluten induce la expresión de IL-15 y MHC de clase I no típicas como MIC y antígeno leucocitario humano E (HLA-E), estas aumentan la expresión de los receptores activados de natural killer (NKRs), los cuales disminuyen el umbral de activación para los receptores de células T y les confieren propiedades similares a NK. (Hue S et al,; Meresse et al,, 2004).

Esto culmina en un daño citotóxico del epitelio tras la inmunidad innata que produce un aumento de la permeabilidad celular epitelial permitiendo a los epítopos de gliadina inmunogénicos (por ej: p56-75) entrar a través de la lamina propria, y unirse a HLA-DQ2 o DQ-8 (Fraser et al, 2003).

Para el 99% de los individuos que llevan los alelos de susceptibilidad de EC que codifican HLA-DQ2 y HLA-DQ 8, esto no presenta un problema.

Sin embargo, en aquellos individuos con incremento de susceptibilidad a EC, se desencadena la respuesta adaptativa debido a factores inmunológicos y/o genéticos adicionales y/o a un acontecimiento medioambiental adverso (por ejemplo, la infección vírica concurrente).

Tras la entrada de epítopos, el derivado de gliadina PFPQPQLPY es desaminado por la transglutaminasa tisular a epítopos inmunogénicos restringidos por HLA-DQ2 PFPQPELPY (Arentz-Hansen et al, 2000).

Es ahora cuando ocurre la activación de las células T CD 4(+). Los epítopos de gliadina desaminados consiguen acceder a las células presentadoras de Ag en la región subepitelial del intestino delgado y son presentados por moléculas de clase II del MHC HLA-DQ2 y/o DQ8 a linfocitos T helper CD4(+) (Cresswell, 1994).

Se piensa que las vías implicadas ser: 1) a través de una capa de células epiteliales dañadas, 2) transepitelial y/o 3) el reconocimiento de péptidos por parte de las células dendríticas que pueden cruzar la capa de células epiteliales (Rescigno, et al, 2001).

Todo esto, junto al trasfondo genético pro-autoimmune, lleva a un disbalance de la respuesta Th1/Th2 hacia Th1 y a defectos en la instauración de la tolerancia oral. Por tanto, las células T helper activadas, específicas para la gliadina, estimulan a linfocitos $\alpha\beta$ y $\gamma\delta$, células plasmáticas, y metaloproteinasas (Pender et al, 1997; Daum et al, 1999) de la matriz causando el daño tisular. El IFNγ producido por las células T CD4 induce a los macrófagos a producir TNFα, activando las células estromales que sintetizan KGF, el cual produce proliferación epitelial e hiperplasia de las células de la cripta (Bajaj-Elliott et al, 1998). También el IFNγ y el TNFα pueden tener un efecto citotóxico directo en las células epiteliales intestinales (Deem et al, 1991). La liberación de IFNγ y otras citoquinas perpetúan la respuesta y alteran las funciones de la mucosa claves incluyendo la permeabilidad y subsiguientemente pérdida de la estructura vellositaria e hipertrofia de las criptas.

Las células B producen anticuerpos específicos para la tTG que forman complejos de tTG y péptidos de gliadina desaminados. Estos, son presentados vía HLA-DQ2/DQ8 y con ayuda de células T helper específicas para la gliadina se estimula la secreción de anticuerpos IgA anti-tTG.

Por otra parte, hay evidencias de que el incremento de la degeneración de la matriz extracelular puede ser importante en la EC (Daum et al, 1999).

Es probable que las citoquinas, que son liberadas directa o indirectamente desde células T activadas, induzcan la producción de metaloproteinasas por los fibroblastos subepiteliales y los macrófagos.

La dieta libre de gluten eliminaría la fuente de epítopos de gliadina inmunogénicos y tóxicos, por lo que los linfocitos T helper no serían activados por más tiempo, disminuiría MICA y la enfermedad remitiría (Wahab et al, 2001). Tanto la respuesta adaptativa como la innata disminuyen al realizar una dieta libre de gluten lo cual es un dato más que sugiere su posible interdependencia.

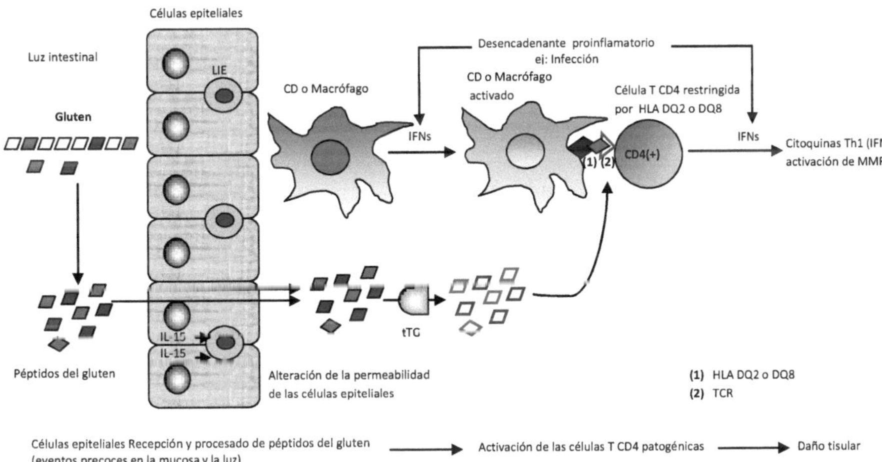

Esquema 14. La explicación está en el texto. Modificado de Kagnoff, 2007.

1.2.5.3.6 Futuros planteamientos en el ámbito inmunidad/Enfermedad Celíaca.

Actualmente hay algunos aspectos clave de la inmunopatogénesis de la

EC y de los factores genéticos responsables de la susceptibilidad a esta enfermedad que se comprenden mejor. Los estudios genéticos han señalado a HLA-DQ2 y DQ8 como lugar de conexión entre péptidos del gluten y células T CD4(+).

Sin embargo, existen puntos importantes sin resolver que impiden el esclarecimiento completo de la patogénesis de la EC. Para su resolución parece fundamental desarrollar modelos animales manipulados genéticamente que permitan repetir los acontecimientos clave de la immunopatogénesis.

La aclaración y comprensión de estas cuestiones podría proveer de nuevas aproximaciones en la prevención, diagnóstico y tratamiento de la EC. Estos estudios también podrían explicar los mecanismos primordiales en otras importantes enfermedades autoinmunes e inflamatorias.

1.3 ESTADO ACTUAL DE LOS CONOCIMIENTOS SOBRE LAS ASC EN EL INTESTINO DELGADO ADULTO

1.3.1 <u>Introducción</u>

1.3.1.1 Células madre

La biología de las células madre es un campo de interés científico que se está expandiendo de forma rápida. Las células madre existen en todos los tejidos adultos del cuerpo (células madre adultas).

Tienen capacidad ilimitada de autorrenovarse a largo plazo, así como de diferenciarse en múltiples progenies celulares o líneas celulares. El concepto de células madre engloba a las células madre embrionarias (ESC) y a las células madre adultas (ASC). Dentro del grupo de las ESC se incluye al cigoto y los descendientes de la primera y segunda división, que se considera que son multipotenciales, capaces de formar un embrión o placenta. También se incluyen en este grupo, a la masa de células del interior del blastocisto, a las cuales se les atribuye capacidad pluripotencial y por lo tanto capacidad para generar todos, o la mayoría, de las líneas celulares derivados de las tres capas germinales embriogénicas: ectodermo, mesodermo y endodermo (Gardner y Beddington, 1988; Smith, 2001).

Durante el desarrollo, estas células se dividen y originan diferentes subpoblaciones, incluyendo progenitores que no se regeneran y siguen una diferenciación terminal.

Las ASC, somáticas u órgano-específicas, son pequeñas subpoblaciones de células no diferenciadas, pluripotenciales, de ciclo lento, con alto potencial proliferativo, y con la capacidad de autorrenovarse y originar células hijas. Estas células hijas finalmente se diferenciarán en células maduras funcionales, regenerando todos los tipos de células del tejido donde están localizadas. Es característico en estas células presentar pocas organelas y una alta relación núcleo/citoplasma y además el poder expresar antígenos específicos, que incluyen Sca-1 (stem cell antígen1), integrinas, c-Kit, CD34, Oct-4, Nanog, nestina, Bmi-1, bcl-2 y CD 133, también conocido como AC133 o prominina-1. La comprensión de como aislar y purificar células multipotenciales está evolucionando, y esto es esencial para la evolución del campo de la ingeniería genética. Las vías de señales Notch, Wnt, y Sonic Hedgehog están relacionadas con la renovación de las ASC adultas. Se ha considerado que estas células están localizadas en un nicho característico y, tradicionalmente, están restringidas en su potencial de diferenciación a la formación de líneas celulares diferenciados dentro de su tejido de origen (potencial multi-estirpe celular), capaces de sustituir la célula dañada e intervenir en mantener la integridad funcional y estructural de los tejidos (Alison et al, 2002; Labat, 2001). Hoy en día, como se verá más adelante, se ha demostrado que poseen gran plasticidad y que continúan con la capacidad de diferenciarse en otros tipos de tejidos.

1.3.1.2 ASC y amplificadoras (transit-amplifying cell, TAC)

No se sabe cuando se produce la diferenciación irreversible en la descendencia de la célula multipotencial intestinal. En este sentido, se conocen gran cantidad de genes expresados por células no diferenciadas cerca de la base de las criptas, los cuales podrían ser marcadores moleculares del estado de diferenciación de la célula multipotencial.

Se ha demostrado que, tras la administración de timidina tritiada o bromodeoxiuridina (BrdU) al intestino juvenil, se puede observar una pequeña cantidad de células marcadas que no eliminan el marcador incluso pasadas más de nueve semanas (Potten et al, 2002). Algunos investigadores han sugerido que estas células podrían ser las verdaderas ASC.

Por otra parte, las ASC adultas pueden originar una progenie diferenciada a través de divisiones asimétricas o simétricas. La división celular asimétrica produce una célula madre adulta (ASC) y una célula hija ya comprometida a la diferenciación en un fenotipo específico, también llamada *transit-amplifying cell*

(TAC) que se encuentra a medio camino entre la ASC y los diferentes tipos de células del intestino delgado (parcialmente diferenciada, precursor celular comprometido, progenitor comprometido o célula progenitora multipotencial). La división simétrica origina dos ASC idénticas o dos células hijas comprometidas a la diferenciación. La mayoría de los mamíferos autorrenueva los tejidos usando el último mecanismo.

*Las ASC y las TAC se localizan en una unidad estructural proliferativa: la cripta intestinal (*Potten, 1978; Slack, 2000).

Por lo tanto, las ASC se pueden dividir dependiendo de la proliferación y del número de su progenie.

La hipótesis del componente multipotencial persistente ha sido propuesta como una manera en la cual la célula madre puede minimizar la acumulación de mutaciones que están asociadas a la replicación del ADN. (Cairns.*J.*1975).

1.3.2 Identificación, localización y características de las ASC en el intestino

El intestino delgado esta, en cuanto a su estructura y función, organizado de forma que constituye un territorio ideal para el estudio de las ASC y su descendencia. Efectivamente consta de unidades de proliferación (criptas de Lieberkühn) y de células ya diferenciadas funcionalmente (vellosidades).

1.3.2.1 Organización de la cripta del intestino delgado. Localización de las ASC.

En el ratón (Marshman et al, 2002; Potten, 1995; Potten, 1998; Potten et al, 1997), se acepta que cada cripta intestinal contiene 250 células en total, pudiendo observarse cinco líneas celulares de las mismas, cada uno de las cuales deriva de una célula totipotencial con capacidad de autorrenovación y de diferenciación. La zona central del intestino grueso del ratón contiene un número similar de líneas celulares, pudiendo tener cada uno entre 6 y 8 generaciones de células. Similar organización se puede deducir en el intestino grueso y delgado del humano, aunque hay cuestiones que permanecen poco claras, tales como el número de líneas celulares por cripta y las líneas celulares de ASC.

La gran mayoría de los estudios (datos obtenidos a partir de experiencias con radiación, modelos matemáticos sobre la cinética celular, marcaje de células, marcaje de componentes del ADN, y observación del número de células susceptibles de apoptosis) nos orientan a un modelo en el que existirían entre 4 y 6 líneas celulares por cripta.

El número de ASC por cada cripta es un asunto controvertido. La mayoría de los estudios sugieren el número de cuatro a seis (Potten y Loeffler, 1990), aunque otros estudios sugieren una ASC por cripta (Gordon et al, 1992).

Se presume que las ASC están localizadas en la base de la cripta en el intestino delgado y en el colon descendente, mientras que en el colon ascendente se encuentran en la mitad de la cripta. Probablemente, las cuatro líneas celulares (hipótesis unitaria) del intestino delgado, absortivas o columnares, caliciformes o mucosas, endocrinas y de Paneth, se originan de la ASC y la TAC. Dichas células se localizan, según la generalidad de los autores (Black y Woodbury, 2001; Cheng y Leblond (a), 1974; Chepko y Smith, 1997; Cho et al, 2006; Delplanque et al, 2000; Gordon et al, 1992) sobre y entre la base de la cripta (por encima de las células de Paneth ocupando dos tercios de la altura de la cripta (Potten y Loeffler, 1990; Slack, 2000) y el inicio de la células columnares desde las vellosidades. El conjunto donde se sitúan las ASC y las TAC se denomina unidad proliferativa que, en este caso está muy bien representada por las criptas. Mayor problema se presenta a la hora de concretar la zona en la que se sitúan únicamente las ASC, es decir el denominado nicho. La mayor parte de los autores clásicos consideraba que las ASC se encontraban en posición + 4, es decir justamente por encima de las células de Paneth. No obstante, en la actualidad se han resucitado los trabajos de Cheng, Leblond y Bjerknes en el sentido de que las ASC, se encuentran entre las células de Paneth (Potten et al, 1997). Más adelante volveremos sobre este punto.

Esta zona de ASC expresan la proteína RNA-binding protein Musashi-1 (Msi-1) (Kayahara et al, 2003; Potten et al, 2003), la cual es significativa en la división celular asimétrica de las ASC neurales (Sakakibara et al, 1996). De acuerdo a diversos autores, el número de ASC por cripta varía entre una y seis (Black y Woodbury, 2001; Cousin et al, 2003; Gordon et al, 1992; Qi et al, 2003; Winton, 2001), aunque lo actualmente aceptado es de 4 a 6 por cripta (Bjerknes y Cheng, 1999), es decir alrededor del 1,1% del todo el epitelio (Delplanque et al, 2000). Aunque las células epiteliales intestinales surgen de las ASC de la cripta intestinal, las células derivadas de la médula ósea pueden también contribuir a la regeneración del epitelio gastrointestinal (Krause et al, 2001; Okamoto et al, 2002, Okamoto y Watanabe, 2003). Así, se ha descrito la fusión de células derivadas de la médula ósea con ASC intestinales normales y transformadas.

Otro modelo más complejo, con pocas evidencias, sugiere la presencia de criptas maestras, con súpercélulas multipotenciales desde las cuales se derivan otras criptas y sus células multipotentes.

Se ha indicado la presencia de un micromedioambiente adecuado y permisivo para la presencia de ASC en la posición 1-4 (Bjerknes y Cheng . (c), 1981).

Probablemente, las células columnares de la base de las criptas (CBCs) son también ASC (Cheng y Leblond . (a), 1974).

Aunque, los primeros estudios (Marshman et al, 2002; Potten et al,

2002) situaron a las ASC en posición + 4 desde la base de la cripta, por lo tanto, inmediatamente superiores y adyacentes a las células de Paneth, Barker et al, que han detectado un marcador con capacidad de expresarse en ASC intestinales, el Lgr5/GPR49 (un receptor acoplado a proteínas ricas en leucina) y han demostrado que las CBCs corresponden a ASC, a la vez que les atribuye un ciclo rápido (cada 24 horas) a diferencia de lo postulado en el sentido de un estado quiescente de las ASC (Barker et al, 2007). La regulación de dichas ASC es similar a la de otras localizaciones, con intervención de las vías Wnt, BMP, PTEN/PI3K, Notch.

1.3.2.2 Cinética celular en las criptas

Existen numerosos estudios sobre los movimientos celulares a lo largo del intestino (Qiu et al, 1994; Winton et al, 1990; Winton et al, 1998; Wong et al, 2000). Por ejemplo, en el íleon terminal, cada cripta puede proveer células a más de una vellosidad, es decir a las comprendidas entre 6 y 10 criptas.

En general, las células se mueven en una columna vertical, a una velocidad entre 1-2 diámetros celulares por hora (Kaur P y Potten, 1986). Como consecuencia de esta cinética celular, las nuevas células nacidas en la región más alta de las zonas proliferativas de la criptas del ratón alcanzan la cima de la vellosidad en aproximadamente tres a cinco días (Barker et al, 2007), siendo ésta su expectativa vital. Sin embargo, las células nacidas de la parte baja de las criptas tienen una expectativa vital de cinco días. Por lo tanto, en tres a cinco (Barker et al, 2007) días las células se liberan a la luz intestinal como elementos apoptóticos o envejecidos. Existe una gran cantidad de datos experimentales acumulados sobre los procesos de reemplazamiento celular en las criptas intestinales, obtenidos a partir de estudios con sofisticados modelos matemáticos realizados por ordenador. (Meineke et al, 2001; Potten y Loeffler, 1990).

Así, se ha determinado la velocidad celular localizando la posición de cada célula a lo largo del eje de la cripta (Kaur P y Potten, 1986; Qiu et al, 1994). Ello ha permitido establecer que las ASC podrían estar en la posición *cuarta o quinta* desde la base de las criptas en el intestino delgado, de modo que las células de Paneth ocuparían las primeras tres o cuatro posiciones. En el colon no hay vellosidades, pero la organización es muy similar; las células son liberadas a la luz del intestino tras emerger a la superficie alrededor de los labios de la cripta.

En las zonas intermedias del intestino grueso puede encontrarse el origen de las líneas celulares en la misma base de la cripta, sin embargo hasta hace muy poco no se habían identificado (Barker et al, 2007).

Tras el marcado con timidina [H3] la cinética observada predice que la ASC realiza su ciclo celular en 24-30 h dando lugar a su progenie (las llamadas células amplificadoras transitorias que típicamente tienen un ciclo celular de 12 h (Potten, 1998)) por división asimétrica.

Las TACs realizan la división celular en 4–5 ciclos mientras migran hacia partes más altas de la cripta, diferenciarse posteriormente a células absortivas (enterocitos) o secretoras (mucosecretoras, enteroendocrinas, y células de Paneth) en el ápex de la cripta (Wright, 2000).

1.3.2.3 Representación esquemática de la localización del origen de las líneas celulares.

En el intestino delgado, hay cuatro tipos de células diferenciadas: absortivas, caliciformes, enteroendocrinas y de Paneth. Las células absortivas, también conocidas como células columnares o enterocitos, son el tipo celular mayoritario, siendo las otras células secretoras.

Recientemente, se han conseguido marcadores específicos efectivos que facilitan el estudio de las ASC. Otra forma de estudio se fundaría en la organización espacial precisa de la cripta, la cual nos puede permitir analizar in vivo el comportamiento y respuesta de las células multipotenciales a diferentes agentes aplicados.

Otra hipótesis, que no puede ser del todo excluida, es que la célula multipotencial última esté localizada en la base de las criptas dispersas entre las células de Paneth (Bjerknes et al, (a), 1981; Cheng, 1974).

En contra de esto estarían los datos publicados sobre la localización cuarta o quinta para las ASC y también el que en esta posición hay aproximadamente cinco células que tienen una o dos características específicas que pueden atribuirse a la células multipotenciales.

Tal y como se ha expuesto, algunos opinan que las ASC en las criptas del intestino delgado residen inmediatamente por arriba de las células de Paneth, es decir en la posición + 4. No obstante, estudios relativamente clásicos de Cheng y Leblond (Cheng, Leblond (a), Cheng, Leblond (b), 1974) habían identificado la presencia de células columnares en la base de la cripta, con núcleo basal y citoplasma con escasas organelas dispuestas entre las células de Paneth.

Estas aportaciones fueron confirmadas por Bjerknes y Cheng (Bjerknes, Cheng (a), 1981; Bjerknes, Cheng . (b), 1981). En, 2005 Cheng y Bjerknes insisten en que entre las células de Paneth se encuentran células columnares inmaduras, que podrían ser las verdaderas ASC, y no precursoras de las células de Paneth, aunque dudan de que pueda tratarse de células enteroendocrinas debido a su morfología (Bjerknes, Cheng, 2005).

Existe un papel por parte de la vía de señales Wnt en la biología del compartimento de las TAC de las criptas que ha sido firmemente establecido (Korinek et al, 1998; Kuhnert et al, 2004; Pinto et al, 2003).

Debido por tanto a que las señales Wnt constituyen el principal impulso de la biología de la cripta (Korinek et al, 1998), se ha hipotetizado que algunos genes diana de esta pueden ser usados como marcadores genéticos, que se expresen específicamente en las ASC, aunque esto es especulativo (Reya T y Clevers, 2005). De los 80 genes diana (Van der Flier et al, 2007) seleccionados, el gen Lgr5 se expresó con un diseño único, el resto se encontraban en las células de Paneth o en las TAC. Así, la hibridación in situ reveló la expresión en un número limitado de células localizadas en la base de la cripta, así como en adenomas del intestino delgado de los ratones Apcm (un alelo mutante de Apc que está presente en la neoplasia intestinal múltiple del ratón). Este patrón claramente difería del obtenido con los genes encontrados en las células de Paneth y las TAC.

El gen Lgr5 marca las células columnares de la base de la cripta, que se encuentran entre las células de Paneth que también expresan invariablemente Ki-67. Pudo por tanto demostrarse que únicamente se expresaba en las células columnares de la base de las criptas (CBC). Además, en estos ratones se observó que estas CBC permanecían durante toda su vida. (Barker Nick y Clevers Hans, 2007). En la zona de la cripta superior a las células de Paneth se encuentra el compartimento de las TAC en número de aproximadamente de 11.

El Lgr5 también conocido como Gpr49, codifica un receptor huérfano acoplado a una proteína G, caracterizada por un gran dominio extracelular rico en Leucina (Hsu et al, 1998).

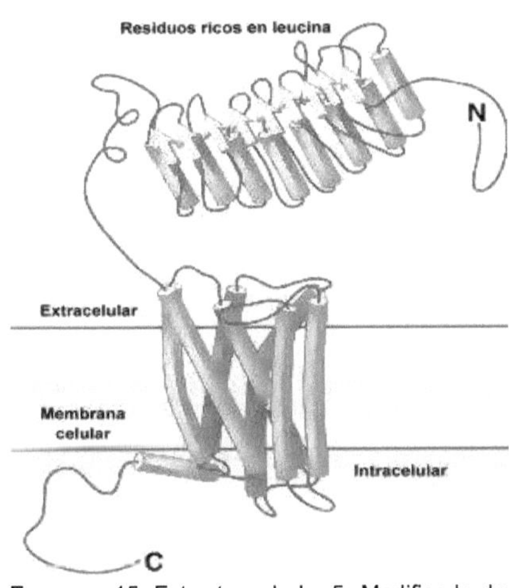

Esquema 15. Estructura de Lgr5 Modificado de Barker y Clevers et al, 2007.

Por lo tanto en el trabajo de (Barker et al, 2007) se concluye que las ASC se pueden observar con Lgr5 no sólo en el intestino delgado, sino también en el colon y quizás para otros múltiples tejidos. En conclusión, estas células se encuentran entre las células de Paneth y no en la posición + 4 sugerida con los estudios con DNA etiquetado.

Además la validez de otros marcadores como Musashi y CD133 debe ser reconsiderada tras estos hallazgos, ya que las células que se marcan con estos no coinciden con las que marca Lgr5.

1.3.2.3.1 Hipótesis clásica.

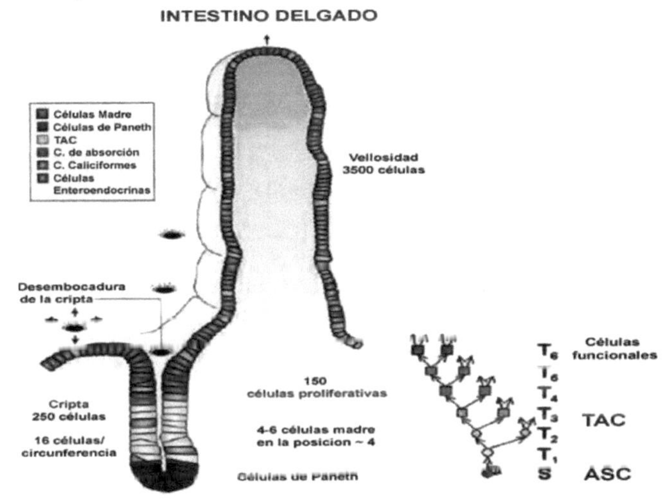

Esquema 16. Las ASC se situarían exclusivamente en la posición 4-6. . Modificado de Barker y Clevers et al, 2007 y Scoville 2008.

1.3.2.3.2 Hipótesis de Cheng, Leblond, Bjerknes

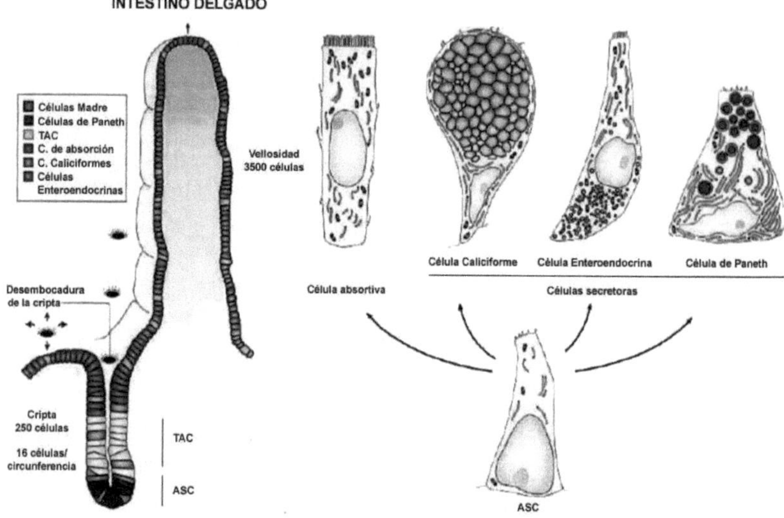

Esquema 17. Según esta, las ASC estarían exclusivamente localizadas en la base. Modificado de Barker y Clevers et al, 2007 y Scoville 2008.

1.3.2.3.3 Hipótesis actual

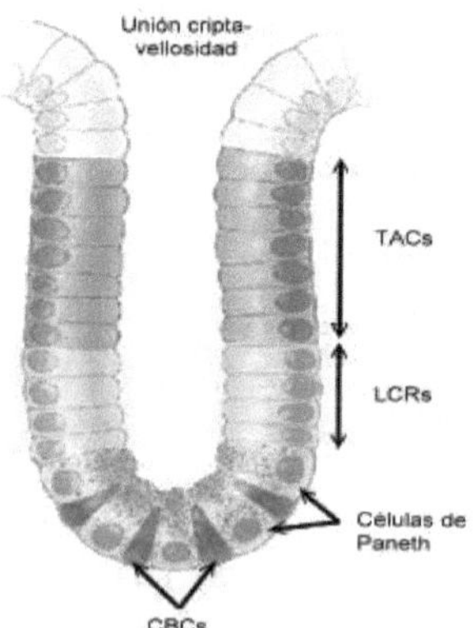

Esquema 18. En esta última teoría, se hace hincapié en la posibilidad de la existencia de dos tipos de ASC, uno con propiedades quiescentes (+4 LCRs), y otro de ciclo rápido (CBCs). Modificado de Scoville 2008.

1.3.2.4 Características de las ASC intestinales

1.3.2.4.1 Cinética celular, estimación de supervivencia y muerte de la célula multipotencial

Los datos disponibles sobre la cinética celular han permitido determinar que las células intestinales se dividen dos veces al día en el ratón, teniendo, por tanto, un ciclo de 12 horas. Una de las características de la célula madre en el ratón es que el ciclo vital es de 24 horas (Potten, 1986).

Sin embargo, en el colon del ratón, el ciclo es una vez y media más lento, y en humanos el ciclo es considerablemente más lento en ambas regiones intestinales (Potten, 1995).

En los estudios de Nick Barker et al, con ki-67, 5-bromodeoxiuridina y Lgr5 confirmó un ciclo celular de 1 día para las CBC del intestino delgado. Sin embargo en el colon todavía se podían poner de manifiesto a los 5 días en la mayoría de las criptas, observándose que la tinción realizada se encontraba en la base de las mismas. Por lo tanto, en el colon estas ASC son más quiescentes (Barker et al, 2007).

Si el ciclo de vida de un ratón de laboratorio es de aproximadamente tres años, las células del intestino delgado del ratón se dividen unas 1000 veces, lo cual es un potencial de división muy elevado. Sorprendentemente, en humanos la estimación está entre 5000 y 6000 veces (Potten et al, 2003 (a); Potten et al, 2003 (b)). Las CBCs presentan una gran susceptibilidad al daño por agentes genotóxicos, radiación y fármacos citotóxicos debido tanto al rápido ciclo celular y a una mayor actividad fagocítica que las células que están por encima de ellas.

Efectivamente, al lesionar o evitar la división de células proliferativas se produce una disminución en el número de células en las criptas y en las vellosidades. La depleción total de estas células, lleva a la microulceración, que puede resultar en la aparición de úlceras macroscópicas, observadas frecuentemente tras radiación (mucositis gastrointestinal)

Sin embargo, si una o más ASC sobreviven, se produce un poderoso estimulo de regeneración, pudiendo este evento ser reconocido en secciones histológicas. Las criptas lesionadas desaparecerán en dos o tres días, y los focos regenerativos o las nuevas criptas son fácilmente reconocibles en el día 3 por la exposición. Esta es una forma de medir directamente in vivo la supervivencia o la muerte de la célula multipotencial (Potten et al, 1985 (b)) y reevaluar la capacidad de un fármaco de producir mucositis gastrointestinal o reducir los efectos de un agente citotóxico conocido.

La sensibilidad a la radiación se muestra en los extensos estudios radiobiológicos que se han realizado y los ensayos con Clonoquant (también conocidos como ensayos microcolónicos de las criptas). Estos ensayos microcolónicos se pueden encuadrar dentro de los de supervivencia in vivo de ASC, que incluyen ensayos sobre las ASC de la médula ósea y otros tejidos (Potten et al, 1985 (a)). Una serie de observaciones dispares (entre las que se encuentran la supervivencia de las ASC, la apoptosis en el área multipotencial, la reparación del ADN, los modelos matemáticos, los estudios de la iniciación de la regeneración y estudios sobre el comportamiento de genes dañados, como p53, y la supervivencia de los genes, como bcl-2, han hecho necesario una modificación del diagrama de líneas celulares mostrado en la figura 1, cambios que son expuestos en la figura 2.

Diversos estudios en ratones mutantes heterocigóticos y quiméricos han demostrado, que las criptas intestinales son monoclonales en naturaleza (Hermiston et al, 1993; Roth et al, 1991; Bjerknes et al, 1999). Ello conlleva la existencia de ASC capaces de renovarse a sí mismas y de dar lugar a todos los tipos de epitelio intestinal maduro. Para algunos autores (Booth et al, 2000), en condiciones patológicas (quimioterapia, radiación, etc.), las ASC podrían dar origen por división simétrica a otras dos ASC para reemplazar las alteradas, mientras que en condiciones normales, se dividen por lo general asimétricamente, es decir que darían origen a una célula madre y una programada a la diferenciación hacia células hijas.

Por lo expuesto previamente, las ASC en las criptas del intestino delgado corresponden tanto a las células columnares de la base de las criptas (CBCs), como a las células LCR +4 (*label-retaining cells*).

Para Scoville et al, (2008) las distintas posibilidades son las siguientes:

1) Que las CBCs representen las verdaderas ASC intestinales, mientras que las LCR+4 corresponden a una variante de retención, es decir, de largo tiempo de quiescencia.

2) Que las ASC sean únicamente las situadas en la posición más cuatro, mientras que las CBCs no sean ASC. Esta probabilidad no es soportada por las actuales investigaciones.

3) Que tanto las CBCs como las LCR +4 sean ASC. En este caso tendrían distintos estados de actividad, de tal manera que la CBCs se corresponder-

ían con las de un ciclo activo, mientras las +4 mantendrían largo tiempo de quiescencia.

Resumiendo lo previo se puede concluir:

a) Las ASC intestinales son multipotentes, pudiendo dar origen a todas las células epiteliales maduras del intestino.

b) Existe la posibilidad de la existencia de dos tipos de ASC, es decir uno con propiedades quiescentes (+4 LCRs), y otro de ciclo rápido (CBCs), basado en evidencias funcionales y genéticas.

c) En la regulación de este componente celular intervendrían las vías Wnt, BMP, PTEN/PI3K, Notch.

Es posible también que la interacción del micromedioambiente y señales, determine quiescencia o actividad, fundamentalmente las interacciones epitelio-mesénquima. En este sentido, durante el desarrollo del intestino, a partir del endodermo, se producen señales desde el mesénquima derivado del mesodermo, determinando las evaginaciones destinadas a la formación de villi y de regiones intervellosas. A su vez, en estas últimas, se evidencian células indiferenciadas que se dividen activamente y que se invaginan en la mucosa para formar criptas (Schmidt et al, 1988).

1.3.2.5 Representación esquemática del origen de las líneas celulares

En términos de comportamiento de ASC, este modelo tiene implicaciones mayores respecto al previo. En el primer modelo, se podía considerar que ocurre la diferenciación al dividirse las células a partir de las multipotenciales últimas. Sin embargo en el segundo, las células se dividen asimétricamente de forma continua, por lo tanto se pospone la diferenciación hasta la segunda o tercera generación de las líneas celulares.

Consiste pues, en un modelo jerárquico, con células multipotenciales actuales que funcionan en un día a día y células multipotenciales en potencia (*TAC*). Si todas las ASC actuales fueran destruidas, las criptas no desaparecerían porque algunas de las TAC, que todavía no se ha diferenciado, puede reocupar nichos vacantes pasando a ser ASC actuales. La consecuencia final de este modelo es que estas ASC no se dividen asimétricamente sino que van a través de una serie de divisiones celulares simétricas. La característica que distingue las ASC actuales de las TAC es únicamente su localización, o su asociación con un nicho o un medioambiente específico.

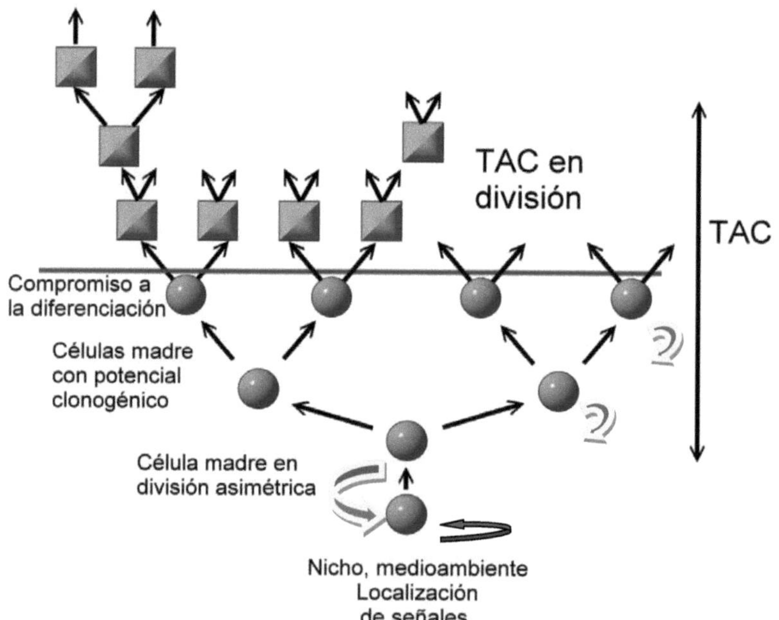

Esquema 19. En este esquema se pueden observar las diferentes líneas celulares, distinguiendo las ASC de su progenie las TAC (que no son claramente células multipotenciales, ya que su progenie se diferenciará y serán liberadas a la luz intestinal) y las células maduras. Todas las ASC están representadas con un círculo y, aunque sólo la de color rojo funciona como tal en estado estable, encontrándose en el nicho de la célula multipotencial. Los otros círculos (célula madre en potencia), aunque están en el grupo de las TAC, pueden reocupar un nicho vacante.

1.3.2.6 Nichos de ASC adultas y sistemas de regulación. Apoptosis.

La ASC se encuentra en una localización específica conocida como nicho

(Fuchs y Gould, 2000; Ohlstein et al, 2004; Schofield, 1978; Spradling et al, 2001; Watt y Hogan, 2000), la cual constituye un micromedioambiente tridimensional, rodeado de células diferenciadas, matriz extracelular y células mesenquimales. Ohlstein et al, (2004) define el nicho como una localización específica en un tejido donde las ASC pueden encontrarse durante un periodo indefinido de tiempo y producir células progenitoras mientras se autorrenueva. El nicho colabora con los sistemas de regulación, los cuales mantienen y gobiernan diferentes aspectos de la ASC: la localización, adhesividad, retención, reclutamiento y movilización, quiescencia o activación, división simétrica o asimétrica y diferenciación.

El nicho suministra un micromedioambiente donde son protegidas y controladas las ASC y las TAC tanto en su capacidad de autorrenovación como de diferenciación. Los sistemas de regulación pueden ser intrínsecos o extrínsecos, a la ASC y las células TAC. Una propiedad intrínseca es la mayor o menor capacidad de las células ASC para autorrenovarse (Harrison y Zhong, 1992). Los sistemas reguladores extrínsecos comprenden los contactos celulares con las células vecinas y la matriz extracelular, y factores solubles, tal como el factor de crecimiento de fibroblastos básico y el epidérmico, citoquinas y hormonas. Las uniones adherens, con la participación de caderinas y cateninas, intervienen en los contactos celulares entre ASC y las células diferenciadas vecinas. Las integrinas median la adhesión entre la ASC y la membrana basal, a lo largo de las uniones adherens, contribuyendo a la retención y reclutamiento de las ASC. El balance de señales estimuladoras e inhibidoras que regulan la quiescencia y proliferación celular, (tales como las citoquinas mitogénicas y las señales WNTS, el efecto inhibitorio del BMP/TGFß), contribuyen al sistema de regulación extrínseca (Cheng y Leblond (a), 1974; Cuevas et al, 2004; Johe et al, 1996; Niemann, 2006; Podolsky, 1993).

En la organización de las criptas llama la atención la constancia en la talla y que el número y localización de las ASC se mantiene. En la posición celular 4ª-7ª, sobre las células de Paneth, hay un anillo de 16 células que ondulan alrededor de la circunferencia de la cripta, entre las posiciones celulares dos y siete. Dentro de este anillo se cree que hay 5 líneas celulares de ASC ancestros. Cuando la célula multipotencial se divide resulta en 64-128 células hijas. Si una sola célula madre se pierde, la cripta encoge de tamaño. Si se produce una célula multipotencial extra, al haber una división simétrica ocasional, la cripta podría incrementarse de tamaño. Esto no parece que ocurra, lo cual indica que el número de ASC tiene una regulación muy precisa (Marshman et al, 2002).

Los procesos reguladores no se conocen pero parecen deberse a factores difundidos entre las ASC. El proceso de regulación homeostática podría ocurrir por medio de la apoptosis, espontánea en criptas de humanos y ratones normales, las cuales podrían ser eliminadas en caso de que se produzca una variación en el número de ASC en una división simétrica ocasional.

Una característica sorprendente, asociada con las cinco células localizadas donde se piensa que se encuentran las ASC actuales en las criptas del intestino delgado, es la intolerancia exquisita al daño genotóxico; esto se manifiesta por la activación de la muerte celular programada o apoptosis (Hendry et al, 1982; Potten, 1977). Retrospectivamente, no está claro que los ensayos de supervivencia de las ASC de las criptas midan realmente la supervivencia en conjunto de ASC potencialmente clonogénicas que son relativamente radiorresistentes y que tienen una muy buena capacidad para repararse ante una radiación subletal. Lo que se ha observado es que, estas células no parecen morir por apoptosis, sino que lo que hacen es entrar en una diferenciación prematura (Paulus et al, 1992) o persistir en el tejido como entidades celulares que carecen de potencial reproductivo. El número de ASC clonogénicas en potencia por cripta, es dependiente del nivel de estrés impuesto y los niveles de radiación, pero los rangos se encuentran aproximadamente entre 6 y 30 por cripta (Cai et al, 1997). Basándose en estos cálculos se obtuvo el nivel de la diferenciación en el segundo modelo de que se ha hablado (figura 2).

Sin embargo, la apoptosis puede iniciarse rápidamente en unas pocas células en la posición de las ASC. Estas exhiben los cambios morfológicos clásicos en microscopia electrónica descritos en la apoptosis (aunque en tejidos de buena calidad, bien fijados y teñidos, se pueden identificar claramente los eventos de la apoptosis (Hendry et al, 1982; Potten, 1977). Las células que mueren con mayor frecuencia son las que están en la posición 4ª o 7ª.

Las células mueren rápidamente, con un pico observado entre 3 y 6 horas. Esta muerte es totalmente dependiente de p53 (Merritt et al, 1994), siendo la respuesta dosis-dependiente, lo que nos indica una radiosensibilidad exquisita. Hay aproximadamente cinco células susceptibles a la apoptosis en la posición cuarta y quinta, este comportamiento, nos sugiere que se trata de las ASC actuales. Todas estas células mueren con dosis de 1 Grey, pero las criptas no pierden su capacidad reproductiva, ya que ninguna de ellas desaparece. Todas se regeneran, indicando que hay otras ASC que pueden repoblar las criptas. Esto lo hacen de forma rápida y efectiva; en aproximadamente dos días se restablece la normalidad (Ijiri et al, 1984). Varias observaciones sugieren que estas células susceptibles de apoptosis no utilizan los mecanismos de reparación de ADN sino que son células que experimentan una muerte celular programada. Estos estudios mediante radiación han sido extensamente revisados por Potten (Potten, 2004).

1.3.2.7 *Plasticidad de las ASC*

Diversos estudios (Bolen et al, 2001, Marsh et al, 1990) remarcan numerosos hallazgos que muestran que las ASC que normalmente residen en un tejido tienen una marcada plasticidad, el término usado para describir la multipotencia de la ASC, y que son capaces de readquirir la multipotencialidad, debido al hecho de que sus restricciones pueden no ser irreversibles. En otras palabras, pueden expresar mayor plasticidad de la que en un principio se las había atribuido, por lo tanto pueden atravesar las barreras de líneas celulares y ser reprogramadas, adoptando el fenotipo funcional y expresando el perfil de células de otros tejidos diferentes. Consecuentemente, estas células pueden ser útiles en ingeniería tisular y medicina regenerativa.

Por lo tanto, pueden contribuir a la diferenciación de líneas celulares adultos nativos de otros tejidos y órganos (Bagley et al, 2005; Blanpain et al, 2004). Brown et al, 1997; Collett y Canfield, 2005; Forbes et al, 2002; Galli et al, 2000; Jackson y Goodell, 1999; Korbling et al, 2002; Krause et al, 2001) por recolocación de estas ASC en nuevos nichos con exposición a un medioambiente local apropiado (Jiang et al I (a), 2002; Jiang et al, (b), 2002; Richardson et al, 2004; Wagers y Weissman, 2004) o por importación de factores solubles, como factores de crecimiento capaces de inducir diferenciación de ASC.

1.3.2.8 *Fusión, transdiferenciación y mecanismos de adaptación funcionales*

Las células adultas diferenciadas pueden convertirse en células de un fenotipo diferentes por transdiferenciación (Erickson et al, 2002; Meivar-Levy y Ferber, 2003; Shen et al, 2003). Por ejemplo, el conducto pancreático y las células acinares pueden transdiferenciarse en células endocrinas in vivo (Bonner-Weir y Sharma, 2002; Gu y Sarvetnick, 1993; Gu y Sarvetnick, 1994, Song et al, 1999 Wang et al, 1995).

Numerosos trabajos sugieren que la fusión celular entre las células de la médula ósea y las células tejido específicas resulta en un mecanismo, que lleva a una célula no hematopoyética derivada de la médula ósea (BM-derived non-hematopoyetic cells) (Angenieux et al, 2006; Terada et al, 2002; Wang et al, 2003; Ying et al, 2002). Esto ocurriría después de formar células poliploides (heterocariontes) y subsecuentemente dos células euploides mediante división citorreductiva (Vassilopoulos et al,, Wang et al, 1995; Welmann et al, 2003). Por otro lado, otros trabajos proponen una transdiferenciación de células derivadas de la médula ósea en ASC tejido-específicas o células progenitoras intermedias

(Deguchi et al, 1999; Forbes et al, 2002); Harris et al, 2004; Janus et al, 2003; Jang et al, 2004; LaBarge y Blau et al, 2002; Tran et al, 2003). Algunos autores indican la posibilidad de que células derivadas de la médula ósea mejoren la función de diferentes órganos (Forbes et al, 2002; LaBarge y Blau, 2002; Yamada et al, 2004) expresando la función específica del tejido de residencia.

1.3.3 Protección de las ASC contra la acumulación de errores genéticos que llevan al cáncer. Hipótesis de Cairns

El cáncer de colon es común en países occidentales y su pronóstico es incierto. Una cuestión interesante y poco comprendida es que el cáncer de intestino delgado es relativamente raro. Esto es sorprendente, ya que el nivel de proliferación de sus células es muy elevado y es mucho más largo que el grueso. Además, las ASC tienen un mayor potencial carcinogénico (Potten et al, 2003a). Podría también decirse que las células proliferantes tienen una expectativa vital extremadamente corta, tres días (ratones) o semanas (humanos), mientras que el período latente entre la exposición carcinogénica y el desarrollo del cáncer puede ser de meses (ratones) o décadas (humanos).

El desarrollo del cáncer en el intestino se cree debido a un proceso que ocurre en múltiples etapas en el que algunos genes (como las células presentadoras de Ag), pueden tener un papel de "cuidador de llaves".

Es posible que después de tres o cuatro alteraciones genéticas, sea necesario sólo un cambio más para el desarrollo de cáncer de todas las células derivadas de la célula multipotencial inicialterada que lleva ya las tres alteraciones premalignas. Entonces el cambio determinante podría ocurrir en algunas células de la estirpe celular o en alguna posición celular concreta. El desarrollo del cáncer podría no haber ocurrido, sin embargo, sin los tres o cuatro cambios en la célula multipotencial. También aparece la cuestión de si un cáncer podría desarrollarse en un tejido tan dinámico donde el movimiento celular en el epitelio es rápido y unidireccional.

Esto nos lleva a la conclusión de que las ASC del intestino delgado deben estar muy bien protegidas contra la acumulación de estos errores genéticos que llevan al cáncer.

Se sabe que la replicación del ADN es uno de los eventos más conflictivos que ocurren en la vida de una célula multipotencial, y estas células pasan por un largo recorrido de replicación de ADN.

Por tanto la simple protección contra los errores inducidos en la replicación debería haber evolucionado, en ASC, debiendo existir un mecanismo para organizar los antiguos componentes del ADN original de los componentes sintetizados de nuevo en la división. Los *componentes originales* deberían ser retenidos en la célula hija destinada a llegar a ser una célula multipotencial. Los *componentes nuevamente sintetizados,* que podrían contener algunos errores de replicación, serían adquiridos por la célula destinada a migrar, diferenciarse y perderse del tejido (*TAC).* Esta es la hipótesis propuesta por Cairns en, 1975 (Cairns, 1975) se realizaron estudios con radiación en los que se obtuvieron datos tanto de las ASC de las papilas filiformes de la lengua, como de las células de las criptas intestinales.

Estas observaciones se basaron en la hipótesis de que si las ASC selectivamente segregan los componentes del ADN a partir de los nuevos componentes de ADN sintetizados, debe ser posible marcar permanentemente estos componentes en aquellas circunstancias donde las ASC necesiten sintetizar numerosas ASC.

Esto ocurre tanto de forma tardía en el desarrollo de los tejidos (en el intestino delgado del ratón aproximadamente a las seis semanas de edad) como tras el daño producido por la radiación, donde algunas ASC han sido destruidas, forzando a las otras ASC a repoblar las criptas con nuevas células. Estos experimentos realizados en, 1978 (Potten et al, 1978) con radiación, se desarrollaron en otros estudios en, 2002 (Potten et al, 2002) donde se experimentó tanto sobre la postirradiación como sobre el desarrollo de los tejidos. En ambos estudios, se observaron células marcadas permanentemente localizadas en las posiciones cuarta y quinta de la cripta. El protocolo de marcaje se realizó con timidina tritiada, suministrada durante un período de tres días. El número de ASC fue menor que el que se había predicho, probablemente como consecuencia de dificultades técnicas. Estas células permanentemente marcadas pudieron observarse cuando entraban en mitosis, y se marcaron nuevamente usando otros marcadores, tales como el BrdU, aunque el primer marcador fue timidina tritiada. En éste segundo marcaje, el BrdU se introducía en los componentes del ADN nuevamente sintetizado en las células marcadas permanentemente, a las que se llamó células marcadas retenedoras (Label retaining cells, LRCs). De esta forma todas las LRCs en la posición de la célula multipotencial en las criptas podrían estar doblemente marcadas con timidina tritiada y BrdU. Los experimentos mostraron que estas células doblemente marcadas se segregan de acuerdo a una cinética diferente. La timidina tritiada persiste por un período de más de diez días (equivalente a 10 ciclos celulares) mientras que el BrdU desaparecía tras dos días (dos ciclos celulares). Como se ve en la figura 3, la hipótesis de Cairns predice que a las LRCs les lleva dos ciclos celulares eliminar el BrdU.

Estos estudios claramente muestran que las células doblemente marcadas segregan los componentes del ADN de una forma diferente y este mecanismo debe realizarse en estas ASC. Esto tiene importantes implicaciones en varias áreas de la biología y genética del cáncer y en la edad de la célula (acortamiento telomérico). Una de las consecuencias de la hipótesis de Cairns es que procesos tales como el intercambio entre cromátides hermanas deben estar prohibidos en estas célula ya que podrían mezclar los dos componentes (el no marcado con BrdU, y el si marcado, es decir, el original y el nuevamente sintetizado) de ADN y harían fracasar el propósito del acortamiento selectivo. Esto podría resultar en un compromiso de los procesos de reparación y de escisión, ya que algunas enzimas serían comunes tanto para el intercambio de las cromátides hermanas como para la reparación de la escisión. Así, estas células deberían tener una gran insensibilidad al daño genotóxico en contraste con una gran radiosensibilidad, lo que daría una explicación de la posible susceptibilidad a la apoptosis de estas células. Por lo tanto, las células susceptibles a la apoptosis deben poder morir como consecuencia del daño genético aleatorio inducido en los componentes originales del ADN.

El proceso de segregación de Cairns podría ocurrir en las ASC de diversos tejidos y por lo tanto podría ser una característica común a los tejidos con ASC.Los mecanismos relacionados con la segregación de los componentes del ADN permanecen sin aclarar pero pueden relacionarse con la formación de centriolos, tubulinas específicas, centrómeros accesorios... Algunos de los genes que pueden asociarse con estos procesos incluyen el p53, la cinasa aurora, numb/notch, etc. No está claro si las ASC realizan un crecimiento expansivo o una división simétrica continua para acortar componentes del ADN.

Estas observaciones de que las ASC selectivamente acortan los componentes del ADN, y su característica apoptosis programada, dan una nueva explicación, al menos en parte, a las diferencias existentes entre la frecuencia de cáncer de intestino delgado y grueso. No está claro aún, si las ASC en el intestino grueso también realizan una segregación de los componentes del ADN, pero sí se conoce que la apoptosis se ve comprometida por la expresión del gen antiapoptótico bcl-2 (Merritt et al, 1995). Bcl-2 evita que ocurra la apoptosis realizada como mecanismo de homeostasis de la célula multipotencial, lo que asegura una población de ASC estables y el tamaño de las criptas. Así mismo impide la apoptosis inducida por daño genotóxico, constituyendo un nivel de protección secundario contra los errores en los componentes de ADN original.

Por lo tanto, en el intestino grueso, la población de ASC, y por lo tanto la población diana donde puede producirse la carcinogénesis, puede gradualmente aumentar con el paso del tiempo. Estas células carentes de la capacidad para llevar a cabo la apoptosis, así como para ser afectadas por sustancias genotóxicas, representa un riesgo aumentado de cáncer.

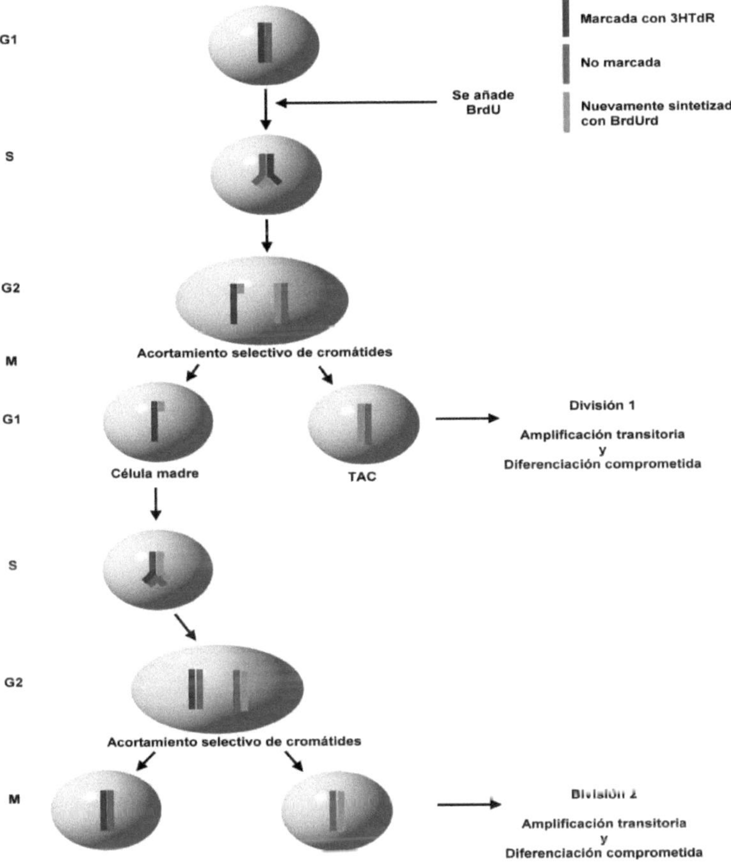

Esquema 20. Hipótesis de Cairno. Ver texto

La alta incidencia de cáncer colorrectal en el pasado ha sido atribuida a diferencias en la flora bacteriana existente en el intestino delgado y el intestino grueso y al potencial químico de los carcinógenos. Sin embargo, hay que tener en cuenta, que es más probable que los carcinógenos solubles se absorban en la superficie del epitelio del colon y se distribuyan sistémicamente.

La segregación selectiva de ADN parece ser una característica común de las ASC en varios tejidos. Al menos en cinco tejidos diferentes hay alguna evidencia de que las ASC desarrollan una segregación selectiva de las componentes de ADN. Este proceso es una manera de marcar estas células y por lo tanto estudiarlas y aislarlas.

Debería investigarse si las ASC en el intestino grueso realizan la misma segregación de ADN, observada en el intestino delgado, así como el papel del p53.

Hay otros marcadores bajo desarrollo (Potten, 2004). Uno que ha generado algún interés, ha sido Mushasi1, una proteína que se une al RNA asociado con la división asimétrica en ASC neurales Potten et al, (b), 2003).

Algunos autores sugieren que los tejidos podrían envejecer debido a una disminución de las ASC o por causas de un mal funcionamiento de la regulación y los mecanismos de respuesta al daño celular.

1.3.4 ASC del cáncer

Las ASC del cáncer se consideran subpoblaciones de células tumorales con capacidad para formar nuevos tumores (Hamburger y Salmon, 1977; Miller et al, 2005; Soltysova et al, 2005; Zhang y Rosen, 2006). Esta hipótesis se apoya en un estudio experimental que demuestra que sólo una pequeña proporción de las células en la leucemia mieloide aguda en humanos es capaz de transferir la leucemia a ratones inmunodeficientes y que estas células, con gran capacidad de autorrenovación, son ASC CD34 (+) (Bouwens, 1998; Brachvogel et al, 2005; Lapidot et al, 1994; Sutherly et al, 1996). Las ASC hematopoyéticas mediante mutaciones acumuladas y/o cambios epigenéticos podrían originar ASC leucémicas, en las cuales los procesos de autorrenovación y diferenciación no estén completamente abolidos.

Sin embargo, también es posible que las TAC puedan readquirir la capacidad de autorrenovarse (Calvi et al, 2003; Cuevas et al, 2002; Huntly et al, 2004; Jaiswal et al, 2003; Jamieson et al, 2004). Weissman, 2005). Por lo tanto, las ASC del cáncer podrían derivar de la transformación de las ASC del tejido de origen o de progenitores comprometidos (Jamieson et al, 2004; Weissman, 2005).

El prolongado ciclo celular de las ASC permite la acumulación de mutaciones genéticas y por lo tanto están predispuestas a la formación de tumores (Morris, 2000). Zhang y Rosen (2006) han revisado varias propiedades descritas por diversos autores que comparten algunas ASC y las células progenitoras del cáncer.

Estas propiedades incluyen: a) regulación negativa de ambas por el gen supresor tumoral Pten (Groszer et al, 2001).b) el hecho de que se requiere el gen Bm1 para mantener la autorrenovación de las ASC hematopoyéticas adultas; c) la participación en el desarrollo del cáncer, de señales que influyen en la quiescencia y proliferación de la ASC, tales como las citoquinas mitogénicas, WNT, notch y Sonic Hedgehog (Beauchamp et al, 1999; Reya y Clevers, 2005); d) la circulación o el tránsito de las ASC normales y de las metástasis de ASC del cáncer ocurren mediante mecanismos similares, con un papel fundamental del factor derivado de células estromales receptor 4 de la quimioquina CXC (CXCR4) (Kucia et al, 2005). y e) Hay un factor de transcripción, el Octamer 4 (Oct4), que se expresa en ASC humanas inmortalizadas y en las ASC del cáncer.

Varios trabajos han contribuido a evidenciar la presencia de células neoplásicas con propiedades de ASC, tales como ASC tumorogénicas del cáncer de mama (Al-Hajj et al, 2003), ASC del tumor cerebral (Singh et al, 2003; Singh et al, 2004), ASC tumorogénicas del cáncer de próstata (Conejo-García et al, 2005) y ASC del cáncer de pulmón (Kim et al, 2005).

Por ejemplo, en el cáncer de próstata, se ha demostrado que una pequeña fracción del número total de células que forman parte del tumor, aproximadamente el 0,1 %, expresan características de ASC, CD44 (+) y CD33 (+). Estas células se autorrenuevan, proliferan y se diferencian para readquirir el fenotipo del tumor del cual derivan (Conejo-García et al, 2005).

Las mutaciones genéticas están asociadas con el desarrollo de ciertos tumo res, contribuyendo a la disrrupción de la diferenciación celular por translocación cromosómica especifica que lleva a la fusión de genes. Por ejemplo, se ha considerado que podría ocurrir que las células del estroma derivadas de la médula ósea sean las principales candidatas en el origen de los tumores de

Ewing (Torchia et al, 2003). Recientemente, se han aportado más datos que han contribuido a apoyar el origen del sarcoma de Ewing a partir de células progenitoras mesenquimales derivadas de la médula ósea.

1.3.5 Trasplante hematopoyético autólogo de ASC en la EC refractaria con células T aberrantes

El trasplante hematopoyético autólogo de ASC es un tratamiento que se acepta cada vez más para enfermedades autoinmunes refractarias. La EC con células T aberrantes no responde a las terapias disponibles y lleva a un alto riesgo de transición hacia enteropatía asociada a linfoma de células T (60-80% a los cinco años) (Cellier et al, 2000; Gale et al, 2000). Esta estrategia se basa en el concepto de inmunoablación usando altas dosis de quimioterapia, con una subsiguiente regeneración de linfocitos T vírgenes derivados de progenitores celulares hematopoyéticos reinfundidos. Posiblemente el uso del trasplante con ASC permite una remisión precoz en estos pacientes refractarios a otras terapias. Este tratamiento parece plausible y seguro y podría resultar en una mejora a largo plazo en los pacientes con EC refractaria con células T aberrantes (Al-toma et al, 2007). Por lo tanto, es importante observar que altas dosis de quimioterapia seguidas del trasplante autólogo de ASC hematopoyéticas parecen efectivas en curar la EC (Kline et al, 2007), así como curar o causar mejoría a largo plazo en la enfermedad de Crohn (López-Cubero SO et al, 1998) u otras enfermedades gastrointestinales autoinmunes refractarias (Al-Toma et al, 2007).

PLANTEAMIENTO Y OBJETIVOS

Tal y como hemos expuesto en el concepto y generalidades de la introducción, los objetivos principales de este presente trabajo de tesis doctoral son: 1) Considerar los aspectos epidemiológicos, clínicos y analíticos de la muestra objeto de nuestro estudio morfológico. 2) Estudiar los patrones morfológicos y el comportamiento de los elementos celulares y de la matriz extracelular de la mucosa duodenal en la EC. 3) Intentar la obtención de un índice numérico expresivo de la intensidad de los hechos anatomopatológicos en la EC.

En el estudio de los aspectos epidemiológicos, clínicos y analíticos en la muestra de estudio se tendrán en cuenta: a) frecuencia, b)sexo, c)correlación edad-sexo, d) presentación familiar, e) correlaciones presentación familiar con sexo y combinada con sexo y edad, f) enfermedades asociadas, g) presentación clínica, h) correlaciones entre presentación clínica con sexo, con edad, y combinada con edad y sexo, i) valoración genética y j) datos analíticos (hemoglobina, ferritina, transaminasemia, enzima AGA, enzima EMA y enzima tTG) con sus correspondientes correlaciones.

En los hallazgos histopatológicos en la celiaquía seguiremos esquemas clásicos y consideraremos: a) La hiperplasia de las criptas (sin atrofia de las vellosidades). b) La atrofia de las vellosidades. c) El comportamiento de los distintos tipos de las células epiteliales (células de absorción, mucosecretoras en sus diferentes variantes, de Paneth, enteroendocrinas, células M y células en cepillo). d) Tendremos en cuenta también las unidades proliferativas, nichos de las ASC y distribución de las TAC en el duodeno, así como su relación con las células columnares de la base de la cripta, y sus modificaciones en casos de evidente afectación por Enfermedad Celíaca. e) La presencia de linfocitos intraepiteliales, con su caracterización inmunohistoquímica y las modificaciones de los elementos celulares e intersticiales en el corion (miofibroblastos, mastocitos, células dendríticas, células linfocitarias y células leucocitarias en general). Y f) los cambios de la matriz extracelular, con particular atención a las membranas basales.Con todo ello estableceremos una correlación entre los datos clínicos, analíticos y de morfología. Finalmente, cuantificaremos los parámetros histopatológicos más significativos, después de tener en cuenta los procedimientos más útiles para el logro de los mismos.

En lo que respecta a la obtención de un índice numérico, pretendemos utilizar el análisis y cuantificación de los hechos morfológicos observados en el duodeno, tanto en condiciones normales como en los casos con sospecha y confirmación diagnóstica de celiaquía. Con tal finalidad, tendremos en cuenta las características de la mucosa duodenal, incluyendo el aspecto macro-microscópico de las vellosidades, los cambios según su localización en el duodeno y las características microscópicas de las células que conforman las vellosidades y criptas del intestino delgado, así como los elementos linfocitarios, la lámina basal que separa las células epiteliales del corion y los componentes de este último, con especial hincapié en los miofibroblastos. Con todo lo expuesto intentaremos obtener (mediante la conjunción de los datos más significativos) el mencionado índice numérico expresivo de la intensidad del proceso, que nos permita una rápida y sencilla correlación clínico – patológica.

Con los objetivos mencionados, nos planteamos el estudio retrospectivo de muestras histológicas obtenidas del duodeno durante los años, 2001 –, 2009, inclusive, en el Hospital Universitario de Canarias y de los casos en que han intervenido patólogos consultores de la Facultad de Medicina. En general, se utilizaran métodos histológicos convencionales e inmunohistoquímicos y, ocasionalmente, de microscopia electronica. Las biopsias serán agrupadas en normales o patológicas. De las normales, se seleccionará un número adecuado que sirva de control. De las patológicas se tendrán en cuenta todos los casos de EC o de otra índole en las referidas biopsias duodenales. Dentro de los procesos celíacos se establecerá la clasificación aceptada de Marsh-Oberhuber.

MATERIAL Y MÉTODOS

3.1 MUESTRA DE ESTUDIO
3.2 PROCEDIMIENTO TÉCNICO DE OBTENCIÓN DE LAS MUESTRAS
3.3 PROCEDIMIENTO PARA INCLUSIÓN
3.3.1 Precauciones en las técnicas de fijación y corte
3.3.2 Protocolo básico y protocolo asociado de las muestras microscópicas
3.4 MÉTODOS HISTOLÓGICOS
3.4.1 Técnicas histológicas rutinarias:
3.4.2 Técnicas de inmunohistoquimia:
3.4.3 Técnicas histológicas para microscopia electrónica convencional
3.5 PROCEDIMIENTOS ANALÍTICOS
3.6 METODOS ESTADÍSTICOS

3.1 MUESTRA DE ESTUDIO

Lo que ha centrado la muestra de estudio corresponde a 171 casos (recogidos de aquellos diagnosticados en el servicio de anatomía patológica del HUC) obtenidos durante los años, 2001 y, 2009, incluidos. Se seleccionaron 40 casos de biopsias duodenales dentro de los límites de la normalidad histológica, 120 casos correspondieron a EC y 11 presentaron otros procesos. En todas las preparaciones histológicas observadas, se contó el número de fragmentos presentes, lo cual es un exponente del número de muestras obtenidas durante una endoscopia. En la tabla **4** expresamos el número de casos en relación con el número de muestras. El número de fragmentos histológicos tomados por caso de celiaquía fue 1 en 35 casos, 2 en 43 casos, 3 en 31 casos, 4 en 9 casos y al menos 5 en 2 casos. (Véase tabla 4). El número total de biopsias en pacientes dentro del grupo de control (40 pacientes) fue de 78 (media de 1.95), descartándose la enfermedad si no había clínica ni anticuerpos y existía un grado histológico Marsh 0.

Tabla 4

Número de fragmentos por biopsia	1	2	3	4	≥5	
Controles (40)	14[+] /14'	34 /17	18 /6	12 /3	0 /0	78[+] (1.95[§])
Celiacos (120)	35 /35	86 /43	93 /31	36 /9	10 /2	260 (2.17)
Otros procesos (5)	0 /0	4 /2	18 /6	8 /2	5/1	35 (3.18)
Total (165)	49 /49	124 /62	129 /43	56 /14	15 /3	373 (2.18)

' número de muestras * número de pacientes § cifra media de muestras

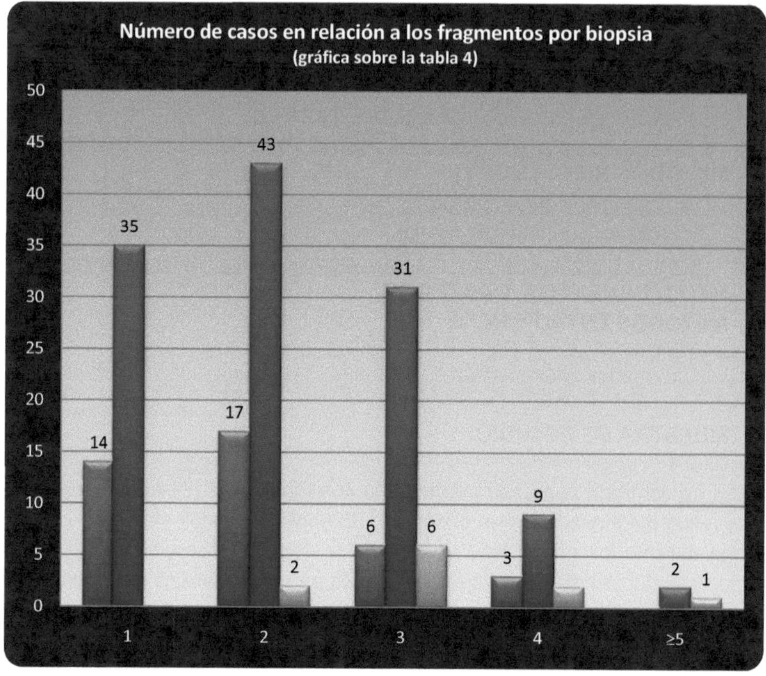

Todos los pacientes diagnosticados de EC, tenían test serológicos (EMA, tTG o AGA), aunque no se dispuso de las tres enzimas en la totalidad de la muestra (ver resultados).

Aunque las tomas fueron aleatorias y no contamos con una precisa descripción de las áreas seleccionadas en todos los casos, la localización predominante de las tomas biópsicas en duodeno fue en la zona de la mucosa opuesta a la ampolla y a continuación de la rodilla duodenal. Esta localización presta una superficie más accesible a las tomas biópsicas, a la vez que da unos resultados más significativos en cuanto a la intensidad de la atrofia cuando ésta está presente (Hopper et al, 2008).

Sólo en algunos casos (n=42) se ha podido constatar los hallazgos macroscópicos en la endoscopia, clasificándolos como normal, leve, moderada y severa.

En todos los casos, se tuvieron en cuenta los procedimientos que se habían realizado de obtención de las muestras y de inclusión, ya que ello puede influir en la valoración de los datos. En el siguiente apartado exponemos los procedi-

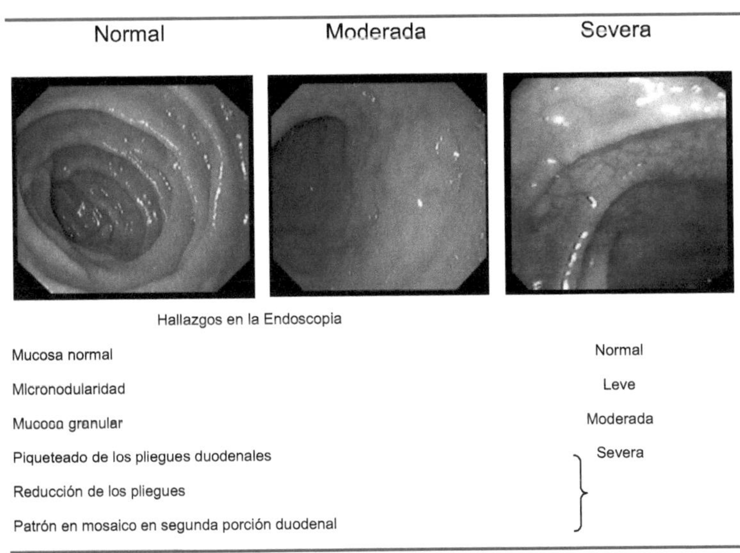

-mientos técnicos efectuados en la obtención e inclusión de las muestras, así como las precauciones tenidas en cuenta.

Se utilizaron también piezas quirúrgicas que comprendían porciones de duodeno normal, con la finalidad de extender nuestras observaciones a zonas más amplias del territorio en estudio.

3.2. PROCEDIMIENTO TÉCNICO DE OBTENCIÓN DE LAS MUESTRAS

Varios endoscopistas realizaron todos los procedimientos durante el período objeto de nuestro estudio. Se aplicaron criterios de exclusión (Thijs et al, 2004). Por lo general, a los pacientes se les administró midazolam o propofol endovenoso para la sedación, siendo monitorizados durante el procedimiento mediante pulsioximetría. La gastroscopia se realizó con endoscopios Olympus standard GIF145, GIF165, (Olympus, Hamburgo, Alemania) y Fujinon EG300 (Fujinon, Omiya, Japan) de 1.20 m de longitud, con canales de trabajo que permitían el paso de pinzas de biopsia. Las biopsias duodenales se tomaron con pinzas de biopsia, tales como las Olympus FB-240K (de 2.8 mm de diámetro standard oval). Las biopsias pediátricas se tomaron con cápsula de Watson-Crosby.

Las muestras de biopsias se incluyeron inmediatamente en formalina tamponada y en algunos casos fueron previamente orientadas.

Las muestras de biopsia fueron obtenidas tanto de pacientes con apariencia endoscópica sospechosa de EC, como de pacientes que mostraban una apariencia endoscópica normal pero en los que clínicamente se sospechó que tenían EC.

3.3. PROCEDIMIENTO PARA INCLUSIÓN

En el momento de obtención de las muestras endoscópicas de duodeno o bien durante el tallado anatomopatológico, los fragmentos fueron manipulados suavemente (se evitó compresión por pinzas, desecación, etc.). Se orientaron procurando colocarlos perpendiculares al plano de sección (Rubin et al, 1960), ya que las muestras pobremente orientadas pueden contener secciones tangenciales que dificultan su estudio histopatológico y prestan confusión en la interpretación de los resultados, sobre todo a la hora de valorar los subtipos 3a, 3b y 3c. No obstante, los fragmentos cortados tangencialmente también han sido utilizados para nuestro estudio, ya que permiten otra valoración de las criptas y del comportamiento conectivo-vascular circundante, complementario a la clásica.

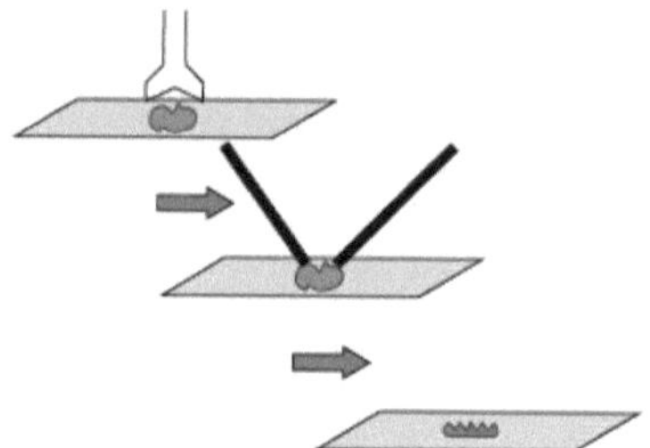

3.3.1. Precauciones en las técnicas de fijación y corte

Como hemos expuesto, el tejido fue cuidadosamente tratado y colocado pronto en formalina tamponada al 10%, ya que la exposición de la muestra al aire en un periodo prolongado puede distorsionar marcadamente la histología. En el corte del bloque de parafina se procuró recoger una cinta de secciones del tejido para minimizar el rizado del mismo. Los cortes histológicos utilizados, no superaron las 5µ de espesor para evitar también interpretaciones erróneas.

3.3.2. Protocolo Básico y Protocolo asociado de las muestras microscópicas

Tuvimos en cuenta los diagnósticos histopatológicos y se reevaluaron de nuevo todas las biopsias con los parámetros propuestos. Reevaluación en la que intervinieron además dos histopatólogos de forma independiente y ciega,

Las imágenes de las muestras histológicas, se obtuvieron con cámara digital montada sobre microscopio Olympus y fueron almacenadas como archivos TIFF de alta resolución para el análisis morfológico. La valoración de la atrofia vellosa, en los fragmentos adecuadamente orientados, se efectuaron al menos en cinco vellosidades completas (Perera et al, 1975). Se efectuó cuantificación de los signos histopatológicos más demostrativos para la enfermedad celíaca, la amplitud de la base de los villi, la altura de los mismos, la longitud de las criptas, el perímetro de las vellosidades comprendidas en dicho arco (PVCA), el arco delimitante de los ápex (ADAV), el de la base de los villi (ADBV) y el de la base de las criptas (ADBC). Para ello hemos utilizado el programa ImageJ (versión 1.41, National Institutes of Health, Bethesda, MD – programa de dominio público para el procesamiento y tratamiento de imágenes), ya que es muy fácil de manejar y facilita todos estos cálculos. Se llevaron a cabo las siguientes relaciones: A) longitud criptas / altura villi y ADAV/PVCA y B) amplitud base villi / altura villi, ADBV/PVCA y longitud entre ADAV-ADBV/longitud entre ADBV-ADBC. Se realizó un promedio de las cifras y tras efectuar la estadística, se estimaron cifras promedio para cada grado de Marsh-Oberhuber. Posteriormente se determinó un límite aproximado de corte para estos valores y un valor numérico sencillo. Las imágenes fueron revisadas de forma aleatoria y ciega. Todas las medidas y cálculos fueron doble ciego. Se analizó el índice kappa (k) con un intervalo de confianza del 95 % (IC 95 %) para calcular la coincidencia o grado de acuerdo entre los observadores, teniendo en cuenta el grado de concordancia que se hubiera obtenido aleatoriamente. El valor puede oscilar entre 0 y 1. Se considera un grado de concordancia aceptable entre 0.5-0.75 y un buen grado el superior a 0.75. El grado de concordancia obtenido fue superior a 0.75.

La consideración de los linfocitos intraepiteliales ha sido estricta en nuestro estudio de tesis doctoral, ya que sólo hemos tenido en cuenta lo que se ajusta estrictamente a la denominación intraepitelial. Efectivamente, es frecuente distinguir en condiciones de normalidad linfocitos en el límite entre el corion y el epitelio, los cuales no deben ser valorados en el recuento. El recuento de los linfocitos intraepiteliales se efectuó en el epitelio de la vellosidad o en el aplanado entre las criptas, por lo que se no se incluyeron los presentes en las criptas ni los inmediatamente adyacentes al epitelio o dudosos. Se evaluaron cinco o más vellosidades o espacios intercriptas, realizando el recuento de los linfocitos inmediatamente subyacentes a los núcleos o presentes a la altura o por encima de los mismos en los enterocitos.

El recuento se llevó a cabo mediante la técnica de hematoxilina eosina (distinción de características nucleares enterocito/linfocito) y utilizando otros procedimientos convencionales, tales como Giemsa y tricrómico de Masson (remarcan las diferencias cromáticas de los núcleos linfocitarios). De forma más precisa se efectuó el recuento con estudio inmunohistoquímico de CD3 (permite evaluar mejor el número y distribución de los LIEs). La densidad fue expresada como número de LIEs por 100 células epiteliales.

Hemos considerado como anormal un recuento de más de **25** linfocitos por cada 100 células epiteliales (Ferguson y Murray, 1971; Green PH y Jabri, 2006), y como se expondrá más adelante, tras calcular los estadísticos descriptivos de todas las cifras de linfocitosis obtenidas, se establecen cifras promedio, un límite aproximado de corte, la cuantificación simple del dato por patólogos expertos, y un valor numérico sencillo.

Por lo tanto, se ha valorado rutinariamente lo siguiente:

- Arquitectura vellosa, incluyendo relaciones amplitud de la base/longitud de la vellosidad, longitud cripta/longitud vellosidad, ADAV/PVCA, ADBV/PVCA y longitud entre ADAV-ADBV/longitud entre ADBV-ADBC (ver figura 21 y tabla 38)
- Componentes epiteliales, incluyendo enterocitos con su correspondiente ribete en cepillo, células mucosecretoras, columnares de las criptas (ASC y TAC), de Paneth y enteroendocrinas.
- Lámina propia, incluyendo miofibroblastos, células dendríticas, mastocitos y otros elementos celulares del corion mucoso.
- Muscularis Mucosae
- La composición del infiltrado celular inflamatorio en el epitelio y en la lámina propia, particularmente la linfocitosis intraepitelial
- El borde de la luz (para evidenciar infección)
- En algunos casos, se utilizaron técnicas complementarias (véase a continuación).

3.4 MÉTODOS HISTOLÓGICOS

3.4.1 Técnicas histológicas rutinarias:

Las técnicas de tinción convencionales utilizadas fueron: Hematoxilina de Harris, Tinción de Pas (acido periódico de Schiff Mucopolisacáridos), May

Grünwald Giemsa y Tricrómico de Masson (Demostración *de* fibras colágenas).

3.4.2 Técnicas de inmunohistoquimia:

a) Anticuerpos utilizados:

ANTICUERPO	ANIMAL	CLON	DILUCIÓN
Ki-67	Monoclonal mouse	MIB-1	Prediluido
p53	Monoclonal mouse	DO-7	Prediluido
Ciclina D1	Monoclonal rabbit	SP4	Prediluido
CK7	Monoclonal mouse	OV-TL 12-30	Prediluido
CK20	Monoclonal mouse	KS 20.8	Prediluido
Cromogranina	Policlonal rabbit	-	Prediluido
Sinaptofisina	Monoclonal mouse	SY38	Prediluido
Actina	Monoclonal mouse	1A4	Prediluido
Desmina	Monoclonal mouse	D33	Prediluido
S-100	Policlonal rabbit	-	Prediluido
CD68	Monoclonal mouse	PG-M1	Prediluido
CD3	Monoclonal mouse	-	Prediluido
CD117	Monoclonal mouse	C-KIT	Concentrado->dilución (1/50)
PCNA	Monoclonal mouse	PC10	Concentrado->dilución (1/100)
Vimentina	Monoclonal mouse	V9	Prediluido
Colágeno IV	Monoclonal mouse	CIV22	Concentrado->dilución (1/50)
Citoqueratina AE1-AE3	Monoclonal mouse	-	Prediluido

Técnicas inmunohistoquímicas.

1° Preparación de cortes:

Una vez obtenidos los cortes histológicos, se realizan tres pases por xilol, cada uno de 15 minutos, y luego dos pases por alcohol absoluto, cada uno de 10 minutos. A continuación un pase de 5 minutos por alcohol de 96°, otro pase de 5 minutos por alcohol de 70° y finalmente, un pase de 5 minutos por agua destilada.

2° A todos los anticuerpos empleados, excepto en el caso de la vimentina, se les hizo un pretratamiento en tampón citrato en olla express. Cuando comienza a hervir hay que contabilizar 2 minutos. En el caso de la Vimentina el pretratamiento se realizó en Tripsina durante 5 minutos en estufa a 58°C.

3° Enfriamiento: Se deja enfriar a temperatura ambiente.

4° Proceso:

Para las técnicas inmunohistoquímicas se utilizó el aparato TECHMATE modelo Horizon (DAKO). El orden de pases fue:

1° Un pase por tres hileras de pocillos con soluciones "buffer" (PBS).

2° Un pase por una hilera de pocillos con agua destilada.

3° Un pase de 25 minutos por una hilera de pocillos con el anticuerpo primario.

4° Un pase de 25 minutos por una hilera de pocillos con solución biotinilada (medio de visualización).

5° Tres pases de 2.5 minutos por una hilera de pocillos con un bloqueante de la peroxidasa.

6° Un pase de 25 minutos por una hilera de pocillos con estreptamidina peroxidasa.

7° Tres pases de 2.30 minutos por una hilera de pocillos con diaminobencidina.

8° Un pase de 2 minutos por una hilera de pocillos con Hematoxilina.

El proceso en total tiene una duración 2 horas y 30 minutos.

Una vez disponemos de los portaobjetos de las muestras a estudio marcadas con los diferentes anticuerpos, procedemos a su valoración, empleando distintos métodos según el anticuerpo utilizado.

3.4.3 Técnicas histológicas para microscopia electrónica convencional

Para ME las piezas fueron fijadas en soluciones de glutaraldheído, diluido al 2% con tampón de cacodilato sódico, pH7.4, durante 6 horas a 4Cº, lavadas en el mismo tampón, postfijadas durante 2 horas en tetróxido de Osmio al 1%, deshidratadas a través de soluciones crecientes de alcohol e incluidas en resina epoxi (EPON). Para microscopio de luz se obtuvieron secciones de 1.5 mm, montadas en portas acidificados y teñidas con azul de toluidina al 1%. Se obtuvieron secciones ultrafinas de áreas seleccionadas, y después de doble contraste con acetato de uranilo y citrato de plomo, se procedió a su examen mediante microscopio electrónico.

3.5. PROCEDIMIENTOS ANALÍTICOS

La hematimetría, ferritinemia y transaminemia se llevó a cabo según técnicas rutinarias de laboratorio.

Detección de anticuerpos anti-gliadina, anti-transglutaminasa y antiendomisio

Algunos de los procedimientos de detección variaron a lo largo del tiempo de estudio, por lo que solo serán tenidos en cuenta en relación con sus modificaciones generales y como otros datos confirmatorios de la enfermedad celíaca. Futuras valoraciones unificadas permitirán ampliar el estudio en otros aspectos.

3.6. MÉTODO ESTADÍSTICO

Se utilizó el programa SPSS 18.0, realizándose estadística descriptiva, con correlaciones bivariadas, calculándose el coeficiente de Pearson. Los gráficos son diagramas de dispersión con ajuste de regresión. También se utilizó la t de Student para datos apareados.

RESULTADOS

RESULTADOS

4.1 CARACTERISTICAS EPIDEMIOLÓGICAS, CLÍNICAS Y ANALÍTICAS
4.2 CARACTERÍSTICAS MORFOLÓGICAS OBSERVADAS EN ÁREAS DE BIOPSIA DIAGNÓSTICA (DUODENO) NORMALES
4.2.1 Características macro-microscópicas de la mucosa duodenal
4.2.2 Características estructurales de la mucosa según su localización en el duodeno
4.2.3 Características microscópicas de las células de vellosidades y criptas del intestino delgado
4.2.3.1 Células de absorción
4.2.3.2 Células mucosecretoras
4.2.3.3 Células columnares de las criptas ASC y TAC
4.2.3.3.1 *Inmunorreactividad de las células columnares de las vellosidades y criptas*
4.2.3.4 Células de Paneth
4.2.3.5 Células enteroendocrinas
4.2.3.6 Células M
4.2.3.7 Células en cepillo
4.2.4 Características microscópicas del componente intersticial
4.2.4.1 Lámina propia
4.2.4.2 Membrana basal
4.2.4.3 Miofibroblastos
4.2.4.4 Mastocitos
4.2.4.5 Otros elementos celulares del corion mucoso
4.2.4.6 Otros hechos significativos en la mucosa duodenal con respecto al intestino delgado
4.3 HALLAZGOS HISTOPATOLÓGICOS EN LOS CASOS CON CONFIRMACIÓN O SOSPECHA DIAGNÓSTICA DE CELIAQUÍA
4.3.1 Atrofia de las vellosidades
4.3.2 Hiperplasia de las criptas sin atrofia de las vellosidades
4.3.3 Hallazgos citológicos
4.3.3.1 Enterocitos
4.3.3.2 Células mucosecretoras
4.3.3.3 Células de Paneth
4.3.3.4 Células enteroendocrinas
4.3.3.5 Linfocitos intraepiteliales
4.3.3.5.1 *Detección con técnicas convencionales e inmunohistoquímicas*
4.3.3.5.2 *Parámetros y correlación entre datos clínicos, analíticos y de morfología*
4.3.3.5.3 *Pérdida del signo decrescendo*
4.3.3.6 Membrana basal
4.3.3.7 Miofibroblastos
4.3.3.8 Células dendríticas
4.3.3.9 Mastocitos
4.3.3.10 Células intraepiteliales CD117 (c-kit) positivas.
4.3.4 Cuantificación de parámetros histológicos más significativos

4.4 ASC Y AMPLIFICADORAS EN LAS BIOPSIAS DUODENALES CON CONFIRMACIÓN HISTOLÓGICA DE CELIAQUÍA

Tendremos en cuenta los siguientes apartados: 1) Aspectos epidemiológicos, familiares, clínicos y analíticos de la muestra objeto de nuestro estudio 2) Características morfológicas observadas en las biopsias de intestino delgado (duodeno) normales 3) Especial referencia a las ASC y las TAC, así como a sus unidades proliferativas y nichos del intestino delgado (duodeno) en las biopsias con resultados de normalidad 4) Hallazgos histopatológicos en casos confirmados de celiaquía y valoración cuantitativa de los mismos, con finalidad de establecer un índice numérico que indique la intensidad de la expresión de la EC 5) Especial referencia a las modificaciones de las ASC y las TAC, así como de sus unidades proliferativas y nichos en los casos diagnosticados de celiaquía.

4.1 ASPECTOS EPIDEMIOLÓGICOS, CLÍNICOS Y ANALÍTICOS

La epidemiología de la muestra que nos ha servido de estudio (recogida de la totalidad de los casos diagnosticados en el servicio de anatomía patológica del HUC entre los años, 2001 y, 2009, incluidos) la reflejamos a continuación.

4.1.1 Frecuencia

Los pacientes diagnosticados de EC (según criterios ESPGHAN) fueron 120. Las edades de los pacientes en los que se efectuó biopsia duodenal, oscilaron entre 1 y 72 años, siendo, 27 del sexo masculino (mediana de edad de 21.5 años) y 93 del femenino (mediana de edad de 20.02 años).

La EC tuvo una preponderancia en el sexo femenino con un ratio mujer/hombre de 3.45:1. La distribución por edades queda reflejada en la gráfica 9. La correlación de edad y sexo está reflejada en los resultados (gráfica 12).

Número total de pacientes	120
Edad media (rango) años	20.36 (1-72)
Sexo (mujer/hombre)	93 mujeres /27 hombres

Tabla 5. Características demográficas de los 120 pacientes con biopsia duodenal

La distribución numérica y en porcentaje de la totalidad de casos de la muestra (120) según sitio de residencia se expone en los diagramas de barras y de sectores 1 y 2, respectivamente. El mayor número de pacientes corresponde a La Laguna y La Palma, seguidos por Santa Cruz de Tenerife.

Cuando se estudia sólo el área de referencia del Hospital Universitario de Canarias (102 pacientes), (diagrama de barras y sectores, 3 y 4) se pone de manifiesto que un 40.4% corresponde a La Laguna, un 33% a toda la zona norte (excluyendo La Laguna) y un 26.26% a La Palma.

El estudio de los pacientes que no pertenecen al área asistencial del HUC, (diagrama de barras y de sectores, 5 y 6), muestra una procedencia predominante de Santa Cruz de Tenerife, con algunos casos de Candelaria, Los Cristianos y otras Islas.

En cuanto a los porcentajes de pacientes celíacos con respecto a la población de las distintas zonas del área norte y del conjunto de esta última (Diagrama de barras 7).

Los porcentajes más altos se registraron en La Palma, La Orotava y La Laguna (correspondiendo a 0.30, 0.29 y 0.27‰, respectivamente), siendo el del conjunto 0.21 para toda la zona norte y 0.23 para toda el área de referencia.

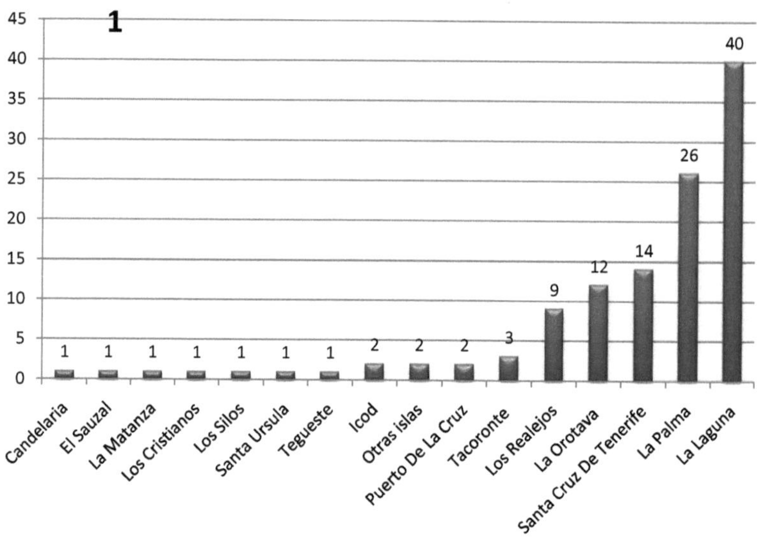

En la **gráfica 1** observamos el número de total de pacientes de la muestra distribuidos por lugar de residencia, se advierte una mayoría de casos perteneciente a La Laguna y la Palma, seguidos de Santa cruz de Tenerife y la Orotava.

2

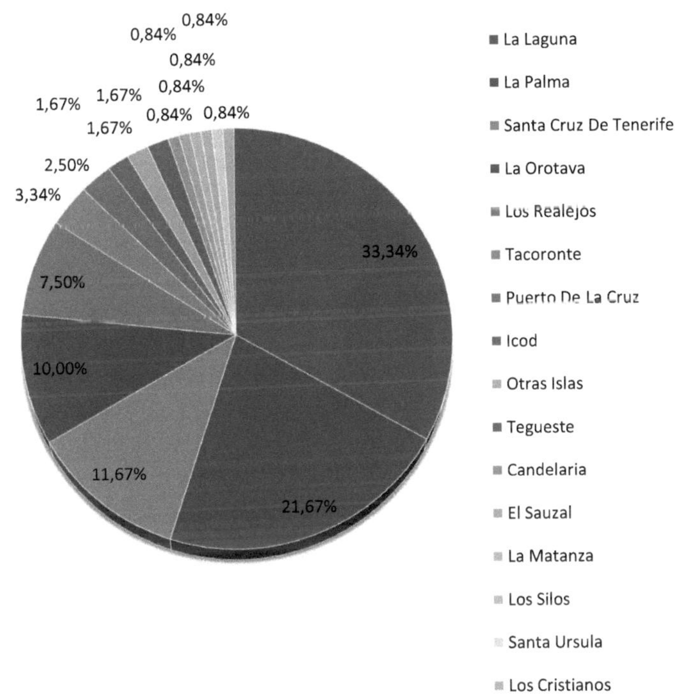

Diagrama de sectores de la muestra en porcentajes según lugar de residencia.

En la **Gráfica 2** se detalla el porcentaje de pacientes en cada zona del área de referencia.

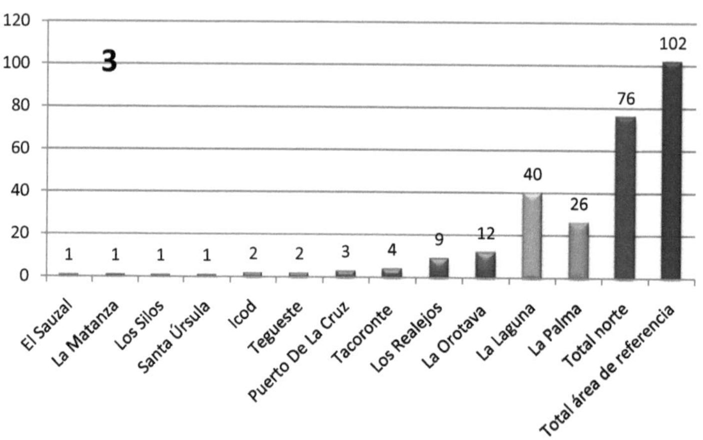

Diagrama de barras de los casos en el área asistencial del HUC

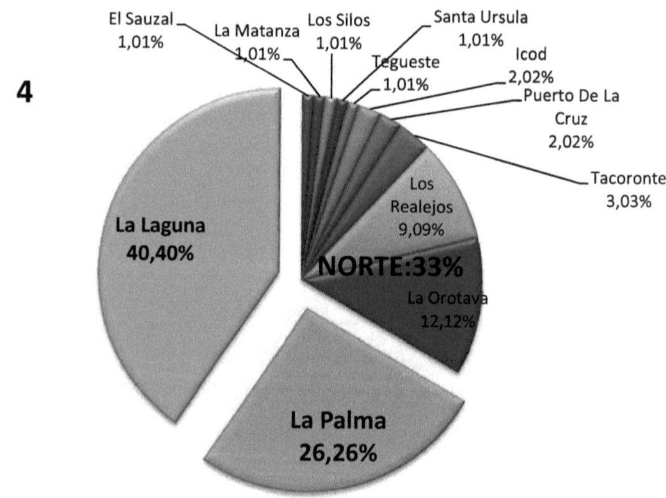

Distribución de la muestra en porcentajes, según el área del HUC.

Diagrama de barras 3 y 4 de la distribución de la muestra en el área de referencia. 102 pacientes, de los 120, correspondieron al área norte, siendo la mayoría procedentes de La Laguna y de La Palma. En el diagrama de sectores 4 se puede ver que 40.40% corresponden a La Laguna, un 26.26% a la Palma y un 33% a otras regiones del área norte.

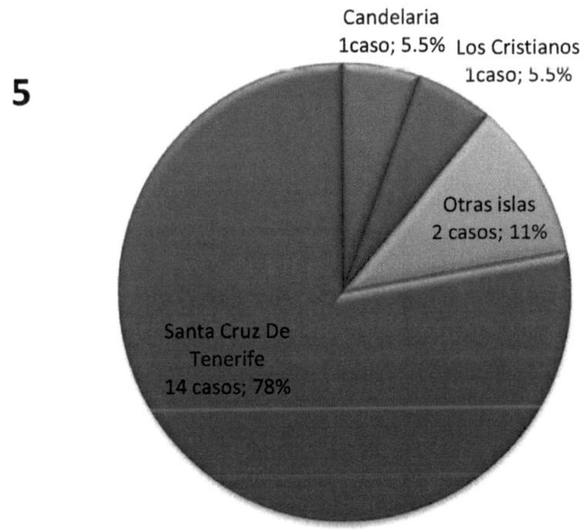

Porcentaje de casos respecto a los que no pertenecen al área norte

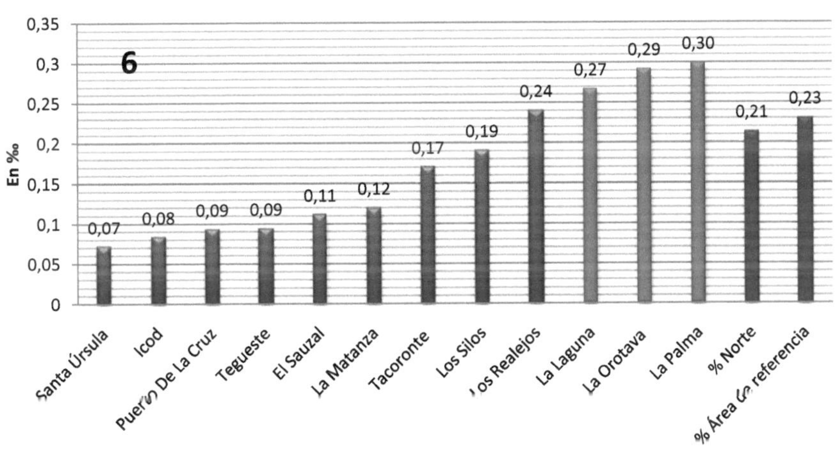

Celíacos en ‰ con respecto a la población del área norte y de las distintas zonas que la componen

En el **diagrama de sectores 5** en relación a los pacientes que no pertenecen al área norte, se muestran valores numéricos y porcentuales con una procedencia predominante de Santa Cruz de Tenerife (78%), de otras islas 11% y de Candelaria y Los Cristianos (5.5% cada uno).

El **diagrama de barras 6** muestra las tasas por cada 1000 habitantes de celíacos con respecto a la población del área norte y de las distintas zonas que la componen entre los años, 2001 y, 2009. Se puede ver que las tasas más elevadas son 0.30, 0.29 y 0.27, en La Palma, La Orotava y La Laguna respectivamente.

4.1.2 Sexo

Al analizar el sexo de los pacientes se aprecia una relación sexo femenino / varón de 3,45:1 (ver gráfica 8).

4.1.3 Edad

La distribución de los casos según edad, representada en el correspondiente polígono de frecuencias (9) revela la presencia de dos picos que se encuentran situados en la primera década (entre el primer y el cuarto año) y entre la tercera y quinta décadas (predominantemente en la cuarta), siendo este último pico algo más acusado. Los porcentajes de distribución según edad (diagrama de sectores 10), ponen de manifiesto que el 34% está entre el primer y cuarto año y el 36% entre los 20 y los 50 años. Un 9% de los casos se presenta en mayores de 50 años. Curiosamente, el número de casos en edad pediátrica o adulta, recogidos en el servicio de Anatomía Patológica entre, 2001 y, 2009 (sin excluir o añadir casos) es idéntico para ambas edades (diagrama 11).

4.1.4 Correlación edad y sexo

Cuando se correlaciona edad y sexo, los polígonos de frecuencias según la edad son prácticamente similares para ambos sexos, haciendo la salvedad de que: 1) en los varones los picos son menos acusados que en las pacientes del sexo femenino, al ser los primeros menos numerosos, y 2) en el segundo pico la máxima frecuencia se localiza entre 30-50 años en pacientes del sexo masculino y entre 20-40 años en las femeninas (polígono 12). Por lo tanto, la distribución por edad no presenta grandes variaciones con respecto al sexo en nuestros pacientes.

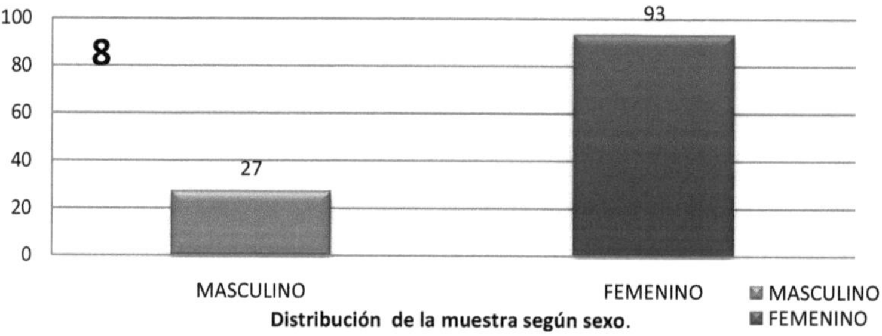

Distribución de la muestra según sexo.

En este **diagrama de barras 8** se observa una preponderancia de casos femeninos de 3,42/1

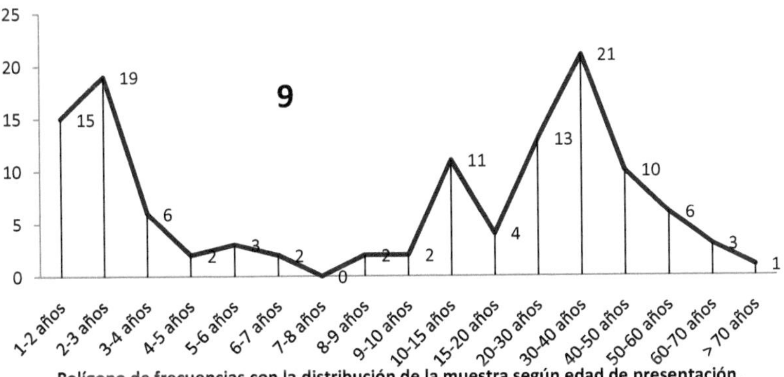

Polígono de frecuencias con la distribución de la muestra según edad de presentación.

10

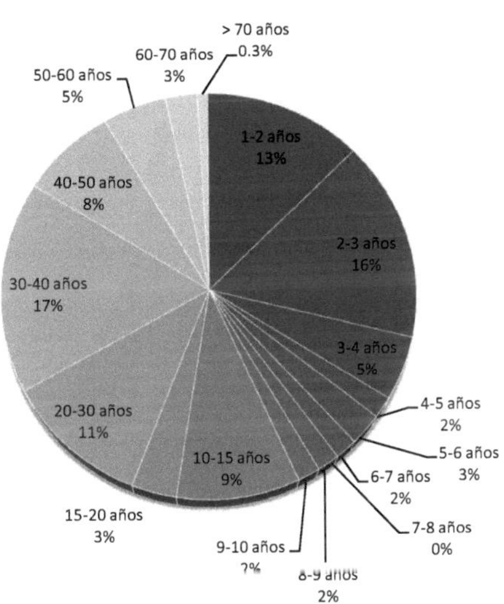

Distribución porcentual de la muestra segun edad.

En el **polígono de frecuencias 9** se muestran dos picos con respecto a la edad, el primero entre el primer y cuarto año de vida y el segundo entre la tercera y quinta décadas. En el diagrama de sectores 10 la mayor frecuencia pediátrica está entre 2 y 3 años y en adultos entre 30 y 40 años.

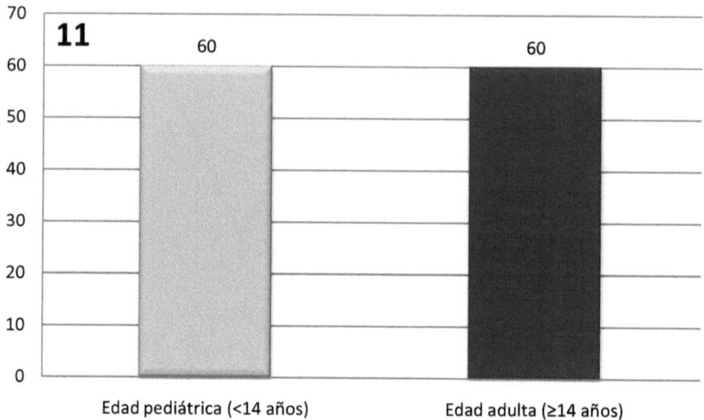

Distribución según edad pediátrica o adulta

En el diagrama se puede apreciar una cantidad exacta de pacientes pediatricos y adultos, sin añadir ni excluir casos en el periodo especificado (2001-2009).

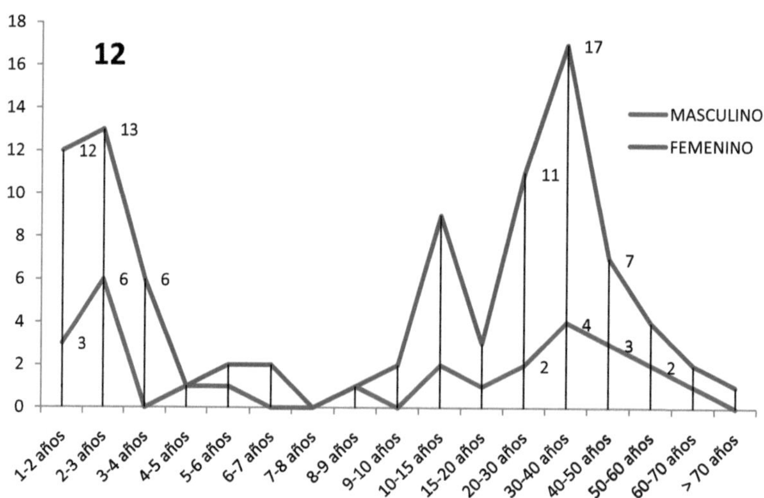

Distribución de la muestra correlacionando edad y sexo

En este polígono de frecuencias por edades los picos del sexo masculino (1-4 años y 30-50 años) son menos manifiestos, por la escala, aunque son prácticamente equivalentes con los del sexo femenino (1-4 años y 20-40 años).

4.1.5 Presentación familiar

En lo que respecta a la presentación familiar, esta se encuentra en 24 pacientes (20% de la totalidad de los casos) (diagrama de barras y sectores 13-14,15 y 15`). De los mismos, 14 pacientes (el 11.67% de la totalidad de la muestra y el 58.33% de los 24 casos) tienen 1 familiar, 3 pacientes (el 2.5% de la totalidad de la muestra y el 12.5% de los 24 casos) 2 familiares, 2 pacientes (el 1.67% de la totalidad de la muestra y el 8.33% de los 24 casos) 3 familiares y 5 pacientes (el 4.17% de la totalidad de la muestra y el 20.83% de los 24 casos) sin especificar el número de familiares. Obviamente, la gráfica 15 presenta porcentajes más altos que la grafica 13-14, ya que está referida a los 24 pacientes con antecedentes familiares y la 13-14 a la totalidad de la muestra.

Los tipos de parentesco más frecuentemente observados (gráfica 16, referida a la totalidad de la muestra y gráfico 16` referida sólo a los pacientes con familiares celíacos), son los hermanos, las madres y los padres. Por otra parte, los padres y madres afectos (9) respecto del total de padres y madres recogidos (240) son un 3,75%.

En cuanto al grado de los familiares, en 12 pacientes (el 10% de la totalidad de la muestra y el 50% de los 24 casos) los familiares son de primer grado, en 5 pacientes (el 4.17% de la totalidad de la muestra y el 20.83% de los 24 casos) los familiares son de segundo grado, en 2 pacientes (el 1.67% de la totalidad de la muestra y el 8.33% de los 24 casos) los familiares son de primer y segundo grado y en 5 pacientes (el 4.17% de la totalidad de la muestra y el 20.83% de los 24 casos) sin especificar el grado de los familiares (diagrama de barras 17a y b).

4.1.6 Correlación presentación familiar y sexo

Al correlacionar el sexo de los pacientes celíacos con respecto a la presencia de familiares afectos (grafico 17b), se observa que un 18.52% de los varones y un 20.43% de las pacientes del sexo femenino cursan con familiares presentando celiaquía.

4.1.7 Correlación presentación familiar y edad

Al considerar la edad de los pacientes celíacos con respecto a la presencia de familiares afectos, se observa que ocurre en el 15% de los adultos y en el 25% de los enfermos pediátricos (grafico 17c).

Si se consideran únicamente los picos de mayor incidencia según la edad, 1-4 años y 20-50 años (grafico 17d), se puede apreciar unos porcentajes en adultos y pediátricos de 16 y 30%, respectivamente. Si dividimos los pacientes con familiares con EC entre menores de 10 años y mayores o iguales a 10 años, las diferencias se mantienen, 13.7% y 27,7%, respectivamente (gráficos 17e), es decir, que en nuestros resultados la presentación de familiares afectos guarda prácticamente una relación 2/1 según que los pacientes de la muestra estén en edad infantil o adulta.

Al tener en cuenta el grado de los familiares celíacos con referencia a la totalidad de la muestra se observa que en los pacientes adultos (gráfico17f), el 8.33% presentan familiares de primer grado, el 1.67% de primer y segundo grado y un 5% sin especificar. En los pacientes pediátricos el 11.67% presentan familiares de primer grado, el 8.33% de segundo y el 1.67% de primer y segundo grado y el 3.33% sin especificar.

Si hacemos lo mismo en los picos de edad, el resultado es similar, para el pico adulto el 6.82% presenta familiares de primer grado, el 2.27% de primer y segundo grado y el 6.82% sin especificar. Para el pico 1-4, el 15% presentan familiares de primer grado, el 7.5% de segundo, el 2.5% de primer y segundo grado y un 5% sin especificar.

4.1.8 Correlación presentación familiar, sexo y edad

Cuando se tienen en cuenta únicamente los picos de edad, 1-4 años y 20-50 años (gráfico 17 i), en el pico pediátrico hay un 10% del sexo masculino, y un 34.37%% del sexo femenino, y en el pico adulto hay un 22% del sexo masculino y un 14.28% del sexo femenino.

Atendiendo al grado familiar (grafico 17j), en los varones, un 14.82% de los familiares con EC son de primer grado y un 3.70 % de primer y segundo grado. Las pacientes del sexo femenino, presentan un 8.6% de familiares celíacos de primer grado, 5.38% de segundo grado y 1.07% de primer y segundo grado.

Estos porcentajes varían al representar los diagramas de barras sólo de los picos 1-4 años (grafico 17k) y 20-50 años (gráfico 17l). Así, en el pico de edad pediátrica vemos que se mantiene el patrón, mientras que en el pico adulto, las pacientes del sexo femenino presentan porcentajes de 5.71, 0, 0, 8.57% según sean de primer, segundo, primero y segundo grado o sin especificar grado, respectivamente.

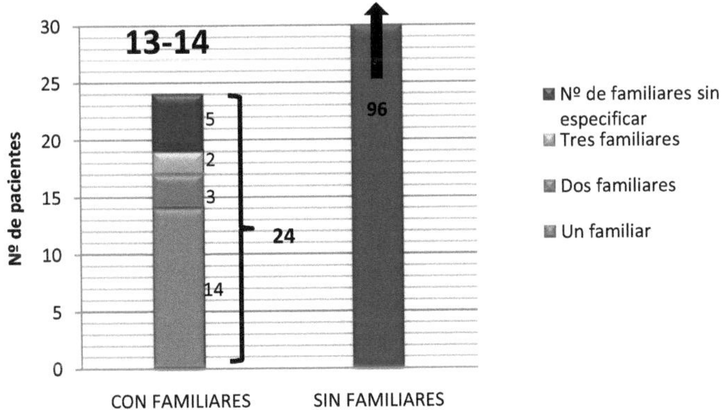

Distribución de la muestra con respecto a presentación de familiares afectos.

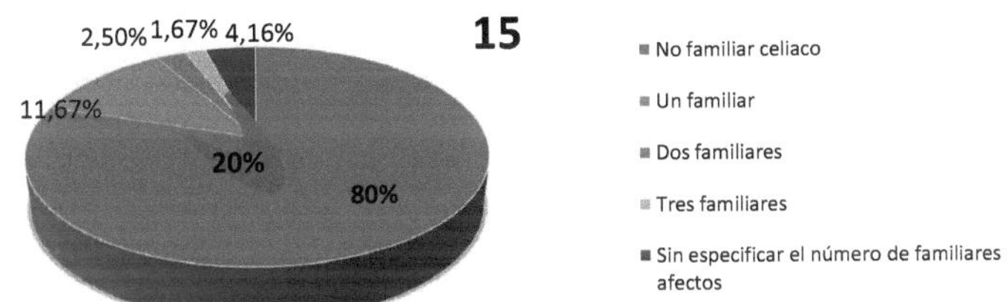

Distribución (%) de pacientes con familiares afectos referida a la totalidad (120 pacientes)

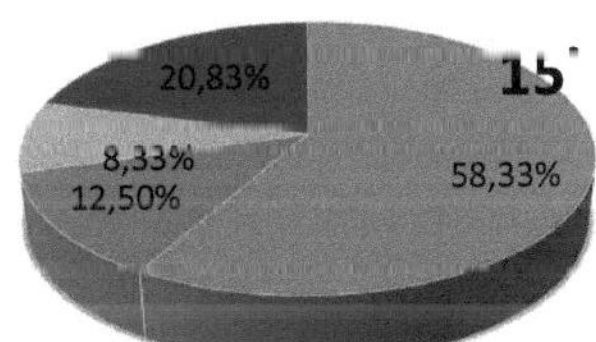

Distribución (%) de pacientes referida a los casos con familiares afectos (24 pacientes)

En la **gráfica 13-14, 15 y 15´** se representa el número y porcentaje de pacientes con antecedentes familiares de EC (24 de 120, 20%), según tengan 1, 2 o 3 o más familiares afectos con respecto a la totalidad de pacientes o a los casos con familiares afectos. Predominaron los que sólo tenían 1 familiar afecto 11.67% (14 pacientes), en 4.16% (5 pacientes) no se precisa el número de familiares.

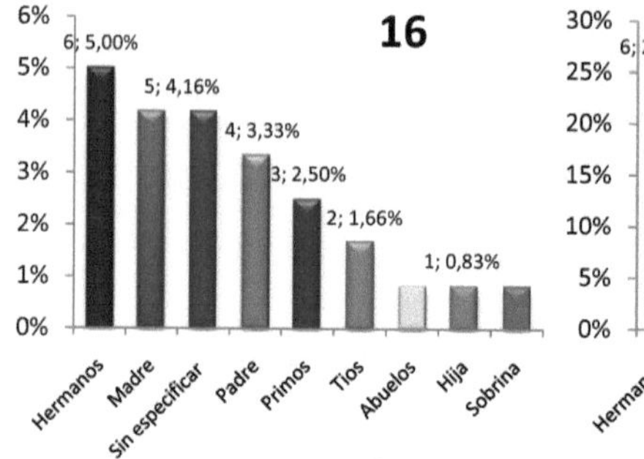

Distribución (%) de la presentación con familiares afectos según tipo de parentesco **referidos a la totalidad de la muestra** (N=120).

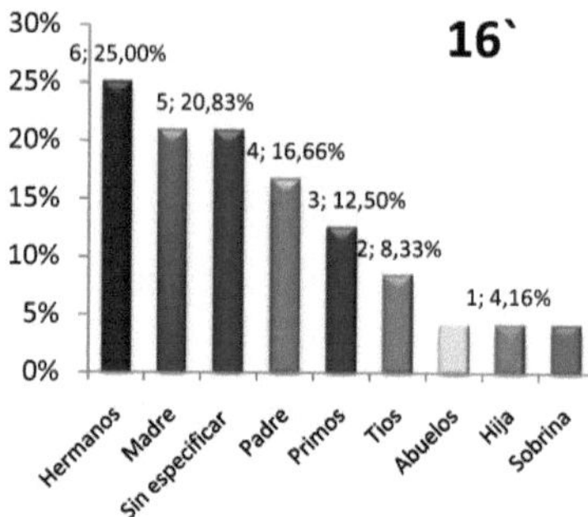

Distribución (%) de la presentación con familiares afectos según tipo de **parentesco referidos a los 24 pacientes** (N=24).

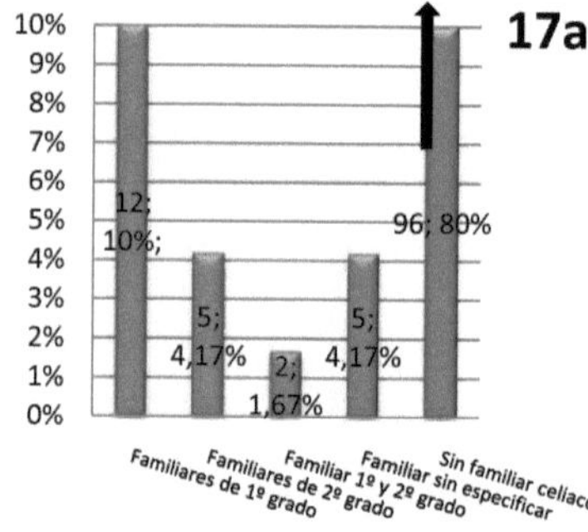

Número y porcentaje de pacientes con familiares celíacos segun grado de parentesco **referidos a la totalidad de la muestra (N=120)**

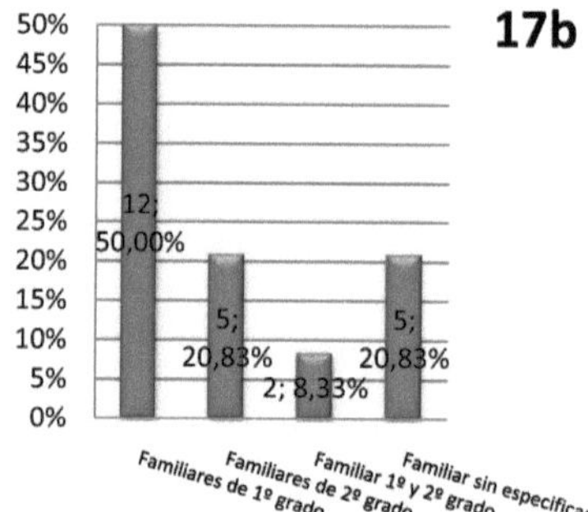

Número y porcentaje de pacientes con familiares celíacos segun grado de parentesco **referidos a los 24 pacientes con familiares afectos (N=24)**

Al tener en cuenta el parentesco (**gráfico 16**) los hermanos 6(25%) son los parientes más frecuentes, seguidos de los primos, madre, padre, tíos, abuelos, hijos y sobrinos. En el **gráfico 17a y 17b** se muestran el número y porcentaje de los pacientes con familiares celíacos de primer grado, segundo, primer y segundo, sin especificar grado y sin familiares celíacos. Nótese que el mayor porcentaje de familiares es de primer grado (10%).

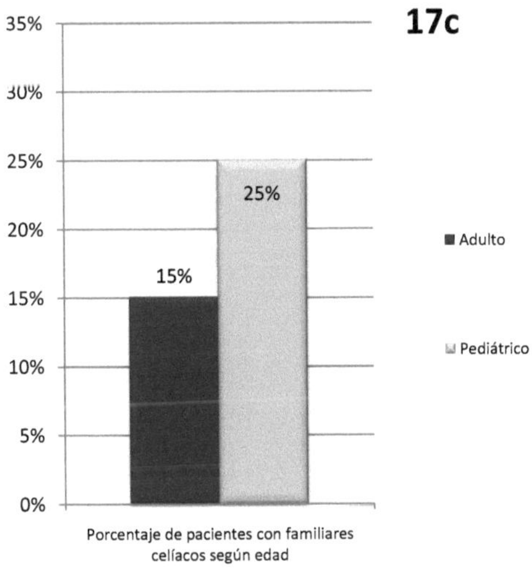

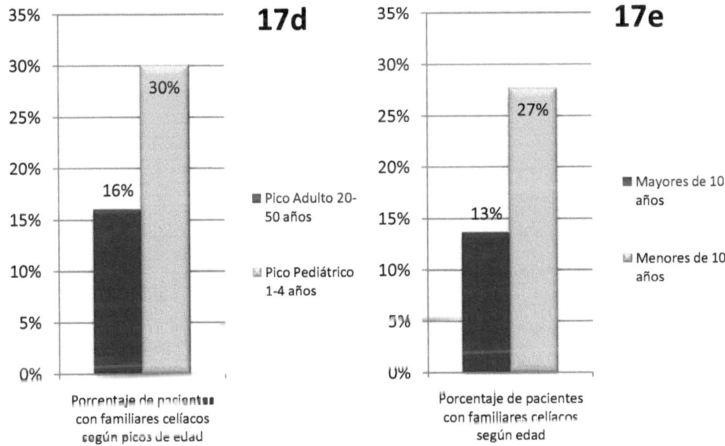

En el **grafico 17c, d y e** se representan los pacientes con familiares con celiaquía según edad adulta (15%), pico adulto (16%) y mayor o igual a 10 años (13.6%), y según edad pediátrica (25%), pico pediátrico (30%) y menores de 10 años (27.7%). En los **gráficos 17 d, e** se observa que la relación entre pediátricos y adultos llega a ser de prácticamente de 2/1.

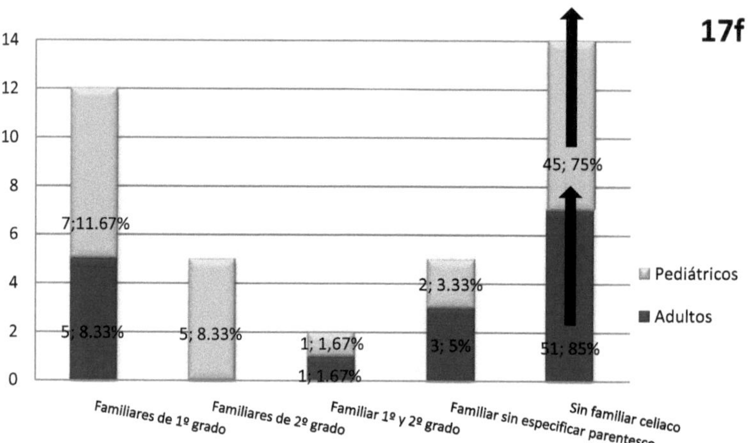

Número y porcentaje de pacientes con familiares celíacos según edad

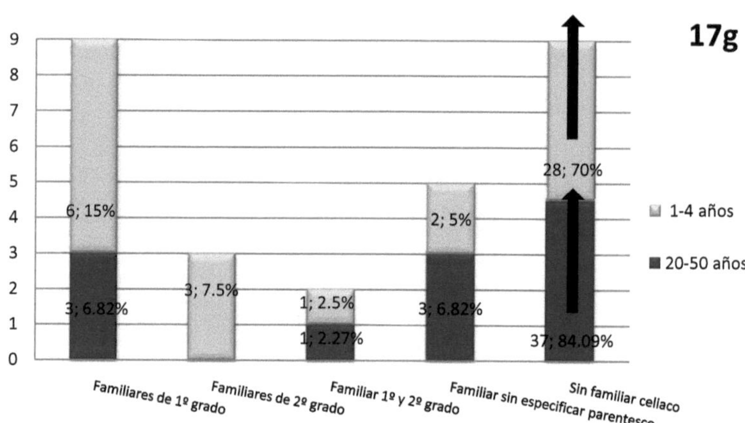

Número y porcentaje de pacientes con familiares celíacos en los picos de edad

En el **diagrama de barras 17f** se advierte que los adultos con familiares celíacos presentan porcentajes de primer (8.33%) y segundo grado (0%) diferentes que en pediátricos (11.67% y 8.33%) excepto las cifras de los que presentan familiares de primer y segundo grado que coinciden. Al hacer el mismo gráfico en los picos de edad (**grafico 17g**) se mantienen porcentajes parecidos al gráfico previo.

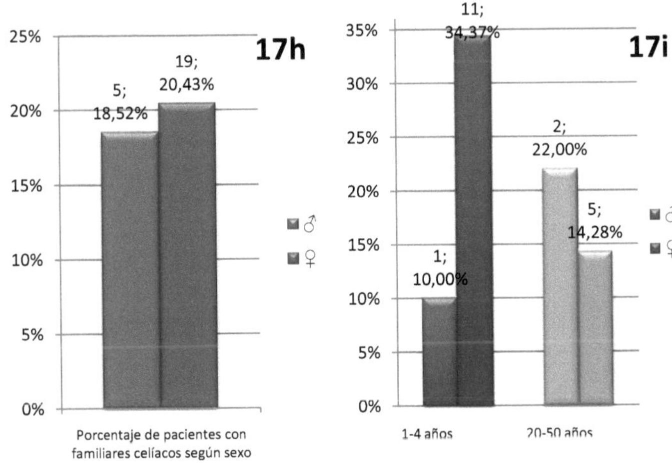

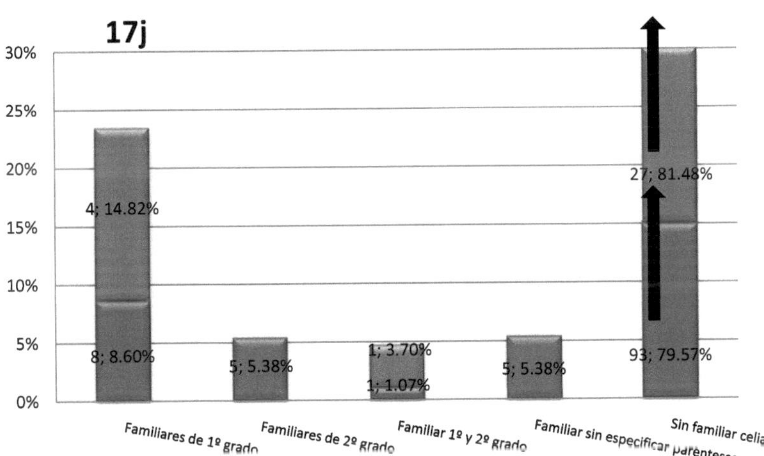

Número y porcentaje de pacientes con familiares celíacos según sexo

En el **grafico 17h** se advierte un porcentaje de familiares con EC del 18.52% y del 20.43% para pacientes del sexo masculino y femenino respectivamente. En el **gráfico 17 i,** se muestra que, en el pico de edad pediátrico, los varones presentan un 10% de familiares y las pacientes del sexo femenino un 34.37%, mientras que en el pico adulto estos porcentajes son 22% y 14.28%. En el **gráfico 17j se aprecia que** el 14.82% de los pacientes varones presentaron familiares celíacos de primer grado y el 3.70% de primer y segundo grado. En las pacientes del sexo femenino se advierte una frecuencia de pacientes con familiares de primer grado (8.60%) y de primer y segundo grado (1.07%).

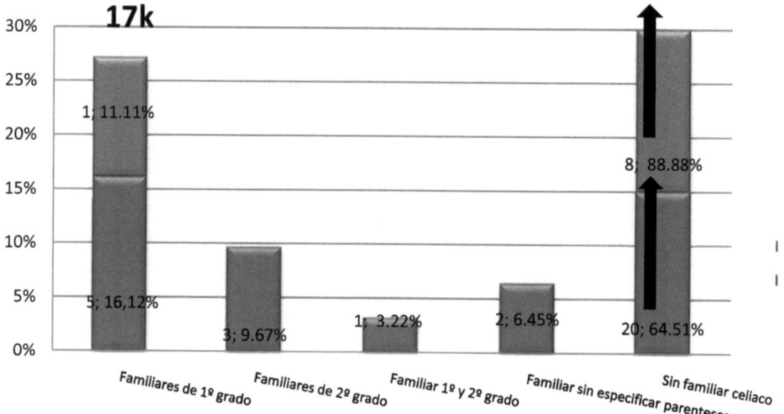

Número y porcentaje de pacientes con familiares celíacos entre 1-4 años según sexo

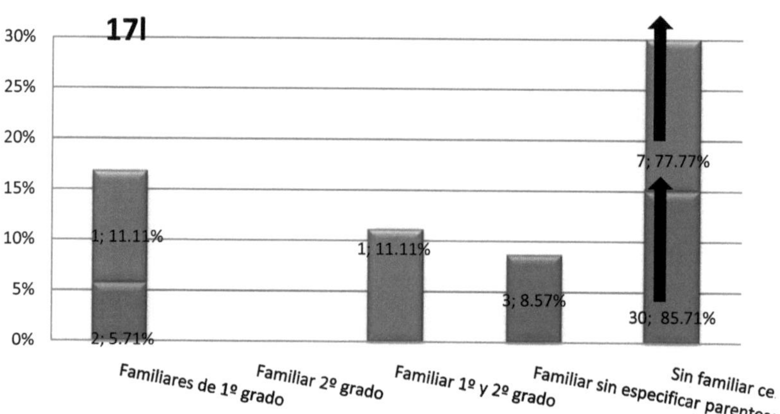

Número y porcentaje de pacientes con familiares celíacos entre 20-50 años según sexo

Al realizar los gráficos con los picos de edad, la **gráfica 17 k es muy similar a la 17j**, por lo que en el pico de edad pediátrica vemos que se mantiene el patrón, sin embargo, en la **gráfica 17l,** se advierten diferencias, ya que en el pico adulto se advierten en la pacientes del sexo femenino porcentajes de 5.71, 0, 0, 8.57% según sean de primer, segundo, primero y segundo grado o sin especificar grado, respectivamente. En varones aparece un 11.11% de primer y segundo grado.

4.1.9 Enfermedades asociadas

Con respecto a la existencia de otros procesos concomitantes con celiaquía y a la distribución de la muestra en relación a las enfermedades asociadas (diagrama de barras 18), así como el número y porcentaje de casos pediátricos y adultos de cada proceso (diagrama 19), se ha demostrado lo siguiente: 1º) De forma global, el 52% de los pacientes (63 pacientes) con EC presentan posibles asociaciones con otros procesos (diagrama de sectores 18), 2º) Hay 110 enfermedades asociadas distribuidas en los 63 pacientes. 3º) De estos pacientes 19 presentan procesos asmáticos (15 pediátricos y 4 adultos), 16 incremento de transaminasas (12 pediátricos y 4 adultos), 8 sd. ansioso-depresivo (todos ellos adultos), 7 rinitis alérgica (5 pediátricos y 2 adultos), 6 dermatitis herpetiforme (2 pediátricos y 4 adultos), 6 alergias a la penicilina (1 pediátrico y 5 adultos), 5 diabetes mellitus tipo 1 (1 pediátrico y 4 adultos), y 5 osteoporosis (todos ellos adultos).

18

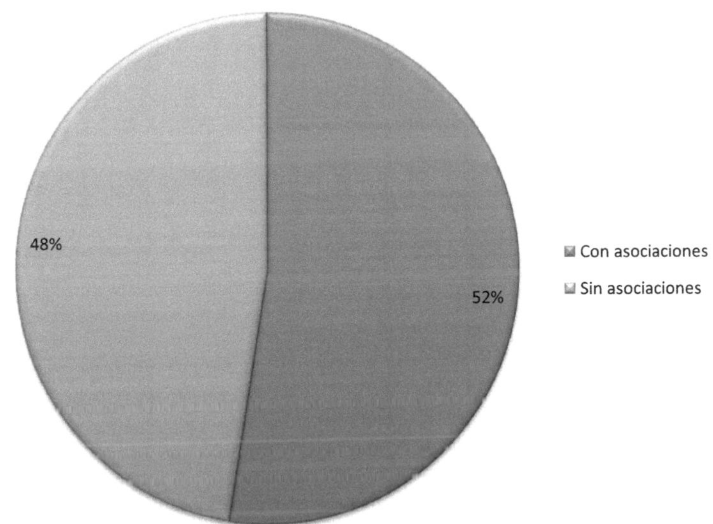

Total pacientes con al menos una enfermedad asociada

En el diagrama de **sectores 18** se muestra que el 52% (63 pacientes) presentaron alguna enfermedad con posible asociación a la EC.

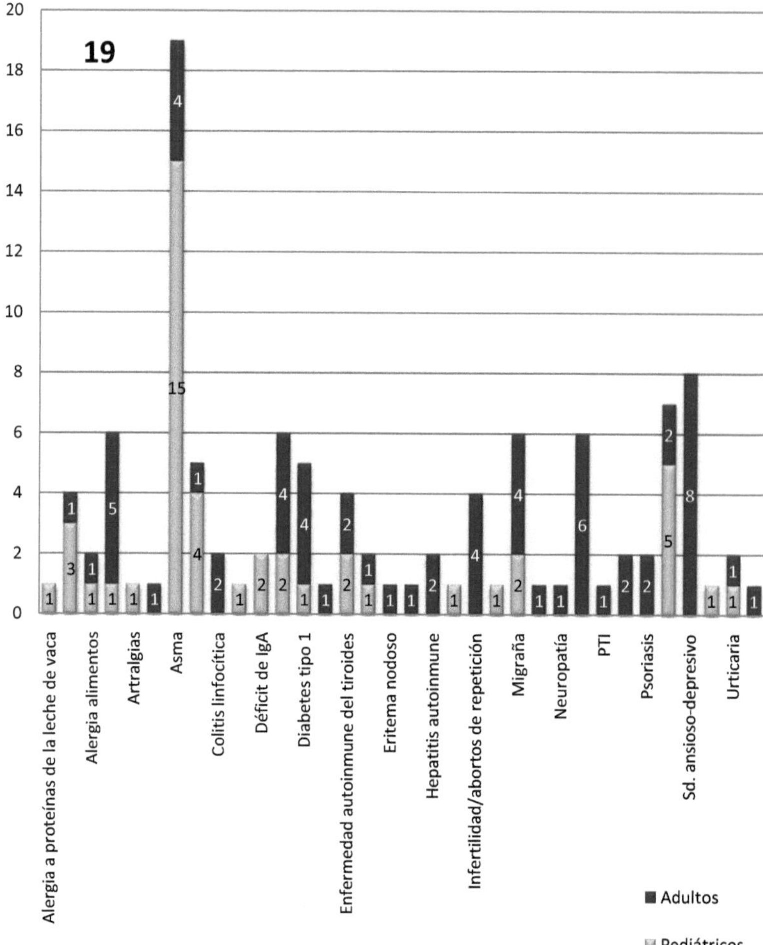

Diagrama de barras con la distribución numérica de enfermedades asociadas según edad

En el **gráfico de barras 19** se detallan todas las enfermedades asociadas, con el número de casos adultos y pediátricos. Teniendo en cuenta que el número de casos pediátricos y adultos es el mismo (60) se pueden comparar directamente. El asma (15 casos), junto con el aumento de transaminasas, son los más frecuentes en pediátricos, mientras que en adultos son más comunes el sd. ansioso y la osteoporosis

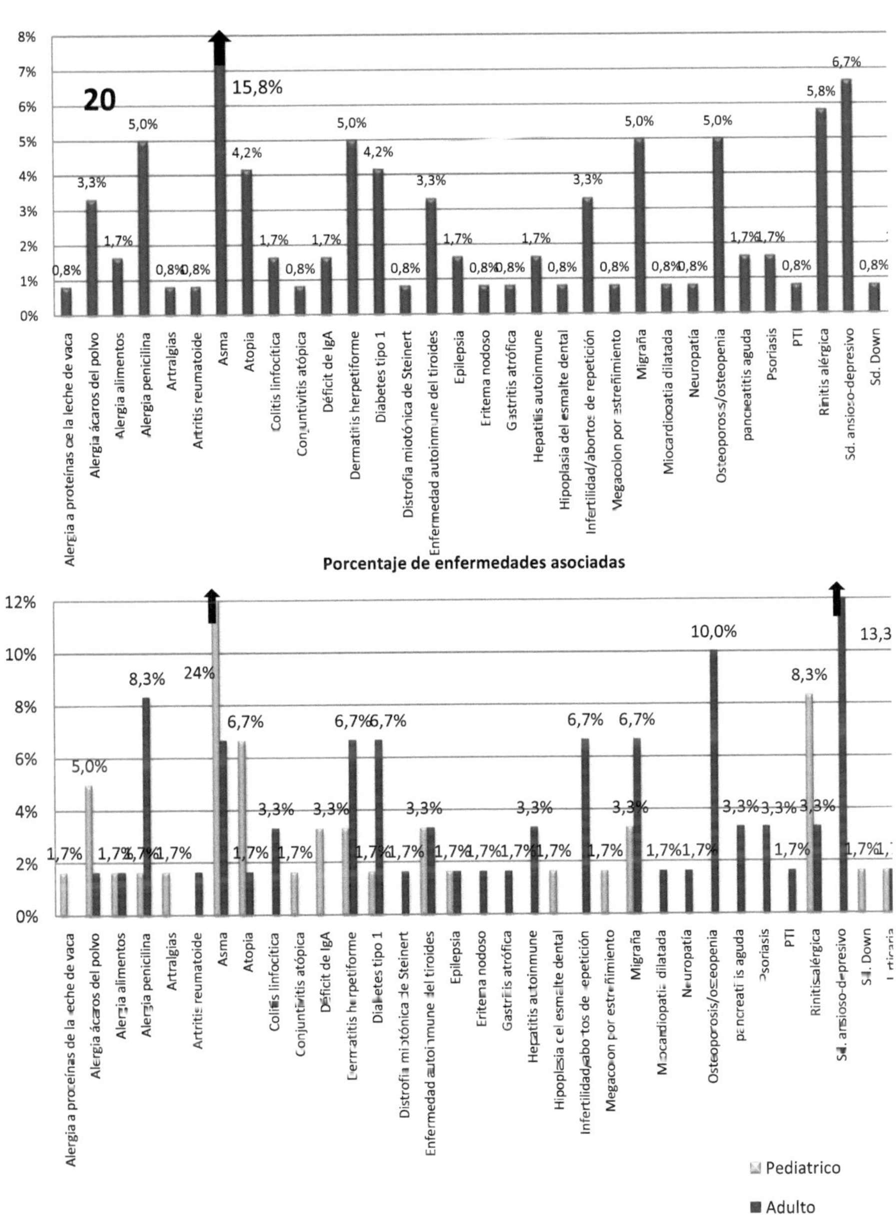
20
15,8%
24%
13,3
Porcentaje de enfermedades asociadas
Enfermedades asociadas (Pediátrico/adulto)
Pediatrico
Adulto

←

Porcentualmente estas enfermedades asociadas quedan reflejadas en el **gráfico 20** donde el 4 % de todos los pacientes tienen aumentada su frecuencia de procesos asmáticos. En el diagrama inferior se separa las enfermedades infantiles (donde destaca que el 24% de los pacientes pediátricos presenta asma) y del adulto, apreciándose en los estos últimos un porcentaje de 11% de sd. ansioso-depresivo y 9% de osteoporosis.

Entre los procesos alérgicos, destaca (con diferencia) por su número el asma (diagrama de barras 21). Efectivamente, según el porcentaje de los procesos alérgicos se observa una frecuencia del 15.8% para el asma, 5.83% para la rinitis alérgica y 4.16% para la alergia a la penicilina. Además se distingue la distribución en pediátricos y adultos (diagrama de barras 22 y 23), advirtiéndose en la edad infantil más casos de asma (15), rinitis alérgica (5), atopia (4) y alergia a ácaros del polvo (3) mientras que en adultos hay más casos de alergia a la penicilina (5) y a alimentos (4).

El número de enfermedades alérgicasencontrado (diagrama de sectores 24) es de 15% con una enfermedad alérgica, 7% con dos enfermedades alérgicas y 3% con tres o más enfermedades alérgicas. Con cierta frecuencia aparecen asociadas algunas enfermedades alérgicas con el asma (gráfica 25), como la rinitis alergica (6) y la atopia (4). Los familiares de los pacientes (se recogieron 155) manifiestan (gráfica 26) un 12% una enfermedad alérgica, un 2% dos y un 0.6% tres o más enfermedades alérgicas. De todas las enfermedades alérgicas (gráfica 27) en familiares destaca el asma (28% del total de enfermedades alérgicas), la rinitis alérgica (28%) y la atopia (16%).

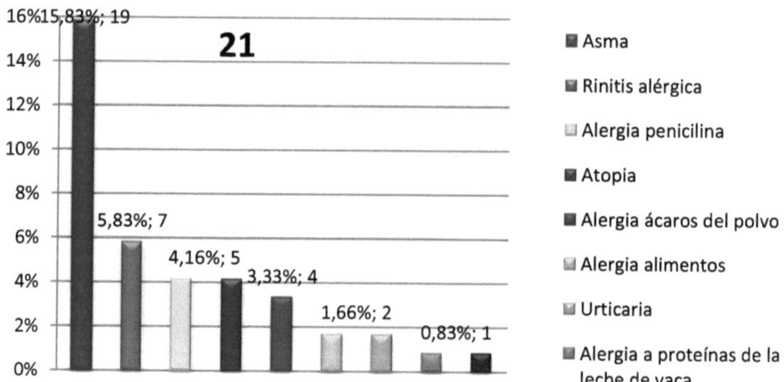

Diagrama de barras con el porcentaje de enfermedades alérgicas asociadas a EC.

En el **diagrama de barras 21** está representada la distribución numérica de enfermedades alérgicas en los pacientes celíacos, destacando el asma, que al realizar el porcentaje con respecto a los 120 pacientes es de un 15.83%, seguida de rinitis alérgica 5.83%, atopia 4.16%, y alergias a la penicilina 4.16% y los ácaros 3.33%.

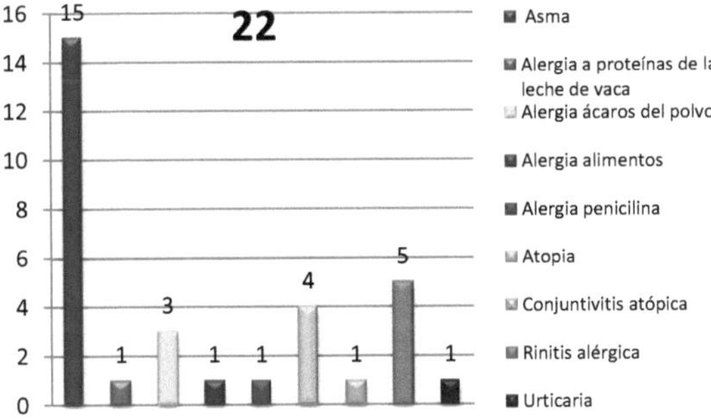

Diagrama de barras con la distribución de enfermedades alérgicas en edad pediátrica

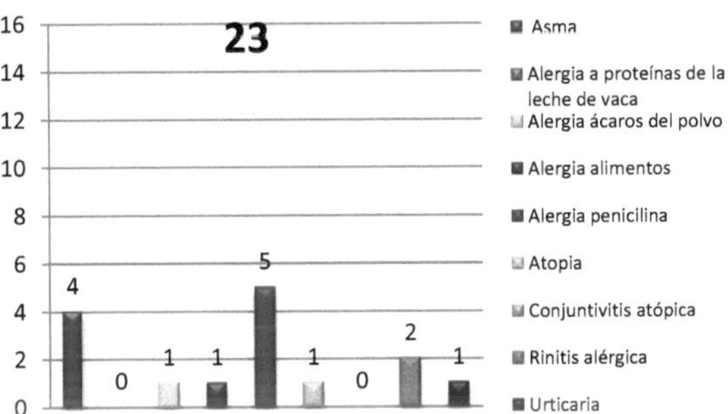

Diagrama de barras con la distribución de enfermedades alérgicas en edad adulta

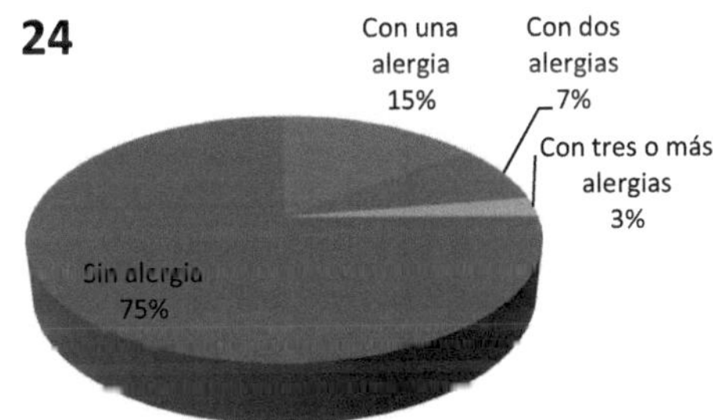

Porcentaje de pacientes celíacos con enfermedades alérgicas

Las **gráficas 22 y 23** muestran los casos de enfermedades alérgicas en pacientes pediátricos y adultos, observando más comúnmente el asma en pediátricos y la alergia a la penicilina en adultos. El **diagrama 24** indica si los pacientes presentan una, dos o tres o más alergias, 15, 7 y 3% respectivamente.

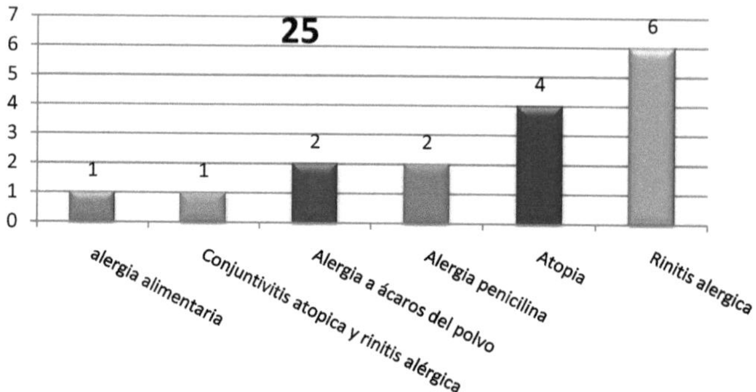

Distribución de casos de asma que se asociaron a otra enfermedad alérgica

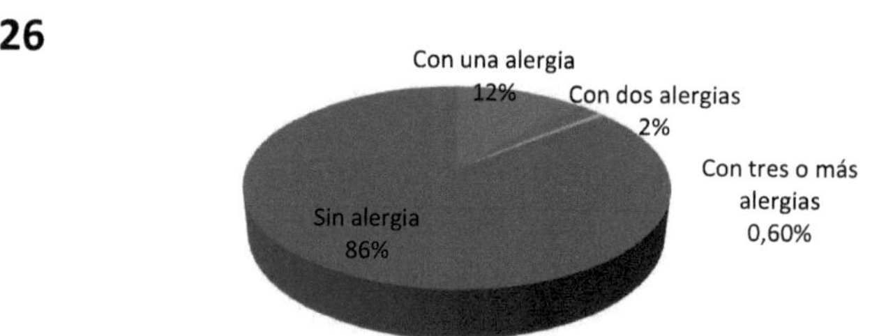

Porcentaje de familiares de pacientes celíacos con enfermedades alérgicas

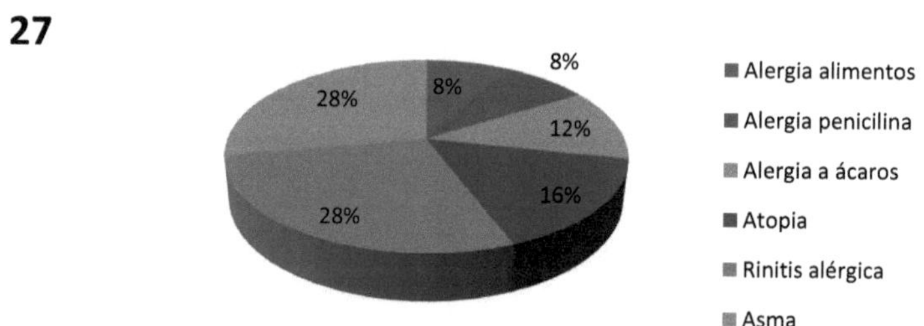

Frecuencia y tipo de enfermedad alérgica de familiares de pacientes celíacos

En el **diagrama de sectores 25** vemos que hay ciertas enfermedades alérgicas que se asociaron con asma en el mismo paciente. Al contabilizar las enfermedades alérgicas en familiares en porcentaje (**gráfica 26**) el 12% de los familiares presentaron 1 enfermedad alérgica, el 2% 2 y el 0.6% tres o más enfermedades alérgicas. El **diagrama de sectores 27** muestra el porcentaje de enfermedades alérgicas que presentaron los familiares especificando tipo, el asma y la rinitis alérgica son los más frecuentes 5%.

Al considerar las enfermedades autoinmunes asociadas a la enfermedad celíaca de los pacientes del estudio (N=120), 23 pacientes están afectos de enfermedades autoinmunes, es decir el 19% (diagrama de sectores 28 y 31). Se observa que los pacientes celíacos presentan una mayor frecuencia de dermatitis herpetiforme, 6 casos (5%) (4 adultos y 2 pediátricos), diabetes autoinmune 5 casos (4.16%) (4 adultos y 1 pediátricos) y tiroiditis autoinmune, 4 casos (3.33%) (1 adulto y 3 pediátricos).

La distribución de enfermedades autoinmunes según sexo permite apreciar que la casi la totalidad de casos corresponde al sexo femenino (rojo). Sólo 1 de los 25 casos con enfermedad autoinmune es masculino. Teniendo en cuenta que el número total de varones de la muestra es de 27 y el de pacientes del sexo femenino 93, esto representa un 3.70% de pacientes del sexo masculino afectos de enfermedades autoinmunes, frente a 30.1 % de pacientes del sexo femenino, con una significación estadística ($p<0.05$) (véanse diagrama de barras 29 con el número de procesos, donde se incluye la edad pediátrica y adulta y el diagrama de barras 30 para el sexo).

Atendiendo sólo al porcentaje según edad, aparecen más en adultos la dermatitis herpetiforme (6.6% de los pacientes adultos y 3.3% en los pediátricos) y la diabetes autoinmune (6.6% en adultos frente a 1.67% en pediátricos), mientras que la tiroiditis autoinmune aparece más en pacientes pediátricos (en el 5% de frente al 1.67% en adultos) (diagrama de barras 32). Hay que señalar que el 80% con Diabetes mellitus tipo 1 y EC eran menores de 18 años.

En los familiares de los pacientes de la muestra (referido únicamente a los que se constatan con datos clínicos, N=155) se observan 3 casos con diabetes autoinmune. Ninguno de ellos coincide con este tipo de procesos en los pacientes de la muestra (véase diagrama de sectores 33).

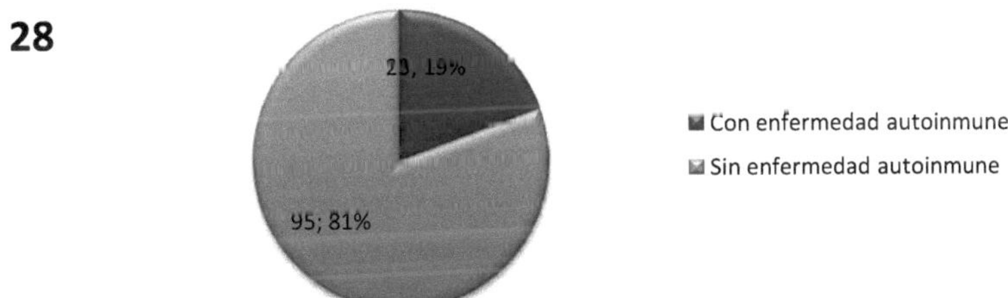

Gráfico 30. Porcentaje de enfermedades autoinmunes.

En el **grafico 28**, se aprecia que, el 19% de pacientes (23) presenta al menos una enfermedad autoinmune asociada.

29
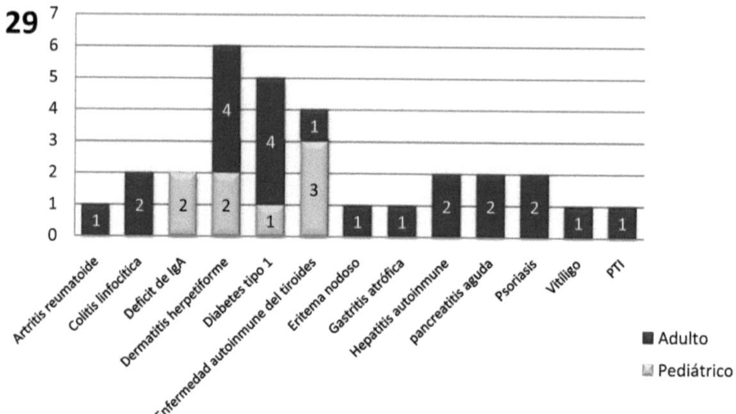

Distribución de enfermedades autoinmunes segun edad

30
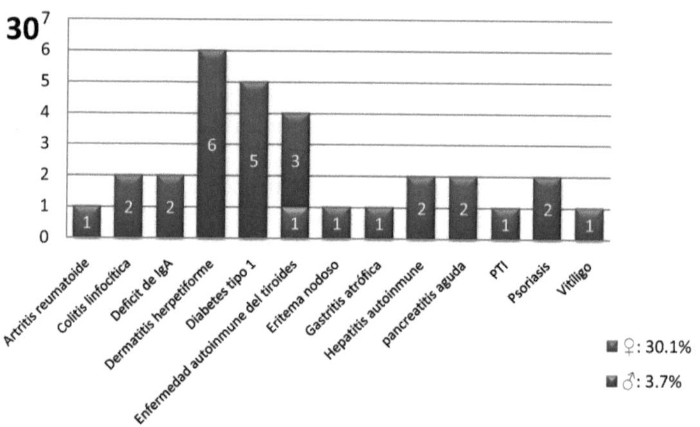

Distribución de enfermedades autoinmunes por sexo

En el **gráfico 29** se muestran de color amarillo las enfermedades autoinmunes en pacientes pediátricos y de marrón en adultos, en ambos destacan la dermatitis herpetiforme (4 adultos y 2 pediátricos) y diabetes tipo 1 (4 adultos y 1 pediátrico), en pediátricos además destaca la tiroiditis autoinmune (3). En dos pacientes coinciden 2 enfermedades autoinmunes (tiroiditis y colitis linfocítica en uno y artritis reumatoide y eritema nodoso en el otro). En el **diagrama 30** llama la atención la afectación del sexo femenino por enfermedades autoinmunes, que es mayoritaria, sólo 1 de los 25 casos era masculino, tiroiditis autoinmune, teniendo en cuenta que el número total de varones era 27 esto representa un 3.70%, frente a los 28 casos en pacientes del sexo femenino de 93 (30.1 %) lo cual es una diferencia significativa.

31

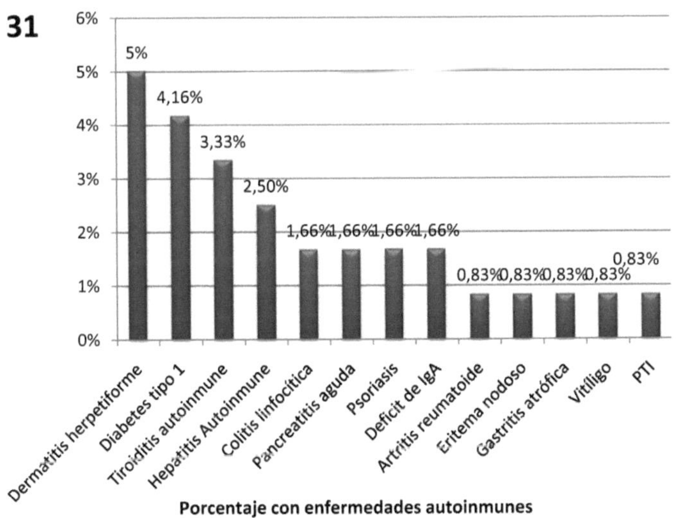

Porcentaje con enfermedades autoinmunes

32

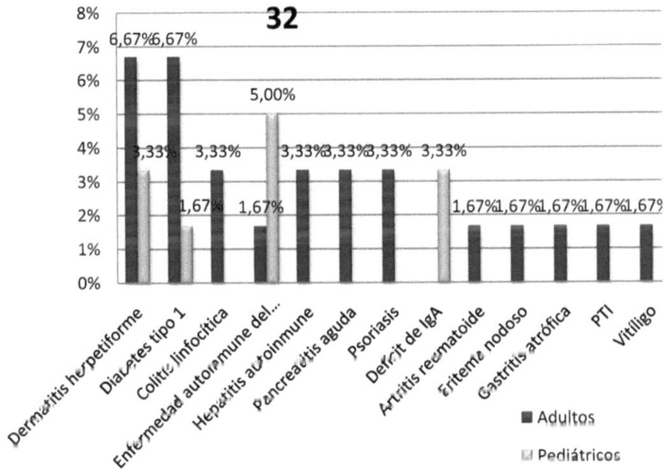

Porcentaje con enfermedades autoinmunes según edad

Distribución en diagramas de barras de las enfermedades autoinmunes encontradas en los pacientes estudiados (gráfica 31) considerando la edad pediátrica o adulta (gráfica 32). Las más frecuentes son la dermatitis herpetiforme (6.67%) y la diabetes tipo 1 (6.67%) entre los adultos y la tiroiditis (5%), dermatitis herpetiforme (3.33%) y Déficit de IgA (3.33%) en la edad infantil.

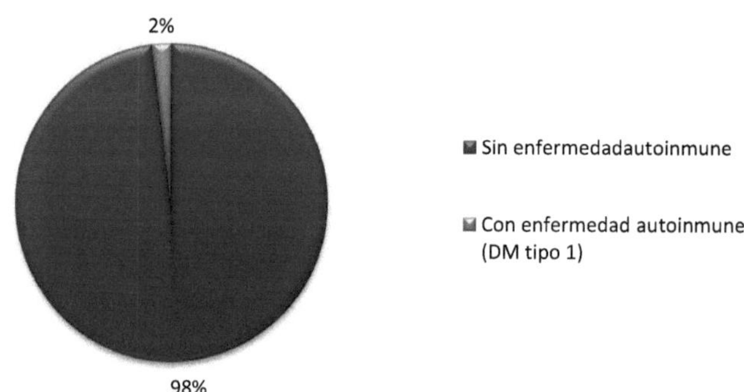

Frecuencia de al menos una enfermedad autoinmune en familiares de primer grado

En este diagrama de sectores vemos que solo un 2% de familiares presentaban enfermedades autoinmunes, todas Diabetes Mellitus tipo 1.

Se recogieron datos en relación a los meses de lactancia recibida en los pacientes, se puede ver que la mayoria no recibieron más de 6 meses de lactancia (gráfica 34).

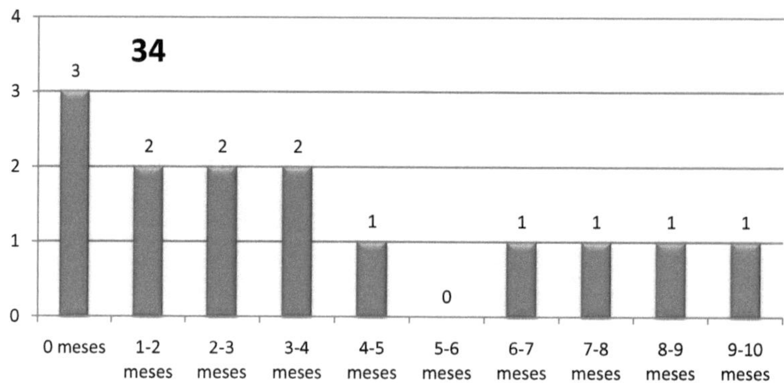

Meses de lactancia materna

Como se distingue en este diagrama de barras se recogieron datos sobre lactancia en 14 pacientes pediátricos, la mayoría de ellos la recibieron menos de 6 meses.

4.1.10 Presentación clínica-formas típica, paucisintomática y silente

El cuadro clínico de inicio se clasificó según los síntomas gastrointestinales en tres tipos: a) **silente**, cuando no presentaba síntomas ni signos del proceso y sólo alguna alteración analítica, siendo diagnosticados al estudiar familias o casualmente b) **paucisintomático/ monosintomático** en pacientes con síntomas atípicos o escasos (dolor abdominal, estreñimiento recurrente, anemia...) y c) **típico**, cuando la clínica correspondía con la mayoría de los síntomas o signos celíacos (diarrea crónica y malabsorción...).

Por otro lado, también se individualizaron los síntomas, teniéndose en cuenta aspectos tales como la edad y el sexo. En la primera distribución (gráfico 35) podemos observar una mayoría de casos paucisintomáticos (66.6%), seguidos por la presentación típica (28.33%) y un escaso número de casos silentes (5%).

4.1.11 Correlación entre presentación clínica y sexo

Atendiendo sólo a la distribución del tipo de cuadro clínico en relación al sexo, es similar en varones y pacientes del sexo femenino, excepto que estas últimas poseen todos los casos de formas silentes (gráfico 36).

4.1.12 Correlación entre presentación clínica y edad

Al analizar la distribución del tipo de cuadro clínico por edades (gráfico 37) se observa que la presentación típica ocurre en un 50% de los pacientes en edad pediátrica, mientras que las formas paucisintomáticas son las más comunes en la edad adulta (88.33%). La forma silente está distribuida al 50% en cada grupo, aunque todos los casos pediátricos se encontraron entre los 10 y los 13 años. Por lo tanto, si se toma como punto de corte los 10 años, todos los casos silentes cursan en edades superiores.

4.1.13 Correlación entre presentación clínica y el año de biopsia

Se expone la presentación clínica en relación al año de la biopsia, poniéndose de manifiesto que los porcentajes de las formas paucisintomáticas y silentes aumentan en los últimos años con respecto a los primeros (gráfica 38).

4.1.14 Correlación de la presentación con los datos de edad y sexo

Cuando se compara la distribución de las formas clínicas con el sexo y la edad (gráfica 39), destaca en los varones un pico entre 1 y 4 años para las formas típica y paucisintomática, existiendo para esta última un segundo pico entre 30 y 40 años. En el sexo femenino, se repite el primer pico de 1 a 4 años para la forma típica, apareciendo la forma paucisintomática con menos frecuencia. Esta última se incrementa de forma brusca entre 30 y 40 años, desapareciendo la forma típica.

4.1.15 Presentación de síntomas específicos en relación a la edad

En el diagrama de barras 40 se muestran el número de síntomas y signos recogidos en todos los pacientes. Además se compara la clínica en porcentaje entre los pacientes adultos y pediátricos (gráfica 40a y 40b) (N=120) y entre el sexo masculino y femenino (graficas 40c y 40d). La ferropenia resultó el signo más común en pediátricos y adultos (63 y 30% respectivamente), en los pediátricos además es significativa la distensión abdominal (13%), la disminución de peso (12%) y las diarreas (11%) mientras que en el caso de los adultos los que destacan son la dispepsia/SII (17%), la anemia (13%) y las diarreas (9%).

El dolor abdominal recurrente se define como el dolor abdominal que estaba presente al menos una vez a la semana durante al menos 3 meses antes del diagnóstico y sin evidencia de inflamación, sin cambios anatómicos, procesos metabólicos o neoplásicos que expliquen los síntomas (McOmber, 2007).

El estreñimiento se define como menos de 3 deposiciones por semana, o paso de las heces de gran diámetro, que pueden obstruir el inodoro o defecación dolorosa durante las últimas 8 semanas (Boccia, 2007).

Las definiciones de SII y Dispepsia se tomaron de los criterios de Roma II.

4.1.16 Presentación de los síntomas específicos en relación al sexo

En varones (gráfica 40c) destaca la distensión abdominal (33%), la ferropenia (33%), las diarreas (30%) y la disminución de peso (22%). En pacientes del sexo femenino (grafica 40d) lo más frecuente es la ferropenia (51%), la disminución de peso (32%), las diarreas (30%) y la distensión abdominal (28%).

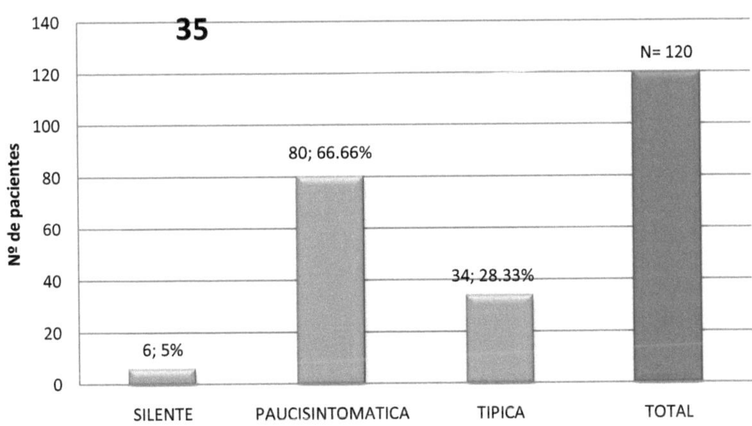

Distribución de la presentación clínica

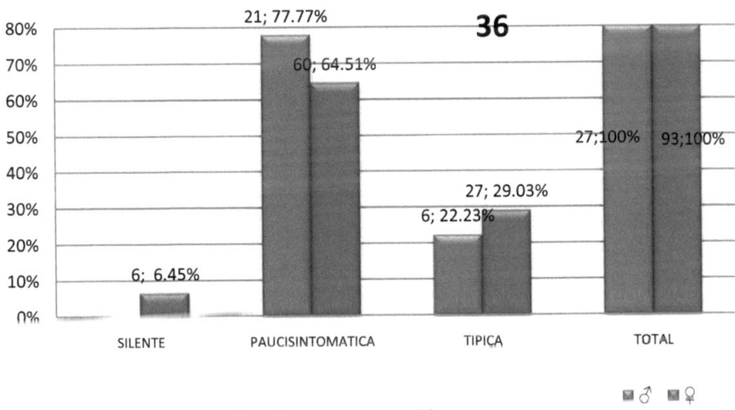

Distribución por presentación y sexo

En la **gráfica 35** se evidencia la clínica paucisintomática como la más prevalente en nuestra muestra con un 66.66% de los casos. En la **gráfica 36** vemos la distribución de la presentación clínica en relación al sexo, que es similar en ambos sexos. Nótese que las formas silentes están solo en las pacientes del sexo femenino, en los tipos paucisintomático y típico la variación entre sexos no es significativa.

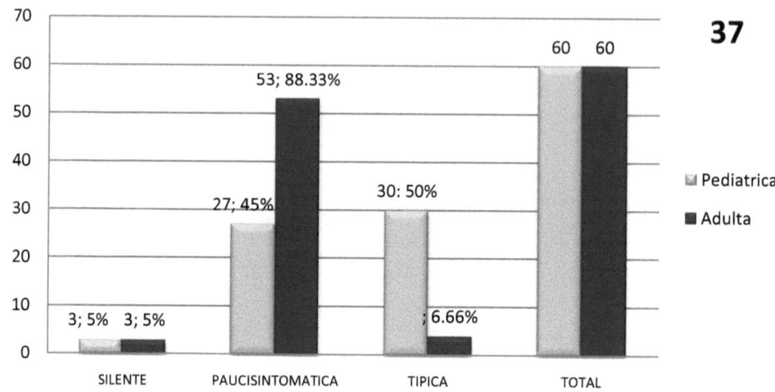

Distribución por presentacion y edad pediátrica o adulta

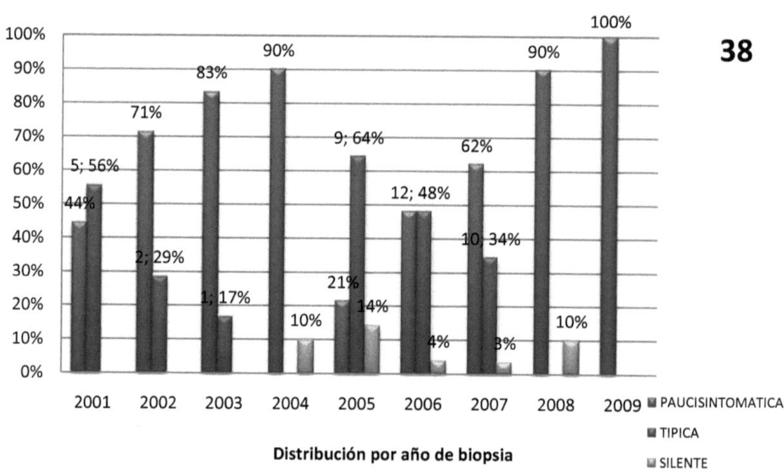

Distribución por año de biopsia

El **diagrama 37** es útil para observar la relación entre la presentación clínica y la edad pediátrica o adulta. En la edad pediátrica la presentación típica es la más frecuente aunque bastante próxima a la paucisintomática. En adultos, la presentación paucisintomática representa la casi totalidad de los casos. En el **gráfico 38** se evidencia el cambio de presentaciones clínicas, que en los últimos años ha pasado a ser fundamentalmente a expensas de formas paucisintomáticas

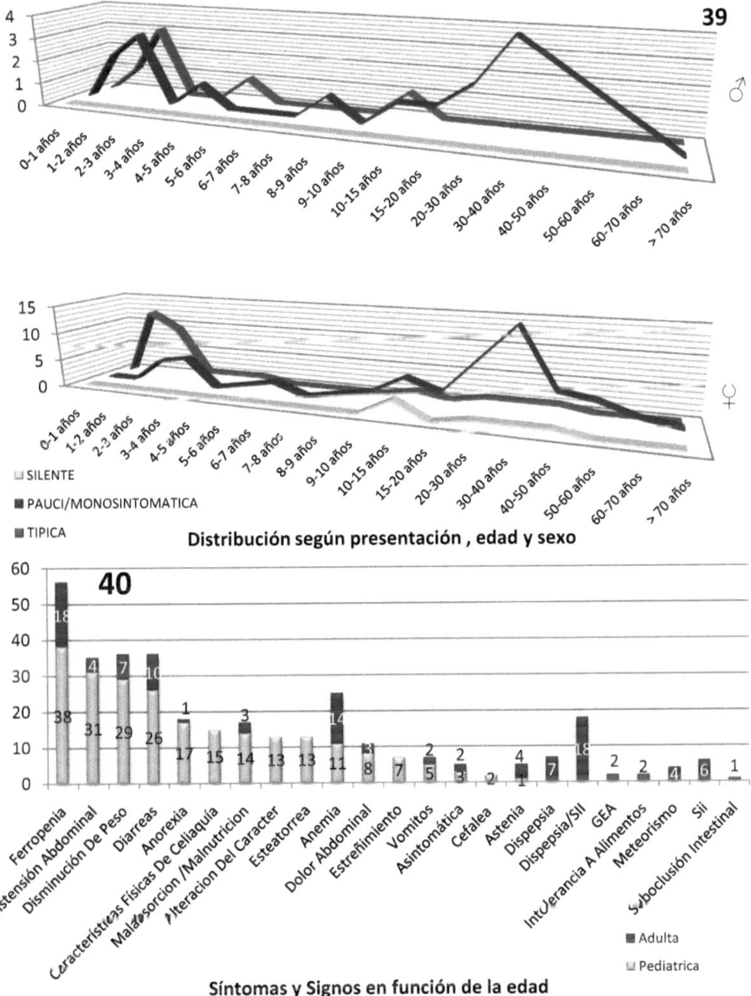

En la **gráfica 39** se muestra una distribución de la presentación clínica con respecto a la edad, como se puede ver, son bastante similares si se ajusta **la escala** por haber menos casos varones. En la primera década se distinguen un pico más alto de casos de presentación típica en el sexo femenino, que aparece distribuido entre la típica y la paucisintomática en varones. En el **diagrama de barras 40** se pueden observar los síntomas y signos encontrados en pacientes pediátricos y adultos, existiendo diferencias importantes entre ambos. En adultos prevalece la dispepsia, SII y ferropenia en pediátricos ferropenia, distensión abdominal, disminución de peso y diarreas.

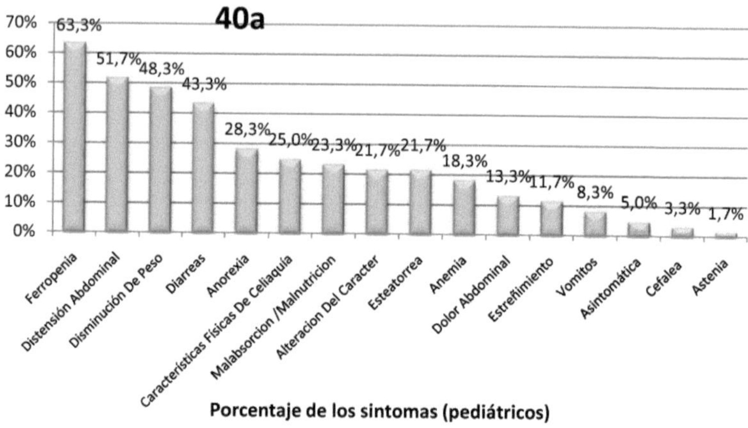

Porcentaje de los sintomas (pediátricos)

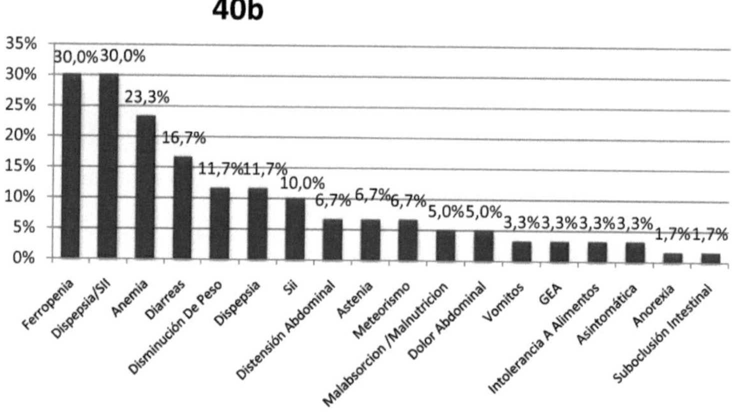

Porcentaje de los síntomas (adultos)

En el **diagrama de sectores 40a** vemos el porcentaje de todos los síntomas y signos advertidos en pacientes pediátricos ordenados de mayor a menor. En el **diagrama 40b** se representa también la clínica pero en el caso de pacientes adultos, lo cual nos permite compararlos. Efectivamente, aunque ambos coinciden en mostrar la ferropenia como hallazgo más frecuente (63 y 30% respectivamente), en el caso de los pediátricos encabezan también la lista la distensión abdominal (13%), la disminución de peso (12%) y las diarreas (11%) mientras que en el caso de los adultos los que destacan son la dispepsia/SII (17%), la anemia (13%) y las diarreas (9%).

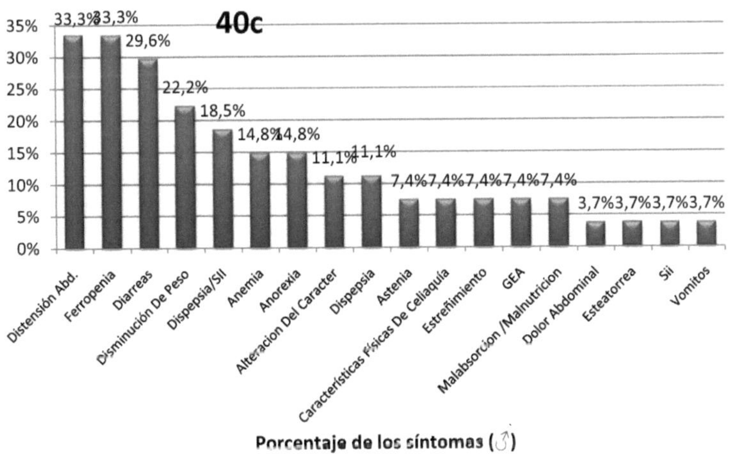

Porcentaje de los síntomas (♂)

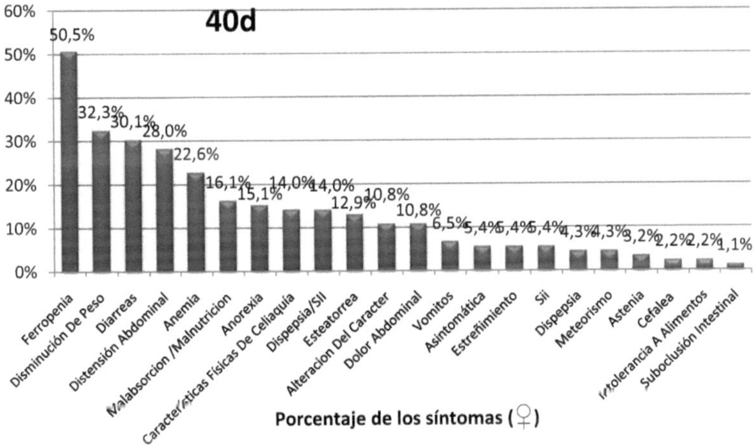

Porcentaje de los síntomas (♀)

En las **gráficas 40c y 40d** se pueden comparar los síntomas y signos según sexo. En pacientes del sexo femenino lo más frecuente es la ferropenia (51%), la disminución de peso (32%), las diarreas (30%) y la distensión abdominal (28%). En el sexo masculino la distensión abdominal (33%), la ferropenia (33%), las diarreas (30%) y la disminución de peso (22%).

4.1.17 Estudio genético

El estudio genético de todos los pacientes pediátricos permite ver en el diagrama de barras 41 el resultado genético más frecuente, DQ2. Hay 5 pacientes con DQ8 (de los cuales 4 son DQ2 y 1 DQ8) y 5 homocigotos para DQ2. Efectivamente (gráfica 42), el 98% de los pacientes presentaron DQ2, y el 8% DQ8 (un 6% DQ2-DQ8 asociados). No se evidenciaron homocigotos DQ8.

41

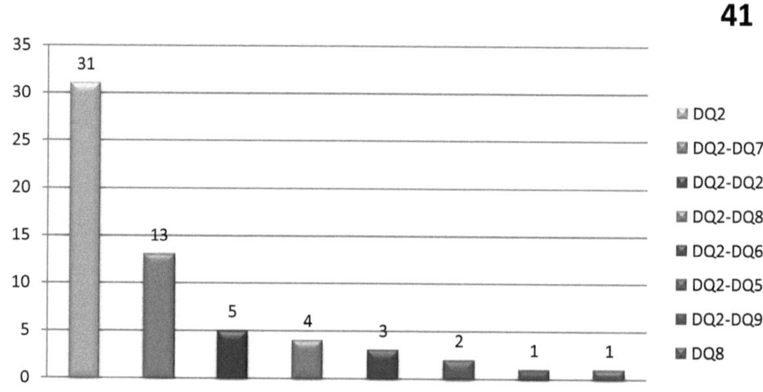

Distribución de HLA en todos los pacientes pediátricos

42

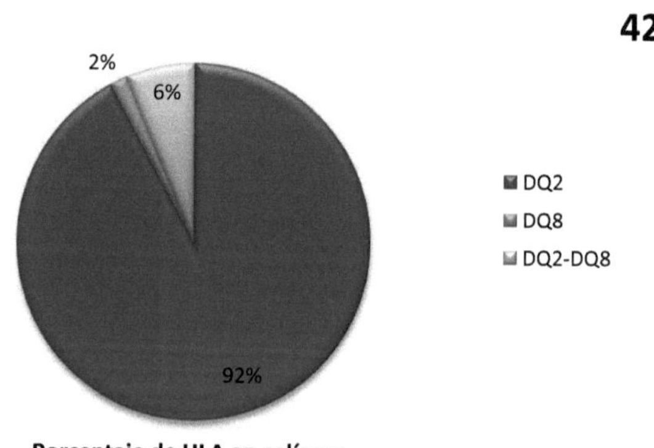

Porcentaje de HLA en celíacos

En la **gráfica 41** se muestran los HLA de todos los pacientes pediátricos, predomina el heterocigoto DQ2. Al considerar en el **diagrama de sectores 42** exclusivamente los que se conocen asociados a la EC, se evidencian los porcentajes para DQ2 sin DQ8 (92%), DQ2 con DQ8 (6%) y sólo DQ8 (2%).

4.1.18 Resultados histológicos

Atendiendo a los resultados histológicos de los 120 pacientes (gráfica 42), se ponen de manifiesto como más frecuentes los grados 3b y 3c de Marsh-Overhuber con 49 (40.83%) y 47 (39.16%) casos, respectivamente. Hay que destacar el escaso número de casos grado 1 (6) y grado 2 (1). Con respecto a la edad pediatrica, hay una aumento de casos 3c con respecto a la edad adulta, los otros grados son similares. Cuando se tiene en cuenta el sexo se mantiene la proporción de casos sexo femenino / masculino en el grado 3b, existiendo diferencias significativas en los grados 3a (11.11% del sexo masculino frente a 5.05% del femenino) y 3c (44.44% del sexo masculino frente a 37.63% del femenino). Se mantienen los picos de edad (gráfica 45) en la primera década y entre la segunda-tercera y cuarta-quinta décadas, los grados 1 y 2 al ser escasos, no tienen significación estadistica al comparar sexos.

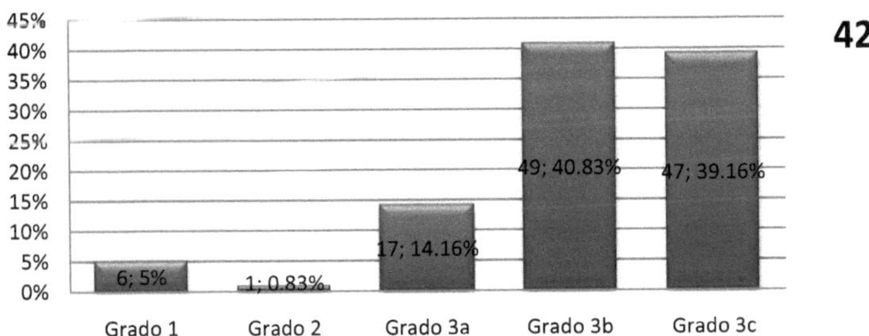

Distribución del grado de Marsh.

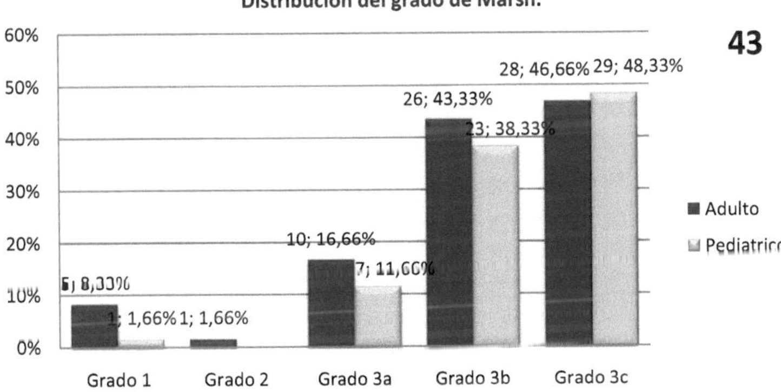

Distribución del grado de Marsh según edad

Distribución de la muestra según grados de Marsh. Los grados más comunmente observados en los 120 pacientes fueron 3b (40.83%) y 3c (39.16%). En el **gráfico 43** se observa la distribución según edad donde hay una incremento de casos 3c en la edad pediatrica con el resto de grados similares.

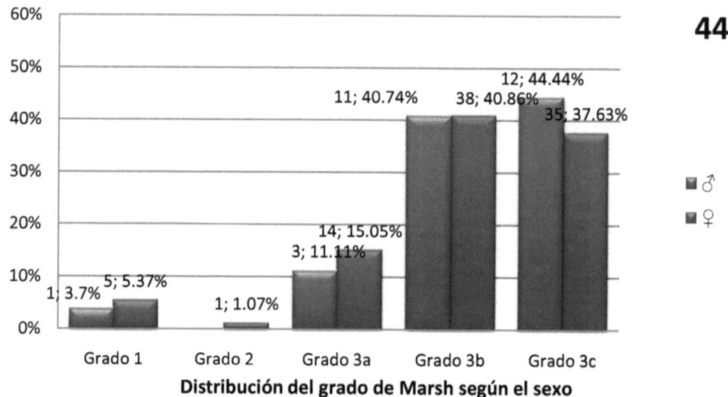

Distribución del grado de Marsh según el sexo

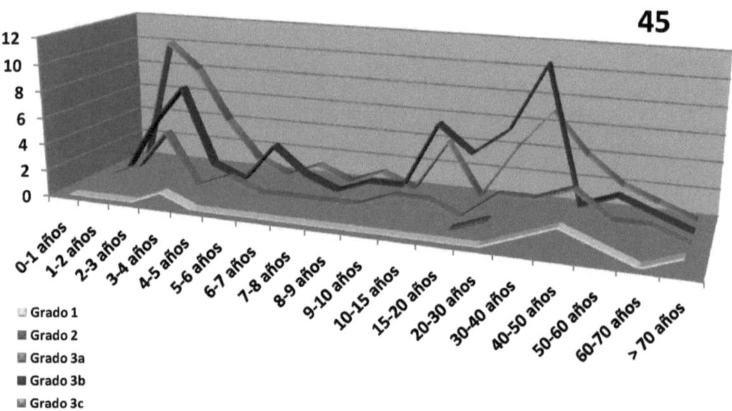

Distribución tridimensional de los grados histológicos con respecto a la edad

Al tener en cuenta el sexo (86 pacientes del sexo femenino y 24 varones) (**diagrama 44**) las barras masculino / femenino son similares en su proporción, mayor frecuencia de grado 3c en el masculino (44.44%) y 3a en el sexo femenino (15.05%). **Gráfico 45**. Polígono de frecuencias tridimensional donde se distinguen los picos de frecuencia. En los 4 grados histológicos representados se mantienen los picos de edad observados en la gráfica 10 de edad, es decir en la primera década y entre la tercera y quinta décadas, aunque son menos manifiestos en los grados con menos casos.

4.1.19 Datos clínico-analíticos específicos:

Asimismo, se obtuvieron las cifras analíticas de pacientes celíacos correlacionándolas con los grados de Marsh-Oberhuber y se compararon los marcadores de EC antes y después de una dieta libre de gluten. La importancia de las diferencias entre grupos se estudió con el programa informático SPSS 18.0. Un *p* valor de <0,05 fue considerado significativo. A continuación se detallarán estos resultados mediante estadísticos descriptivos, coeficientes de correlación y pruebas t de Student representándolos en gráficas de regresión lineal.

4.1.19.1 Hemoglobina

En 51 pacientes se correlacionaron las cifras de Hb con el grado de Marsh (expresado como un valor numérico del 1 al 5 en cada caso 1, 2, 3a, 3b, 3c).

La media de la Hemoglobina es de 11.85, con una desviación típica de 1.53. La media del grado de Marsh 4.20 (es decir 3b) y su desviación típica 0.98 (tabla 6).

Se realizó la recta de regresión lineal (véase gráfica 46) advirtiéndose que existe una relación entre las cifras de hemoglobina y el grado, se pone de manifiesto que las cifras de hemoglobina disminuyen al aumentar el grado, con un coeficiente de correlación de Pearson muy bajo y negativo (poca dependencia entre Hb y grado) (ver tabla 7).

Estadísticos descriptivos Tabla 6

	N	Mínimo	Máximo	Media	Desv. típ.
Hb	51	7,10	14,40	11,8549	1,53105
GRADO	51	1,00	5,00	4,2000	,98974
N válido (según lista)	51				

Correlaciones. Tabla 7

		Hb	GRADO
Hb	Correlación de Pearson	1	-0,178
	Sig. (bilateral)		,217
	N	51	51
GRADO	Correlación de Pearson	0,178	1
	Sig. (bilateral)	,217	
	N	51	51

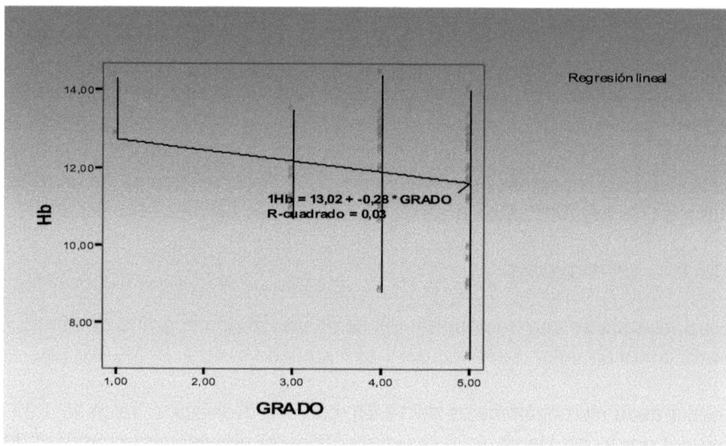

Grafica 46. En esta gráfica se observa que existe una relación inversa (aunque con poca dependencia) en la que al aumentar el grado disminuye la cifra de hemoglobina. El coeficiente de correlación es bajo.

4.1.19.2 Ferritina

Al realizar los mismos cálculos con las cifras de ferritina (51 pacientes), se obtiene una recta de regresión (gráfico 47) en la que existe una relación inversa estadísticamente significativa (p=0.01) entre el aumento del grado de Marsh y la disminución de la ferritina (tabla 8 y 9).

Estadísticos descriptivos. Tabla 8

	N	Mínimo	Máximo	Media	Desv. típ.
Ferritina	51	,00	109,00	20,9255	20,01143
GRADO	51	1,00	5,00	4,2800	,85809
N válido (según lista)	51				

Correlaciones. Tabla 9

		Ferritina	GRADO
Ferritina	Correlación de Pearson	1	-,386(**)
	Sig. (bilateral)		,006
	N	51	51
GRADO	Correlación de Pearson	-,386(**)	1
	Sig. (bilateral)	,006	
	N	51	51

** La correlación es significativa al nivel 0,01 (bilateral).

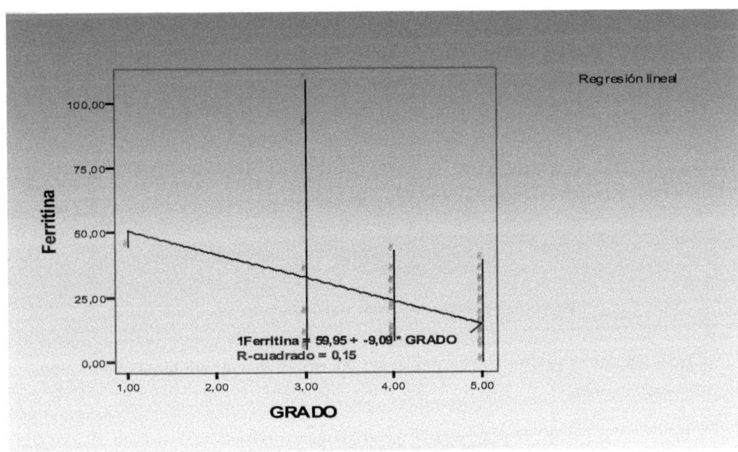

Gráfica 47. La recta representa una relación inversa entre la ferritina y el grado de Marsh. El resultado es estadísticamente significativo, es decir existe dependencia entre el grado y la ferritina.

4.1.19.3 Hipertransaminasemia

En 68 pacientes se recogieron las cifras de transaminasas. El 27.94% (19) presentaban alteración de transaminasas. Destacaron los casos pediátricos 32.43% (12) sobre los adultos 22.58% (7).

La AST sérica se encontraba elevada en 18 casos (26.47%), con una media de 35.31 U/l (valores normales [<40]); rango, 10-111). La ALT sérica se encontraba elevada en 10 (14.71%) casos, con una media de 30.84 U/l (VN, <40; rango, 6-97). Si se extraen solo los casos con incremento de AST y ALT, la media de elevación fue 57.28 U/l para AST (rango 40-111) y de 67.66 U/l para ALT (rango 42-97).

Para analizar la relación entre las transaminasas y el grado se asignó los valores desde 1 a 5 (Marsh 1, 2, 3a, 3b, 3c).

Se muestra una relación directa entre las transaminasas y el grado de Marsh, con resultados estadísticamente significativos (tabla 10, graficas 49 y 50).

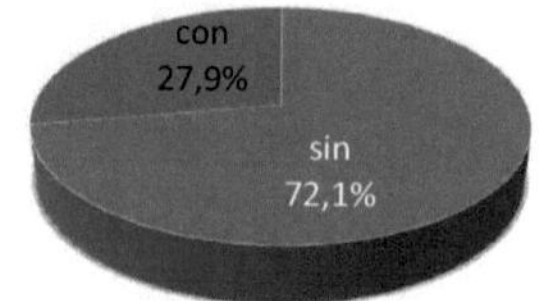

Porcentajes de alteración de transaminasas

Gráfica 48. En la gráfica vemos que el 27.9% de los pacientes presentaron hipertransaminasemia.

Estadísticos descriptivos Tabla 10

	N	Mínimo	Máximo	Media	Desv. típ.
AST	68	10,00	111,00	35,3088	17,91377
ALT	68	6,00	97,00	30,8471	18,93780
GRADO	68	3,00	5,00	4,4179	,65480
N válido (según lista)	68				

Estadísticos descriptivos Tabla 11

	N	Mínimo	Máximo	Media	Desv. típ.
AST	18	40,00	111,00	57,2778	18,88605
N válido (según lista)	18				

Estadísticos descriptivos Tabla 12

	N	Mínimo	Máximo	Media	Desv. típ.
ALT	10	42,00	97,00	67,6600	20,22629
N válido (según lista)	10				

Correlaciones. Tabla 13

		AST	GRADO
AST	Correlación de Pearson	1	,304(*)
	Sig. (bilateral)		,012
	N	68	68
GRADO	Correlación de Pearson	,304(*)	1
	Sig. (bilateral)	,012	
	N	68	68

* La correlación es significante al nivel 0,05 (bilateral).

Correlaciones. Tabla 14

		ALT	GRADO
ALT	Correlación de Pearson	1	,270(*)
	Sig. (bilateral)		,027
	N	68	68
GRADO	Correlación de Pearson	,270(*)	1
	Sig. (bilateral)	,027	
	N	68	68

* La correlación es significante al nivel 0,05 (bilateral).

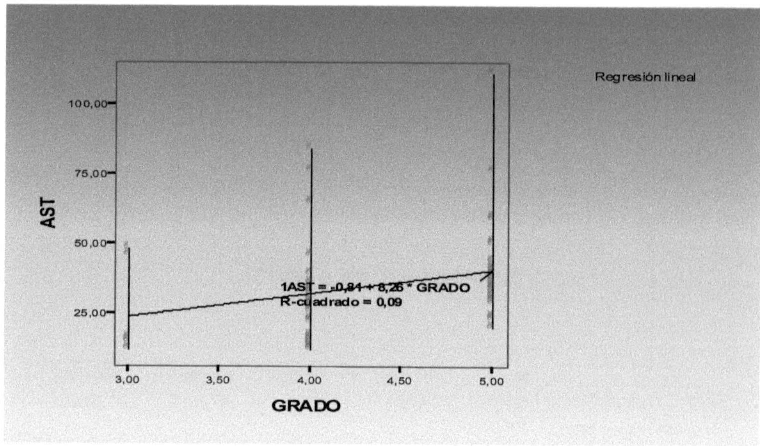

Gráfica 49. Recta de regresión entre AST y grado histológico. La relación directa es significativa

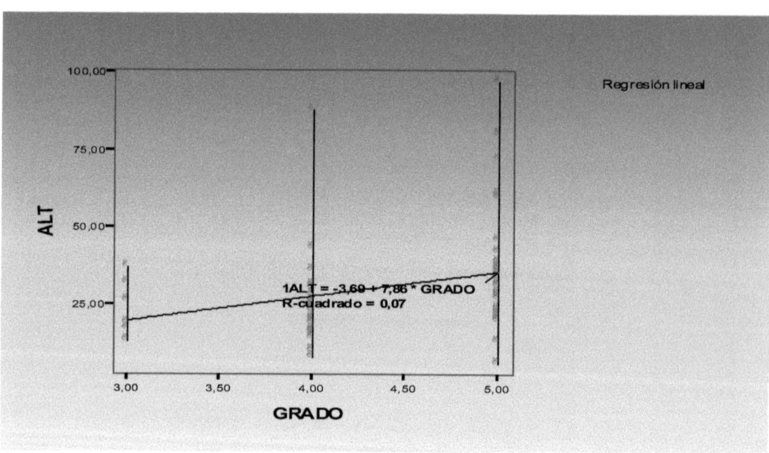

Gráfica 50. Recta de regresión entre ALT y grado histológico. La relación directa es significativa.

4.1.19.4 Enzima AGA

Se recogió este el valor en 85 pacientes. Se hizo la estadística en 44 pacientes pediátricos, al ser esta enzima más fiable en estas edades, obteniéndose una media de 100.18 (tabla 15). En la gráfica 51 se observa una relación directa estadísticamente significativa (p=0.01) entre el grado de lesión y la enzima AGA (tabla 16).

También se realizó una T de Student para comparar la AGA antes y después de un periodo de seguimiento (entre 2 y 5 años) con dieta sin gluten poniendo de manifiesto que esta dieta fue efectiva en disminuir las cifras de AGA, es decir es significativa (tablas 17 e 18).

Estadísticos descriptivos. Tabla 15

	N	Mínimo	Máximo	Media	Desv. típ.
AGA1	44	,00	513,00	100,1852	111,01354
GRADO	44	1,00	5,00	4,3488	,86969
N válido (según lista)	44				

Correlaciones. Tabla 16

		AGA1	GRADO
AGA1	Correlación de Pearson	1	,415(**)
	Sig. (bilateral)		,006
	N	44	44
GRADO	Correlación de Pearson	,415(**)	1
	Sig. (bilateral)	,006	
	N	44	44

** La correlación es significativa al nivel 0,01 (bilateral).

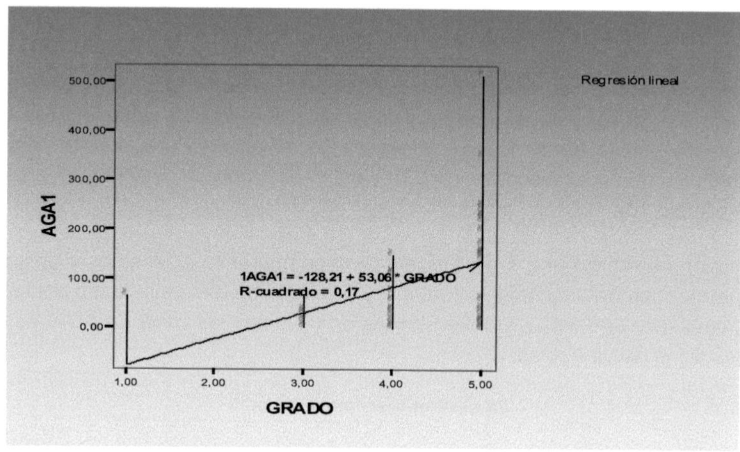

Gráfica 51. En esta recta de regresión lineal observamos una relación directa estadísticamente significativa.

Estadísticos de muestras relacionadas. Tabla 17.

		Media	N	Desviación típ.	Error típ. de la media
Par 1	AGA1	100,1852	44	111,01354	16,73592
	AGA2	15,3636	44	37,80371	5,69912

Prueba de muestras relacionadas. Tabla 18.

		Diferencias relacionadas					t	gl	Sig. (bilateral)
		Media	Desvia-ción típ.	Error típ. de la media	95% Intervalo de confianza para la diferencia		Media	Des-viación típ.	Error típ. de la media
		Inferior	Superior	Inferior	Superior	Inferior	Superior	Inferior	Superior
Par 1	AGA1 - AGA2	84,82159	109,24379	16,46912	51,60844	118,03474	5,150	43	,000

4.1.19.5 Enzima EMA

Se recogió en 105 pacientes, donde se analiza la relación entre grado y EMA. De nuevo se asignaron los valores desde 1 a 5 (Marsh 1, 2, 3a, 3b, 3c) y se utilizó el denominador del título de EMA para el cálculo, obteniéndose los estadísticos descriptivos (tablas 19 y 20). Se aprecia una relación directa (gráfica 52), con resultados estadísticamente significativos. En 52 casos se dispuso de las cifras antes y después de la dieta sin gluten y se realizó una prueba t- Student para el anterior contraste de muestras apareadas que resulto estadísticamente significativo. Significación bilateral=<0.05. Es decir hay diferencias entre antes y después de la dieta sin gluten (ver tabla 21 y 22)

Estadísticos descriptivos. Tabla 19

	N	Mínimo	Máximo	Media	Desv. típ.
EMA	105	0,00	1/1280,00	1/170,428	1/255,664
GRADO	120	1,00	5,00	4,1167	1,02230
N válido (según lista)	105				

Correlaciones. Tabla 20

		EMA	GRADO
EMA	Correlación de Pearson	1	,333(**)
	Sig. (bilateral)		,001
	N	105	105
GRADO	Correlación de Pearson	,333(**)	1
	Sig. (bilateral)	,001	
	N	105	120

** La correlación es significativa al nivel 0,01 (bilateral).

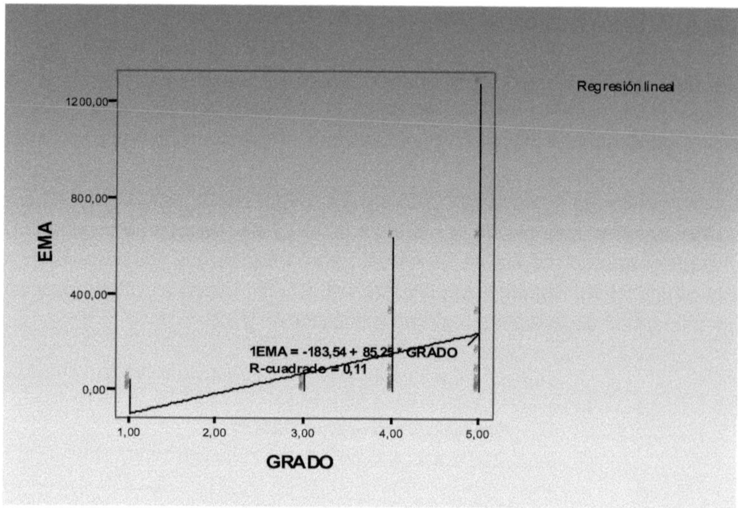

Gráfica 52. El programa estadístico no aceptaba tantos decimales, por lo que se representa el denominador del título de la enzima, por lo que esta gráfica muestra una relación directa, al aumentar el grado, aumenta la EMA, con una relación estadísticamente significativa.

Estadísticos de muestras relacionadas. Tabla 21

		Media	N	Desviación típ.	Error típ. de la media
Par 1	EMA1	1/116,580	52	1/96,94294	1/13,44357
	EMA2	1/12,6115	52	1/19,53404	1/2,70888

Prueba de muestras relacionadas. Tabla 22

		Diferencias relacionadas					t	gl	Sig. (bilateral)
		Media	Desviación típ.	Error típ. de la media	95% Intervalo de confianza para la diferencia		Media	Desviación típ.	Error típ. de la media
		Inferior	Superior	Inferior	Superior	Inferior	Superior	Inferior	Superior
Par 1	EMA1 -EMA2	1/103,96	1/89,133	1/12,360	1/79,154	1/128,7840	1/8,411	1/51	,000

4.1.19.6 Enzima tTG

El rango de positividad en nuestro laboratorio para la tTG es de 20-200 RU/mL). La tTG se realizó en 118 pacientes, siendo positivos 111 es decir el 95%. Se efectuaron las mismas operaciones descritas para las otras dos enzimas en el caso de la tTG. Al representar una recta de regresión con la transglutaminasa y el grado histológico, se distingue claramente como esta aumenta con el grado, siendo estadísticamente significante. Como se puede ver en la gráfica 53 y en la tabla 23 y 24, el coeficiente de correlación de Pearson es 0.334 (√0,11), por lo que existe una relación directa. En 67 pacientes se dispuso de análisis antes y después de la dieta con gluten. Al hacer la t de Student para el contraste de muestras apareadas, el resultado de la disminución de la tTG con la dieta sin gluten, es también significativo, significación bilateral= <0.05, es decir hay diferencias entre antes y después de la dieta sin gluten (tablas 25 y 26).

Estadísticos descriptivos. Tabla 23

	N	Mínimo	Máximo	Media	Desv. típ.
tTG1	118	2,00	520,00	133,2881	90,38712
GRADO	120	1,00	5,00	4,1167	1,02230
N válido (según lista)	118				

Correlaciones. Tabla 24

		tTG1	GRADO
tTG1	Correlación de Pearson	1	,429(**)
	Sig. (bilateral)		,000
	N	118	118
GRADO	Correlación de Pearson	,429(**)	1
	Sig. (bilateral)	,000	
	N	118	120

** La correlación es significativa al nivel 0,01 (bilateral).

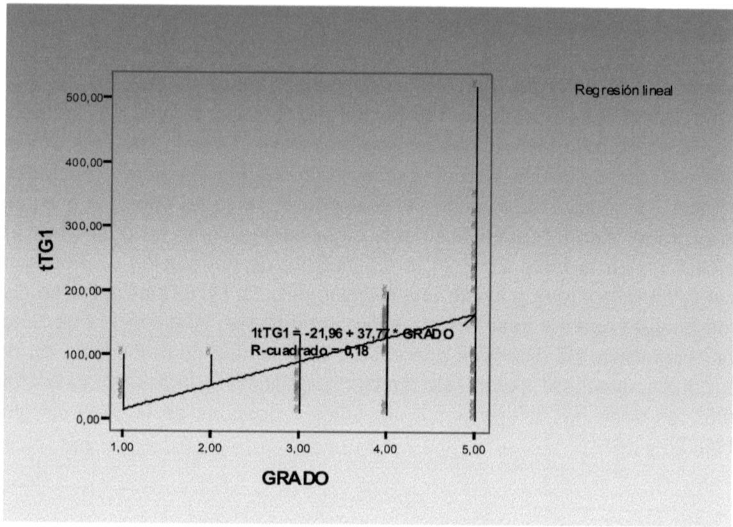

Gráfica 53. Recta de regresión lineal que representa una relación directa y significativa entre la cifra de transglutaminasa y el grado histológico.

Estadísticos de muestras relacionadas. Tabla 25

		Media	N	Desviación típ.	Error típ. de la media
Par 1	tTG1	111,1791	67	78,58115	9,60022
	tTG2	19,0955	67	35,16457	4,29604

Prueba de muestras relacionadas. Tabla 26

		Diferencias relacionadas					t	gl	Sig. (bilateral)
		Media	Desviación típ.	Error típ. de la media	95% Intervalo de confianza para la diferencia		Media	Desviación típ.	Error típ. de la media
		Inferior	Superior	Inferior	Superior	Inferior	Superior	Inferior	Superior
Par 1	tTG1 -tTG2	92,08358	85,87677	10,49152	71,13659	113,03057	8,777	66	,000

4.1.19.7 Correlación entre EMA y tTG

Además se analizó la relación entre las cifras de EMA y tTG, en los 102 casos en que se dispuso de ambas, realizando una recta de regresión. La concentración de anti-tTG se correlaciona fuertemente con la positividad de EMA con resultados estadísticamente significativos (p<0.01).

Estadísticos descriptivos. Tabla 27

	N	Mínimo	Máximo	Media	Desv. típ.
tTG1	102	2,00	520,00	124,6863	87,44820
EMA	102	,00	1/1280,00	1/135,637	1/237,369
N válido (según lista)	102				

Correlaciones. Tabla 28

		tTG1	EMA
tTG1	Correlación de Pearson	1	,525(**)
	Sig. (bilateral)		,000
	N	102	102
EMA	Correlación de Pearson	,525(**)	1
	Sig. (bilateral)	,000	
	N	102	102

** La correlación es significativa al nivel 0,01 (bilateral).

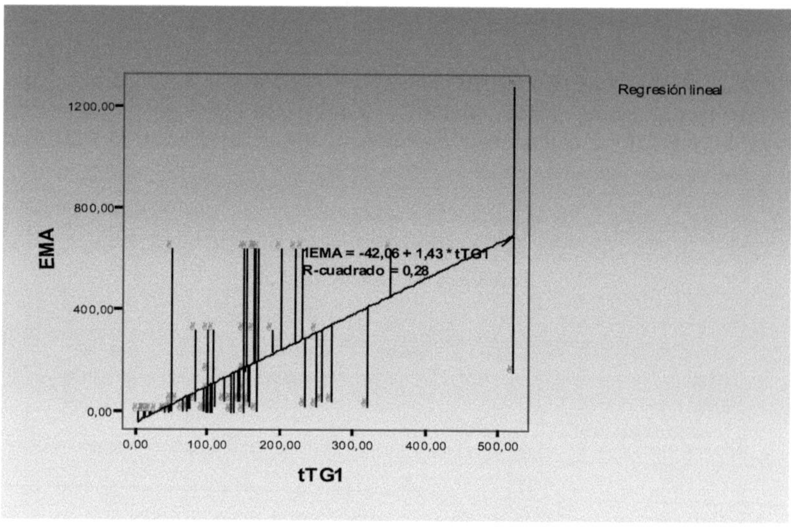

Grafica 54. Modelo de regresión donde se muestra la correlación EMA/tTG.

4.2 CARACTERÍSTICAS MORFOLÓGICAS OBSERVADAS EN ÁREAS DE BIOPSIA DIAGNÓSTICA (DUODENO) NORMALES

Aquellos casos seleccionados como controles, mostrando morfología normal en las biopsias examinadas (N=40), nos sirvieron para establecer los hechos particulares del duodeno con respecto a la histología general del intestino delgado. En primer lugar consideraremos el componente epitelial teniendo en cuenta lo siguiente: 1) características macro-microscópicas de la mucosa duodenal 2) características microscópicas de la mucosa según su localización en el duodeno. 3) características microscópicas de las células epiteliales de las vellosidades y criptas del intestino delgado. Y 4) hechos particulares del componente epitelial duodenal con respecto a la del intestino delgado en general. En otro apartado tendremos en cuenta las características microscópicas de componentes intersticiales en la mucosa duodenal de interés para nuestro estudio

4.2.1 Características macro-microscópicas de la mucosa duodenal

En su mayor parte, las biopsias correspondieron a 2ª y 3ª porciones duodenales (fig. 1).

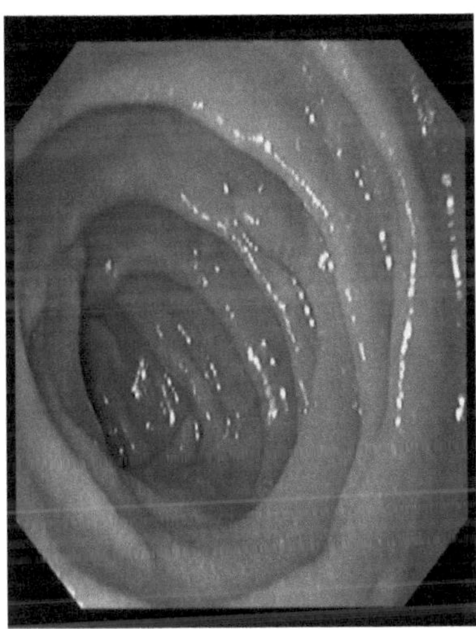

Fig. 1. Imagen endoscópica de 2ª y 3ª porción del duodeno normal.

En general, al examen histológico a bajos aumentos, presentaron características comunes a las del intestino delgado, es decir, con villi largos y con un ratio de longitud entre vellosidad y cripta del orden de 3/1 a 5/1 (fig. 2).En las mismas se observan células de absorción y caliciformes (fig. 3). En adultos, las vellosidades proximales del duodeno son anchas, más cortas e incluso con algunas ramificaciones (en relación con su morfología en forma de hoja), mientras que, más distalmente, las vellosidades llegan a ser elongadas (en relación con su morfología en forma de dedo) (fig. 4). Donde se sitúan las glándulas de Brunner, las vellosidades aparecen distorsionadas, más cortas y amplias. Hemos observado similares cambios de las vellosidades sobre los agregados linfoides.

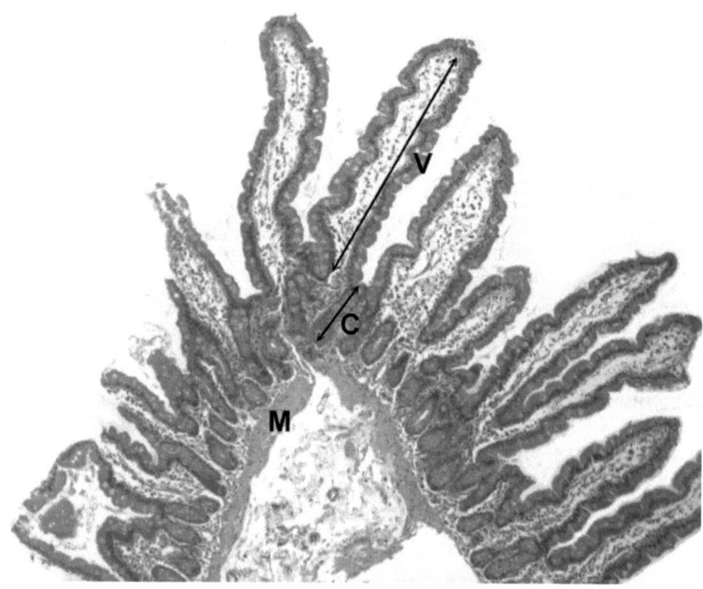

Fig 2. Se observa fragmento de mucosa de la segunda porción duodenal, en la que se aprecia la relación de longitud entre vellosidades (V) y criptas (C). M: muscularis mucosae. HE x 50.

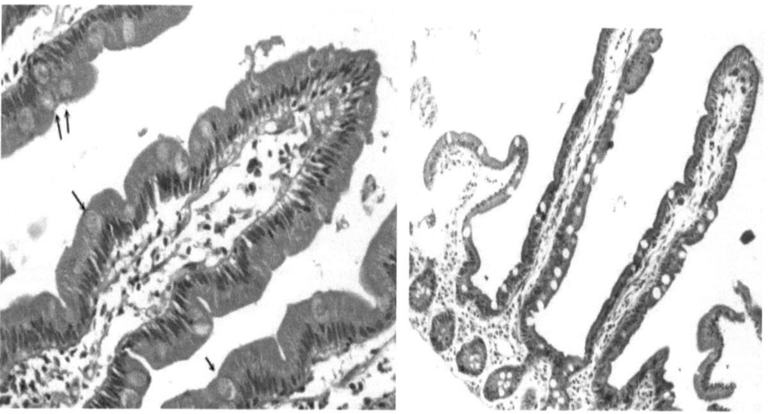

Fig 3. Se ponen de manifiesto vellosidades a mayor aumento, apreciándose células de absorción y caliciformes (flechas). HE x 40.

Fig4 Obsérvese que las vellosidades pueden alcanzar elevada longitud en las porciones más distales del duodeno, con aspecto digitiforme HE x 80

4.2.2 Características estructurales de la mucosa según su localización en el duodeno

Cuando las biopsias fueron obtenidas cerca de la unión gastroduodenal, pudimos observar epitelio similar al de la zona pilórica, es decir, de tipo transicional entre el gástrico (antral) y el propio del intestino delgado, presentando en zonas superficiales células mucosecretoras de aspecto foveal en el tipo gástrico y células de absorción y caliciformes intercaladas en el tipo intestinal(fig. 5).

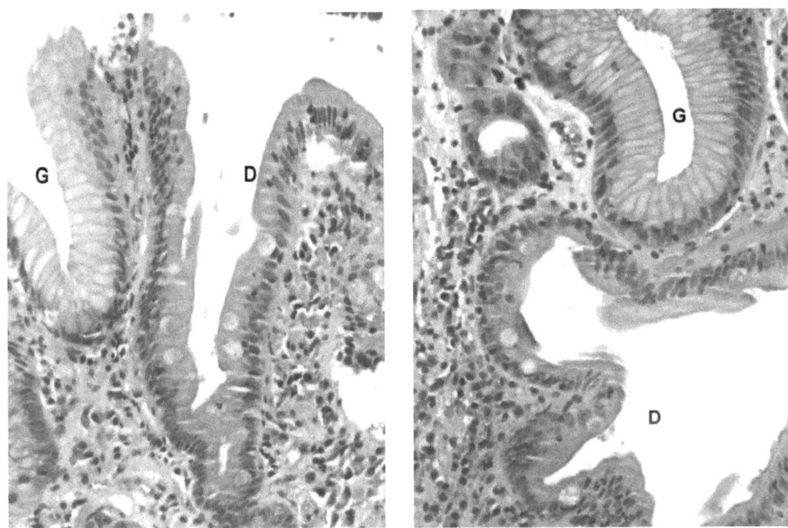

Fig 5. Imágenes demostrativas de zona de transición entre mucosa de tipo gástrico (G) y duodenal (D). La primera presenta células mucosecretoras foveales y la segunda células de absorción y caliciformes. HE x 80

Por regla general, esta mucosa transicional se distribuye de manera que, en el espacio comprendido entre uno o dos milímetros a partir de la unión gastro duodenal, se observa predominantemente mucosa de tipo antral, mientras que, en los dos a tres milímetros siguientes, predomina mucosa de tipo transicional. No obstante, en algunos casos observamos epitelio de tipo transicional en zonas más distales a estas localizaciones, correspondiendo a metaplasia gástrica (Fig. 6). El resto de la mucosa duodenal (no comprendiendo la zona de transición) muestra características propias y generales del intestino delgado y son descritas en otros apartados. Muy ocasionalmente observamos heterotopia gástrica. Por el contrario, no evidenciamos páncreas heterotópico.

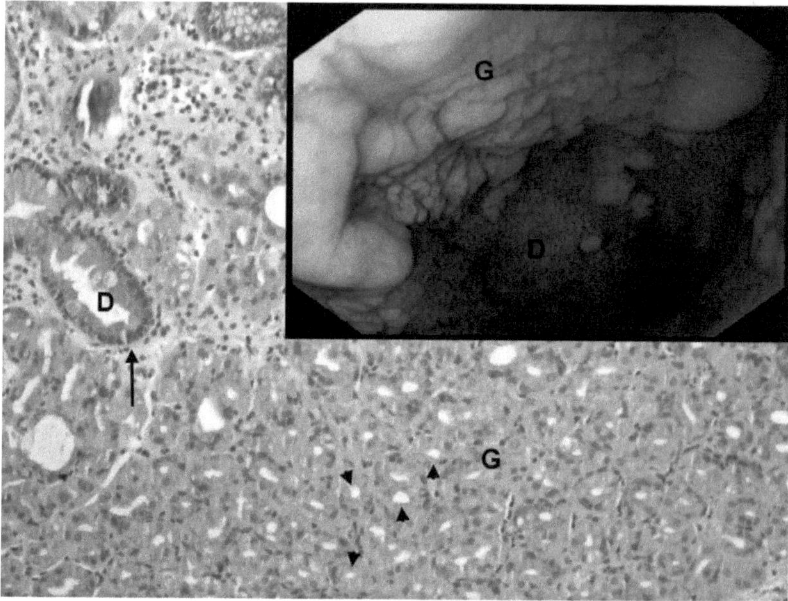

Fig. 6. En el recuadro superior derecho se distingue imagen endoscópica, con índigo-carmín de zona de metaplasia gástrica contigua a la transición de tipo gastroduodenal. En la figura de microscopía óptica se observa el tipo gástrico (G) y el duodenal (D). En el primero hay abundante componente glandular gástrico (cabezas de flecha) y en el segundo algunas criptas de tipo intestinal (flecha).

4.2.3 Características microscópicas de las células epiteliales de vellosidades y criptas del intestino delgado

Consideraremos a continuación las características de las células que forman parte del epitelio de vellosidades y criptas: células de absorción (columnares de las vellosidades), mucosecretoras, células columnares de las criptas, de Paneth, enteroendocrinas, M y en cepillo.

Algunos autores consideran un apartado celular especial, formado por las células columnares, aunque estas últimas engloban algunos de los elementos previamente indicados. Efectivamente, el concepto de células columnares es establecido de forma excluyente. Así pues, corresponden a aquellas células que no contienen glóbulos de moco, gránulos enteroendocrinos, ni gránulos de Paneth. Por lo tanto, en conclusión, las células columnares incluyen las de absorción, así como las columnares de la base, de la porción media, y de las zonas altas de la cripta.

Dado que las células columnares de la base de la cripta son consideradas clásicamente como inmaduras y hoy en día como ASC, y que las columnares de las porciones medias y altas de la cripta se les atribuye propiedades de las TAC (localizadas en las zonas medias de las criptas) y de células transicionales entre TAC y de absorción, es decir, en vías de diferenciación (localizadas en zonas altas de las criptas), el componente columnar de las criptas será considerado como ASC y TAC.

4.2.3.1 *Células de absorción (columnares de las vellosidades)*

Las células de absorción o enterocitos (fig. 7 y 9), que como se ha expuesto forman parte de las columnares, constituyen el tipo celular epitelial que observamos más frecuentemente en la vellosidad, de tal manera que la proporción de enterocitos es de 96.6% de todas las células epiteliales que forman la vellosidad (tabla 29).

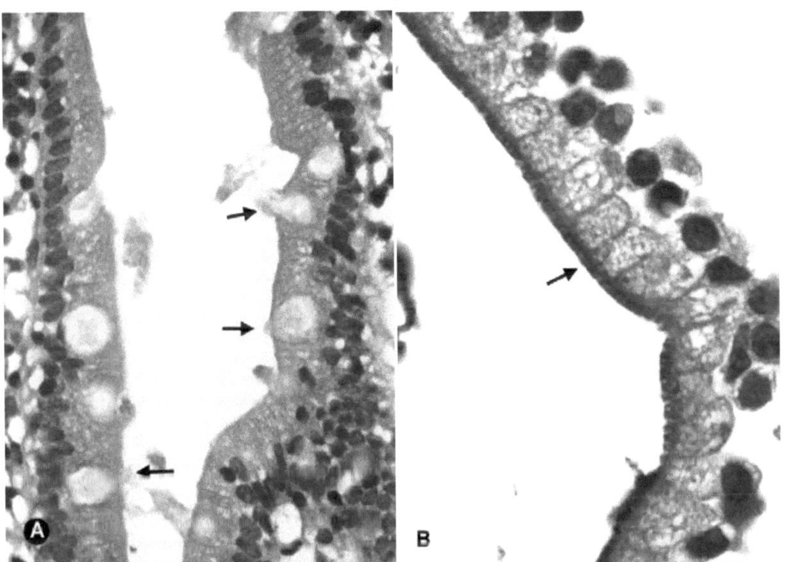

Fig. 7. Células de absorción. La fig. 7A corresponde a porción de las vellosidades (en proximidad a las criptas), observándose células caliciformes intercaladas (flechas). Se distingue ribete en cepillo en el polo apical, el cual se hace muy evidente con técnica de PAS (fig. 7B-flecha). 7A: HE X120. 7B: PAS X150.

Se trata de células altas (aunque más bajas en las zonas próximas a las criptas, (Fig. 7A)), con un núcleo oval o redondeado y citoplasma eosinofílico. El núcleo, situado basalmente, muestra cromatina laxa y reforzada debajo de la carioteca, así como nucléolo evidente. Presentan características de células fuertemente polarizadas, mostrando en el ápex típico ribete en cepillo. Este último aparece densamente eosinofílico (fig. 7A y 9), tiñéndose con PAS (Fig7B) y está constituido por microvellosidades y glicocálix.

Las microvellosidades, que se advierten mejor con el microscopio electrónico (Fig. 8A), aparecen como delicadas proyecciones que aumentan la superficie luminal del intestino delgado. Corresponden a extensiones citoplasmáticas rodeadas por membrana. En su eje central hay 20 - 50 filamentos de actina, que se dirigen hacia el citoplasma, continuándose con el velo terminal (fig. 8A).

El glicocálix se manifiesta como múltiples estructuras filamentosas o "pelusilla" (fig. 8A).

En estas células hemos evidenciado abundantes mitocondrias (fig. 8B), aparato de Golgi bien desarrollado, así como retículo endoplásmico rugoso y liso. Las mitocondrias son alargadas y su eje mayor coincide con el homónimo de las células. El aparato de Golgi se sitúa predominantemente en la región apical. El retículo endoplásmico rugoso no es muy abundante y está constituido por cisternas alargadas que se disponen paralelas al eje mayor de la célula. El retículo endoplásmico liso es escaso, predominando en forma de vesículas aisladas en el borde libre de las células.

El hialoplasma es de moderada densidad electrónica. Hay también cuerpos densos de naturaleza lisosomial. En el borde apical de las células se observan filamentos dispuestos paralelos al mismo y que, en conjunto, dan origen al ya referido velo terminal (fig. 8A-flecha), el cual se inserta en los desmosomas del borde lateral.

Las membranas celulares laterales enfrentadas presentan una separación de 10-15 nanomicras, con una escasa cantidad de mucopolisacáridos (fig. 8C). En el área apical de las membranas laterales se evidencian complejos de unión, constituidos por zónulas ocluyentes, zónulas adherentes y desmosomas (fig. 8D).

En las zonas restantes de las membranas laterales sólo se observan las mencionadas interdigitaciones con algunos desmosomas dispersos (fig. 8C). Por último, en ocasiones distinguimos cambios degenerativos frecuentes, tales como picnosis nuclear, vacuolización citoplasmática, así como alteraciones en los microvilli y en las mitocondrias.

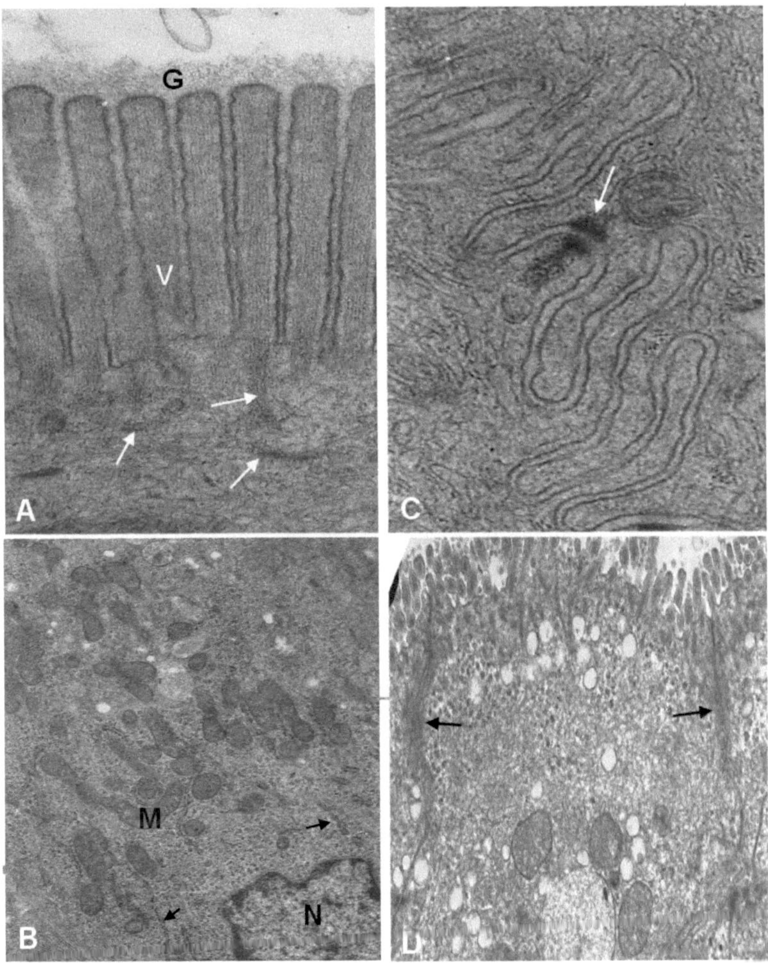

Fig. 8. Características en microscopía electrónica de las células de absorción. La figura A corresponde a microvellosidades (V) del polo apical de las células. Obsérvese como están centradas por filamentos que discurren a lo largo de la microvellosidad y que se introducen hacia el citoplasma somático, continuándose con el velo terminal (flechas). En su superficie se distingue el glicocálix (G) que se manifiesta por estructuras filamentosas o "pelusilla". En la figura B se evidencia parte del núcleo (N), porción supranuclear con abundantes mitocondrias (M) y algunas cisternas de retículo endoplásmico rugoso (flechas). La fig. C muestra el borde lateral de dos células, con interdigitaciones, presencia de un desmosoma (flecha) y escasa cantidad de componente mucopolisacárido intersticial. En la fig. D se aprecian las uniones de refuerzo apicales (flechas) que establecen las células entre sí. Acetato de uranilo y citrato de plomo. A y C x 45.000, B y D x 24.000.

4.2.3.2 Células mucosecretoras

Estas células, dispersas a través del epitelio de vellosidades y criptas, presentan acúmulos apicales de glóbulos de mucina (gránulos de mucígeno).

En general, su citoplasma es más denso que el de las células que las rodean y contiene abundante retículo endoplásmico rugoso, compuesto de largas y aplanadas cisternas, las cuales están dispuestas de forma paralela, con una separación de 100 nm. o más. El aparato de Golgi está bien desarrollado. Todas estas células están conectadas con las adyacentes por complejos de unión.

Parte de las células mucosecretoras adoptan morfología cilíndrica, conteniendo pocos glóbulos de mucina (células oligomucosecretoras), mientras que otras adquieren un aspecto caliciforme, debido a que presentan numerosos glóbulos de mucina que ensanchan el citoplasma supranuclear (células caliciformes).

La mayoría de las células oligomucosecretoras y caliciformes presentan glóbulos que sólo contienen mucina (células oligomucosecretoras comunes y caliciformes comunes), mientras que otras (células oligomucosecretoras granulares y caliciformes granulares), además de mucina, muestran algunos glóbulos con gránulos densos asociados (200/500 nm). Estos últimos tienen propiedades de tinción similares a los que describiremos posteriormente en las células de Paneth. Teniendo en cuenta lo previamente expuesto, en el grupo de células mucosecretoras hemos observado las siguientes:

Células mucosecretoras comunes:
- Células oligomucosecretoras comunes
- Células caliciformes comunes

Células mucosecretoras granulares:
- Células oligomucosecretoras granulares
- Células caliciformes granulares

Hemos observado células oligomucosecretoras exclusivamente en las criptas. Las oligomucosecretoras comunes aparecen en la base y en zonas medias, mientras que las granulares están sólo en zonas medias.

Las **células oligomucosecretoras comunes** presentan una pequeña agrupación de glóbulos de mucina en su ápex, que aparecen como esferas, rodeadas por una membrana, con un diámetro medio de 0,9 nm. Ultraestructuralmente, dichos glóbulos muestran un fino punteado de 8 nm.

Entre las células oligomucosecretoras se advierte excepcionalmente la presencia de algunas más simples, conteniendo uno a tres glóbulos de mucina por sección. Su citoplasma presenta una base amplia que ocupa el núcleo, mientras que el ápex es estrecho y alcanza la luz de la cripta. Poseen también abundantes ribosomas libres y pocas organelas, con las cisternas del retículo endoplásmico rugoso separadas por 50 nm. Por sus características recuerdan a las células columnares de la base de la cripta (CBCs), que serán descritas más adelante.

En el citoplasma de las **células oligomucosecretoras granulares** se observan uno o más glóbulos con gránulos densos. El resto de las características son similares a las oligomucosecretoras comunes.

Las **células caliciformes** (fig. 9), como se ha expuesto, se clasifican en dos tipos.

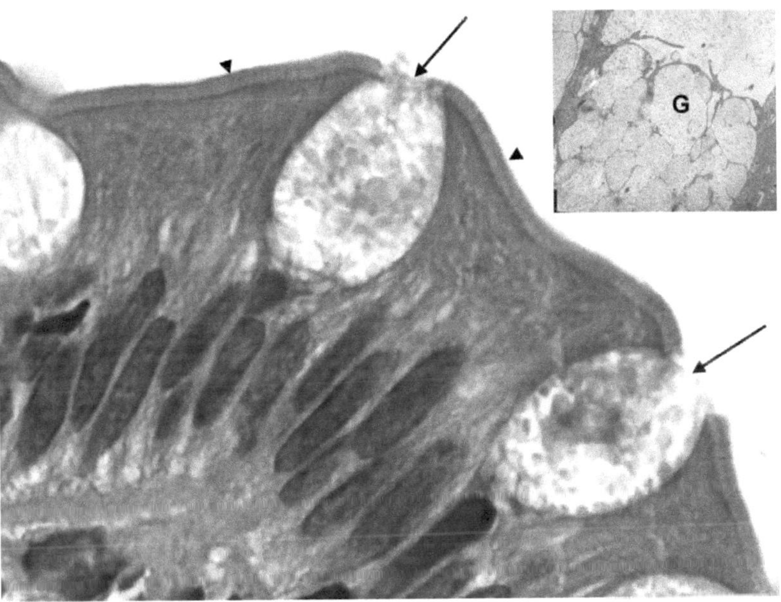

Fig. 9. Detalle a gran aumento en microscopía óptica de las células de absorción y caliciformes comunes. Las primeras muestran característica "chapa" (conjunto de microvellosidades) (cabeza de flecha). Las células caliciformes comunes presentan numerosos glóbulos de moco que distienden el citoplasma y le confiere aspecto en cáliz. Obsérvense dos de estas células abiertas hacia la luz intestinal (flecha). En el recuadro superior se pone de manifiesto la imagen ultraestructural de los glóbulos de mucina en la zona apical de una célula caliciforme. HE x 450 y recuadro, Acetato de uranilo y citrato de plomo x 28.000.

Se encuentran en la parte alta de las criptas y en la parte baja de las vellosidades, observándose sólo células caliciformes comunes en las zonas más altas de las vellosidades. Constituyen el 3.2% de las células que revisten la vellosidad y el 2.1% de las de las criptas (tabla 29). Las **células caliciformes comunes** contienen suficientes glóbulos de mucina, como para rellenar, y a menudo distender, la porción apical de la célula (fig. 9).

Estos gránulos son esferoidales, de una a tres micras, dispuestos en forma de gotas, rodeados por una membrana y con un contenido homogéneo, pálido o denso (fig. 9 recuadro). Poseen un núcleo pequeño, en situación basal (comprimido por los gránulos mucosos secretorios) y de cromatina muy condensada. Entre los glóbulos de mucina se observa hialoplasma denso, con abundantes polirribosomas libres. El aparato de Golgi es prominente en la región supranuclear (más complejo que en la variedad oligomucosecretora) y aparece en estrecha asociación con los glóbulos de mucina por su cara de maduración y con el retículo endoplásmico rugoso por la cara de formación. Se observaron abundantes vacuolas cercanas al aparato de Golgi y algunas de ellas con un material pálido-floculoso. El retículo endoplásmico rugoso es muy abundante en la base y escaso entre las gotas periféricas, siendo de tipo mucosecretor. El lumen de las cisternas es de más de 100 nm y se dispone paralelamente alrededor del núcleo. En cuanto a la membrana celular, presenta variabilidad en su morfología en la región apical, unas veces con microvilli delgados y cortos y otras (cuando los gránulos de moco son de mayor tamaño), con pérdida de la mayoría de los microvilli, pasando a ser una membrana lisa. Las membranas laterales muestran complejos de unión, desmosomas e interdigitaciones. Excepto por la presencia de uno o más gránulos densos entre los glóbulos de mucina (fig. 10), las **células caliciformes granulares** tienen características similares a las caliciformes comunes.

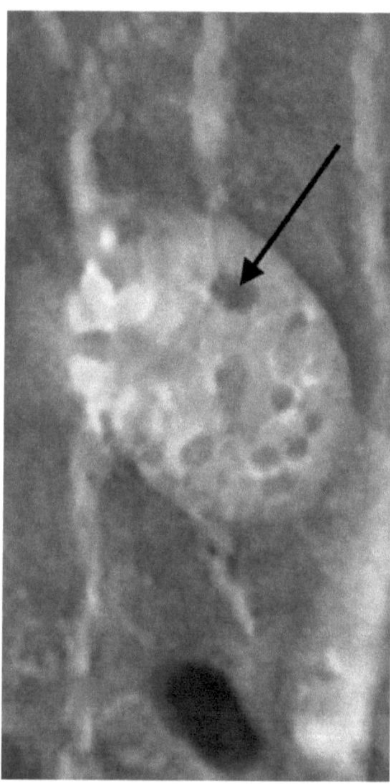

Fig. 10. Célula caliciforme granular, con similares características a las caliciformes comunes, pero con presencia de un gránulo denso, eosinofílico, intracitoplasmático (flecha). HE x450.

4.2.3.3 Células Columnares de las Criptas. ASC Y TAC, Unidades Proliferativas y Nichos.

Las células columnares de las criptas, se comportan como células madre adultas (ASC) y células transitorias amplificadoras (transit amplifying cells-TAC). Las ASC corresponden a las células columnares basales de las criptas (CBCs) (fig. 11) y se localizan entre e inmediatamente por encima de las células de Paneth, hasta la posición +7 (otra denominación muy usada es la de células +4, o células LCR +4 (label-retaining cells) ya que en las primeras descripciones se las situó en esta posición). El número de CBCs por cripta es de cuatro a seis. Se trata de células alargadas, que suelen tener una forma columnar, con su diámetro mayor comprendido entre la membrana basal y la luz de la cripta, ajustándose entre las células de Paneth (fig. 11). Las CBCs presentan una altura que, por lo general, es el doble de su núcleo. Ultraestructuralmente, las CBCs son relativamente anchas en su base, con el núcleo localizado en posición basal, aplastado y en forma de cuña, presentando cromatina difusa, cubierta uniforme y un nucléolo evidente. El citoplasma es escaso y muestra numerosos ribosomas libres. Hay unas pocas cisternas estrechas de retículo endoplásmico rugoso, aparato de Golgi pequeño y algunas mitocondrias. La extensión apical del citoplasma es fina y aplastada por las células de Paneth. La membrana celular lateral es lisa, no interdigitada con las células adyacentes, mientras que su superficie apical tiene unos pocos microvilli, cortos en las ASC más basales de la cripta y de mayor tamaño a medida que ascienden en la misma. Existen complejos de unión y desmosomas dispersos que conectan estas células con sus vecinas (característica propia de todos los tipos de células columnares). Ocasionalmente, algunas de las CBCs aparecen en mitosis, cuyo número se incrementa en las TAC que ascienden en la cripta. De lo expuesto previamente se desprende que los componentes del nicho son las ASC propiamente dichas y los elementos adyacentes, incluyendo células de Paneth, células enteroendocrinas, membrana basal y fibroblastos-miofibroblastos adyacentes a esta última.

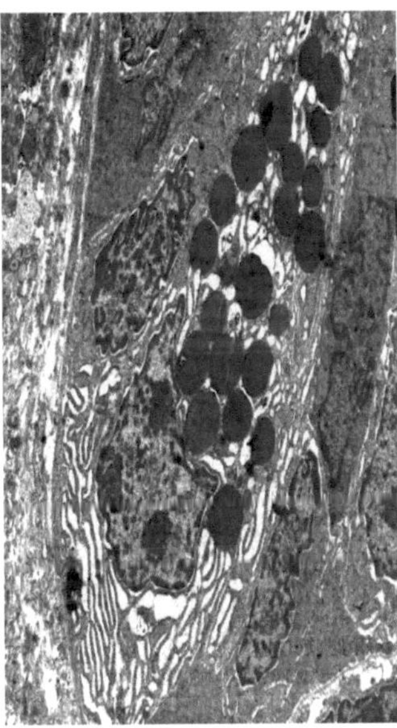

Fig. 11. Células columnares de la base de la cripta en vecindad a una célula de Paneth. Acetato de Uranilo y Citrato de Plomo x 15.000.

Las TAC, comprometidas en su diferenciación entre las ASC y las diferenciadas en las vellosidades, se sitúan entre las posiciones 5/6/7-15/16/17, con algunas células mucosecretoras intercaladas. Como células amplificadoras, se ponen fácilmente de manifiesto mediante inmunohistoquímica utilizando marcadores que expresan estadio proliferativo, tales como MIB1 /Ki67 (Fig. 12).

Las células columnares amplificadoras de zonas medias presentan una morfo-

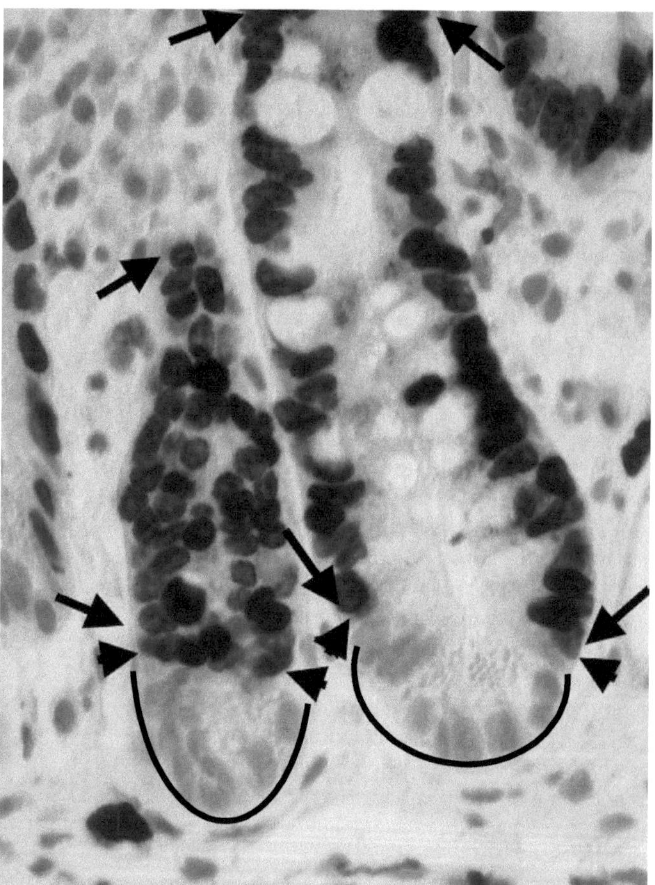

Fig. 12. Células TAC. Característica expresión nuclear de ki67 en las criptas, mientras que las vellosidades no muestran positividad, se observan, con mayor detalle, criptas en las que las células más basales (rodeadas por línea arciforme) no muestran positividad para ki67, mientras que las comprendidas entre las posiciones 5/6/7-15/16/17 (entre flechas) presentan marcado índice proliferativo. Técnica inmunohistoquímica para Ki67 A:x70, B:x120

logía cilíndrica, son más altas que las situadas más basalmente, con un ratio célula/núcleo de 2,5. Tienen un aparato de Golgi más desarrollado que las CBCs y más mitocondrias. Los ribosomas libres son cada vez más escasos y el retículo endoplásmico rugoso adquiere moderadas dimensiones. La membrana lateral pasa progresivamente de ser lisa a presentar interdigitaciones. Los microvilli de la superficie libre se van haciendo numerosos y bastante largos. Las células columnares de zonas altas de la cripta (28-32) son altas, con una relación célula/núcleo de 3. La región apical es a menudo más amplia que la base, el núcleo se encuentra en el centro de la célula y el citoplasma contiene muchas más mitocondrias y moderado retículo endoplásmico rugoso, cuyas cisternas presentan una separación de 50 nm, y muy pocos ribosomas. Los microvilli apicales están bien desarrollados y la membrana lateral de las células muestra más interdigitaciones. Al compararlas con las células de la vellosidad, se observa que estas últimas son algo más altas, con una relación citoplasma/núcleo de 3.5, presentando complejas interdigitaciones en la membrana lateral más basal y microvilli largos y muy juntos. El citoplasma tiene numerosas mitocondrias y retículo endoplásmico rugoso ligeramente más desarrollado, así como muy pocos ribosomas. El núcleo sigue presentando una localización central en la célula.

4.2.3.3.1 Inmunorreactividad de las células columnares de las vellosidades y criptas.

En general, las células epiteliales columnares expresan citoqueratina AE1-AE3 (pancitoqueratina). Las células columnares de las vellosidades, muestran positividad para citoqueratina 20 (fig.13), mientras que en las columnares de las criptas la expresión de citoqueratina 20 depende de su localización y zona examinada (fig. 13). Así, en algunas regiones solo hay positividad para CK20 en las células de las zonas superficiales de las criptas, mientras que en otras se extiende la positividad hasta algunas células de las zonas medias. No obstante, lo más frecuente es que la expresión de citoqueratina 20 sea escasa en las criptas.

Cuando se analizan con detalle las células que expresan CK20 en las zonas medias de las criptas, se aprecia morfología piriforme o en "botella" (fig. 13), de tal manera que se extienden desde la membrana basal hasta la luz, con una zona más estrecha en la región apical (fig. 13). La citoqueratina 7 muestra por lo general respuesta negativa, aunque ocasionalmente hemos observado focos de positividad, sobre todo donde se une la vellosidad con la cripta (fig. 13). No obstante, cuando existe positividad para CK7 su distribución suele ser caprichosa.

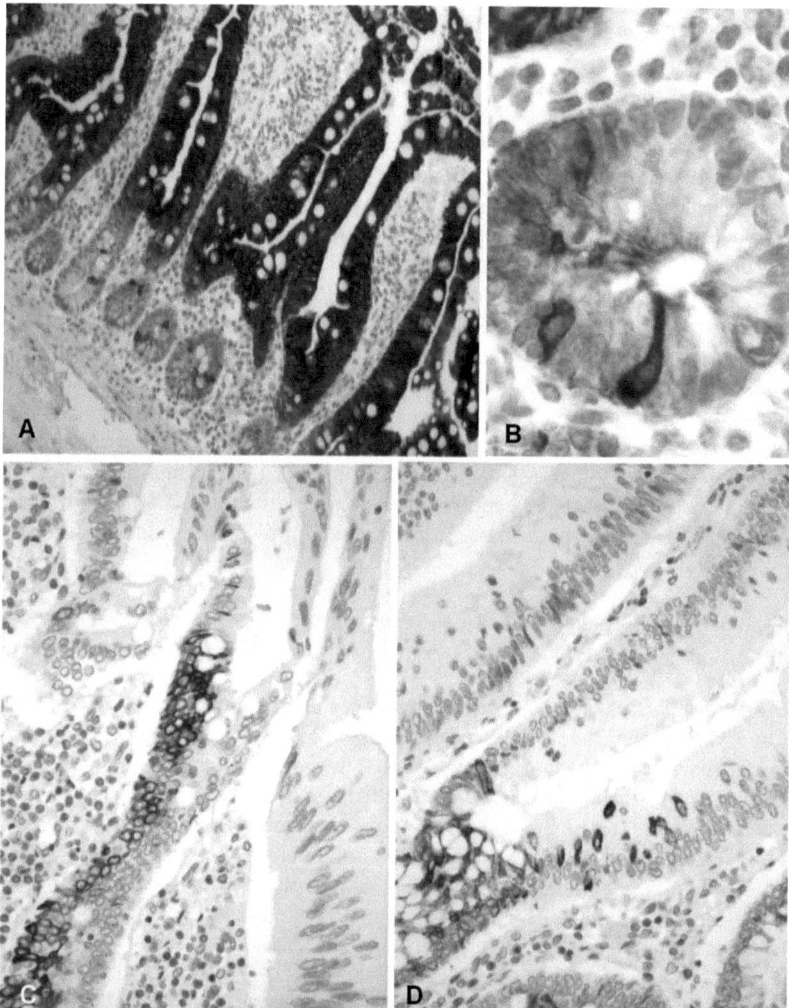

Fig. 13. Inmunorreactividad para citoqueratinas 20 y 7 en las células columnares de vellosidades y criptas. Obsérvese la marcada positividad para CK20 en las células columnares de las vellosidades y porciones altas de las criptas (fig. A). En las otras zonas de las criptas hay solo ocasionales células que expresan CK20, algunas de las cuales adquieren morfología piriforme o en botella (fig. B). La expresión de CK7 es ocasional, observándose sobre todo donde se une la vellosidad con la cripta (fig. C y D). Técnicas inmunohistoquímicas para CK20 y 7. A: X 80, B: x 150, C y D: x 100.

4.2.3.4 Células de Paneth

Las Células de Paneth (fig. 14 y 15) están situadas en la base de las criptas y muestran forma piramidal, con sus ápices dirigidos hacia la luz de las mismas. Su membrana superficial apical presenta escasos microvilli. La membrana lateral muestra complejos de unión y desmosomas, y la de la base se relaciona con la membrana basal. Sus citoplasmas contienen gránulos intensamente eosinofílicos (fig. 14), de un tamaño aproximado de 4 micras, fácilmente visibles con tinción de hematoxilina eosina y tricrómico de Masson. De forma característica, dichos gránulos se sitúan apretadamente en el área supranuclear, aunque a veces pueden verse en la parte basal y paranuclear. Estos gránulos son de gran densidad y están rodeados por membrana. El núcleo es redondeado u ovalado, de cromatina dispuesta laxamente y a menudo contiene uno o dos nucléolos prominentes (fig. 15).

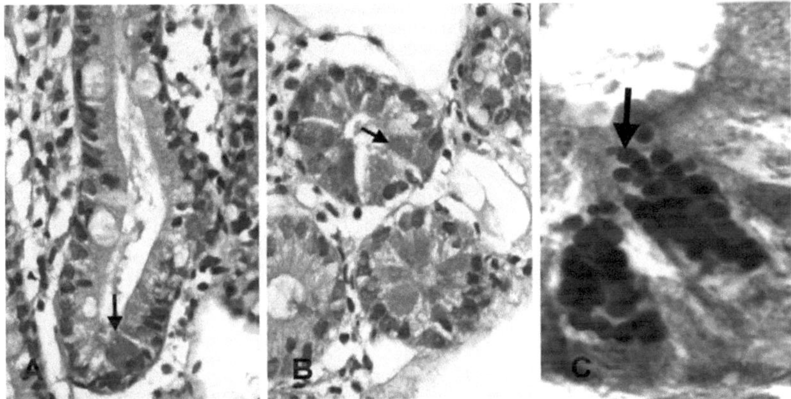

Fig. 14. Obsérvense distintas imágenes de células de Paneth (flechas) en la base de las criptas. Se ponen de manifiesto sus típicos gránulos, muy eosinofílicos y localizados en áreas supranucleares (fig. A y B, flechas) que se individualizan bien a grandes aumentos con técnica de Masson (fig. C, flecha gruesa). Su núcleo es redondeado u oval. A y B: HEx120, C: Massonx310.

Presentan abundantes organelas, sobre todo reticulo endoplásmico rugoso (fig. 15) que se dispone predominantemente en la base celular y áreas paranucleares, en forma de numerosas cisternas paralelas (también se observa en regiones apicales, aunque más escasamente). El aparato de Golgi es supranuclear y las mitocondrias se encuentran en moderada proporción. En todos nuestros casos, las células de Paneth se sitúan únicamente en la base de la cripta. La mayor población de estas células se localiza cerca de la posición + 1 y la menor en las posiciones 5, 6 y 7, quedando sólo alguna dispersa en las posiciones +8 y +9, lugar a partir del cual no se observan. En el duodeno de individuos

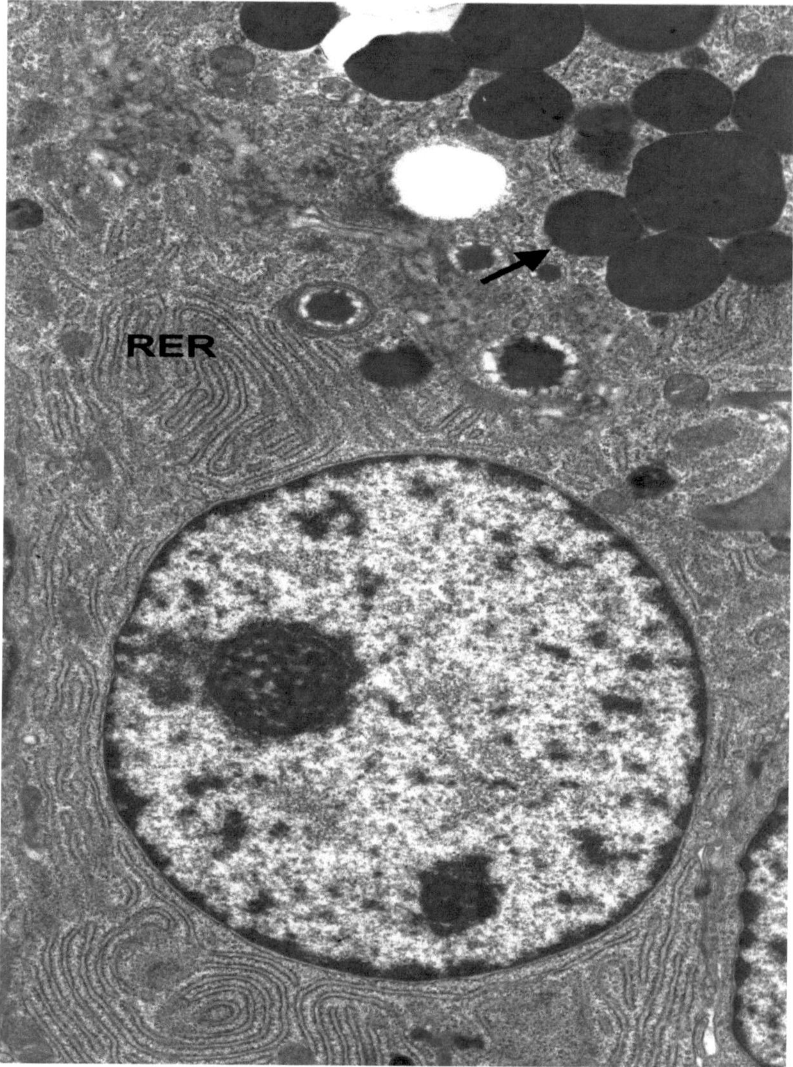

Fig. 15. Características ultraestructurales de una célula de Paneth. Obsérvense, típicos gránulos en su zona apical (flecha), abundantes cisternas de retículo endoplásmico rugoso (RER) y núcleo con cromatina desespiralizada y dos nucleólos evidentes.

controles, su presentación en la cripta es alrededor del 8.1%. En ocasiones pueden experimentar degeneración, encontrándose la mayor parte de las degeneradas en las posiciones 1, 2 y 3. Según el tamaño y dimensión de los gránulos, las células de Paneth presentaron la siguiente distribución: a) Las células de Paneth más pequeñas en las posiciones +6 o +7 mostrando también los gránulos más pequeños. b) Las células más grandes en las posiciones +1 y +2 y tienen los gránulos más grandes. c) Las células intermedias en las posiciones +3, +4 y +5 presentando gránulos grandes.

4.2.3.5 Células enteroendocrinas

La presencia de células enteroendocrinas en las criptas del duodeno fue un hecho común en nuestras observaciones. Incluso, con técnica rutinaria de Hematoxilina Eosina, ya se insinúan por la existencia de gránulos intracitoplasmáticos, poco manifiestos, densos y pequeños, discretamente eosinofílicos. En todo caso, los procedimientos inmunohistoquímicos específicos (e.g. cromogranina) son los que permitieron detectar con nitidez estos elementos celulares. Efectivamente, en nuestro estudio, las células enteroendocrinas, dispersas por la mucosa, constituyen alrededor del 1% de las células epiteliales en el duodeno, encontrándose en mayor cantidad en las posiciones 1-9 (frecuencia de 1.2 %), mientras que en la vellosidad son más escasas (0.2 %) (fig. 16), es decir que son aproximadamente 5 veces más frecuentes en las criptas que en las vellosidades. Por lo general, las observamos dispersas entre el componente epitelial, como células solitarias y, ocasionalmente, en grupos discontinuos. Desde el punto de vista morfológico, distinguimos dos tipos. El tipo abierto, con forma piramidal y situado hacia la luz glandular (fig. 16 y 17), con la cual está comunicado y el tipo cerrado que tiene forma de huso y no conecta con la luz. El primer tipo es el más frecuente. En relación con sus gránulos distinguimos tres tipos diferentes, uno caracterizado por gránulos irregulares (células EC) y otros dos caracterizados por gránulos esferoidales, grandes (células L) y pequeños (células S) (fig.17). Cada célula está conectada con la adyacente por complejos de unión y desmosomas. El núcleo ocupa una gran porción de la célula, presenta contornos lisos y contiene cromatina granular fina (Fig. 17). La región infranuclear incluye la mayoría de los gránulos característicos de estas células (Fig. 17A), pero también unos pocos aparecen en la región supranuclear. El diámetro de los gránulos oscila entre 150 y 300 nm, mostrando un contenido homogéneo y denso en su interior. El citoplasma posee pequeñas agrupaciones de filamentos, normalmente en la vecindad del núcleo. La región supranuclear incluye la mayoría de las mitocondrias, así como estrechas cisternas de retículo endoplásmico, con una separación de 50 nm. El aparato de Golgi se encuentra encima o a un lado del núcleo y ocasionalmente se observan gránulos densos en sus sáculos. La membrana apical presenta microvilli.

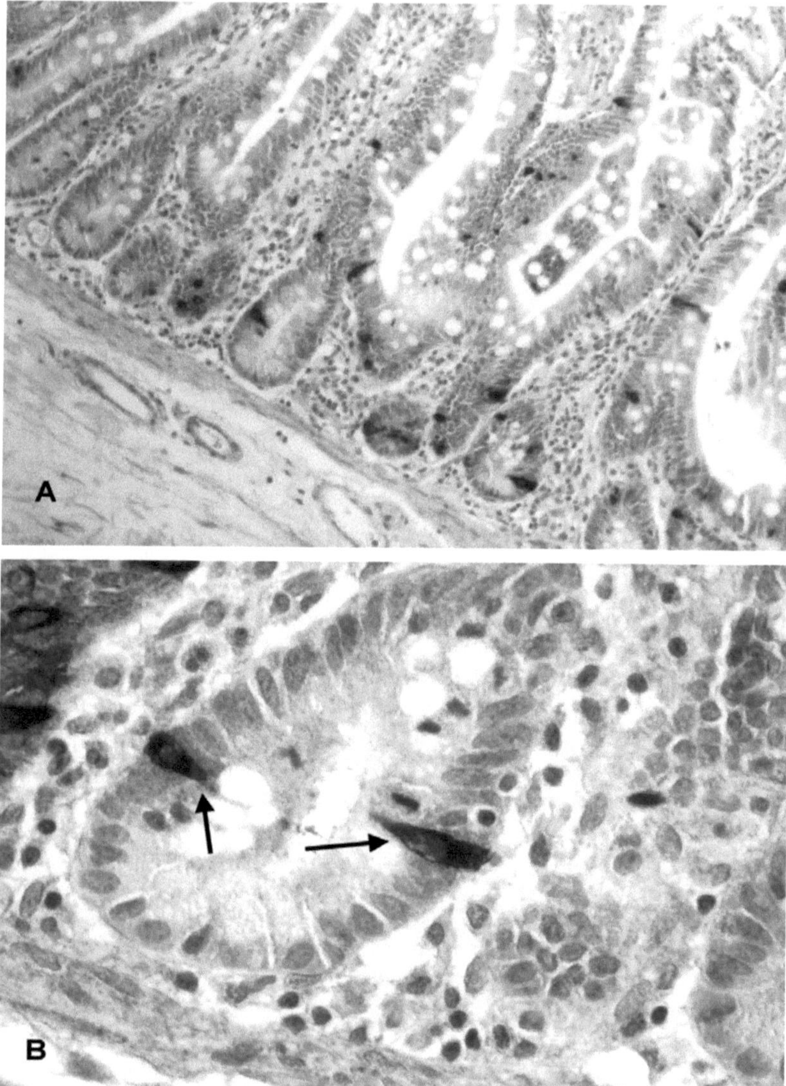

Fig. 16. Se observan a diferentes aumentos células neuroendocrinas dispersas entre el epitelio de la mucosa de intestino delgado. Su mayor cantidad se encuentra en las posiciones 1-9, mientras que en las vellosidades son más escasos (fig A). En la fig B se presenta a mayor aumento dos células neuroendocrinas de tipo abierto (flechas), con forma piramidal, extendiéndose desde la membrana basal a la luz de la cripta. Técnica inmunohistoquímica para cromogranina. A: x80, B: x150.

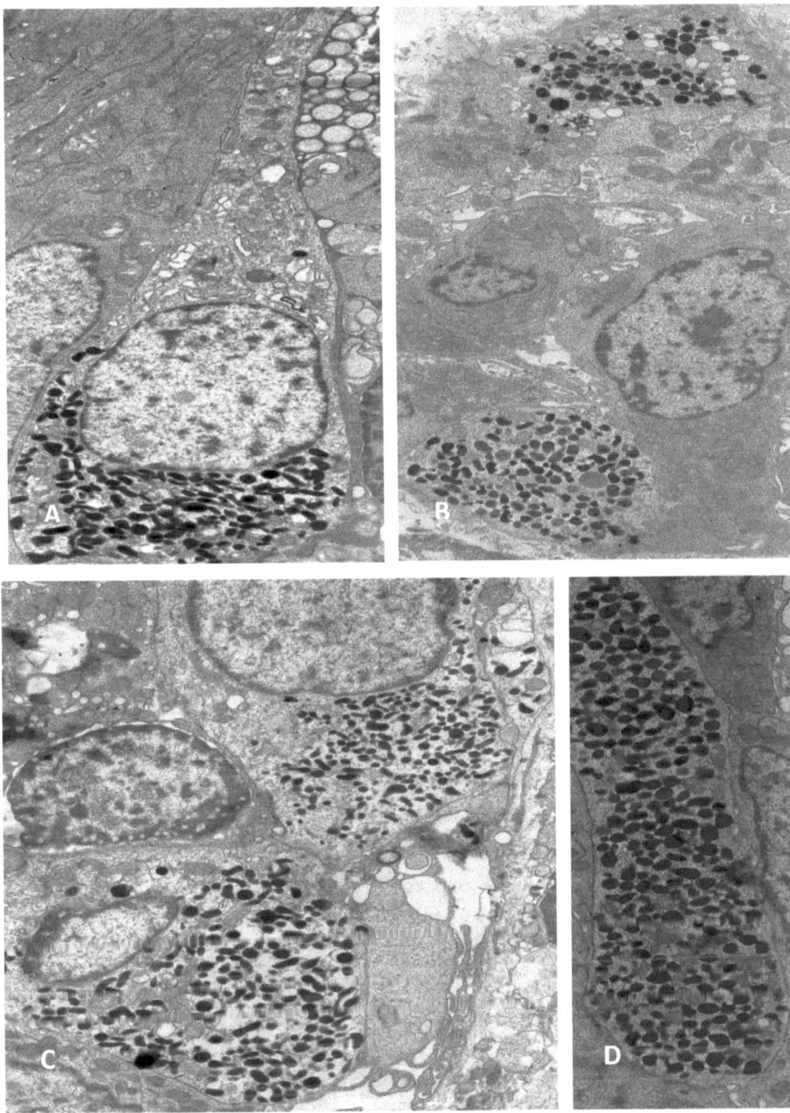

Fig. 17. Imágenes ultraestructurales en las que se observa una célula neuroendocrina de tipo abierto (fig. A), así como varias células neuroendocrinas en las que sus característicos gránulos adoptan diferente morfología y tamaño, oscilando desde esferoidales a irregulares y desde relativamente grandes a pequeños. Acetato de Uranilo y citrato de plomo x 22.000.

Las células enteroendocrinas localizadas más basales se caracterizan por una relación célula/núcleo baja, cromatina nuclear difusa y abundantes ribosomas libres en el citoplasma. Éstas características se encuentran también en las células columnares de la base de la cripta. De hecho, estos dos tipos celulares serían idénticos si no fuera por los gránulos y los acúmulos de filamentos. A medida que ascienden desde la base de la cripta, el citoplasma aumenta y por lo tanto la relación célula/núcleo se incrementa, haciéndose la cromatina más granular. Los ribosomas libres son más escasos, disminuyendo también los acúmulos de filamentos. Finalmente, los gránulos se hacen cada vez más homogéneos.

Cantidades y distribución de las células epiteliales y neuroendocrinas en la mucosa duodenal

En la tabla 29 se representan los porcentajes de los distintos tipos de células epiteliales y neuroendocrinas observados en el duodeno, excluyendo las células M y en cepillo.

Porcentajes de los distintos tipos de células epiteliales y neuroendocrina en la mucosa duodenal

	Células de absorción	Caliciformes	TAC-Oligomucosecretoras de las criptas, transitorias con enterocitos	CBCs	C. Paneth	C. Neuroendocrinas
VILLI	96.6%	3.2%*	0	0	0	0.2%
CRIPTAS	0	2.1%	88.3%	0.3%	8.1%	1.2%

* La cifra 3.2 incluye las caliciformes y las oligomucosecretoras de los villi

Tabla 29.

4.2.3.6 Células M

No hemos podido identificar claramente células M y en cepillo, hecho que está de acuerdo con su presencia en zonas relacionadas con folículos linfoides, de menor presentación en la mucosa duodenal. Aunque hemos observado ocasional positividad para CK7 (que se expresa en las células M), no podemos constatar con certeza que correspondan a estas células. En todo caso, hacemos a continuación breve reseña de las mismas, aunque refiriendo los autores que han descrito sus propiedades. Las células M se disponen predominantemente y de forma ocasional en el epitelio del intestino situado sobre componentes linfoides, es decir, en el epitelio asociado a los folículos linfoides. Estas células tienen poco desarrollado los villi y sus proteínas asociadas (Neutra, 1998 y Jepson et al, 1998, Nicolletti, 2000). Aunque su mayor frecuencia se encuentra en el íleon y en el apéndice, pueden localizarse en otras zonas con folículos linfoides. Es frecuente observar identaciones basolaterales o "bolsillos" que contienen linfocitos T y/o B (Nicoletti, Jepson y Neutra), lo que está de acuerdo con la principal función reconocida para estas células, es decir el transporte de Ag y microbios a través del epitelio intestinal. Se ha señalado también que representan el punto de entrada de priones desde la luz intestinal (Smakov et al, 2001). Entre los marcadores de estas células, se han empleado CK7, CD89, proteína S100, CD1A, CD21, CD23, catepsina E, Sialic lewis A. No obstante, su expresión cambia según las especies y sitios (Giannasca et al, 1999, Wong et al, 2003)

4.2.3.7 Células en cepillo

Se identifican mediante anticuerpos contra filamentos de actina entrecruzados con proteínas como villina y fimbrina, tiñéndose la cresta apical de los microvilli, sus raíces y las proyecciones que surgen desde su superficie basolateral. También se consiguen mostrar con citoqueratina 18. Cuando las biopsias se toman cercanas a las placas de Peyer, las células en cepillo son mucho más abundantes (hasta diez veces más que la mucosa del intestino delgado distante a las placas de Peyer). También se han descrito glicoconjugados en la membrana apical de estas células.

4.2.4 Características microscópicas del componente intersticial

4.2.4.1 Lámina propia

La lámina propia se encuentra entre la muscularis mucosae y el epitelio superficial. El corion o conectivo se dispone en torno a las criptas, y se extiende hacia los ejes de las vellosidades. El corion está compuesto por un tejido conjuntivo laxo en el que abundan los vasos sanguíneos y linfáticos. Además, se aprecian en el mismo algunas fibras nerviosas, células musculares lisas, células plasmáticas, macrófagos, elementos linfoides, algún eosinófilo y leucocitos polimorfonucleares.

4.2.4.2 Membrana basal

El epitelio de la cripta y de la vellosidad sólo se separa del corion por una interfase levemente eosinofílica, PAS positiva, la membrana basal. Esta última aparece como una estructura continua, compuesta ultraestructuralmente por la lámina basal en sentido estricto y por una malla de fibras de colágeno/reticulares. Estas fibras se extienden entre fibroblastos, fibrocitos maduros y células musculares lisas. La lámina basal que se pone de manifiesto mediante diversos procedimientos (e.g. expresión de colágeno IV, fig. 18) en sentido estricto contiene numerosas fenestraciones, particularmente en los dos tercios superiores de la vellosidad. Los procesos celulares de los miofibroblastos y/o del epitelio pueden extenderse a través de estas fenestraciones. Los miofibroblastos (que serán estudiados más ampliamente a continuación) están también intercalados entre la red o malla subepitelial de fibras reticulares que muestran fenestraciones u orificios a través de los cuales los linfocitos y los macrófagos pasan. Los procesos de los miofibroblastos se extienden a través de esta malla de forma parecida a lo que ocurre en el glomérulo renal.

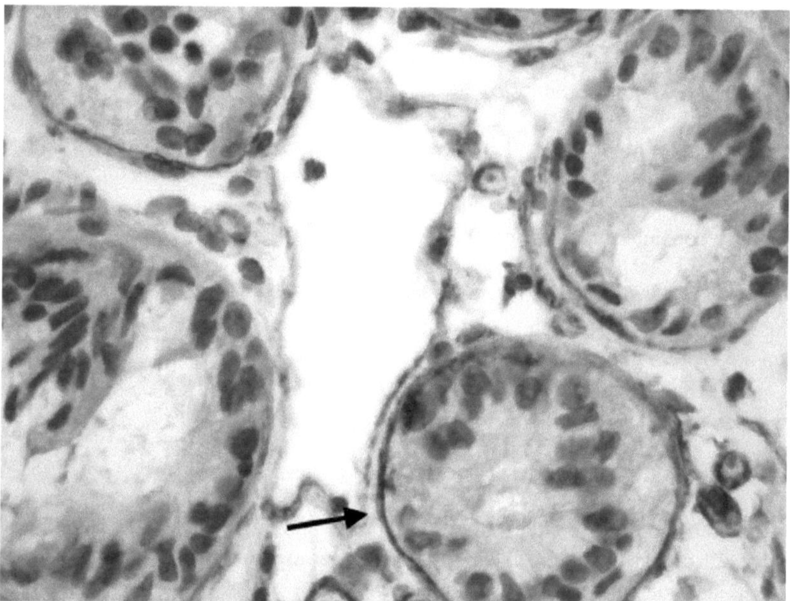

Fig. 18. En sección transversal de las criptas se demuestran las membranas basales en la interfase entre el epitelio y el corion (flecha), así como alrededor de las células endoteliales y pericitarias de la microcirculación. Detección inmunohistoquímica de colágena IV x 110.

4.2.4.3 Miofibroblastos

Inmediatamente debajo de la lámina basal, se encuentran los miofibroblastos subepiteliales intestinales, visibles sobre la red capilar. En el duodeno forman una red unida por *zonulae* adherens y uniones *gap*, observándose en cortes finos que, alrededor de las criptas, la malla es más densa, y que los miofibroblastos son fusiformes, ovales o escafoideos, con largos procesos. Los miofibroblastos que rodean el nicho presentan numerosos procesos que parecen superponerse y que tienden a localizarse en el intersticio de la red vascular, cubriendo los vasos sanguíneos. Sin embargo, en la vellosidad, los procesos de los miofibroblastos subepiteliales intestinales están más atenuados y rodean también a los capilares (comparten características con los pericitos) que se extienden a través de la lámina propria. La red miofibroblástica es más abierta en las zonas altas de las criptas y en las vellosidades del intestino delgado, y los miofibroblastos subepiteliales intestinales tienen una morfología aplanada y estrellada. En general adquieren un aspecto morfológico que recuerda al de los pericitos. Los estudios inmunohistoquímicos demuestran la presencia de actina (fig. 19) y miosina.

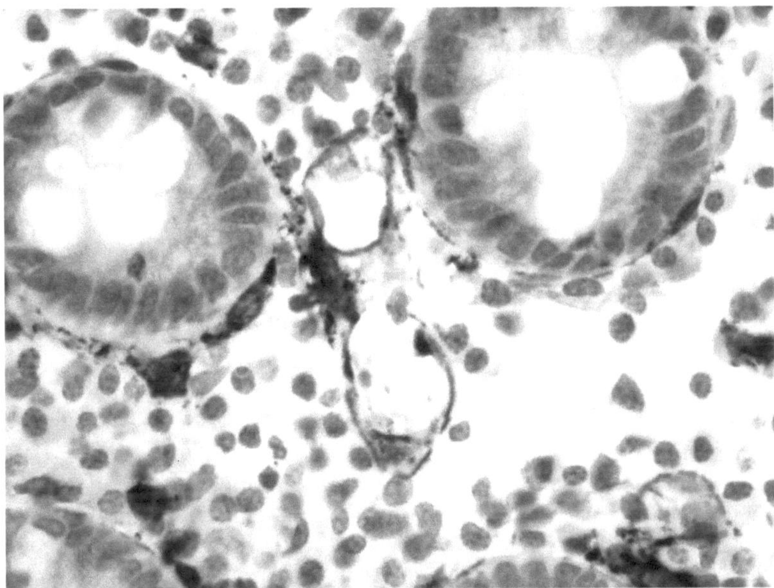

Fig. 19. Mediante la expresión de actina se observan miofibroblastos en torno a las criptas seccionadas transversalmente. Detección inmunohistoquímica de actina x 110.

Al microscopio electrónico, los miofibroblastos subepiteliales intestinales se caracterizan por tener una membrana plasmática con numerosas cavéolas. Además presentan reticulo endoplásmico rugoso y aparato de Golgi bien desarrollado. Este último aparece localizado en la región paranuclear. Tanto el citoplasma somático (en la zona orientada hacia el epitelio intestinal) como el de los procesos celulares contiene acúmulos de filamentos de 6 nm de diámetro (fibras de stress) y cuerpos densos asociados. Ocasionalmente se encuentran varicosidades axonales que contienen vesículas sinápticas en estrecha relación con los miofibroblastos subepiteliales intestinales, reconociéndose gap junctions entre sus procesos.

4.2.4.4 *Mastocitos*

Como se ha expuesto en material y métodos, para la detección de los mastocitos se utilizaron técnicas de azul de toluidina y giemsa, así como la expresión inmunohistoquímica de CD117. Con esta última se obtuvieron cifras más elevadas que con los otros procedimientos. Efectivamente, la determinación de CD117 se ha revelado en nuestro estudio como la técnica ideal para cuantificar el conjunto de mastocitos, es decir tanto los mastocitos granulados como los degranulados. Evidenciamos un número de 122±58 por 10 campos a gran aumento en condiciones normales.

4.2.4.5 *Otros elementos celulares del corion mucoso*

Se observaron, además de los descritos, células plasmáticas, linfocitos, eosinófilos, histiocitos y mastocitos. Los neutrófilos son escasos o prácticamente ausentes en condiciones normales. Las células plasmáticas son las más abundantes en la lámina propia, sobre todo IgA, y a veces IgM. Los linfocitos más abundantes son los CD3-CD4. En las vellosidades y en condiciones normales, la presencia de linfocitos dispersos entre las células epiteliales alcanza en su tope superior cifras de alrededor de un linfocito por cada 5 enterocitos, es decir en torno al 20% (16.1±8.8 linfocitos / 100 enterocitos). En general, dichos linfocitos son de tipo T (CD 3 (+) y en su mayoría supresores/citotóxicos (CD 8 (+)). No obstante la presencia de linfocitos intraepiteliales, sobre todo lo que respecta a su número en relación al de enterocitos, será tenida en cuenta ampliamente al considerar la linfocitosis intraepitelial en la celiaquía. También se pueden distinguir ocasionales agregados y nódulos linfoides en la lámina propia. Los histiocitos, aunque menos frecuentes que los linfocitos, se presentan sobre todo cerca del ápex de la vellosidad.

4.2.4.6 *Otros hechos significativos en la mucosa duodenal con respecto al intestino delgado en general*

Entre los hechos comunes y como se ha expuesto, en las vellosidades distinguimos epitelio absortivo con similares características que en el resto del intestino delgado, demostrándose con técnica del PAS e inmunohistoquímica el borde en cepillo con su correspondiente glicocálix. En lo que respecta a las criptas pudimos comprobar la presencia de intensa actividad regenerativa, observando entre 1-8 mitosis por cripta, así como elevada expresión de Ki-67 en los núcleos celulares de esta localización. En todos nuestros casos, las células de Paneth se sitúan únicamente en la base de la cripta, presentando siempre sus gránulos, intensamente eosinofílicos, en áreas supranucleares. De los diferentes tipos de células endocrinas, comprobamos que en el duodeno predominan las de tipo piramidal abierto, observándose también un número relativamente importante de tipo cerrado, sin conexión con la luz, y con morfología fusiforme. p53 no demostró inmunorreactividad en el epitelio de los casos control.

Como hecho característico de la localización duodenal está la existencia de glándulas de Brunner, que obviamente estuvieron presentes en algunos de los casos. Las glándulas de Brunner son más abundantes en las zonas más proximales del duodeno, extendiéndose desde la submucosa, a través de la muscularis mucosae, hacia las porciones más profundas de la mucosa, por debajo de las criptas. Al menos dos tercios del componente glandular se suele situar en la capa submucosa, mientras que el resto corresponde al área que atraviesa la muscularis mucosae y la lámina propia de la mucosa. Las vellosidades aparecen más gruesas y aplanadas donde se sitúan las glándulas de Brunner. Dichas glándulas mostraron positividad para mucinas PAS (+) diastasa resistentes, observando de forma ocasional concentración apical de la mucina, con vacuolización perinuclear. Las glándulas de Brunner drenan a través de conductos que atraviesan la muscularis mucosae y reciben el contenido secretor, tanto del componente submucoso como mucoso.

En ocasionales casos hemos observado discreta hiperplasia de las glándulas de Brunner, mientras que en nuestro estudio no hemos demostrado marcada proliferación o presencia de nódulos solitarios tipo adenoma. Además de las células mucosecretoras, en las glándulas de Brunner hay elementos endocrinos aislados, con citoplasma de disposición basal y granulado eosinofílico, que resaltan por métodos inmunohistoquímicos. Mediante técnica inmunohistoquímica, CK AE1-AE3, pudimos demostrar, que los conductos de las glándulas de Brunner, CK AE1-AE3 positivos, terminan aparentemente en alguna de las criptas (fig. 20), mientras que los acini muestran positividad para CK AE1-AE3. La transición entre la cripta y el cuello de la desembocadura de la glándula, puede ser brusco o bien se ponen de manifiesto algunas células intercaladas CK AE1-AE3 positivas. En los casos en que se acompaña componente submucoso de glándulas de Brunner, observamos que esta diferente expresión podía advertirse incluso en las áreas glandulares más profundas (fig. 20), probablemente en relación con el estado de diferenciación y función de sus células. Este hecho, se puso de manifiesto incluso en los acinos (fig. 20), aunque fue más frecuente y de mayor expresión en trayectos de aspecto ductal dentro de la glándula. En algunos de los acini de las glándulas de Brunner, sólo ocasionales elementos aislados demostraron intensa positividad para la citoqueratina AE-1- AE3 (fig. 20). Este hecho se evidenció tanto en el componente intramucoso como en el submucoso.

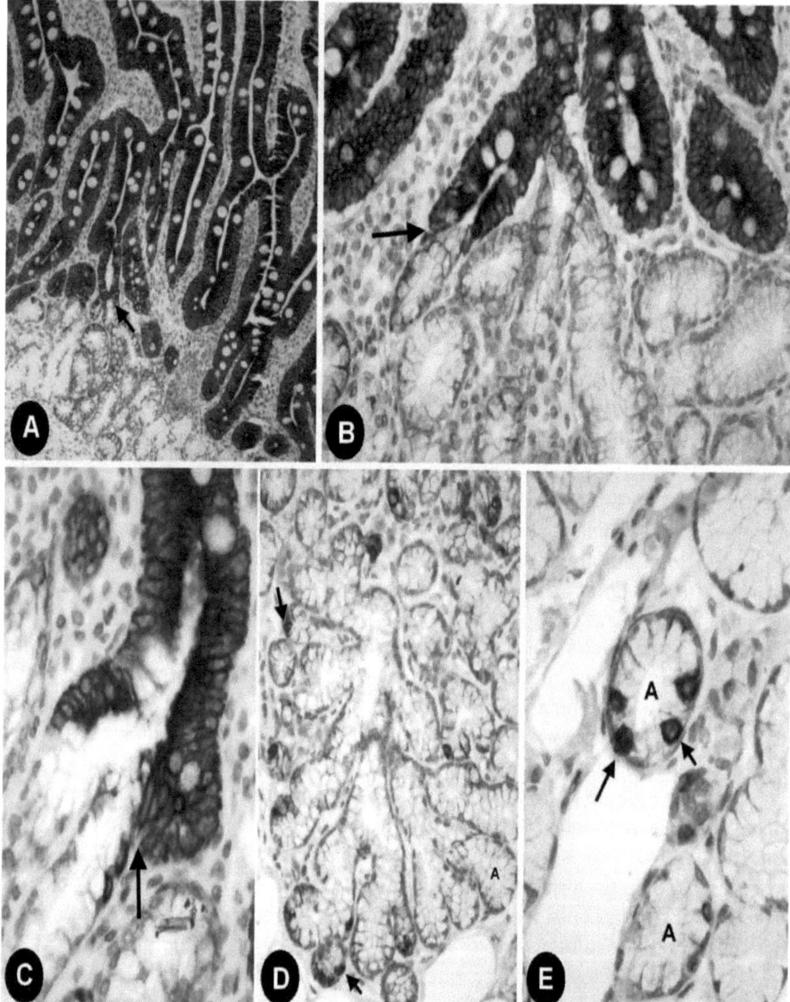

Fig. 20. Expresión de CK AE1-AE3 en las criptas y desembocadura de las glándulas de Brunner. Obsérvese que las criptas expresan CK A1-A3 (fig. A y B) y que hay transición brusca entre la desembocadura de las glándulas de Brunner y las criptas (fig. A-C flecha), salvo la presencia de ocasionales células aisladas (fig. C flecha). La mayoría de las células de los acini (A) no presentan positividad para CK AE1-AE3, distinguiéndose únicamente ocasionales elementos intercalados CK AE1-AE3 positivos (fig. D y E flechas).

4.3 HALLAZGOS HISTOPATOLÓGICOS EN LOS CASOS CON CONFIRMACIÓN O SOSPECHA DIAGNÓSTICA DE CELIAQUÍA

4.3.1 Atrofia de las vellosidades

En 106 pacientes se evidenció atrofia con disminución de la longitud de las vellosidades con respecto a las de las criptas. En lo que respecta al grado de atrofia, la correlación de los resultados según los diferentes procedimientos utilizados y descritos en material y métodos, ha permitido incrementar ligeramente su precisión. Efectivamente, hemos considerado los siguientes parámetros: 1) relación entre la altura de los villi y la amplitud de la base (la altura de la vellosidad es en condiciones normales tres veces la amplitud de la base) (fig. 21-A). 2) Relación entre longitud de la vellosidad / longitud de la cripta (en condiciones normales 3:1 a 5:1) (fig. 21-B). Mediante los procedimientos previos se constata el grado de atrofia (fig. 21-C, D, E y F), de tal manera que decrecen progresivamente dichas relaciones. 3) Relación entre la longitud del arco delimitante de los ápex villositarios (ADAV) con respecto a la longitud de la superficie de todas las vellosidades comprendidas en dicho arco (PVCA) (fig. 21-G), 4) relación entre la longitud del arco delimitante de la base de las vellosidades (ADBV) con respecto a la longitud de la superficie de las vellosidades comprendidas en dicho arco (fig. 21-H) y 5) relación entre la longitud comprendida entre el arco delimitante de los ápex de las vellosidades (ADAV) y el arco delimitante de las bases de las vellosidades (ADBV), con respecto a la longitud entre el arco delimitante de las bases de las vellosidades (ADBV) y el delimitante de la base de las criptas (ADBC) (fig. 21-I). Mediante estos últimos procedimiento (3,4 y 5) se constata a la vez la relación entre altura y diámetro de vellosidad y entre altura y longitud de la cripta de varias vellosidades y criptas, lo que da una mayor amplitud del objeto de estudio, pudiéndose obtener una mejor precisión de los grados de atrofia (fig. 21 J a N). A los diagnósticos previos y resultados de los diferentes parámetros previamente expuestos, se agregaron los obtenidos por dos patólogos expertos, que realizaron la gradación mediante la simple observación, correlacionándola con la clasificación de Marsh-Oberhuber. Aunque la mayor precisión se obtiene con los procedimientos 3, 4 y 5, los resultados son bastante similares en todos los estudios. Efectivamente, la simple observación de los expertos permitió establecer un grado de atrofia aceptable, ya que solo en dos casos la atrofia etiquetada como leve pasó a moderada y en un caso de moderada a leve. La clasificación de la atrofia nos demostró 16 casos con afectación de grado leve (redondeamiento vellositario, en leve a moderada cantidad), 46 casos con atrofia marcada (demostrándose vellosidades truncadas remanentes) y finalmente 44 casos con atrofia total (aplanamiento con ausencia de vellosidades). Las figuras 22 y 23 muestran imágenes de atrofia marcada y total.

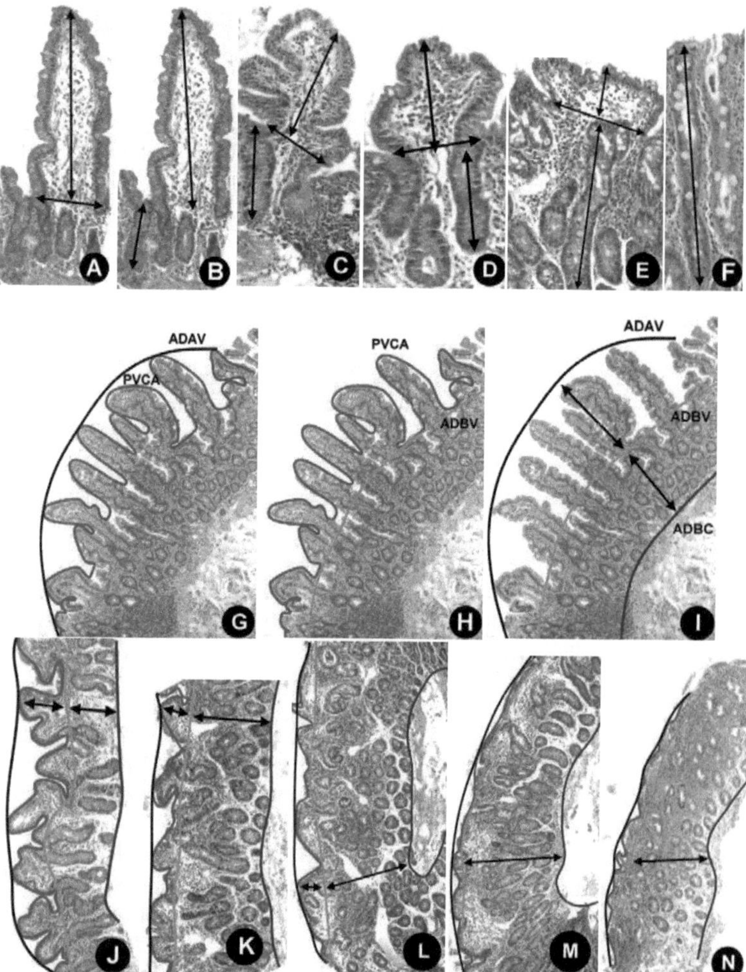

Fig 21. Parámetros utilizados en la precisión del grado de atrofia. En A se señala la relación entre altura del villi con la amplitud de la base y en B con la longitud de la cripta. Las figuras C a F ponen de manifiesto diversos grados de atrofia obtenidos con estos parametros. En G y H se observa respectivamente la relacion del perímetro las vellosidades comprendidas en el arco (PVCA) con la longitud del arco delimitante por sus apex (ADAV) o por sus bases (ADBV). En I se evidencia la relacion entre la longitud que separa el arco que delimita los ápex (ADAV) del de las bases de las vellosidades (ADBV), con respecto a la longitud que separa el arco que limita las bases de las vellosidades (ADBV) del de las criptas (ADBC). En las figuras J a N se observan diversos grados de atrofia obtenidos con los procedimientos expuestos en G, H e I.

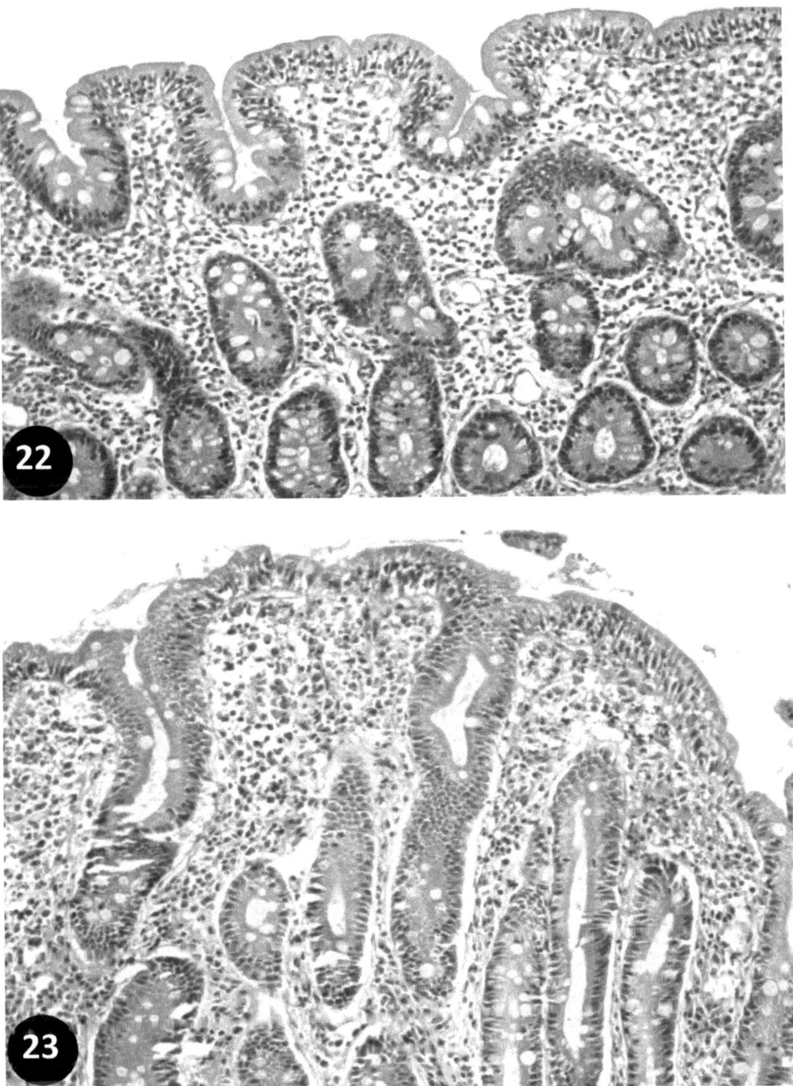

Figuras 22 y 23. Se ponen de manifiesto imágenes de atrofia marcada (figura 22 con vellosidades truncadas remanentes) y total (aplanamiento con ausencia de vellosidades).HE x 60.

4.3.2 Hiperplasia de las criptas sin atrofia de las vellosidades

En 1 paciente el dato más significativo fue la elongación de las criptas sin un claro descenso o atrofia del componente vellositario. Así pues, se alteró la relación de 3:1 a 5:1 vellosidad/cripta, acercándose a 1:1. Dicha elongación coincidió con expansión de la lámina propia, en la que observamos reclutamiento de elementos inflamatorios, con aumento de las células estromales. La celularidad en la cripta fue similar a la presente en condiciones normales; es decir, se ponen de manifiesto células caliciformes y precursoras, así como de Paneth y enterocromafines. El recuento de la actividad mitótica mostró moderado incremento en las células precursoras y, mediante Ki-67, se puso de manifiesto aumento del índice proliferativo.

4.3.3 Hallazgos citológicos

4.3.3.1 Enterocitos

Mientras que los enterocitos en los pacientes con arquitectura normal de las vellosidades aparecen también normales, los hallazgos más característicos en los pacientes con estadios más evolucionados fueron pérdida o atenuación del ribete en cepillo y disminución de la configuración columnar de los enterocitos (fig. 24), pasando a ser cuboidea, e incluso aplanada. La altura cambio de 24.6±8.4 a 13.9±7.2. Estos hechos se asociaron a un incremento de la apoptosis.

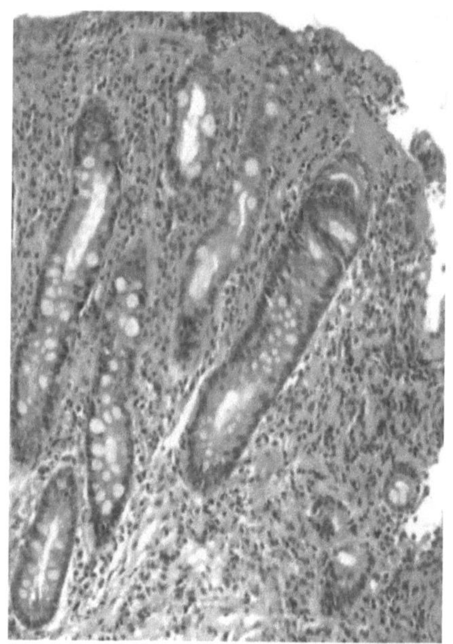
Fig. 24. Además del aplanamiento de las vellosidades, se pone de manifiesto disminución de la altura de los enterocitos (compárese con la del epitelio que reviste las criptas). HE x 60.

Además, se observaron alteraciones citológicas de los enterocitos no cuantificadas en nuestro estudio, tales como incremento de la basofília y vacuolización citoplasmática, presencia ocasional de núcleos picnóticos y sin polaridad y cuerpos densos intracitoplasmáticos.

Ultraestructuralmente, el epitelio absortivo presenta modificaciones en las zonas celulares apicales, fundamentalmente en lo que respecta a los microvilli y glicocálix. En condiciones normales, los microvilli son altos, delgados y uniformes, situándose muy próximos entre sí (figura 8A). En secciones transversales presentan una simetría casi perfecta, con una disposición en rosetas. En la Enfermedad Celíaca se pone de manifiesto alteración de los microvilli del epitelio del tercio superior de las vellosidades y, cuando estas últimas se aplanan, dicha alteración se observa predominantemente en el epitelio superficial y en las zonas más superficiales de las criptas. Efectivamente, los microvilli adquieren aspecto más irregular, están más separados entre sí, tienden a orientarse de forma irregular y la altura de las mismas aparece disminuída (figura 25). El glicocálix aparece interrumpido zonalmente. Hay ausencia del velo terminal por zonas. Entre nuestros objetivos se encuentra correlacionar los hechos ultraestructurales previamente descritos con las técnicas convencionales de microscopía óptica que faciliten la obtención de los máximos datos posibles en el diagnóstico de la Enfermedad Celíaca. Con técnicas de PAS y tricrómico de Masson, se identifica nítidamente el estado del ribete en cepillo y la membrana basal delimitante entre el conectivo y el epitelio. Mediante estos procedimientos hemos estudiado la altura del ribete en cepillo, comparando los resultados de los casos de celiaquía con la normalidad. En los casos de celiaquía el resultado muestra descenso y marcada irregularidad (figura 26 y 27). La amplitud de las microvellosidades en relación con los espacios intermicrovillositarios también se modifica perdiendo el aspecto estriado, para adquirir una imagen en valla. La altura de la microvellosidad en relación con la amplitud de la base desciende.

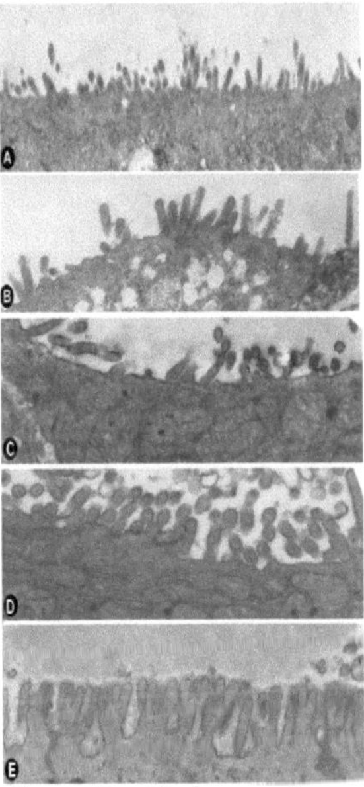

Figura 25. Obsérvese el aspecto irregular, con disminución de la altura y mayor separación de los microvilli, así como las modificaciones del glicocálix. Acetato de Uranilo y Citrato de plomo x 40.000

Por lo tanto podemos resumir los resultados al respecto del ribete en cepillo utilizando técnicas del PAS y tricrómico de Masson y grandes aumentos en: a) descenso de la altura e irregularidad del borde en cepillo b) pérdida del aspecto relativamente homogéneo, adquiriendo imagen en "valla", debido a la alternancia de franjas verticales bien teñidas con otras sin tinción o escasamente teñidas y c) presencia zonal de ribete microgranulado.

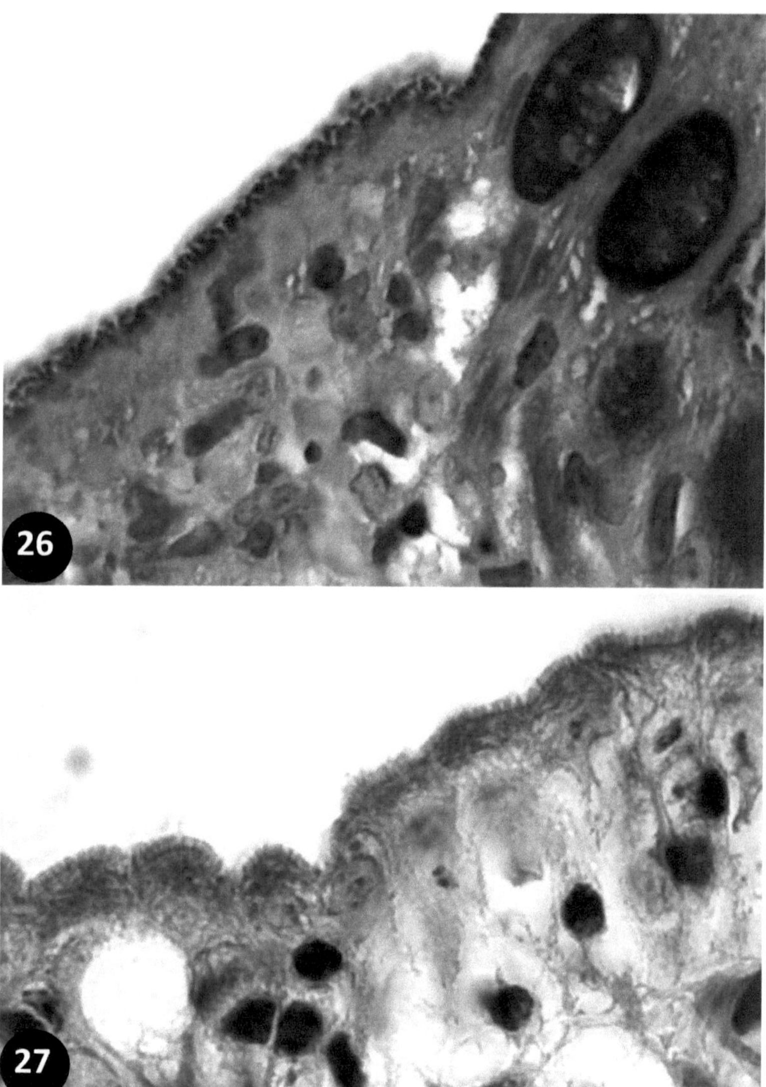

Figuras 26 y 27. Detalle del ribete en cepillo de los enterocitos de la mucosa duodenal afectada por enfermedad celíaca. Se observa pérdida del aspecto homogéneo en "chapa", con irregularidad y descenso de la altura. Se amplían los espacios intervillositarios, perdiendo el aspecto estriado para adquirir imagen en "valla" (fig. 27). Tinción de PAS (26) y tricrómico de Masson (27) x 220.

En las otras porciones del epitelio, fundamentalmente hacia las criptas, las modificaciones del ribete en cepillo son poco significativas. Además, hemos puesto de manifiesto el poder discriminatorio que tiene la técnica de Masson para diferenciar núcleos de enterocitos y de linfocitos intraepiteliales. Estos últimos presentan un marcado cromatismo, mientras que en los enterocitos, se remarcan los nucleólos entre un nucleoplasma menos cromático

4.3.3.2 Células mucosecretoras

Se evaluó el número total de células caliciformes, realizando secciones teñidas de forma secuencial con técnicas para mucinas, incluyendo la del PAS. Se observa que hay un descenso de la cifra de células caliciformes PAS positivas en la mucosa de pacientes celíacos (3.1%) respecto a los controles (5.3%). Sin embargo, la expresión de mucina se mantiene. No hemos evidenciado diferencias relevantes de lo expuesto según edad o sexo.

4.3.3.3 Células de Paneth

Al utilizar microscopía óptica convencional e identificar, por el acúmulo de gránulos acidófilos, a las células de Paneth (mediante Hematoxilina-eosina), la mucosa duodenal de pacientes con EC muestra aparentemente menos células de Paneth por cripta (7.2% células de Paneth por cripta) que la mucosa normal (8.1% células de Paneth por cripta). Un estudio detallado utilizando grandes aumentos (de inmersión), en el que se tuvieron en cuenta células con muy escasos gránulos, puso de manifiesto, en lugar de disminución, un aumento de las células de Paneth (10.2%).

4.3.3.4 Células enteroendocrinas

Mediante técnicas inmunohistoquímicas para cromogranina y sinaptofisina, se efectuó un estudio cuantitativo del número de células endocrinas en la mucosa duodenal. La observación simple en los estudios inmunohistoquímicos demuestra marcado incremento de células neuroendocrinas, puesto de manifiesto tanto en los cortes histológicos paralelos a las criptas, como en los perpendiculares a las mismas (fig. 28). Hay también un incremento de su número en el resto de la cripta, en la desembocadura hacia la luz y en el epitelio superficial (fig. 29 A a C). Las células endocrinas corresponden a los tipos abiertos y cerrados. Se advierte también incremento en las zonas con duplicación de criptas (fig. 29D). Un hecho llamativo en algunos casos ha sido la aparente liberación microgranular a partir de las prolongaciones

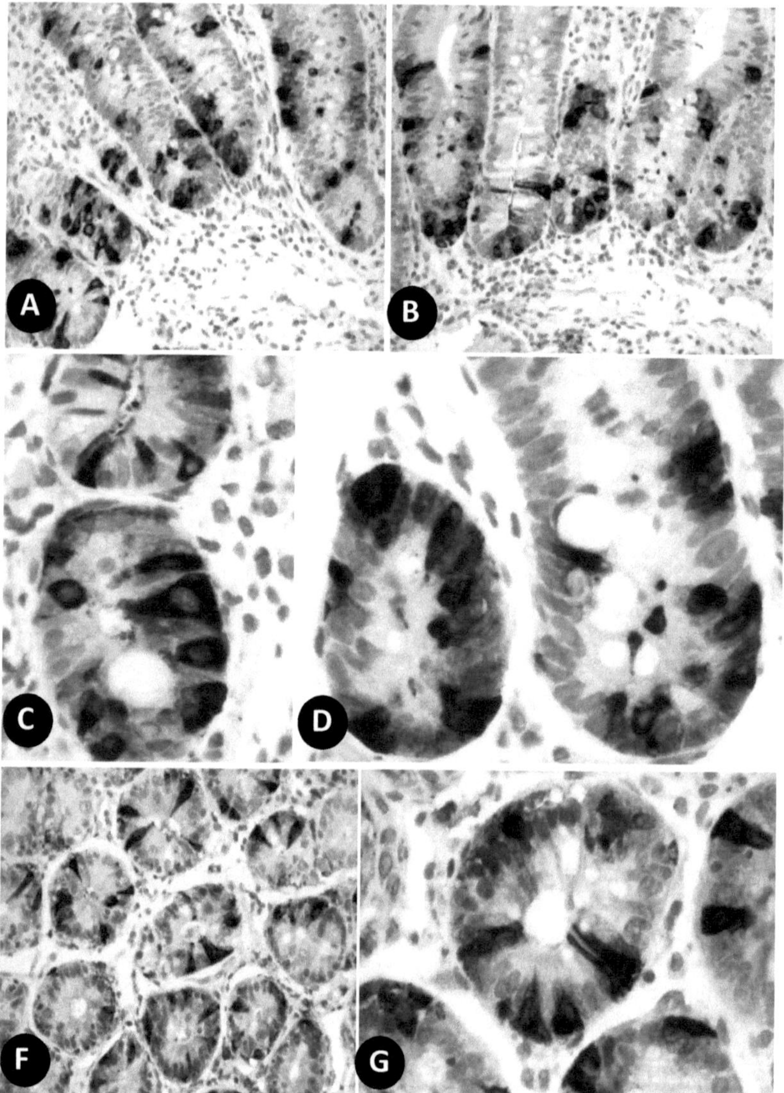

Figura 28. Obsérvese el marcado incremento de células neuroendocrinas en pacientes celíacos. El aumento se hace manifiesto en las criptas, sobre todo en sus zonas más basales. Las figuras A a D corresponden a cortes paralelos al longitudinal de las criptas y las figuras F y G a cortes tangenciales a las mismas. Técnica inmunohistoquímica para cromogranina x 180.

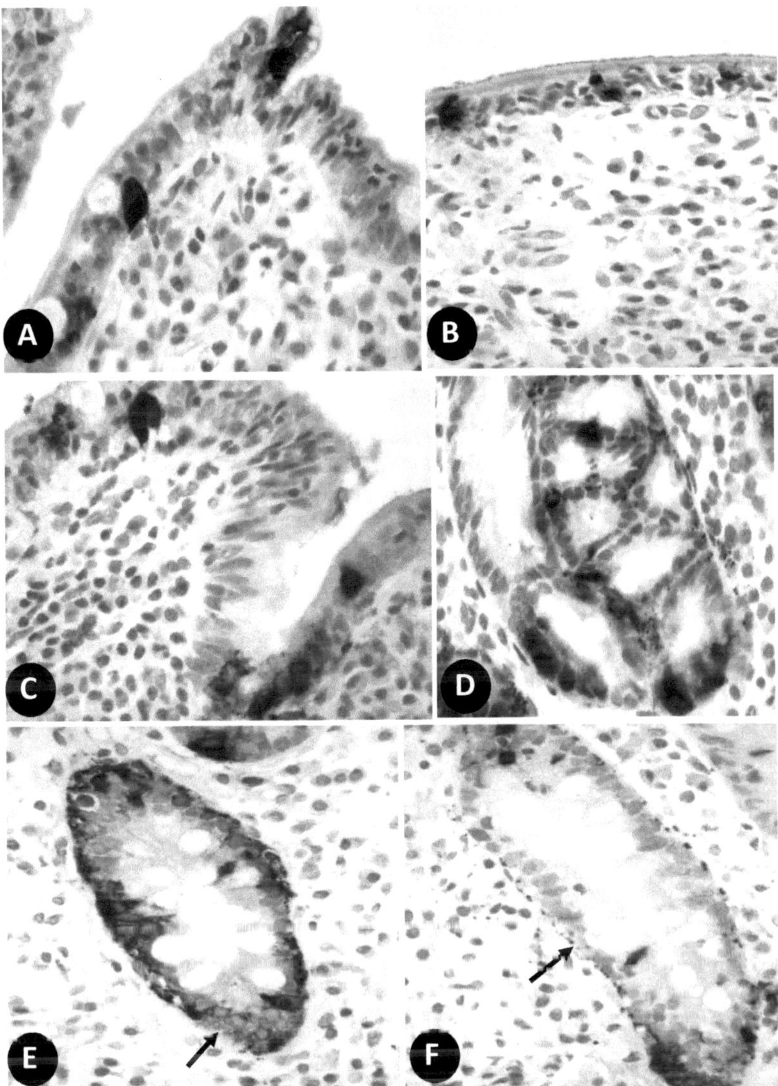

Fig. 29. El incremento de células neuroendocrinas se produce también en el epitelio superficial (figs. A y B), en la desembocadura de las criptas (fig. C) e incluso donde las criptas están aparentemente duplicadas (fig. D). Obsérvese en figs. E y F presencia de microgranulado en la base de las criptas (flechas). Técnica de inmunohistoquímica de cromogranina x 180.

basales de las células neuroendocrinas (fig. 29 E y F). En individuos normales hemos puesto de manifiesto una media de 1.4% de células endocrinas, mientras que en las muestras de pacientes con Enfermedad Celíaca evidenciamos un 4.2%. Por lo tanto, podemos concluir que en la mucosa de enfermos celíacos activos hay un aumento del número de células endocrinas. También hemos efectuado, dentro del grupo de mucosas afectas por celiaquía, correlación entre el grado y el número de células endocrinas, poniendo de manifiesto que a medida que aumenta el primero, lo hace también el número de células endocrinas (2.7%, 3.8% y 4.6% en atrofia leve, moderada y total, respectivamente). En conclusión, hay un incremento paralelo de células endocrinas con respecto a la afectación de la mucosa en la celiaquía (este incremento fue especialmente marcado en 26 casos). En lo que respecta a la distribución de las células endocrinas intestinales entre el componente epitelial hemos apreciado que su incremento se produce predominantemente en las porciones baja y media de la cripta, donde predominan también estas células en condiciones normales. Se ha evidenciado correlación entre la densidad de células endocrinas con otros parámetros, como la linfocitosis y la atrofia vellositaria, aunque de forma no significativa. Un hecho importante en nuestras observaciones ha sido la demostración en pacientes celíacos de expresión de c-kit (CD117) en algunas células que adoptan morfología similar al de las células neuroendocrinas de pacientes celíacos. Las células CD117 positivas son menos numerosas que las cromogranina positivas y por lo general, muestran menor intensidad de expresión.

4.3.3.5 Linfocitos intraepiteliales

4.3.3.5.1 Detección con técnicas convencionales e inmunohistoquímicas.

Para el recuento de linfocitos intraepiteliales (LIEs) se excluyeron las criptas y se tuvieron en cuenta al menos cinco vellosidades o cinco espacios intercriptas. Es decir, que el recuento sólo se efectuó en el epitelio de la vellosidad o en el aplanado entre las criptas. En todo caso, si en el recuento se consideran como intraepiteliales los linfocitos inmediatamente adyacentes al epitelio y con dudosa incorporación a este último, se obtienen cifras muy altas, mientras que si se excluyen estos últimos, las cifras se adaptan a parámetros más adecuados (véase discusión al respecto de las diferentes cifras obtenidas por distintos autores).

En general, nosotros tuvimos en cuenta los linfocitos inmediatamente subyacente a los núcleos o presentes a la altura o por encima de los mismos en los enterocitos (el núcleo de estos últimos, se sitúa en las porciones media-basales o basales de la célula), lo que permite excluir fácilmente aquellos que contactan con el epitelio y con dudosa penetración en el mismo. Esto último se logra con gran nitidez mediante el estudio inmunohistoquímico con CD3 (véase más adelante).

Mediante la técnica de hematoxilina eosina, en preparaciones adecuadas, hemos podido establecer el número de LIEs, con respecto al de enterocitos, basándose fundamentalmente en las características nucleares (menor tamaño y tinción más intensa en los núcleos de los linfocitos que en los de los enterocitos) (fig. 30).

Aunque las diferencias nucleares se mantienen, hay casos en que la valoración de la linfocitosis intraepitelial es más imprecisa con hematoxilina eosina (fig. 31A), observándose que con otros procedimientos convencionales, tales como Giemsa y tricrómico de Masson, se remarcan las diferencias cromáticas de los núcleos linfocitarios y de las células epiteliales, lo que permite una más fácil identificación (fig. 31).

La utilización del marcador inmunohistoquímico CD3 para la cuantificación de LIEs, permite evaluar mejor su número y distribución (fig. 32 y 33), sobre todo en los casos en que la arquitectura de las vellosidades es normal o poco modificada (fig. 32 y 33A) o cuando hay que distinguirlos de restos apoptóticos, monocitos o neutrófilos con un lóbulo en el corte.

Es decir que, a pesar de que la correlación de resultados puede ser similar a la obtenida con otros procedimientos, en algunos casos se detectan hasta 4 linfocitos más por 100 enterocitos cuando se utiliza CD3 o bien se excluyen células no correspondientes a linfocitos. Esto nos ha llevado a tener en cuenta que la cifras de normalidad se deben elevar cuando se emplea este immunomarcador linfocitario T.

4.3.3.5.2 Parámetros y correlación entre datos clínicos, analíticos y de morfología

En lo que respecta a la correlación de la densidad de LIEs en las biopsias duodenales obtenidas de individuos diagnosticados de EC con respecto a individuos sanos, se puso de manifiesto lo siguiente. El número de LIEs en los controles oscila entre 16.1±8.8 / 100 células epiteliales (tabla 30).

El punto de corte correspondió a un recuento de 25 LIEs/ 100 enterocitos. En nuestras observaciones pusimos de manifiesto en 30 casos una proporción de 25-40 linfocitos/100 enterocitos, en 41 casos 40-50 linfocitos/100 enterocitos y 49 casos cifras superiores a 50 linfocitos/100 enterocitos.

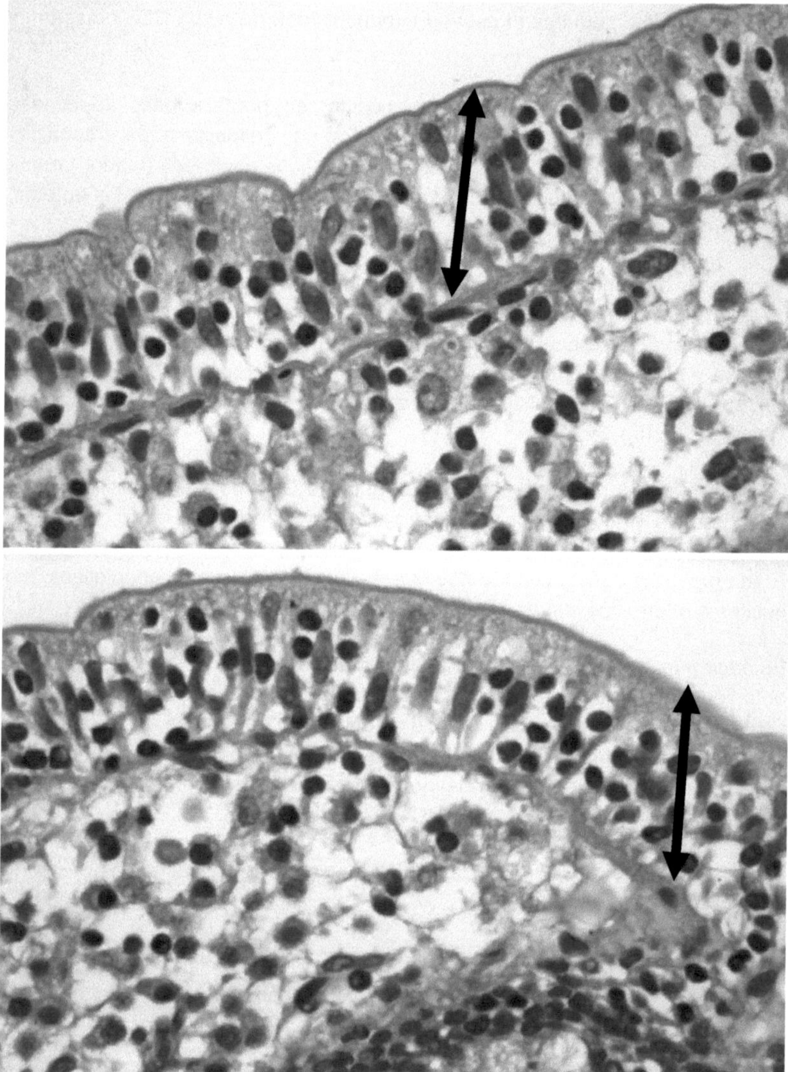

Fig. 30. Linfocitosis intraepitelial. Con técnica convencional de hematoxilina eosina y cortes histológicos adecuados se puede establecer la relación entre el número de linfocitos (con núcleos más pequeños y cromáticos) con respecto al de enterocitos (núcleos más grandes y de menor cromatismo). Las microfotografías corresponden a preparaciones expresando grado 3c de Marsh-Oberhuber. Se señala mediante línea el espesor del epitelio. HE x 120.

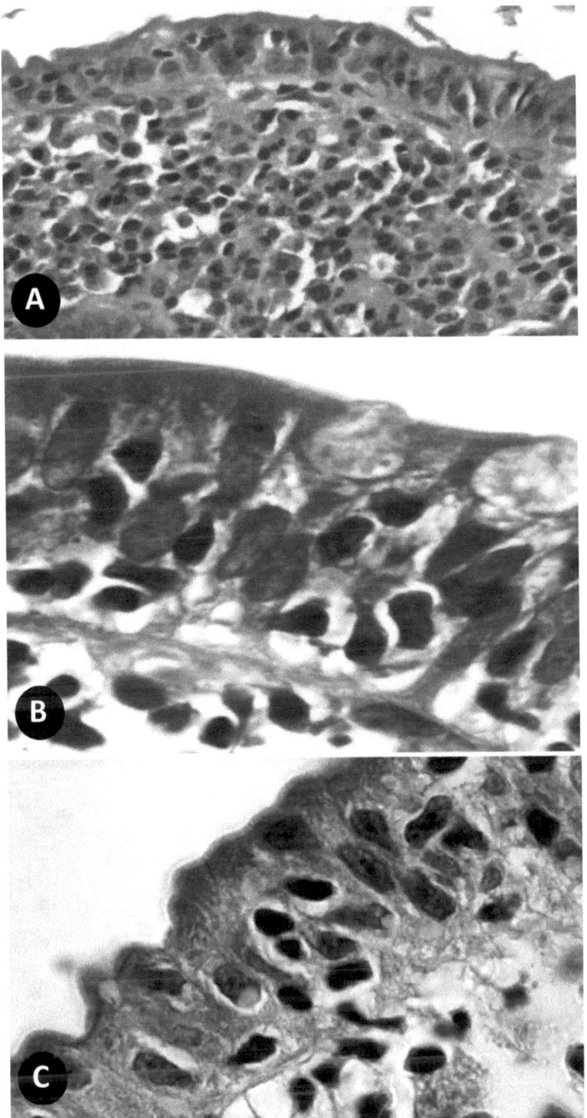

Fig. 31. Obsérvese como se remarcan con diferentes técnicas convencionales los núcleos de los linfocitos intraepiteliales (pequeños y muy cromáticos) con respecto a los de los enterocitos (más grandes y de cromatina con disposición más laxa). A: HE, B: Giemsa, C: Tricrómico de Masson. A: x120 B y C: x 180

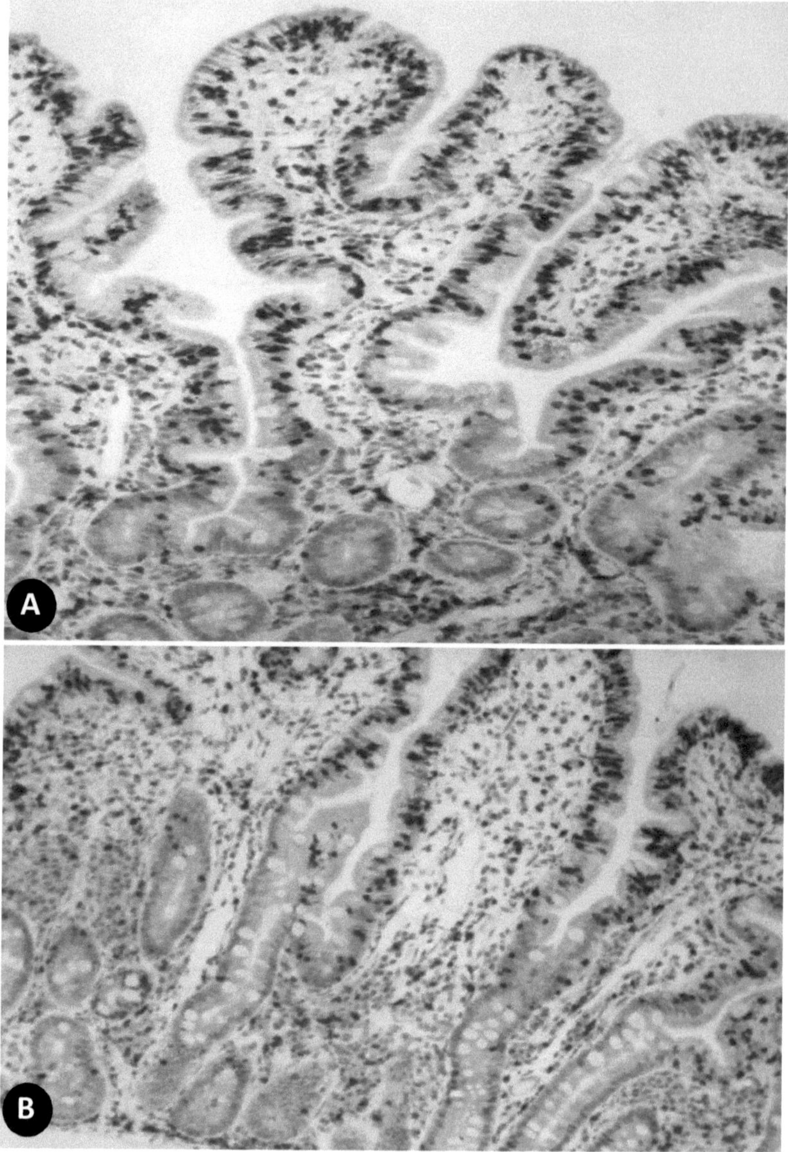

Fig. 32. Detección inmunohistoquímica de los linfocitos intraepiteliales, mediantes la expresión de CD3. X60.

Tabla 30. Estadísticos descriptivos en controles

	N	Mínimo	Máximo	Media	Desv. típ.
LINFOCITOSIS	40	,00	24,00	16,1000	8,80501

Tabla 31. Estadísticos descriptivos en celíacos

	N	Mínimo	Máximo	Media	Desv. típ.
LINFOCITOSIS	120	25,00	166,00	55,3417	28,08884
GRADO	120	1,00	5,00	4,0833	1,00906

Tabla 32. Correlaciones

		LINFOCITOSIS	GRADO
LINFOCITOSIS	Correlación de Pearson	1	,067
	Sig. (bilateral)		,468
	N	120	120
GRADO	Correlación de Pearson	,067	1
	Sig. (bilateral)	,468	
	N	120	120

Es decir que no se observa una relación entre linfocitosis y grado de Marsh.

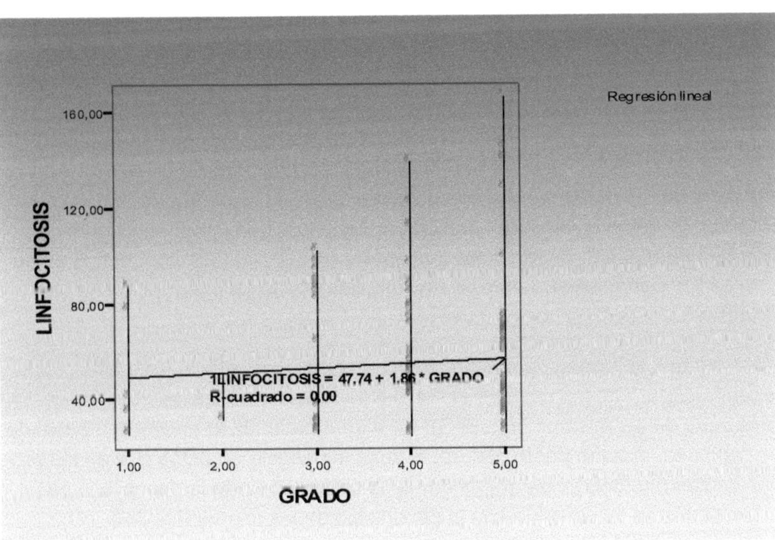

Grafica 55. La relación entre linfocitosis y grado de Marsh no es estadísticamente significativa.

En 6 pacientes con clínica y serología compatibles con EC, el dato morfológico más significativo fue la linfocitosis intraepitelial, en 1 paciente se sumó elongación de las criptas y en los restantes (113) atrofia de las vellosidades, en diferente grado.

En estos últimos casos, al comparar el incremento de linfocitos intraepiteliales con respecto a la atrofia vellositaria, pudimos observar que, aunque se asocian, son hechos independientes (tablas 31 y 32 y grafico 55, en los tres grados de atrofia se observaron casos con 25-40 LIEs, 40-50 y más de 50/100 enterocitos).

4.3.3.5.3 Pérdida del "signo decrescendo"

En los casos controles observamos una distribución de LIEs a lo largo de las vellosidades característicamente en "decrescendo". Efectivamente, se evidencia una densidad de LIEs mayor en la parte inferior y media de la vellosidad, disminuyendo en su tercio superior y ápex.

En nuestros pacientes sin y con atrofia leve o moderada existe una saturación del ápex por linfocitos, lo que conlleva una distribución uniforme de los LIEs a lo largo de la vellosidad. Por lo tanto, con pérdida del "signo decrescendo". (fig. 33A).

4.3.3.6 Membrana basal

En el estudio de las membranas basales de la mucosa intestinal en la EC hemos prestado particular atención a la detección de la colágena tipo IV (fig. 34) y laminina, comparando sus resultados con los de individuos normales.

Ambos componentes muestran respuesta similar, de manera que tanto la colágena tipo IV como la laminina, presentan una expresión inmunohistoquímica disminuída en la EC, de tal forma que aparecen más tenues y estrechas en su localización periepitelial. Además, hay amplias zonas de interrupción de las mismas.

Estos hechos se ponen de manifiesto en el epitelio superficial (Fig. 34A), en la desembocadura de las criptas Fig. 34B) y a lo largo de estas últimas, incluyendo la base de las mismas (Fig. 34C). Se atenúa también la membrana basal de los capilares, aunque por lo general es más manifiesta en éstos que en las propias criptas (fig. 34D). Hay zonas donde la colágena IV de la membrana basal de los capilares se continúa con la del epitelio de las criptas (fig. 34C y D).

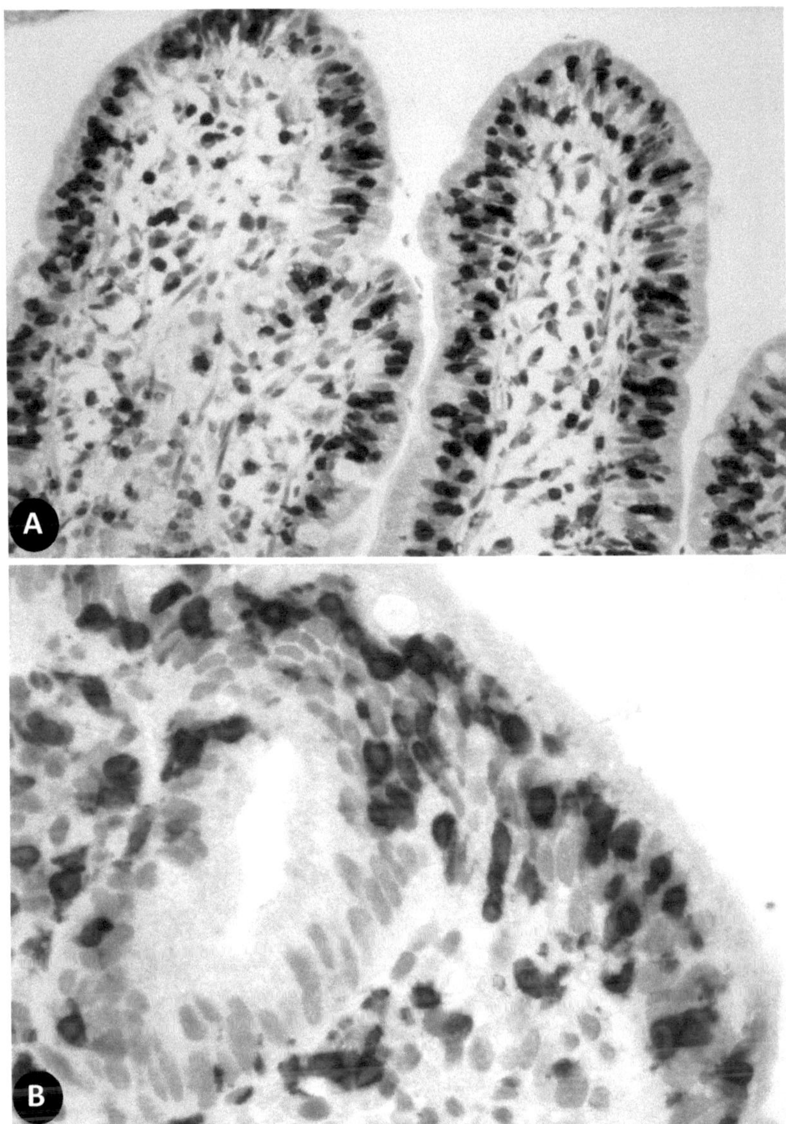

Fig. 33. Se observa linfocitosis intraepitelial en vellosidades (A) y en epitelio aplanado (B) mediante la detección inmunohistoquímica de CD3. X 80 y x 120. Adviértase en la figura A pérdida del signo decrescendo con un número uniforme de linfocitos, es decir, similar en el ápex que en la parte media e inferior de las vellosidades.

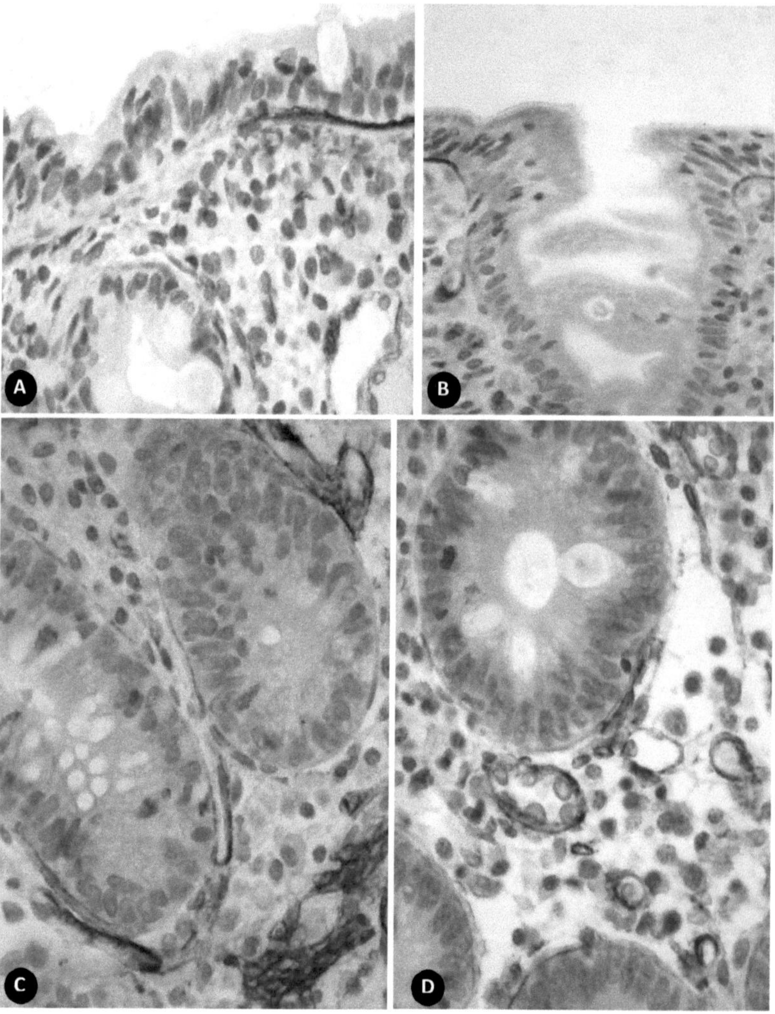

Figura 34. Detección de colágena IV en las membranas basales de la mucosa duodenal en pacientes celíacos. Se observan zonas de interrupción de la misma en el epitelio superficial (A), desembocadura de las criptas (B) y a lo largo de estas última (C). Se evidencia también la membrana basal de los capilares (C y D) en ocasiones en continuidad con la del epitelio de las criptas. Técnica inmunohistoquímica para colágena IV. X 80.

4.3.3.7 Miofibroblastos

Hemos efectuado la detección de los miofibroblastos subepiteliales, mediante la expresión de actina, observando variaciones de unos casos a otros e incluso dentro de un mismo territorio.

En las zonas con mayor expresión, se observa la disposición de su citoplasma, abarcando parcialmente la superficie de las criptas (Fig. 35 y 36). Un hecho llamativo es su íntima relación y comunicación con células de disposición pericitaria presentes en la microcirculación intestinal. (Fig. 35 y 36A).

Por el contrario, encontramos muy pocos fibroblastos/miofibroblastos subyacentes al epitelio superficial (fig. 36B).

En general, su número se encuentra ligeramente incrementado en las muestras de pacientes celíacos. Dado que las células musculares lisas, expresan también actina, hemos realizado la diferenciación de las mismas, por la típica localización subepitelial de los miofibroblastos, mientras que las musculares lisas tienden a formar pequeños grupos intersticiales separados del componente glandular (Fig. 37).

En algunos casos, la comunicación de los miofibroblastos no era solo con los espacios intersticiales, sino intercriptas o bien con algunos elementos estrellados que emiten prolongaciones hacia criptas y estructuras glandulares.

4.3.3.8 Células dendríticas

El número de células dendríticas en la mucosa duodenal ha presentado marcadas variaciones de unos casos a otros, e incluso en diferentes muestras de un mismo caso.

No obstante, se incrementa en los pacientes celíacos. Efectivamente en los controles evidenciamos una media de 61±25 células dendríticas por 10 campos a gran aumento, mientras que en los pacientes celíacos, la media es de 92±31.

Se disponen en la lámina propia y su distribución, es también variable, observándose predominio en áreas subyacentes al epitelio superficial (fig. 38 A y B) o bien zonas intercriptas (fig. 38 C y D). Pueden incrementarse también en la base de las criptas (fig. 39A) y entre criptas y estructuras vasculares (fig. 39B).

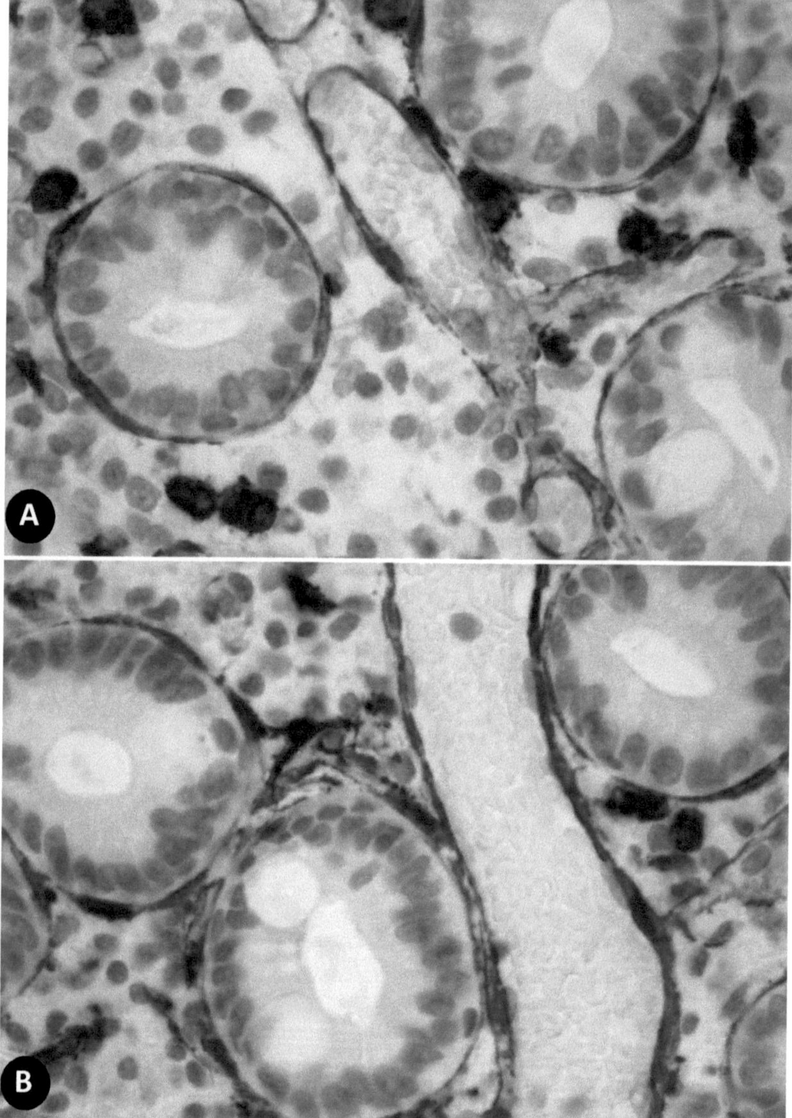

Fig. 35. Miofibroblastos y células pericitarias detectados mediante técnica inmunohistoquímica para actina; los miofibroblastos se disponen abarcando parcialmente la superficie de las criptas y se continúan con las células de disposición pericitaria en torno a la microvascularización. Técnica inmunohistoquímica para actina x 80.

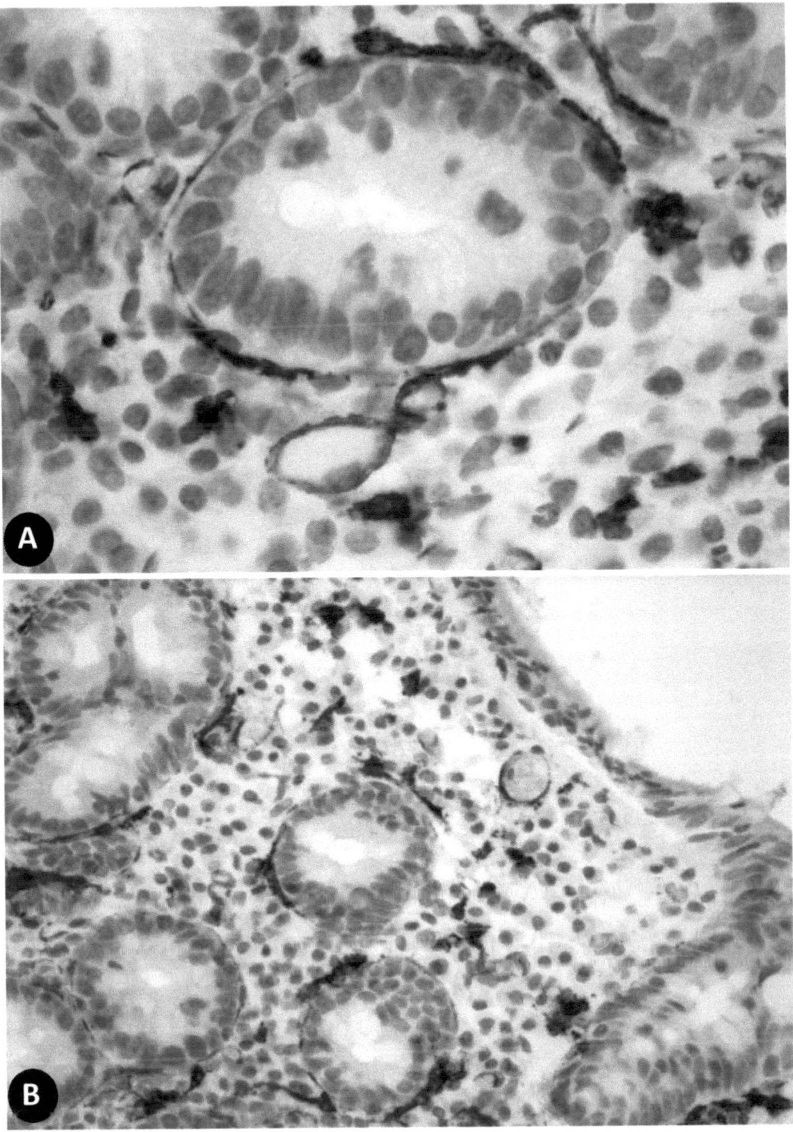

Fig. 36. Se aprecia la continuidad entre los miofibroblastos y células perivasculares (A). Obsérvese menor número de miofibroblastos en áreas subyacentes al epitelio superficial. Técnica inmunohistoquímica para actina A: x 80. B: x 60.

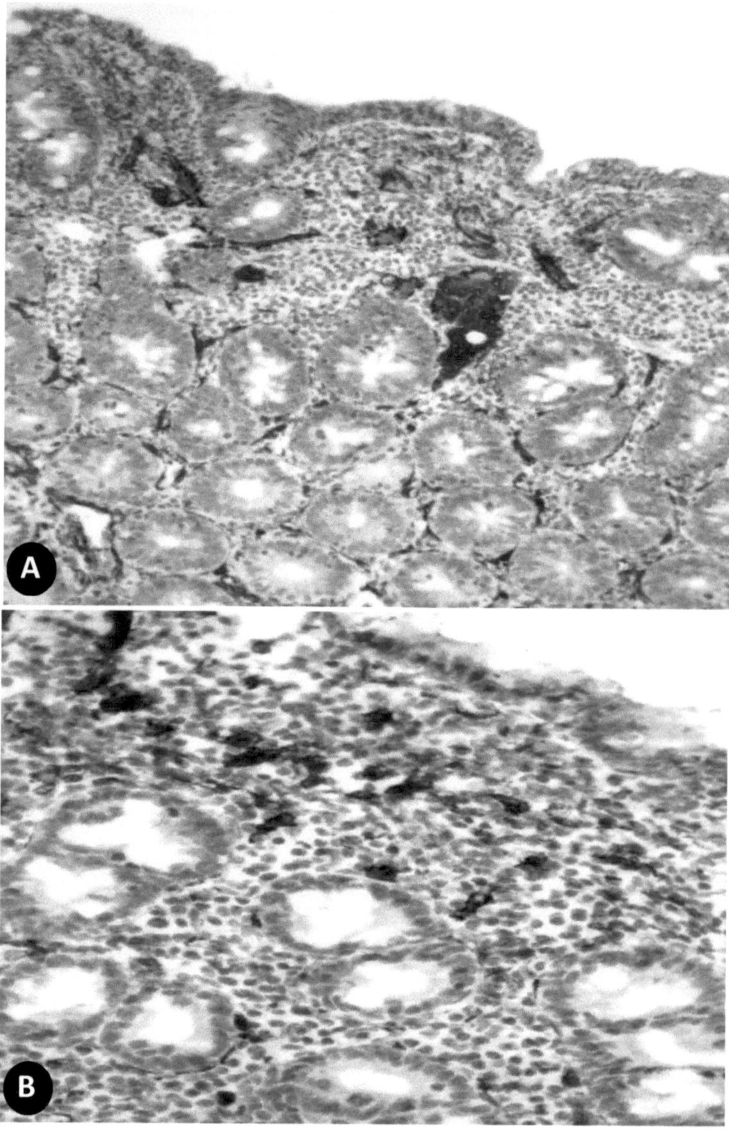

Fig. 37. Las células musculares lisas en la lámina propia forman pequeños acúmulos en el intersticio, lo que les diferencia de los miofibroblastos que se disponen íntimamente adosados a la superficie de las criptas. Expresión de actina x 60.

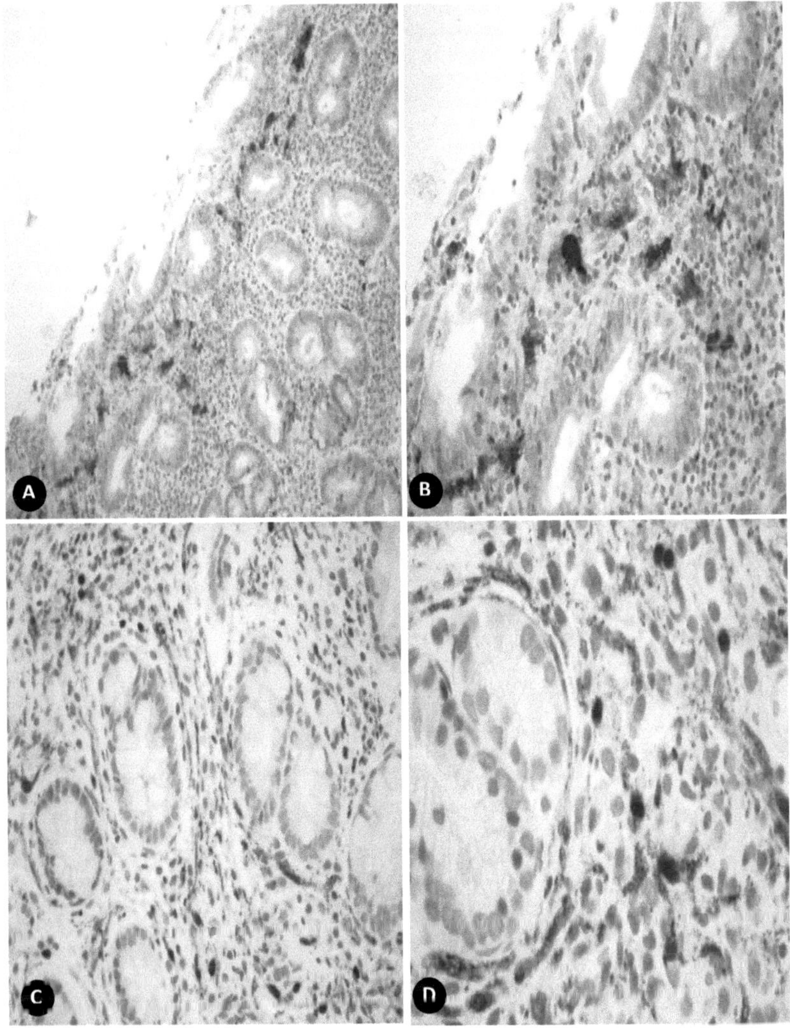

Fig. 38. Células dendríticas en mucosa duodenal de pacientes celíacos. Se observa su variable disposición predominante en áreas superficiales (A y B), o bien en zonas intercriptas (C y D). Se identifican también proyecciones nerviosas. Técnica inmunohistoquímica para proteína S-100. A y C x 80, B y D x 120.

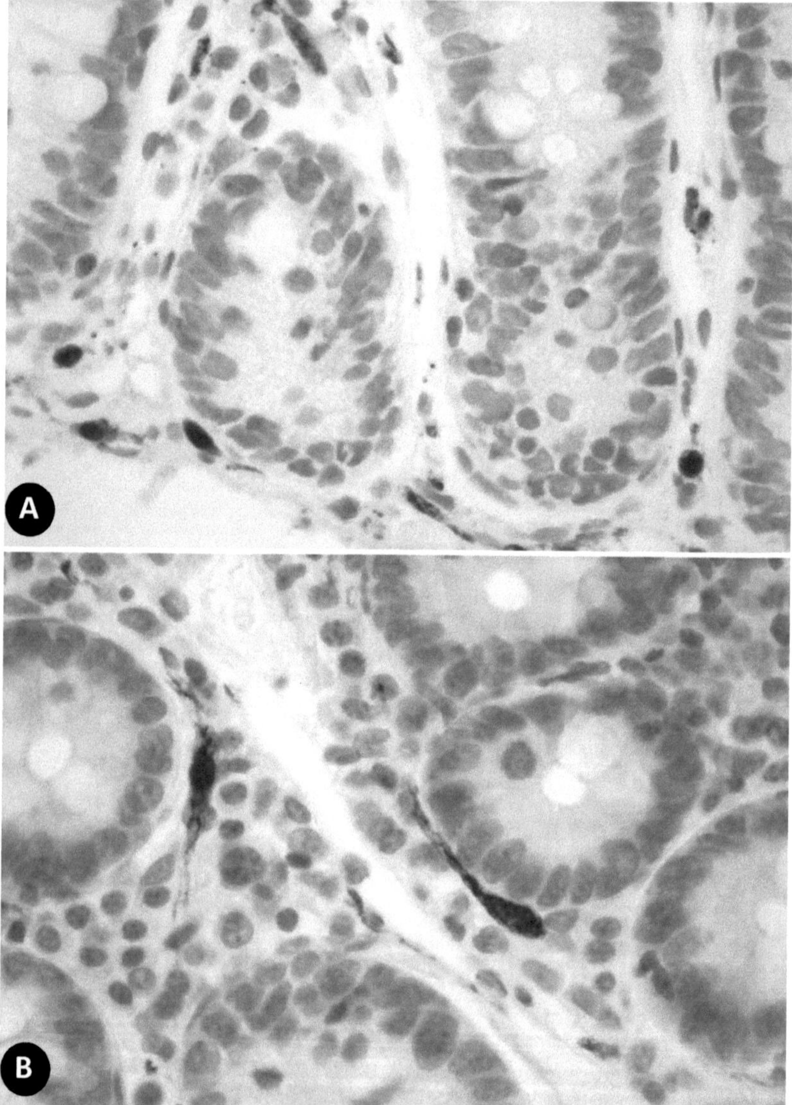

Fig. 39. Presencia de células dendríticas en la base de las criptas y entre criptas y estructuras vasculares. Se distinguen también finas proyecciones nerviosas. Detección inmunohistoquímica Proteína S-100. X 120

4.3.3.9 Mastocitos

El número de mastocitos en la EC, al igual que ocurre en los casos controles, varía dependiendo de las técnicas empleadas. Estas variaciones se hacen incluso más intensas en la EC. En efecto, con técnicas de Giemsa y Azul de Toluidina, las cifras han sido menores que cuando se hace detección inmunohistoquímica con CD117 (c-kit).

Como se ha expuesto, este último procedimiento pone de manifiesto tanto los mastocitos granulados como los degranulados. Las diferencias con respecto a los datos obtenidos mediante azul de toluidina y giemsa, parecen estar en relación con un incremento de mastocitos degranulados en la EC, que no se evidencian con las mencionadas técnicas. La cifra media y su desviación típica en la EC fueron de 180.49±44.40 por 10 campos a gran aumento.

Hemos observado que existe una relación inversa entre el número de mastocitos y la altura de las vellosidades (grado 3A: 159.64±, grado 3B: 175.42±40.02 y grado 3C: 193.31±47.9). Aunque no se hizo hincapié, el aumento del número de mastocitos parece acompañarse de incremento de eosinófilos.

Tabla 33. Estadísticos descriptivos

	N	Mínimo	Máximo	Media	Desv. típ.
MASTOCITOS	113	98,00	292,00	180,4956	44,40663
GRADO	113	3,00	5,00	4,2655	,70733

Tabla 34. Estadísticos descriptivos

GRADO 3A	N	Mínimo	Máximo	Media	Desv. típ.
MASTOCITOS	17	98,00	221,00	159,6471	37,11627
GRADO 3B	N	Mínimo	Máximo	Media	Desv. típ.
MASTOCITOS	49	101,00	256,00	175,4286	40,02499
GRADO 3C	N	Mínimo	Máximo	Media	Desv. típ.
MASTOCITOS	47	102,00	292,00	193,3191	47,00031

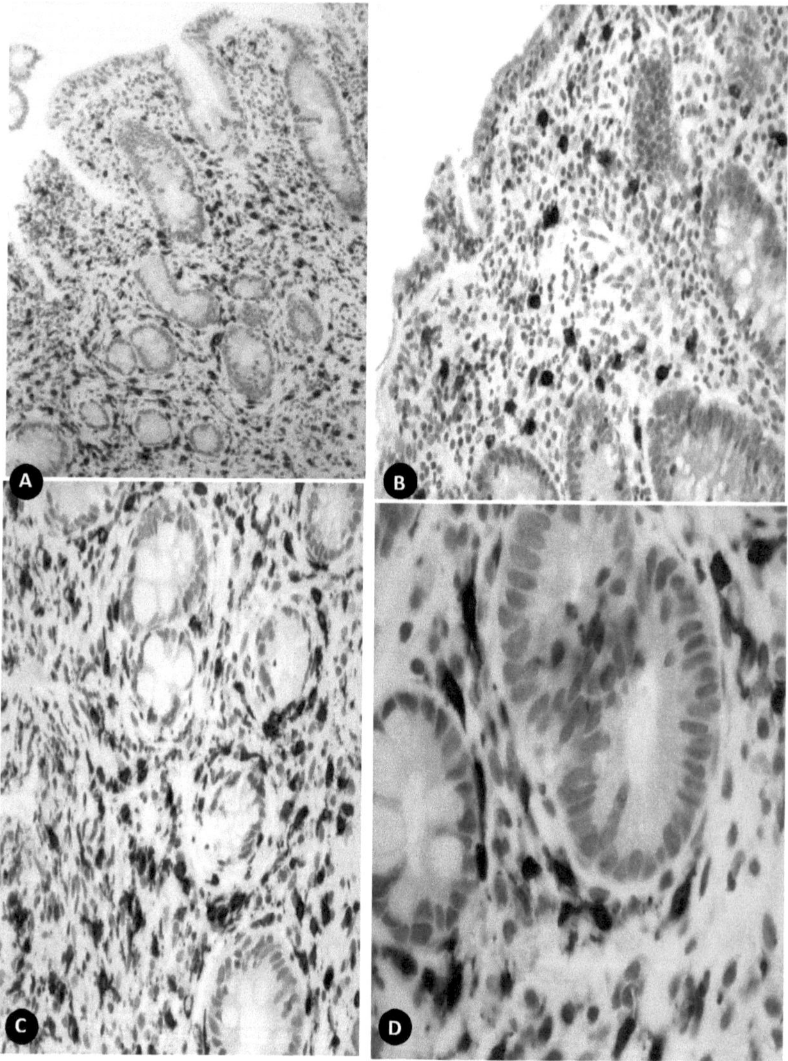

Fig. 40. Detección de mastocitos en la mucosa duodenal de pacientes celíacos. Aunque hay variaciones zonales, se demuestra incremento numérico, en las diferentes zonas del corion mucoso. Expresión de CD 117. A x 80, B y C x 100 y D x 120.

4.3.3.10 Células intraepiteliales CD 117 (c-kit) positivas.

Ocasionalmente en mucosas normales y en un número relativamente mayor en mucosas de pacientes celíacos hemos puesto de manifiesto, células intercaladas entre el componente epitelial de las criptas que expresan CD 117. En general se observa 1 célula por 3/4 criptas, aunque en algunas zonas su número se incrementa (fig. 41 A y B).

Por lo general, dichas células presentan en los cortes histológicos una morfología triangular o en "pera", extendiéndose desde la base del epitelio hasta la luz de la cripta (fig.41 C y D). La expresión de CD117 es de menor intensidad en estas células que en los mastocitos (fig. 41 E y F).

4.3.4 Cuantificación de los parámetros histopatológicos más significativos

A continuación procedemos a la cuantificación obtenida por nosotros de los signos histopatológicos más demostrativos en el diagnóstico de celiaquía. A tal finalidad, las modificaciones morfológicas de las vellosidades y criptas, fundamentalmente las características de amplitud y altura, las hemos reflejado siguiendo los patrones expuestos previamente, es decir mediante las relaciones amplitud de la base de los villi/ altura de los mismos y longitud de las criptas/ altura de los villi.

Estas relaciones se podrían expresar considerando como dividendo la altura de la vellosidad y como divisor la amplitud de la base de la misma, y como altura de la vellosidad / longitud de la cripta (formas convencionales de expresarlas) o bien invirtiéndolas, es decir utilizando como dividendo la amplitud de la base de la cripta y como divisor la altura de la vellosidad, y como longitud de la cripta/altura de la vellosidad. Estas últimas formas han sido las empleadas por nosotros.

El motivo de invertir los factores en dichas relaciones es que mediante nuestro procedimiento (amplitud base villi/altura villi y longitud cripta/vellosidad) su incremento numérico es paralelo con el de los grados de Marsh, mientras que de la forma contraria habría descenso numérico al incrementar los grados de Marsh.

La relación amplitud de las bases de los villi / altura de los mismos, la hemos intentado perfeccionar considerando otras relaciones: arco delimitante del ápex de los villi/perímetro de las vellosidades comprendidas en dicho arco (ADAV/PVCA) o bien arco delimitante de la base de los villi/perímetro de las vellosidades (ADBV/PVCA), obteniendo resultados bastante similares en todos los procedimientos.

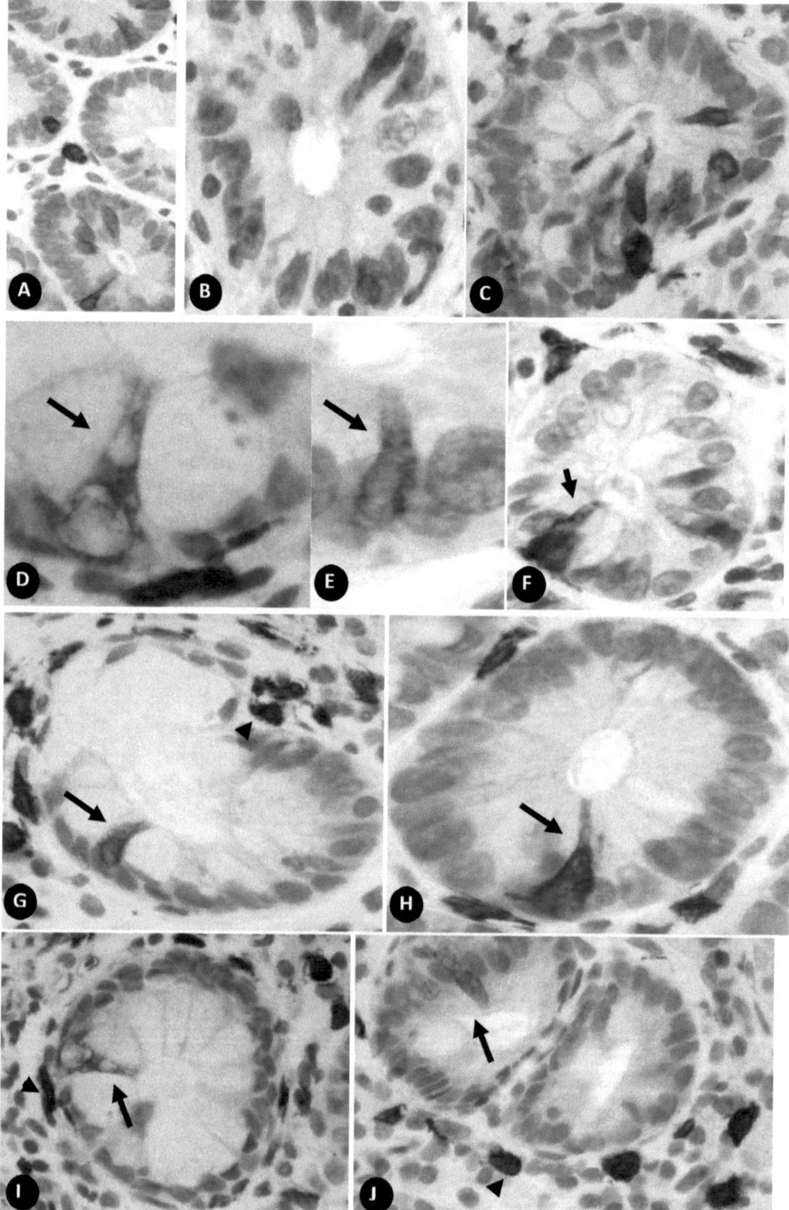

Fig. 41. Ver texto en página siguiente.

Fig. 41. Células intraepiteliales expresando CD117 en mucosa de pacientes celíacos. El número puede variar considerablemente incrementándose en algunas glándulas (A, B y C), adoptar morfología triangular o en "pera" (C a H). Obsérvese que su expresión (flecha) es menos intensa que la de los mastocitos (cabeza de flecha) (I y J).

En lo que respecta a la relación de longitud de las criptas / altura de las vellosidades, hemos intentado mejorarla considerando la siguiente relación: longitud de separación entre el arco de las bases de las vellosidades y el de la base de las criptas /longitud entre el arco delimitante de los ápex de la vellosidad y el de la base de las mismas.

Todo ello correlacionado con la simple observación de dos patólogos experimentados, estableciendo los grados de Marsh-Oberhuber y la intensidad de cada uno de las relaciones expuestas (véanse tablas 35 y 36).

Siguiendo los parámetros previamente indicados consideramos en primer lugar la relación de amplitud de la base/altura de los villi (tabla 35). Dicha relación corresponde al promedio de la detección independiente de cada una de varias vellosidades (se ha procurado hacerlo en un número igual o superior a 5 vellosidades) y de los cálculos ADAV/PVCA y de ADBV/PVCA. Los resultados se correlacionan con los obtenidos por la simple cuantificación de la intensidad de los signos y el dato correspondiente (normal, leve, moderado o intenso) por patólogos expertos. Finalmente, se simplifican los resultados del dato analizado con una expresión numérica sencilla (de 1 a 4).

El siguiente parámetro examinado es la relación de la longitud de la cripta con respecto a la longitud de la vellosidad (tabla 36), obtenida también como promedio de la detección independiente del dato en varias de las vellosidades y criptas correspondientes (se procuró considerar 5 o más vellosidades con sus correspondientes criptas). A su vez, se ha relacionado con la cuantificación simple del dato por dos patólogos expertos (normal, leve, moderado o intenso). Se establece un apartado especial para cuando solo hay alargamiento de criptas, con la simple denominación de anormal) y se ha propuesto un valor numérico sencillo (de 1 a 4).

Finalmente, se ha considerado un tercer parámetro, la linfocitosis intraepitelial (tabla 37), estableciendo sus cifras promedio, un límite aproximado de corte, la cuantificación simple del dato por patólogos expertos, y un valor numérico sencillo. Este último lo hemos reducido a 1 como menor de 25 linfocitos por 100 enterocitos y 2 cuando supera esta cifra.

Grados Marsh	Cifras promedio base/altura	Limites aproximados	Cuantificación simple del dato por los patólogos expertos	Valor numérico propuesto
0	0.20±0.05	Hasta 0.25	normal	1
1	0.19±0.04	Hasta 0.25	normal	1
2	0.21	Hasta 0.25	normal	1
3a	0.34±0.05	0.25 a 0.45	leve	2
3b	0.61±0.12	0.45 a 0.75	moderado	3
3c	0.89±0.11	> 0.75	intenso	4

Tabla 35. Se especifican los grados de Marsh, la relación de la amplitud de la base /altura de los villi obtenida convencionalmente como promedio de la detección independiente de cada una de las vellosidades y de los cálculos ADAV/PVCA y ADBV/PVCA. Se ha invertido la relación que se efectúa generalmente entre longitud/amplitud por amplitud/longitud porque de esta manera se obtienen cifras ascendentes a medida que aumenta el grado de Marsh. Se establecen unos límites aproximados más fáciles de recordar. Se correlaciona con la observación de expertos de este dato, como normal, leve, moderado o intenso y se propone un valor numérico sencillo para el mismo (de 1 a 4). ADAV= arco delimitante del ápex de las vellosidades. ADBV= arco delimitante de las bases de las vellosidades. ADBC= arco delimitante de las bases de las criptas. PVCA= Perímetro de las vellosidades comprendidas en el arco.

Grados Marsh	Cifras promedio cripta/vellosidad	Limites aproximados	Cuantificación simple del dato por los patólogos expertos	Valor numérico propuesto
0	0.28±0.08	Hasta 0.40	normal	1
1	0.31±0.05	Hasta 0.40	normal	1
2	0.89	Elevada	anormal	2
3a	0.69±0.27	0.40 a 1	leve	2
3b	1.41±0.48	1 a 2	moderado	3
3c	>1.95	>2	intenso	4

Tabla 36. Se exponen los grados de Marsh, la relación de longitud de la cripta/ longitud de la vellosidad obtenida por promedio de la detección independiente de cada una de las vellosidades y criptas correspondientes, así como por la longitud entre ADAV y ADBV/ longitud entre ADBV y ADBC. Seguidamente se establecen límites aproximados, se correlaciona con la cuantificación simple del dato por los dos patólogos expertos y se simplifica con un valor numérico sencillo (1 a 4). ADAV= arco delimitante del ápex de las vellosidades. ADBV= arco delimitante de las bases de las vellosidades. ADBC= arco delimitante de las bases de las criptas.

	N	Cifras promedio.	Limite aproximado	Cuantificación simple del dato por los patólogos expertos	Valor propuesto
Grado 0	40	16.1±8.8	<25	normal	1
Grado 1	6	51.3±24.9	>25	linfocitosis	2
Grado 2	1	32	>25	linfocitosis	2
Grado 3A	17	56.6±31.2	>25	linfocitosis	2
Grado 3B	49	53.2±25.2	>25	linfocitosis	2
Grado 3C	47	58.1±30.7	>25	linfocitosis	2

Tabla 37. Se relacionan los grados de Marsh, las cifras promedio de linfocitos intraepiteliales, el límite aproximado de corte, la cuantificación simple del dato por los patólogos expertos y la simplificación en un número sencillo (1 como normal, 2 como linfocitosis).

Con la valoración de los signos previamente expuestos, establecemos el siguiente índice numérico, en el que consideramos:

A) Las cifras simplificadas propuestas para la relación entre la amplitud de la base de la vellosidad y la longitud de la misma (desde 1 a 4), conjuntamente con la valoración establecida por patólogos expertos de este dato (normal:1, leve: 2, moderado: 3, intenso: 4).

B) Las cifras simplificadas propuestas para la relación cripta/vellosidad (desde 1 a 4), con la valoración establecida por los patólogos expertos (normal:1, leve: 2, moderado:3, intenso:4, y la consideración del apartado anormal como 2).

Y C) las cifras propuestas para el número de linfocitos intraepiteliales, simplificadas en 1, como normal, y en 2, como elevada.

Partiendo de esta base se establece un índice numérico en el que se suman los apartados A y B y se multiplican por C, comprobando que el valor resultante asciende de manera muy expresiva y paralela con los grados de Marsh (Tabla 38) desde 4 a 16. Por tanto:

ÍNDICE NUMÉRICO = **A** (amplitud base vellosidad/ altura vellosidad) + **B** (longitud cripta/ altura vellosidad) x **C** (linfocitosis).

Grados Marsh	**A** Cuantificación del signo por el patólogo y su valor numérico propuesto para la relación amplitud de la base de la vellosidad/longitud de la vellosidad	**B** Cuantificación del signo por el patólogo y su valor numérico propuesto para la relación cripta/ vellosidad	**C** Cuantificación del signo por el patólogo y su valor numérico propuesto para LIEs	**Índice numérico** **(A + B) x C**
0	Normal:1	Normal:1	Normal:1	2
1	Normal:1	Normal:1	Linfocitosis:2	4
2	Normal:1	Anormal:2	Linfocitosis:2	6
3a	Leve:2	Leve:2	Linfocitosis:2	8
3b	Moderado:3	Moderado:3	Linfocitosis:2	12
3c	Intenso:4	Intenso:4	Linfocitosis:2	16

Tabla 38. Véase explicación en el texto.

A continuación presentamos tres ejemplos de la imagen histológica de la mucosa duodenal de pacientes celíacos (obtenida de muestras con expresión de inmunorreactividad para CD3) y de su valoración (incluyendo valores extremos y medios), con su correspondiente índice numérico.

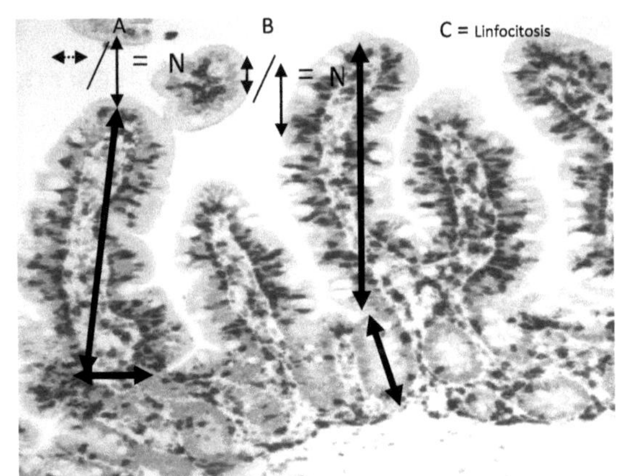

Ejemplo 1:

A = normal = 1

B = normal = 1

C = linfocitosis = 2

Índice numérico =

1 + 1 x 2 = 4

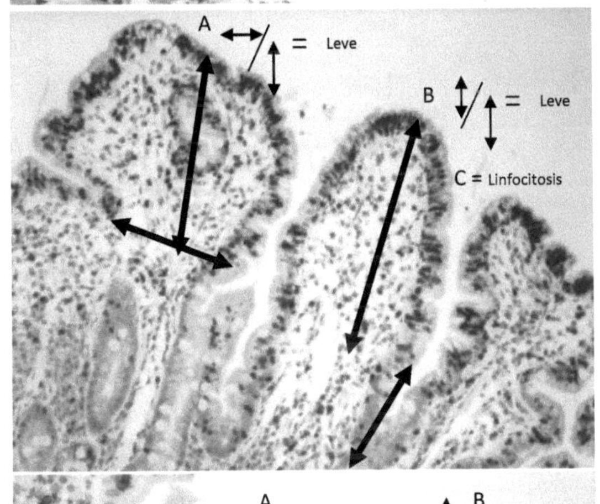

Ejemplo 2:

A = leve = 2

B = leve = 2

C = linfocitosis = 2

Índice numérico =

2 + 2 x 2 = 8

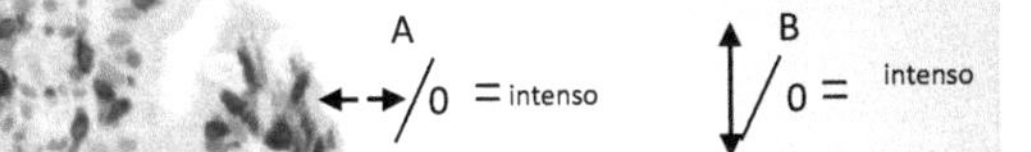

Ejemplo 3:

A = intenso = 4

B = intenso = 4

C = linfocitosis = 2

Índice numérico =

4 + 4 x 2 = 16

4.4 ASC Y AMPLIFICADORAS EN LAS BIOPSIAS DUODENALES CON CONFIRMACIÓN HISTOLÓGICA DE CELIAQUÍA

En el estudio de las células transitorias amplificadoras y células madre somáticas o del adulto en la mucosa duodenal de pacientes celíacos, con respecto a los controles, hemos puesto de manifiesto incremento del número de células transitorias amplificadoras por cripta, así como modificación de su distribución. Efectivamente, el recuento de células MI-B1 (Ki-67) positivas (fig. 42) con respecto al número total de células en la cripta (índice de proliferación en la cripta) demuestra un incremento en la EC con respecto a sujetos controles (tabla 39). Este incremento es todavía mayor al considerar que a su vez aumenta la profundidad de la cripta, con el número de células totales en las mismas (tabla 39).

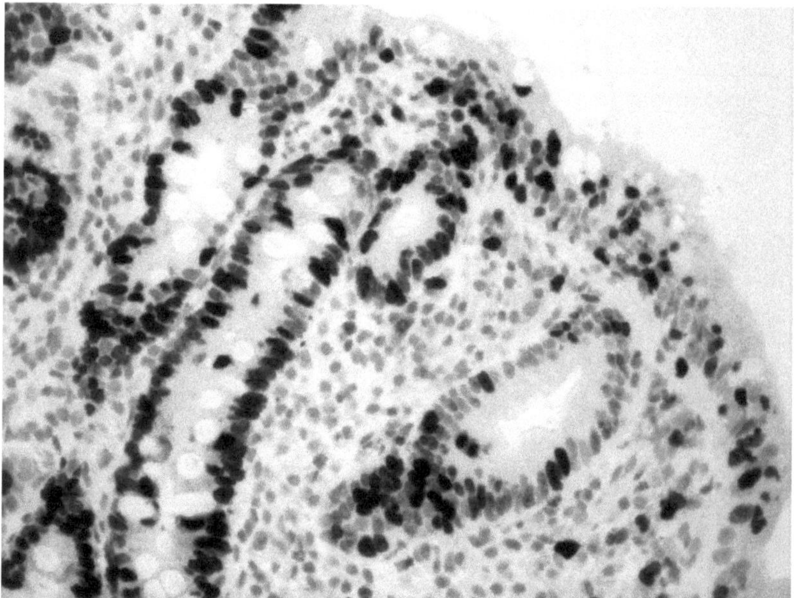

Figura 42. Se observa marcado incremento de células positivas para ki-67 (tinción oscura-marronácea nuclear) en las criptas de paciente afecto de EC. A su vez hay alargamiento de la longitud de la cripta. Técnica inmunohistoquímica para ki-67 x 120.

Cuando el estudio se efectúa mediante recuento parcial en las criptas, se comprueba que también existe una elevación en los cuartos inferior, medio y alto en pacientes celíacos, salvo en el cuarto correspondiente a la base, en la que el porcentaje de células marcadas (índice proliferativo) es bastante similar al que se observa en condiciones de normalidad. En efecto, las bases de las criptas,

	Nº total de células por columna de la cripta	% ki-67 positivas	% Según cuartos			
			Base	**Inferior**	**Media**	**Alta**
Mucosa normal	45±7.6	25.7%±6.3%	2.1%±1.9%	25.3%±7.2%	35.4%±9.2%	4.3%±2.7%
Mucosa de celíacos	71±9.7	47.1%±11.2%	2.3%±2.1%	39.6%±13.3%	59.6%±8.3%	20.1%±7.8%

Tabla 39.

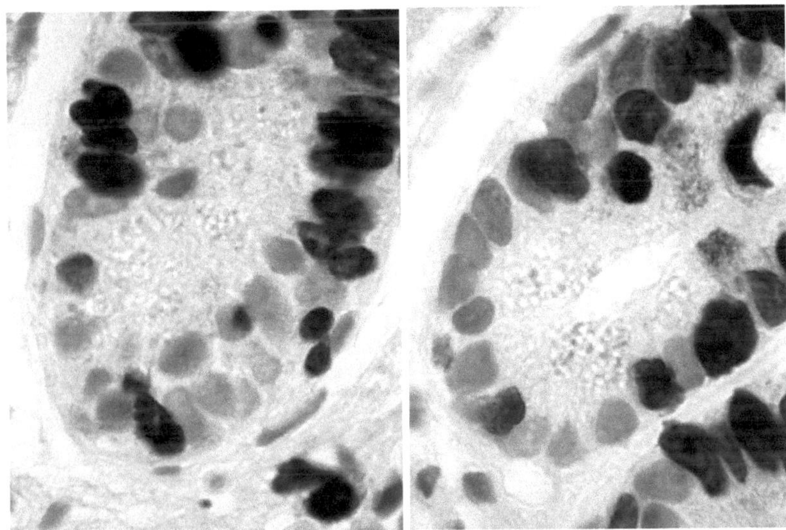

Figura 43. Obsérvese la base de dos criptas de mucosa duodenal en pacientes celíacos, en las que la expresión de ki-67 es escasa cuando se compara con el resto de la cripta (véase figura 42). Aunque la tinción no está destinada a la observación de las células de Paneth, se pueden identificar sus gránulos citoplásmicos. Expresión inmunohistoquímica de ki-67 x 350.

donde se sitúan las células madre somáticas, solo hay un muy ligero incremento, no significativo, de células ki-67 positivas en pacientes celíacos (fig. 43). Por lo tanto, el mayor incremento de proliferación se produce en las células amplificadoras, mientras que las células madre somáticas, incluidas en su correspondiente nicho, logran mayor formación de células hijas diferenciadas, con leve aumento en su índice proliferativo.

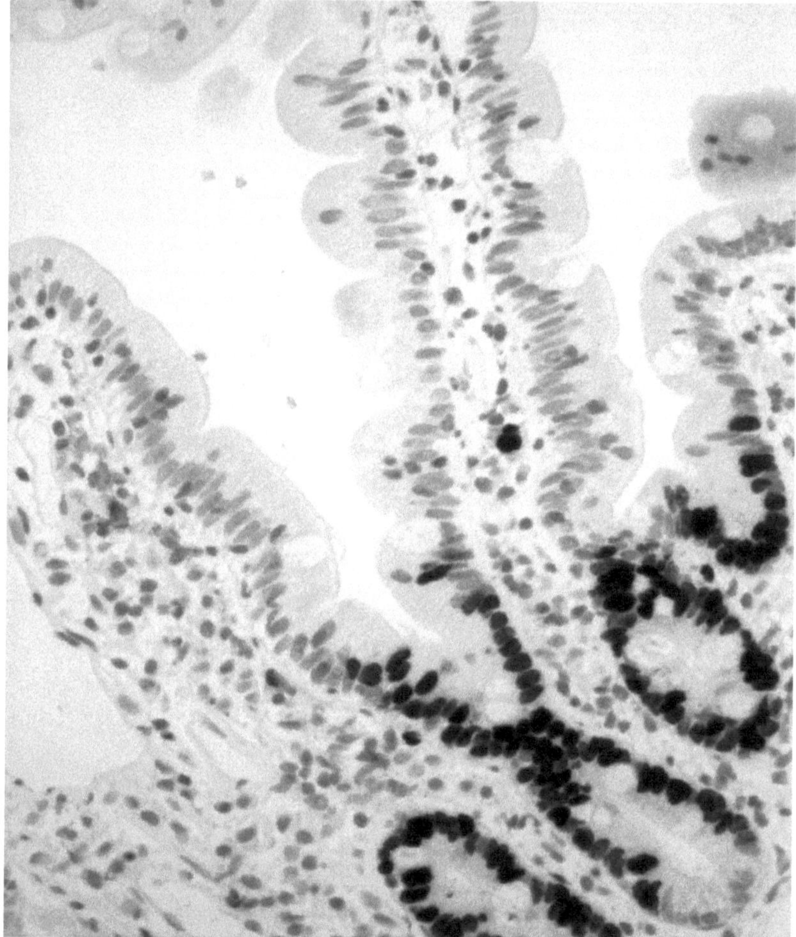

Figura 44. Obsérvese el menor número de células ki-67 positivas en el cuarto superior (zona madurativa) de las criptas, en mucosa duodenal control. Compárese con la figura 42 en la que se incrementa el número de células ki-67 positivas en esta región de mucosa duodenal de paciente celíaco. Detección inmunohistoquímica de ki-67 x 120.

El incremento más importante se ha observado en el cuarto superior, es decir en el área madurativa, donde las células siguen permaneciendo más indiferenciadas en las mucosas de pacientes celíacos (compárese la figura 42 con la 44, correspondiente a una mucosa de sujeto control).

Cuando se utilizan otros marcadores de proliferación como PCNA, se obtienen resultados similares (figura 45).

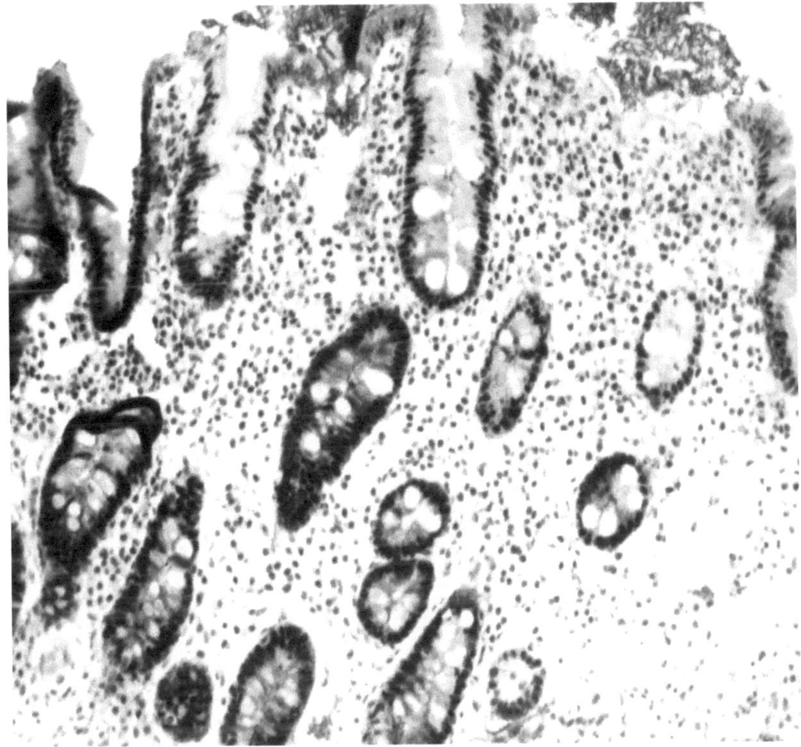

Figura 45. Obsérvese la expresión nuclear de PCNA x 100.

La respuesta a p53 fue escasa, aunque pusimos de manifiesto algunos casos (n=32) en que se demuestra expresión focal y aberrante del mismo (figura 46). La expresión es nuclear. Cuando hay sobreexpresión, ésta se hace manifiesta en las criptas, sobre todo en los cuartos inferior y medio. También se identifica en células aisladas a lo largo de las criptas. Como se expuso previamente, en los casos controles no se evidencia expresión de p53.

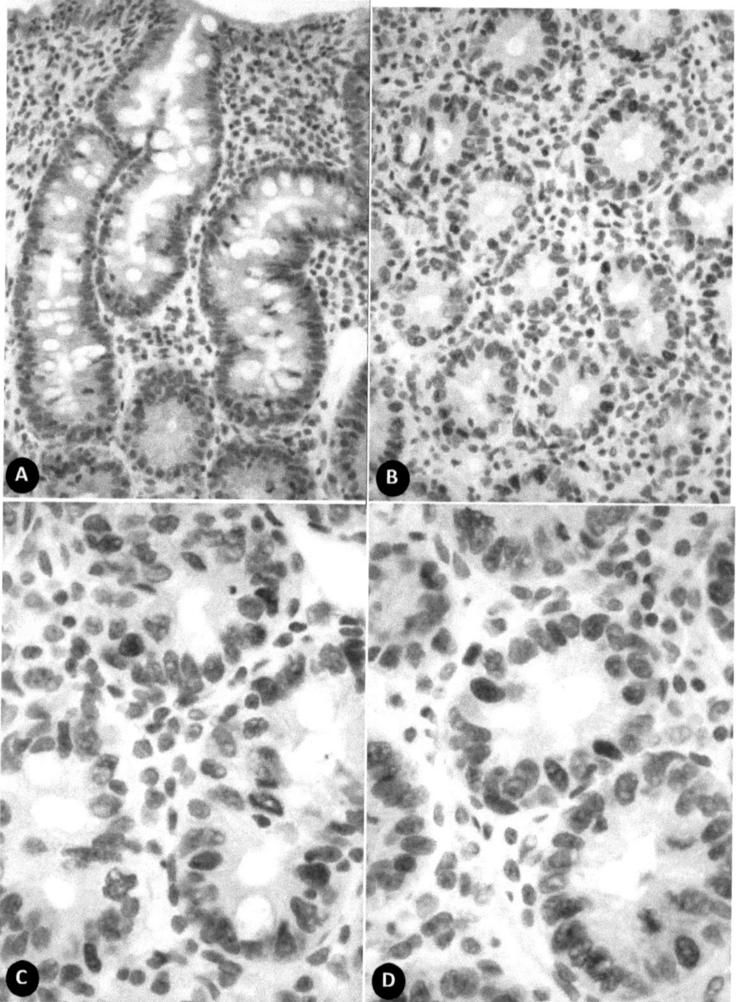

Figura 46. Detección inmunohistoquímica de p53 en pacientes celíacos. En la mayoría de los casos, la respuesta p53 fue negativa (A), mientras que en algunos de ellos (n=22) se observó expresión focal y aberrante (B, C y D). X= 120, 100, 160 y160, respectivamente.

DISCUSIÓN

5.1. DISCUSIÓN DE ASPECTOS EPIDEMIOLÓGICOS, CLÍNICOS Y ANALÍTICOS

5.1.2. Frecuencia
5.1.3. Sexo
5.1.4. Edad
5.1.5. Correlación edad y sexo
5.1.6. Presentación familiar
5.1.7. Correlación presentación familiar y sexo
5.1.8. Correlación presentación familiar y edad
5.1.9. Correlación presentación familiar, sexo y edad
5.1.10. Enfermedades asociadas
5.1.11. Presentación clínica-Formas típica, paucisintomática y silente.
5.1.12. Correlación entre presentación clínica y sexo
5.1.13. Correlación entre presentación clínica y edad
5.1.14. Correlación entre presentación clínica y el año de biopsia
5.1.15. Correlación de la presentación con los datos de edad y sexo
5.1.16. Presentación de síntomas específicos en relación a la edad
5.1.17. Presentación de los síntomas específicos en relación al sexo
5.1.18. Estudio genético
5.1.19. Resultados histológicos
5.1.20. Datos clínico-analíticos específicos:
5.1.20.1. Anemia y ferropenia
5.1.20.2. Hipertransaminasemia
5.1.20.3. Enzima AGA
5.1.20.4. Enzima EMA
5.1.20.5. Enzima tTG
5.1.20.6. Correlación tTG EMA

5.2. CON REFERENCIA A LAS CARACTERÍSTICAS MORFOLÓGICAS OBSERVADAS EN ÁREAS DE BIOPSIA DIAGNÓSTICA (DUODENO) NORMALES

5.2.1. Características macro-microscópicas de la mucosa duodenal
5.2.2. Características estructurales de la mucosa según su localización en el duodeno
5.2.3. Características microscópicas de las células de vellosidades y criptas del intestino delgado.
5.2.3.1. La línea celular absortiva: enterocitos
5.2.3.2. Células mucosecretoras
5.2.3.3. Células de Paneth
5.2.3.4. Células enteroendocrinas
5.2.3.5. Células M
5.2.3.6. Células en cepillo
5.2.4. Características microscópicas del componente intersticial
5.2.4.1. Lamina propia y membrana basal
5.2.4.2. Miofibroblastos
5.2.4.3. Mastocitos

5.2.4.4. Células dendríticas
5.2.4.5. Otros elementos celulares del corion
5.2.4.6. Otros hechos significativos en la mucosa duodenal

5.3. CON REFERENCIA A LAS ASC Y AMPLIFICADORAS, UNIDADES PROLIFERATIVAS Y NICHOS EN LAS BIOPSIAS DUODENALES CON RESULTADOS DE NORMALIDAD

5.3.1. Consideraciones generales
5.3.2. Células columnares de la cripta (CBCs), Células columnares de la posición + 4 (label-retaining cells, LCRs) y Las TAC (transit amplifying cells) y columnares en general.
5.3.3. Diferenciación terminal de las TAC (transit amplifying cells)

5.4. CON REFERENCIA A LOS HALLAZGOS HISTOPATOLÓGICOS EN LOS CASOS DE CELIAQUÍA

5.4.1. Con referencia a los parámetros histopatológicos en el epitelio
5.4.1.1. Enterocitos
5.4.1.2. Células mucosecretoras
5.4.1.3. Células de Paneth
5.4.1.4. Células enteroendocrinas
5.4.1.5. ASC y amplificadoras en las biopsias duodenales con confirmación histológica de celiaquía
5.4.2. Con referencia a los parámetros histopatológicos en el componente intersticial
5.4.2.1. Lamina basal y Membrana basal
5.4.2.2. Miofibroblastos
5.4.2.3. Células dendríticas
5.4.2.4. Mastocitos

5.5. CON REFERENCIA A LOS PARÁMETROS GENERALES HISTOPATOLÓGICOS DE MAYOR IMPORTANCIA DIAGNÓSTICA

5.5.1. La atrofia en la EC. Correlación con las clasificaciones que gradúan su intensidad
5.5.2. Linfocitosis intraepitelial
5.5.3. Elongación de las criptas

5.6. PROPUESTA DE UN ÍNDICE NUMÉRICO PARA LA EC

DISCUSIÓN

5.1. DISCUSIÓN DE ASPECTOS EPIDEMIOLÓGICOS, CLÍNICOS Y ANALÍTICOS

Para los estudios epidemiológicos, clínicos y analíticos, los casos de EC (n = 120, 1-72 años de edad) y los controles (N = 40) fueron obtenidos a partir de los diagnosticados en el departamento de Anatomía Patológica, remitidos desde los servicios de Pediatría y de Gastroenterología y Hepatología del Hospital Universitario de Canarias durante el periodo comprendido entre el 1 de enero de, 2001 al 31 de diciembre de, 2009.

En todos los casos, el diagnóstico de enfermedad celíaca se realizó según los criterios de la Sociedad Europea de Gastroenterología, Hepatología y Nutrición (1990) y de Marsh-Oberhuber (Oberhuber et al, 1999).

Se procuró obtener, mediante las historias clínicas, al menos los siguientes datos fundamentales: características demográficas, sexo, edad, presentación familiar, enfermedades asociadas, síntomas y signos, analítica hematológica y bioquímica, marcadores de celiaquía y diagnostico anatomopatológico con especificación del grado histológico.

5.1.1. Frecuencia

La frecuencia de pacientes celíacos según la población del área de referencia del HUC ha sido de 0.23‰, cifra que es aparentemente inferior a lo esperado (la enfermedad celíaca afecta actualmente a casi el 1% de la población y al menos en dos publicaciones se ha demostrado que ha habido un aumento sustancial - Riestra et al, 2000, Rubio-Tapia et al, 2009, Lohi et al, 2007-). No obstante, hay que tener en cuenta que en nuestra muestra solo se considera un periodo concreto de tiempo (casos diagnosticados entre los años, 2001 a, 2009, inclusive) y un solo departamento de Anatomía Patológica (aunque Hospital de referencia), así como que algunos de los pacientes pueden ser diagnosticados de forma ambulatoria o bien que sus manifestaciones clínicas se atribuyan a otras enfermedades más comunes (SII y dispepsia). Por lo tanto, este dato del 0.23‰ es solo orientativo del porcentaje de pacientes según la población del área de referencia que acuden al HUC durante un determinado periodo de tiempo. En todo caso, la mayor incidencia de EC en los últimos tiempos puede estar relacionada con un mejor diagnóstico, a la vez que con la influencia ambiental (Hipótesis de la Higiene: donde una situación económica inferior y un medio ambiente de menor higiene puede proteger contra la enfermedad celíaca -Kondrashova et al, 2008-), exposición a proteínas de leches infantiles (Cabrera-Chávez et al, 2009), o al patrón de expansión de la agricultura desde Oriente-Medio a Europa (Hipótesis de la Media Luna fértil -Abu-Zekry et al, 2008-).

Cuando se tiene en cuenta los diferentes municipios o territorios específicos dentro del área de referencia del HUC, se pone de manifiesto que la mayoría de los pacientes proceden de la Laguna, la Palma y la Orotava. Llama la atención que también hay un porcentaje relativamente elevado, 11.66%, de pacientes procedentes de Santa Cruz de Tenerife, que no corresponde al área de referencia, probablemente debido a la particular afinidad que tiene esta población por el Hospital Universitario de Canarias. Cuando la incidencia de pacientes según municipios o territorios específicos se correlaciona con el número de habitantes en los mismos, se evidencia que las tasas más elevadas de celíacos por mil habitantes se registran, por este orden, en la Palma, la Orotava y la Laguna, mientras los municipios de menor número de habitantes en el norte de la isla de Tenerife presentan menor incidencia, lo que puede estar en relación con la diferente concienciación sobre la enfermedad celíaca en las áreas urbanas o rurales.

5.1.2. Sexo

Atendiendo al sexo, hemos observado una relación de 3.45:1 sexo femenino/masculino (gráfica 8). Esta mayor incidencia en el sexo femenino está de acuerdo con los resultados de la mayoría de los autores. Efectivamente, la mayor parte de las publicaciones a este respecto coinciden en una prevalencia sexo femenino/masculino, obteniendo cifras de 1,52:1 (Kuloğlu et al, 2009), 2:1 (Roma et al, 2009), 2:1 (Ivarsson et al, 2003), 2:1 (Hoffenberg et al, 2003) y 4.5:1 (Meloni et al, 2009). Sin embargo, hay ocasionales publicaciones con un número de pacientes del sexo femenino menor que el de varones, presentando cifras de 0,78:1 (Nusier et al, 2010) y 0.98:1 (Hariz, 2007). Para algunos autores (Kuloğlu et al, 2009, Kondrashova et al, 2008), los factores genéticos o ambientales pueden ser la base de estas diferencias entre sexos y entre regiones.

5.1.3. Edad

En cuanto a la edad, un hecho curioso es que el número de casos registrados en el departamento Anatomía Patológica del HUC durante el periodo comprendido entre, 2001 y, 2009 es idéntico para la edad pediátrica (n=60) que para la edad adulta (n=60). En efecto, justamente la mitad de los casos proceden del servicio de Pediatría y la otra mitad del servicio de Gastroenterología y Hepatología. Esta afectación importante en la edad adulta está de acuerdo con publicaciones relativamente recientes en los que se hace hincapié en el incremento del diagnostico de EC en los adultos. En nuestros resultados observamos que la distribución de casos según la edad presenta dos picos. Uno, en la primera década (entre el primer y cuarto año) y el otro, entre la tercera y quinta décadas. En este orden de cosas, nuestra percepción de la enfermedad celíaca ha experimentado una evolución notable en los últimos 20 años, en los que se ha puesto de manifiesto que un proceso, referido clásicamente como predominante en la edad pediátrica, ha pasado a presentar una proporción importante de casos en la cuarta y quinta décadas de la vida (Green et al, 2001, D'Archivio et al, 2004, Sanders et al, 2002). Además, la detección de EC en la población anciana ha aumentado (Freeman et al, 2002). Así, en series clínicas publicadas en América del Norte y Europa en la década de los 50-60 con respecto a la de los 80 hay considerables diferencias en la incidencia en adultos. Por ejemplo, en la década de los 50-60, se obtuvo un 7% y 4% de EC en edad mayor de los 60 años (series de Birmingham y de la Clínica Mayo, respectivamente -Green et al, 1960-), mientras que 20 años después se han obtenido cifras superiores (Reino Unido -O'Morain et al, 1980-, Estados Unidos -Mann et al, 1970-, Suecia -Hallert et al, 1981-, Escocia -Rifkind et al, 1982-, Irlanda -Kirby et al, 1984- y Canadá -Freeman, 1995, Vilppula, 2009-). Aunque en nuestra muestra, la frecuencia observada después de los 60 años es del 3.3% (una cifra baja comparada con las referidas), un estudio realizado en Estados Unidos especifica que solo el 32% de los médicos son conscientes de que la EC es común en la edad anciana (Zipser, 2005). Hay que tener en cuenta que las características de la enfermedad celíaca pueden ser ignoradas o atribuidas a la edad y al síndrome de intestino irritable y llevar a demoras en el diagnóstico (Gasbarrini et al, 2001, Patel et al, 2005, Lurie et al, 2008, Zipser et al, 2003), estando por lo tanto la EC infradiagnosticada en el anciano, por lo que sería necesario incrementar la sospecha clínica de este proceso patológico en pacientes con más de 60 años.

Correlación edad y sexo

Cuando se comparan los picos de edad con relación al sexo, no se observan diferencias destacables entre el femenino y el masculino. Efectivamente, aunque en los varones los picos de edad son menos acusados, también el resto de la gráfica es de menor relieve, ya que el número de casos de varones con respecto a pacientes del sexo femenino es considerablemente menor, siendo relativamente paralelas las gráficas del sexo femenino y masculino. En el segundo pico de edad, hay que hacer la salvedad de que, en pacientes del sexo femenino hay una predominancia de casos entre 20 y 40 años y en varones entre 30 y 50 años, algo que concuerda con la literatura (Sano et al, 2003, Lo et al, 2003, Ciacci et al, 1995).

5.1.4. Presentación familiar

Nuestros resultados con respecto a la presentación familiar de la EC demuestran que el 20% (24 casos) de la totalidad de los pacientes tenían uno o varios familiares afectos. El 58.33% de los 24 casos tenían 1 familiar, el 12.5% 2 familiares, el 8.33% 3 familiares y el 20.83% sin especificar el número de familiares. El 50% de los 24 casos presentaron familiares de primer grado, el 20.83% de segundo grado, el 8.33% de primer y segundo grado y el 20.83% sin especificar el grado. A este respecto, la mayoría de los autores prestan escasa atención a la cifra general de afectación familiar y se centran fundamentalmente en la incidencia de familiares de primer grado, obteniendo diversas frecuencias que oscilan entre 4.55% (Fasano et al, 2003), 4.72% (Dolinsek, 2004), 5.5% (Rolles et al, , 1974.), 5-13% (Victoria et al, 1994, 8.2% (Grover et al, 2007), 11% (Rubio-Tapia et al, 2008), 11.5% (Kolek et al, 2001), 12% (Pittschieler et al, 2003), Maki et al, 1991), 17.7% (Biagi F et al, 2008) y 22.5% (Stokes et al, 1976/). En este sentido, se ha llamado la atención en que los familiares de primer grado tienen 10-15 veces (aproximadamente el 10%) más riesgo que la población general de desarrollar la enfermedad, que se eleva hasta un 30% en familiares con HLA idéntico y a un 70% en gemelos monocigóticos (López-Vázquez, 2002, Nisticò et al, 2006). En este orden de cosas, el parentesco de primer grado ha resultado ser el más significativo en nuestro estudio. No obstante, algunos autores que evalúan el predominio de EC entre parientes con múltiples familiares (Mustalahti et al, 2002, Book et al, 2003) han mostrado que apenas hay diferencias en el predominio de EC entre los parientes de primer grado (17% intervalo de confianza del 95%, 6.4-27.7) y los de segundo grado (19.5% intervalo de confianza del 95%, 15.1-23.9). En nuestras observaciones, los tipos de parentesco más frecuentes fueron los hermanos, las madres y los padres.

5.1.5. Correlación presentación familiar y sexo

Cuando se correlacionó el sexo de los pacientes celíacos con la presencia de familiares afectos, el porcentaje de familiares con celiaquía es similar en ambos sexos (un 18.52% en los varones y un 20.43% en las pacientes del sexo femenino).

5.1.6. Correlación presentación familiar y edad

Cuando se correlaciona la presentación familiar con la edad (considerando como edad límite 10 años en lugar de 14) la relación de presentación familiar pediátrica/adulta es de 2/1. Algunos autores (Farre et al, 1999) han llamado la atención en la posible influencia de la edad, sin precisar cifras. Por nuestra parte, ponemos de manifiesto una diferencia destacable.

5.1.7. Correlación presentación familiar, sexo y edad

En la correlación de la presentación familiar, con el sexo y la edad (considerando los picos pediátrico -1-4 años- y adulto -30-50 años-) hemos puesto de relieve una incidencia del 10% para el sexo masculino y 34.37% para el femenino en el pico infantil y del 22% para el sexo masculino y 14.28% para el femenino en el adulto. Por lo tanto, un hecho interesante es que en los picos de edad hay diferencias en el porcentaje de familiares afectos (mayor en la edad pediátrica para el sexo femenino y en la adulta para el masculino). No obstante, las cifras varían demasiado, y hay pocos casos, por lo que el resultado no es totalmente concluyente. Por otra parte, no hemos podido correlacionar estos datos con aportaciones en la bibliografía, ya que no hemos puesto de manifiesto publicaciones que distingan la presentación familiar por sexo y edad combinados.

5.1.8. Enfermedades asociadas

Es bien conocido que existen multitud de enfermedades asociadas a la EC, y se siguen aportando nuevas. Distinguir si estas enfermedades realmente se asocian con la enfermedad celíaca puede ser difícil y su categorización no es necesariamente exacta. Algunos autores prefieren hablar de manifestaciones extraintestinales para referirse a los procesos que se asocian con la enfermedad celíaca y que, al menos en parte, responden a una dieta sin gluten.

En nuestro estudio, un 52% de los pacientes presentaron enfermedades asociadas, siendo las más frecuentes las alérgicas y las autoinmunes, que consideramos al final de este apartado. Pusimos de manifiesto 8 pacientes (6.6%) con sd. **ansioso-depresivo** (todos ellos adultos). A este respecto, en la EC se ha publicado un aumento de alteraciones neurológicas y trastornos psiquiátricos, tales como depresión, ansiedad, irritabilidad, neuropatía periférica, ataxia cerebelosa y migrañas (Bushara, 2005, Addolorato et al, 1996).

Entre los procesos asociados más frecuentes distinguimos también 6 casos de dermatitis herpetiforme (2 pediátricos y 4 adultos) (se discutirá más adelante junto con las otras enfermedades autoinmunes) y 6 casos de **osteoporosis** (todos ellos en adultos). Motta et al, (2009) afirman que los pacientes pediátricos con enfermedad celíaca con dieta libre de gluten -debido probablemente a la tardanza en el diagnóstico y/o cumplimiento inadecuado de la dieta- presentan a largo plazo riesgo de una densidad mineral ósea baja y que el diagnóstico precoz y el mantenimiento de la dieta sin gluten están directamente implicados en la normalización de la densidad ósea. La pérdida de masa ósea en la EC está relacionada con hiperparatiroidismo secundario, el cual es probablemente debido a la deficiencia de vitamina D (Selby et al, 1999).

Se observó una frecuencia de **Síndrome de Down** en la muestra de 0.8% (1 paciente). La frecuencia aportada por Roma et al, (2009) fue de 0.4%.

La **migraña** se presentó en 6 casos (5%) 4 adultos (6.66%) y 2 pediátricos (3.33%), pero parece ser mucho más frecuente, ya que el porcentaje que aportan Bürk et al, (2009) es de 28% en adultos. A la inversa, la EC aparece en el 5.5% de los pacientes con migraña (Alehan et al, 2008).

Solo encontramos un caso de **artritis/artralgias,** y aunque Roma et al, (2009) han encontrado una frecuencia de 1.4%, en las contribuciones de otros autores (Lubrano et al, 1996) es mucho más frecuente (desde el 41% en pacientes sometidos a una dieta normal, al 21,6% con una dieta libre de gluten), afectando tanto al esqueleto axial como periférico.

Asimismo, evidenciamos un solo caso de **hipoplasia del esmalte dental,** con imperfecciones del mismo, incluyendo fundamentalmente la decoloración. Los resultados de estudios previos son contradictorios. Algunos autores han asociado la hipoplasia del esmalte en niños, adolescentes y adultos (Aine et al, 1994; Aine et al, 1990; Ventura A, Martelossi, 1997; Procaccini et al, 2007; Aguirre et al, 1997; Mariani et al, 1994 Aine, 1996), mientras que otros no la pusieron de manifiesto (Andersson-Wenckert et al, 1984, Shmerling DH et al, 1980). En un estudio realizado en, 1997 se demostró que los niños tenían tasas significativamente más altas de defectos del esmalte dental que los adultos (59,6% vs 30,3%, P= 0,001) (Ventura et al, 1997).

El número de casos de **infertilidad/abortos** de repetición fue de 4 (8.51% de adultos del sexo femenino). Fasano A (2003) et al, también han apreciado una alta prevalencia en su serie.

El **megacolon** se observó en 1 caso (0.83%). Esta asociación también ha sido indicada por Kappelman NB (1977). Efectivamente, el análisis histológico del intestino grueso en pacientes con enfermedad celíaca demuestra anomalías celulares y ultraestructurales (Dobbins y Rubin, 1964).

Un caso presentó **neuropatía periférica** (0.83%). Sin embargo se sabe que entre el 21 y 34% de pacientes celíacos tienen pruebas neurofisiológicas de neuropatía periférica (Luostarinen et al, 2003, Ludvigsson et al, 2007, Hadjivassiliou et al, 2006, Mata et al, 2006). A la inversa, en pacientes con neuropatía, se demostró un 2,5- 8% de EC (frente al 1% en la población sana- Chin et al, 2003-)

En nuestro trabajo, se advirtieron 2 casos de **epilepsia** (1.66%), uno adulto y uno pediátrico. Se ha sugerido que la prevalencia de la epilepsia es alta en los pacientes con EC (Magaudda et al, 1993), con una prevalencia del 5% (Chapman et al, 1978) y 5,5% (Essid et al, 2003). Dentro de este porcentaje, hay un tipo específico de epilepsia focal con calcificaciones occipitales que parece tener un fuerte vínculo con la enfermedad celíaca (Gobbi et al, *1992*, Magaudda et al, 1993, Toti et al, 1996). A la inversa, durante la última década, numerosos trabajos han mencionado que en pacientes epilépticos hay incremento de EC (Gobbi et al, 1992, Cronin et al, 1998). En este sentido, Emami et al, (2008), afirman que la prevalencia de la enfermedad celíaca es mayor en pacientes con epilepsia de etiología desconocida, incluso en ausencia de síntomas digestivos. Sin embargo, también se ha expuesto, que los niños epilépticos no deben ser considerados un grupo de riesgo para la enfermedad celíaca (Giordano et al, 2009).

Observamos un caso de **miocardiopatía** dilatada, cuya asociación ha sido indicada por algunos autores (Ravindra BS et al, 2008, Vázquez Gomis et al, 2009). No obstante, el caso de nuestra serie presentaba antecedentes de abuso de alcohol, causa mucho más frecuente.

Uno de nuestros pacientes presentó **fisura palatina**. En este aspecto, existe en la literatura una publicación sobre un caso en la que el padre y la madre del paciente con fisura palatina eran celíacos sin diagnosticar ni tratar (Gururaj Arakeri et al, 2010). Los autores de esta publicación postulan una relación entre el paladar hendido y la enfermedad celíaca, cuya causa podría deberse a malaabsorción de ácido fólico o ser mediada genéticamente. No obstante, no hemos podido demostrar estos hechos.

No se objetivaron casos de enfermedad celíaca refractaria, o asociación a esprúe colágeno o neoplasias, como el linfoma y el adenocarcinoma de intestino delgado, hechos referidos por algunos autores (Freeman et al, 1977, Freeman, 2004, Basaran et al, 2009). Efectivamente, en diversos trabajos se ha observado incremento de la frecuencia de neoplasias de intestino delgado, carcinoma esofágico y linfoma (Holmes et al, 1989; Swinson et al, 1983; Conor et al, 2002), así como enfermedad inflamatoria intestinal (Masachs et al, 2007). En muchos casos publicados, los pacientes aún no estaban diagnosticados de EC cuando desarrollaron complicaciones malignas, cosa que no es de extrañar ya que normalmente existe un largo periodo de síntomas antes del diagnóstico de EC en un estudio en Estados Unidos (Green et al, 2001), y que son estos pacientes con síntomas los que tienen mayor riesgo de presentar malignización Corrao et al, (2001) afirma que con un buen control de la dieta se podría evitar la aparición de algunas de estas complicaciones, no siendo así en el caso del linfoma no Hodgkin (Nielsen et al, 1985; Catassi et al, 2002; Peter et al, 2003).

Tampoco se observaron casos de ulceración aftosa recurrente, entidad benigna que también está asociada con la enfermedad celíaca en hasta un 42,4%, frente a un 23,2% en controles (Jokinen et al, 1998, Ferguson et al, 1976, Wray, 1981, Stone, 1991, Sedghizadeh et al, 2002, Patial, 2003, da Silva et al, 2008, Cheng et al, 2010). Para evitar infradiagnosticar la hipoplasia del esmalte y la ulceración aftosa, es fundamental que los médicos se conciencien de la importancia de examinar los dientes y la boca de los pacientes celíacos (Cheng et al, 2010).

Como hemos expuesto, prestaremos particular atención a las enfermedades más frecuentes: las alérgicas y autoinmunes. Efectivamente, nosotros hemos apreciado frecuente asociación de **procesos alérgicos** a la EC, en lo que coincidimos con diferentes autores (Williams, 1987)

Esta marcada asociación está relacionada con la respuesta inmunológica en la misma. Clásicamente, la enfermedad celíaca se consideraba resultado de una respuesta inmune inadecuada contra la ingestión de gluten, mediada por células T_h1, en personas genéticamente predispuestas (Schuppan, 2000), mientras que en las reacciones alérgicas, mediadas por IgE, serían los linfocitos tipoT_h2 la pieza clave (Del Prete, 1992, Rapoport et al, 1998). Frente a esta opinión existe la hipótesis de que los procesos inmunitarios de tipo T_h1 y T_h2 podrían presentar una coexistencia en los pacientes con EC y procesos alérgicos (Del Prete, 1992, Romagnani et al, 1997, Benn et al, 2002, Gazit et al, 2008). La diabetes mellitus (inmunidad T_h1) por ejemplo se presenta con más frecuencia en asmáticos (inmunidad T_{h2}) (Alves et al, 2007).

En nuestro trabajo, entre los procesos alérgicos asociados a la EC destacan los siguientes: asma (15.8%, 19 casos), rinitis alérgica (5.83%, 7 casos) y alergia a la penicilina (4.16%, 6 casos). Al tener en cuenta la distribución según edad, se demuestra que en la infantil se distinguen más casos de asma (15), rinitis alérgica (5), atopia (4) y alergia a ácaros del polvo (3), mientras que en adultos hay más casos de alergia a la penicilina (5) y a los alimentos (4).

Efectivamente, la frecuencia de **asma** en nuestra muestra en los pacientes pediátricos con EC fue de 24%. Esta mayor incidencia coincide con aportaciones de otros autores (Kero et al, 2002, Hemminki et al, 2010). Según Kero et al, (2002) la incidencia acumulada de asma en los niños con EC fue de 24,6%, frente al de los controles pediátricos que fue de 3.4%. La incidencia de asma en estudios recientes es de más de 10% en niños y de 6 a 7% en adultos (Delmas y Fuhrman 2010). En pacientes asmáticos jóvenes ingresados, la enfermedad celíaca se vio incrementada junto con la purpura trombocitopénica inmune y la diabetes mellitus tipo 1 (Hemminki et al, 2010). En la interpretación de la mayor frecuencia en niños que en adultos hay que tener en cuenta que el predominio de enfermedades alérgicas se ha elevado considerablemente en los últimos 20 a 30 años (Beasley, 1998, Sly, 1999).

En nuestros pacientes celíacos asmáticos, la **rinitis alérgica** es frecuente (5.83%, 7 casos), hecho referido también por algunos (Ellul et al, 2005). No obstante, datos recientes informan que la rinitis alérgica afecta entre un 10% al 25% de la población general occidental (Dykewicz y Hamilos et al, 2010, Piau et al, 2010, Wallace et al, 2008 y Bousquet et al, 2008) y que hay que tener en cuenta que más del 80% de las personas con asma alérgica tienen rinitis alérgica, siendo un factor de riesgo claro para el desarrollo posterior del asma (Wallace et al, 2008 y Bousquet et al, 2008). Las guías clínicas recomiendan que en los pacientes con rinitis alérgica persistente debe evaluarse el diagnóstico de asma y a la inversa (Wallace et al, 2008 y Bousquet et al, 2008). A pesar de esto, la rinitis por si sola está asociada con EC (Ellul et al, 2005).

En nuestros resultados, el 4% de los pacientes presentaron **atopia** (5), 2% adultos y 7% niños. La prevalencia de atopia en la población general tiene una frecuencia muy variable, afectando a un 5% - 16% (Somos y Schneider, 1993,), 25% (Schäfer et al, 1997, Schäfer et al, 1999) y más del 40% (Schmid-Grendelmeier et al, 2001, Cabon et al, 1996, Tokura 2010). Cuando consideramos según la edad, en adultos es de del 6% (Folster-Holst et al, 2006) y en pediátricos 10-45% (Schmid-Grendelmeier et al, 2001). Aunque nuestras frecuencias son similares o menores, en otras publicaciones se ha demostrado que las enfermedades **atópicas** son más frecuentes tanto en niños (Kelly et al, 1987) como en adultos con EC, así como en sus familiares (Hodgson et al, 1976, Cooper et al, 1978). Asimismo, la prevalencia de la enfermedad celíaca se encuentra incrementada en atópicos (Zauli et al, 2000.) y asmáticos.

Hemos puesto de manifiesto 2 casos de EC con **urticaria,** 1 en edad pediátrica y 1 en edad adulta. Muchos autores coinciden en que la urticaria se asocia con la enfermedad celíaca (Scala et al, 1999, Levine et al, 1999, Hautekeete et al, 1987, Haussmann et al, 2006, Hautekeete et al, 1987, Peroni et al, 2010). También se ha visto asociación de la urticaria a frígore con la EC, aunque este proceso entraría dentro de las enfermedades autoinmunes (Pedrosa Delgado et al, 2008).

Hay algunos que niegan el vínculo entre la enfermedad celíaca y las enfermedades alérgicas (Greco et al, 1990). En este orden de cosas, Ciacci et al, (2004) observaron frecuencias similares en controles que en celíacos para la rinitis alérgica (6.9%), asma (3.65%), atopia (3.8%), alergias alimentarias (1.6%), conjuntivitis atópica (0.6%) y urticaria (0.2%). Sin embargo esta última serie no incluyó pacientes pediátricos (1044 pacientes adultos, Ciacci et al, 2004).

En relación al número de enfermedades alérgicas, en nuestra muestra observamos una frecuencia del 15% con una enfermedad alérgica, 7% con dos y 3% con 3 o más. En el trabajo previamente indicado, realizado solo con adultos, las frecuencias según una, dos o más enfermedades alérgicas fue 16.6%, 1.8% y 0.4%, respectivamente (Ciacci et al, 2004). Es decir que en nuestra serie hemos visto una mayor frecuencia de pacientes con dos y con tres o más enfermedades alérgicas. En cuanto al número de enfermedades alérgicasen los familiares, en este último trabajo se evidenciaron frecuencias parecidas a las de nuestros resultados (19%, 3.7% y 1.9% para 1, 2 o tres o más enfermedades alérgicas respectivamente). Destacaron en frecuencia el asma, la rinitis alérgica y la atopia.

En nuestra muestra, el 19% de los pacientes y el 2% de los familiares (correspondieron a padres y madres) presentaron **enfermedades autoinmunes**, siendo la más frecuente la dermatitis herpetiforme y la diabetes tipo 1 en los pacientes de la muestra y la diabetes tipo 1 en sus familiares. A este respecto, en diferentes artículos se ha demostrado que la prevalencia de las enfermedades autoinmunes es significativamente mayor en casos con EC que en controles de la misma edad. Así, la prevalencia de la enfermedad autoinmune en niños es 5 veces mayor (de un 14% en celíacos y un 2,8% en controles), siendo la diabetes tipo 1 la enfermedad autoinmune más común (Ventura et al, 1999). En adultos, la prevalencia de autoinmunidad es solo tres veces mayor según algunos autores (Sategna Guidetti et al, 2001), siendo los trastornos más frecuentes, diabetes tipo 1, artritis reumatoide y síndrome de Sjögren (Collin et al, 1994).

Hay que tener en cuenta que, a pesar de que solo hemos contado con los datos recogidos en las historias clínicas, en las mismas existía una detallada referencia a la mayoría de los procesos posibles de esta índole. A este respecto Neuhausen et al, (2008) observaron que el 13.2% de los individuos celíacos y el 4.6 % de sus familiares de primer grado tenían al menos una enfermedad autoinmune.

En nuestras observaciones, 6 pacientes presentaron **dermatitis herpetiforme** (5%), 4 eran adultos (30 y 50 años) y 2 pediátricos (1-3 años). La frecuencia encontrada en otra serie (Roma et al, 2009) fue de 1.7%, aunque el estudio se realizó en pacientes pediátricos, donde nosotros obtuvimos una frecuencia de 3.3%. La dermatitis herpetiforme puede considerarse "la enfermedad celíaca de la piel" y la dieta sin gluten es el tratamiento más efectivo. Se produce con una frecuencia ligeramente mayor en hombres que en mujeres (Mäki M y Collin, 1997). El riesgo global en familiares de primer grado es 15 veces mayor que en la población en general, sobre todo en los hermanos (Meyer LJ y Zone, 1987, Hervonen et al, 2002). Puede ser la manifestación clínica predominante de una enfermedad celíaca silente (Reunala , 1984, Weinstein, 1971, Brow, 1971). La edad común en el inicio de la dermatitis herpetiforme es 30-40 años, siendo menos frecuente en la infancia (Karpati et al, 1986, Ermacora et al, 1986), algo que nosotros también hemos constatado en la muestra. El hecho de que hubo 1 del sexo masculino y 5 del femenino con dermatitis herpetiforme, es poco demostrativo ya que guarda cierta relación con el número de casos totales del sexo masculino y femenino (3.7% para varones, y 5.3% para el femenino).

5 pacientes celíacos presentaron **diabetes autoinmune** (4.16%) (4 adultos y 1 pediátricos). La diabetes mellitus tipo 1 se asocia con EC en un 2.5-5% de los celíacos, y a la inversa (Roma et al, 2009, Gazit et al, 2008, Buysschaert et al, 2005, Baptista et al, 2005, Fraser-Reynolds et al, 1998). Nuestro porcentaje de este proceso patológico se corresponde con la bibliografía. Por otro lado, en los familiares se observó que un 2% presentaban diabetes tipo 1, lo cual también coincide con la bibliografía (2.1%, Roma et al, 2009).

4 casos estaban afectos de **tiroiditis autoinmune**, (3.33% -3.7% en varones y 3.2% en pacientes del sexo femenino-) (1 adulto y 3 pediátricos (2 en torno a los 10 años)). La tiroiditis autoinmune (Graves y Hashimoto) se puede encontrar en el 10-15% de los pacientes celíacos (Freeman, 1995, Counsell et al, 1994, Velluzzi et al, 1998, Hakanen et al, 2001) y suele iniciarse a partir de los 10 años (Meloni et al, 2009). Se ha referido que un 20% de los pacientes con dermatitis herpetiforme también presenta tiroiditis autoinmune (Zettinig et al, 2000, Cunningham y Zone, 1985, Weetman et al, 1988, Gaspari et al, 1990). No obstante, nosotros no hemos podido poner de manifiesto la asociación de estos dos últimos procesos.

En cuanto a la afectación hepática por enfermedades autoinmunes, en nuestra serie 3 casos presentaron **hepatitis autoinmune (2.5%)**. Aunque escasean las publicaciones que consideran la frecuencia de hepatitis autoinmune en celíacos, se han referido cifras del 1.1% (Ventura et al, 1999). El que la frecuencia sea algo más alta en nuestra muestra, quizás se debe a que la mitad de los pacientes son adultos y en estos es más frecuente. Asimismo, a la inversa, Volta et al, (2009) han encontrado una frecuencia del 3-6% de celíacos en pacientes con hepatitis autoinmune, del 3-7% con cirrosis biliar primaria, y del 2-3% con colangitis esclerosante primaria. Los autores señalan que generalmente los pacientes no mejoran después de una dieta libre de gluten.

La enfermedad celíaca también puede estar asociada con enfermedad colágena del aparato digestivo (Freeman, 2005) y con linfocitosis intraepitelial del estómago, colon y tracto biliar (Wolber et al, 1990, Wolber et al, 1990, Freeman, 2006), aunque los autores no precisan porcentajes de afectación. Nosotros observamos dos casos de **colitis linfocítica** (1.66%) en los pacientes adultos, no poniendo de manifiesto ningún caso de colitis colágena. En este sentido, hay que tener en cuenta que la colitis linfocítica (> 20LIEs/100 enterocitos) es 3 veces más frecuente que la colitis colágena y más abundante en mujeres con edad superior a 50 años de edad (Fernández-Bañares et al, 2003, Fernández-Bañares et al, 1999). A la inversa, diversos trabajos, han puesto de manifiesto que hasta el 45% de los pacientes con colitis linfocítica y colágena (Olesen et al, 2004, Holstein et al, 2006) tienen un trastorno autoinmune asociado, incluyendo enfermedad celíaca, (Freeman, 2004, Nyhlin et al, 2008), diabetes mellitus, tiroiditis de Hashimoto, (Cindoruk et al, 2002, Williams et al, 2008) deposito de IgA lineal (Cowan et al, 1995), hepatitis autoinmune, (Cronin et al, 2006) y psoriasis. Asimismo, en los pacientes que no responden a una dieta libre en gluten, la enfermedad del colon, en lugar de la enfermedad celíaca, podría estar causando los síntomas (Freeman, 2008).

Hemos observado un porcentaje del 1.66% de pacientes celíacos con **déficit de IgA**, todos ellos en edad pediátrica (3.33%), siendo la cifra referida en la bibliografía de 2.6% (cataldo et al, 2006). A la inversa, individuos con deficiencia selectiva de IgA presentan un incremento de la frecuencia de EC (Collin et al, 1992, Díez et al, 2010) (1 de 37 pacientes con IgA muestran EC). No obstante, se ha indicado, que algunos de los pacientes con atrofia de la mucosa duodenal y déficit de IgA no responden a la dieta sin gluten, postulándose diferentes mecanismos en estos casos (Díez et al, 2010).

En nuestro trabajo hemos puesto de manifiesto una frecuencia de **psoriasis** del 1.66% en enfermos celíacos, todos los casos en edad adulta (3.33%). A la inversa, en la literatura, se ha señalado una prevalencia en torno al 4% de EC en pacientes psoriásicos (de Vos et al, 1995, Lindqvist et al,). Sin embargo, la frecuencia de esta asociación varía según los autores. Por ejemplo, en 12502 pacientes mayores de 20 años con psoriasis y de 24285 controles se advirtió una prevalencia de 0.29% y 0.11%, respectivamente (Birkenfeld et al, 2009), mientras que otros autores no han evidenciado aumento de la frecuencia de psoriasis en la EC (Collin et al, 2003). Por otra parte, Michaelsson et al, (2000) documentaron, en pacientes con psoriasis y anticuerpos antigliadina positivas, disminución de la gravedad de su proceso psoriásico al seguir dieta sin gluten.

Las asociaciones que se exponen a continuación corresponden a ocasionales casos todos ellos en adultos.

El porcentaje de pacientes con **gastritis atrófica** autoinmune fue de 0.83%, afectando al 1.66% de los adultos. En la literatura se refleja una frecuencia de gastritis atrófica autoinmune en la EC desde 1.26% (2 de 159 pacientes - Dickey, 2002 -) al 9% (Jones et al, 2006). En cualquier caso superior a la población general (Green et al, 1988), en la que la frecuencia es de 0,13% (Carmel, 1996). La gastritis linfocítica aparece en un 10% de los pacientes con enfermedad celíaca (Feeley et al, 1998). En cuanto a otras gastritis que pueden aparecer en la EC, la infección por H. pylori muestra una frecuencia que no es diferente a la de la población general (Crabtree et al, 1992).

En nuestra muestra hay un 0.83% de casos de **eritema nodoso,** 1.66% de los adultos. Efectivamente, la enfermedad celíaca puede ser un factor desencadenante de eritema nodoso (Bohn et al, 1997). Generalmente se resuelve en 5-8 semanas, pero si el estímulo antigénico persiste, la enfermedad puede ser crónica (Bohn et al, 1997), desapareciendo con la dieta libre en gluten (Bartyik et al, 2004). No se sabe la verdadera incidencia de la coexistencia de ambas enfermedades.

La frecuencia de artritis reumatoide en la muestra fue de 0.83%, 1.66% de los adultos. Algunos autores afirman que este proceso patológico está asociado a la EC (Jollid LM y Jabri, 2005), y en un artículo, con 65 pacientes con artritis reumatoide, el 6.1% presentaban anticuerpos anti tTG (Song KS y Choi, 2004). Sin embargo, otros autores no han podido encontrar una asociación clara (Nisihara et al, 2007, Lubrano et al, 1996, O'Farrelly et al, 1988, Francis et al, 2003, Lundin et al, 1993). Neuhausen et al, (2008) afirman que sólo la artritis reumatoide juvenil y la artritis juvenil idiopática están asociadas a la EC (Neuhausen et al, 2008). Asimismo, se ha visto un aumento de **artritis reumatoide**, artritis juvenil y diabetes mellitus tipo 1 entre los parientes de enfermos celíacos de primer orden (Neuhausen et al, 2008).

Apreciamos un 0.83% de casos de **vitíligo,** 1.66% en adultos. La relación entre la EC y el vitíligo también es controvertida. Aunque algunos autores han descrito casos de vitíligo en los pacientes afectados por EC (Reunala T y Collin, 1997, Collin P y Reunala, 2003), un análisis serológico para la detección de EC en los pacientes con vitíligo no mostró ninguna correlación entre estos dos trastornos inmunológicos (Volta et al, 1997). También se ha sugerido la asociación del vitíligo con la dermatitis herpetiforme (Amato et al, 2002; 27: 462-6).

Observamos también un caso de **pancreatitis idiopática**. Se sabe que existe un aumento de riesgo de pancreatitis en la EC (Ludvigsson et al, 2008), habiéndose descrito asociación de esta última con la pancreatitis calcificante y con la pancreatitis autoinmune (Freeman, 2007, Bultron et al, 2008). A la inversa, una serie de 169 pacientes con posible disfunción del esfínter de Oddi (sometidos a manometría bilio-pancreática), 12 presentaron EC, por lo que ante una pancreatitis idiopática recurrente se debe considerar esta posibilidad (Patel et al, 1999).

En nuestras observaciones no se apreciaron algunas de las asociaciones referidas por otros autores. Estas últimas incluyen alopecia areata, síndrome de Sjöegren, nefropatía IgA (Corazza et al, 1995, Volta et al, 1997Jollid LM y Jabri, 2005, Barker JM y Liu, 2008), enfermedad inflamatoria intestinal (Casella et al, 2010, Leeds et al, 2008), lupus eritematoso sistémico (Gupta y Mirza, 2008), esclerosis múltiple (Pfeiffer 2010), polimialgia reumática (Garat et al, 1996), y sarcoidosis (Reggoug et al, 2009, Ludvigsson et al, 2007).

Muchos de estos procesos patológicos podrían deberse a una susceptibilidad genética compartida a enfermedades autoinmunes (Hemminki et al, 2010), lo cual apoya la existencia de mecanismos patogénicos comunes entre las enfermedades autoinmunes y enfermedad celíaca (Jenkins y Weetman, 2002). Por tanto, en relación a las manifestaciones extraintestinales pensamos que la EC requiere un manejo multidisciplinar.

5.1.9. Presentación clínica-Formas típica, paucisintomática y silente.

En relación a la **presentación clínica**, obtuvimos unos porcentajes de formas típicas, paucisintomáticas y silentes de 28.33%, 66.66% y 5%, respectivamente, poniéndose de manifiesto una mayor frecuencia de casos paucisintomáticos, algo que es bien conocido (Rostami Nejad et al, 2009, Dinler et al, 2009, Rodrigo, 2006). Sin embargo, es más interesante analizar estos resultados en relación a los siguientes subgrupos (sobre todo con respecto a la edad y a la combinación con edad-sexo).

5.1.10. Correlación entre presentación clínica y sexo

En cuanto a la posible relación del tipo de presentación clínica con el **sexo,** apreciamos que la distribución es similar en pacientes del sexo masculino y del femenino (quizás, por tener una mayor incidencia, todos los casos de la forma silente se encontraron en pacientes del sexo femenino).

5.1.11. Correlación entre presentación clínica y edad

En los casos pediátricos obtuvimos un porcentaje de formas típicas (clásicas), paucisintomáticas y silentes del 50, 45 % y 5%, respectivamente. En diversas publicaciones en pacientes pediátricos, las frecuencias obtenidas para formas típicas y paucisintomáticas son respectivamente según los diferentes autores, de 60% y 40% (Farre et al, 2002), 60,6% y 37,6% (Kulog lu et al, 2009) y 63.2% y 36.8% (Dinler et al, 2009). Sin embargo, Roma et al, (2009) han analizado los cambios en el patrón de la EC y han objetivado que la frecuencia de formas típicas y atípicas ha experimentando importantes cambios. Así, entre, 1978-1987 era de 98.6% y 1.4%, respectivamente, entre, 1988-1997 de 93.1% y 6.9% y entre, 1998 y, 2007 de 63.8% y 36.2%.

Las formas silentes de nuestra muestra pediátrica constituye el 5% (3 casos), estando comprendidos entre los 10 y 13 años. Por lo tanto, podemos concluir que los pacientes con menos de 10 años no han presentado formas silentes. Para Kulog lu et al, (2009), la frecuencia de EC con clínica silente fue de 1,8%, con una edad media significativamente mayor que en las formas típicas (10.8 ± 4.3 años ($p = 0.001$)).

En pacientes adultos nuestros porcentajes de formas típicas, paucisintomáticas y silentes fueron 6.66%, 88.33% y 5%, respectivamente. En 1028 pacientes (Bottaro et al, 1999), entre, 1990 y, 1994, la frecuencia en adultos de formas típica y paucisintomática/silente fue de 51.6 y 48.4%. En este trabajo, observaron que habían diferencias entre el norte y el sur de Italia, tanto en adultos (46,7% vs 17,2%) como en niños (22,0% vs 9,0%). Los mismos autores encuentran en fechas posteriores al año, 1993 cifras de 43 y 67%. En este sentido, diferentes autores han llamado la atención sobre un aumento de la frecuencia de formas que no presentan síntomas típicos (Rostami et al, 2004, de Freitas et al, 2002, Pereira et al, 2006, Rashtak S y Murray, 2007, Craig et al, 2007, Shahbazkhani et al, 2003, Ludvigsson et al, 2006), de tal manera que actualmente, las formas paucisintomáticas son dominantes (Rostami Nejad et al, 2009), lo cual es concordante con nuestros resultados.

5.1.12. Correlación entre presentación clínica y el año de biopsia

Cuando se correlaciona en nuestro estudio la presentación clínica con respecto al **año de la biopsia**, los porcentajes de las formas paucisintomáticas y silentes aumentan en los últimos años. Así, el mayor número de pacientes se encuentra a partir de, 2006, lo que puede indicar una mejora en el diagnóstico de las formas paucisintomáticas y asintomáticas.

Por otra parte, hay que considerar que los pacientes del segundo pico de edad (tercera a quinta décadas) suelen referir trastornos digestivos infantiles que pasaron desapercibidos y que en algunos casos desaparecieron en la adolescencia (Kaukinen et al, 2002, Rodrigo, 2006). En todo caso, el cuadro clínico de la EC es muy heterogéneo, por lo tanto, en todos los países en desarrollo debe mantenerse un alto grado de sospecha para la EC en pacientes con distensión abdominal, disminución de peso, diarrea crónica, síndrome de intestino irritable, dispepsia, y anemia ferropénica.

5.1.13. Correlación de la presentación con los datos de edad y sexo

Al correlacionar la presentación con los datos conjuntos de edad y sexo los resultados fueron bastante similares. En las pacientes del sexo femenino y masculino se evidenció un pico entre 1 y 4 años para las formas típicas y un segundo pico entre 20-40 años en pacientes del sexo femenino y 30-50 en el sexo masculino, donde predominan las formas paucisintomáticas. Por lo tanto, este segundo pico hay tendencia a menores edades para las pacientes del sexo femenino, algo ya publicado por otros autores (Sano et al, 2003, Lo et al, 2003, Ciacci et al, 1995).

5.1.14. Presentación de síntomas específicos en relación a la edad

La **distensión abdominal** se apreció en un 29.2% de toda la muestra, siendo el 51.7% pacientes pediátricos. En ese sentido, Dinler et al, (2009), Dascha et al, (2009) y Roma et al, (2009) publicaron frecuencias en edad pediátrica del 65.4%, 43% y 38%, respectivamente. La frecuencia de distensión abdominal en la muestra adulta fue del 6.7%, aunque otros autores han apreciado cifras mucho más altas.

El porcentaje de pacientes con **disminución de peso** fue del 30%, siendo los pediátricos del 40.3%. Se ha descrito, según los autores, este síntoma en un 38% (Ludvigsson et al, 2009), 34% (Dascha et al, 2009) y 9% (Roma et al, 2009) en pacientes pediátricos. Además, Nusier et al, (2010) pusieron de manifiesto, que los niños con serologías tTG y EMA positivos presentaban un peso, altura e índice de masa corporal inferiores. En los adultos, el porcentaje de disminución de peso en nuestra muestra fue del 11.7%. Para Lo et al, (2003) esta frecuencia fue del 6%. Bai et al, (2005) observaron discreta disminución de peso en celíacos adultos, con índice de masa corporal para hombres y mujeres de 22.2±/4.6 y 24.0±/3.6, respectivamente.

En nuestra muestra, la **diarrea** crónica estuvo presente en el 43.3% de los pacientes pediátricos (siendo menores de 3 años el 52.94%). De forma similar, Roma et al, (2009) entre, 1997 y, 2007 apreciaron diarrea en un 37%. Para Savilahti et al, (2010), el síntoma de presentación más frecuente en menores de 3 años fue la diarrea crónica (67%). En adultos, la diarrea estuvo presente en el 16.7%, mientras que en las publicaciones de otros autores (Rostami Nejad et al, 2009 y Midhagen et al, 2003) fue del 8% y del 33%. Las diferencias probablemente tengan relación con los cambios del patrón clínico de los últimos 20 años (Roma et al, 2009, Garampazzi et al, 2007).

El **dolor abdominal** se puso de manifiesto en el 9.2% de la muestra, siendo del 13.3% para la edad pediátrica y 5% para la adulta. Roma et al, (2009) aportaron la cifra de 12% para dolor abdominal en pediátricos entre, 1997 y, 2007. Savilahti et al, (2010), en, 197 pacientes de 6 meses a 15.9 años (entre los años, 2000-2005), evidenciaron que el dolor abdominal era más frecuente entre los pacientes pediátricos de más edad. En adultos se ha comunicado una cifra del 5% (Lo et al, 2003), con la cual coincidimos.

El porcentaje de **anorexia** de la muestra fue del 15%, con un 28.3% en nuestros pacientes pediátricos y un 1.7% en los adultos. Lo publicado en pediátricos es 12.8% (Bottaro et al, 1999), 10% (Dascha et al, 2009) y 5% (Roma et al, 2009), y en adultos 7.8% (Bottaro et al, 1999).

Se apreció un porcentaje del 21.7% de pacientes pediátricos con **alteraciones del carácter**, mientras que en su serie, Roma et al, (2009) tenían solo un 2%. En los adultos se expresó con síndrome ansioso-depresivo (ya ha sido tenido en cuenta entre los procesos asociados).

En la muestra se puso de manifiesto **astenia** en un 4.2%, con un 1.7% de pacientes pediátricos y un 6.7% de adultos, mientras que Dascha et al, (2009) observaron un 12% en pacientes pediátricos, y Midhagen et al, (2003) un 10% en adultos.

Las **características físicas típicas de celiaquía** se presentaron sólo en los pacientes pediátricos (25%). La expresión de estas características ha ido disminuyendo con los años (Roma et al, 2009).

En la historia de nuestros pacientes se refirió **malabsorción en un** 14.2%; un 23.3% en los pacientes pediátricos y un 5% en los adultos. Cuando se consideró solo el grupo pediátrico, la esteatorrea fue del 21.7%, es decir la casi totalidad de los pacientes pediátricos con malabsorción. Es necesario recordar que, hace algunas décadas, los pacientes presentaban más frecuencia de malabsorción, es decir de la forma típica (Williams, 1987, Kelly et al, 1987, Hodgson et al, 1976, Cooper et al, 1978, Hautekeete et al, 1987). Posteriormente se ha hecho hincapié en incluir en todos los estudios las 3 formas clínicas de la enfermedad celíaca (Bode y Gudmand-Hoyer, 1996). No obstante, ante casos de malabsorción en población general, se recomienda realizar screening de EC con serología y biopsia (Collin, 2005).

El **estreñimiento** apareció en un 5.8% de la muestra, siendo el 11.7% pacientes pediátricos. Roma et al, (2009) y Bottaro et al, (2007) registraron este síntoma en un 4% y 3.5% de casos pediátricos, respectivamente. No encontramos casos en adultos, lo cual es concordante con la baja frecuencia (1.3%) encontrada por Bottaro et al, (1999), aunque probablemente casos con estreñimiento fueron incluídos dentro del cuadro clínico de colon irritable.

Pudimos apreciar un 8.3% de pacientes pediátricos y un 3.3% de adultos con **vómitos**. Roma et al, (2009) y Assiri et al, (2008), en casos pediátricos, aportaron cifras del 7% y 14%, respectivamente. Bonamico et al, 2001 afirman que los vómitos son más frecuentes en celíacos en general, pero no precisan cifras para este síntoma.

Un 4.2% de la muestra correspondió a pacientes **asintomáticos,** con unas cifras en pediátricos y adultos del 5% y 3.4%, respectivamente. En la series de Roma et al, (2009), en casos pediátricos, fue del 16% y en la de Dascha et al, (2009) en casos adultos, fue de 13%.

A continuación se exponen algunos de los datos al respecto de síntomas que solo se advirtieron en adultos. Efectivamente, en un 30% de la muestra adulta se pusieron de manifiesto síntomas atribuidos a **dispepsia y a colon irritable**.

La **dispepsia** aislada sin los síntomas de colon irritable se apreció en el 11.7% de los pacientes adultos (sin casos pediátricos). Para Midhagen et al, (2003) esta frecuencia fue del 16% en adultos. Para Bottaro et al, (2007) fue del 2.5% en adultos y del 0.8% en pediátricos. En todo caso la dispepsia ha sido señalada como el síntoma digestivo más frecuente en adultos con EC (Rostami Nejad et al, 2009). A la inversa, hay que tener en cuenta que Ozaslan et al, (2007) demostraron que la prevalencia de EC silente en pacientes adultos con dispepsia es más alta (1.5%) que en la población en general, coincidiendo estos y otros autores (Giangreco et al, 2008) en que la EC debe tenerse en cuenta en el diagnóstico diferencial de la dispepsia y en que los endoscopistas deben tomar biopsias duodenales si no hay una causa clara de la misma. No obstante, hay autores (Altintaş et al, 2008) que no encontraron relación entre dispepsia y EC, probablemente por utilizar muestras pequeñas (Ozaslan et al, 2007).

Los **síntomas de síndrome de intestino irritable** (SII) aparecieron en un 10% de los pacientes adultos. A este respecto, en 742 pacientes adultos con SII (293 varones y 449 mujeres), se concluyó que el 3,23% son celíacos (Jadallah KA, Khader, 2009). Por otra parte, O'Leary et al, (2002), en una población de pacientes adultos con enfermedad celíaca (*n*=150), determinaron la prevalencia del SII, observando una incidencia cuatro veces mayor que en los de los controles (5 vs 20%). Con esto se plantea la hipótesis de que la inflamación de la mucosa en la enfermedad celíaca puede tener un efecto "sensibilizador", que predispone al síndrome de intestino irritable. Según Verdu et al, (2009), el mejor conocimiento de la enfermedad celíaca, ha llevado a un aumento de casos potenciales. Por lo tanto, es conveniente realizar screening para EC en casos de SII, estomatitis aftosa, neuropatía periférica o enfermedades autoinmunes (Pedrosa delgado, 2008). Ball et al, (2010) sugieren un modelo (Figura 1) que complementa la revisión de Verdú e incorpora las observaciones de O'Leary y las manifestaciones extraintestinales de la sensibilidad al gluten.

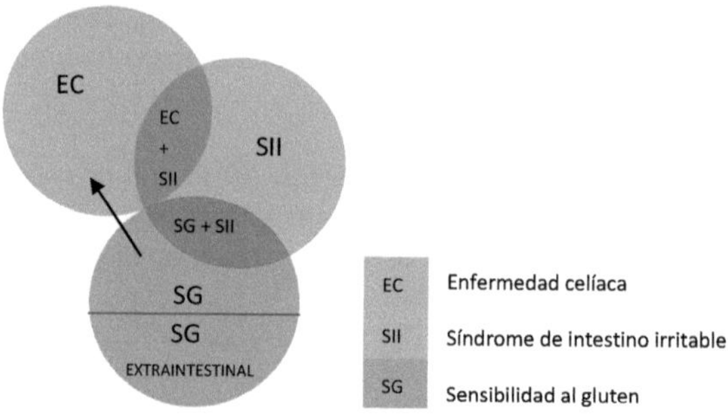

Fig 42. Modelo para la relación entre la enfermedad celíaca, síndrome de intestino irritable, y la sensibilidad al gluten.

Obtuvimos un porcentaje en adultos del 3.3% de **gastroenteritis aguda**, como forma de presentación de la EC. Sin embargo, Collin P (2005) no recomienda el screening a corto plazo en aquellos pacientes con síntomas gastrointestinales agudos o subagudos. En adultos se percibió en el 3.3% intolerancia a alimentos.

Las diferencias encontradas en la frecuencia de los síntomas se debe para algunos autores (Dinler et al, 2009 y Kulog lu et al, 2009), a que estos pueden experimentar variaciones en función de la proporción de casos típicos o atípicos de la muestra.

5.1.15. Presentación de los síntomas específicos en relación al sexo

En relación a la distribución de los síntomas según el sexo, tanto el masculino como el femenino presentaron una frecuencia parecida de diarreas (30% en ambos), distensión abdominal (33.3% y 28%, respectivamente), anorexia (14.8% y 15.1%), alteración del carácter (11.1% y 10.8%), vómitos (3.7% y 6.5%), síndrome de intestino irritable (3.7% y 5.4%), estreñimiento (7.4% y 5.4%), dispepsia/síndrome de intestino irritable (18.5% y 14%) y disminución de peso (22.2% y 32.3%). La frecuencia entre sexos fue distinta para el conjunto de síntomas, expresivos de malabsorción: 16.1% en mujeres y 7.4% en hombres (no obstante, Bai et al, 2005, han publicado que la malabsorción es más frecuente en hombres que en mujeres con enfermedad celíaca). Así mismo, la astenia fue más frecuente en varones (7.4%) que en pacientes del sexo femenino (3.2%). En varios publicaciones se ha visto que en el sexo femenino los síntomas eran más precoces y tenían una mayor duración y frecuencia (Sano et al, 2003, Lo et al, 2003, Ciacci et al, 1995). Además, Midhagen et al, (2003) observaron que los pacientes celíacos adultos del sexo femenino con dieta libre de gluten tenían más síntomas que los controles, presentando sobre todo dispepsia, diarrea, estreñimiento y dolor abdominal, mientras que los pacientes del sexo masculino no mostraron más síntomas gastrointestinales que sus controles masculinos. Por el contrario, se ha descrito que, a pesar de que la EC es más frecuente en mujeres, las manifestaciones son más severas en hombres (Bai et al, 2005).

5.1.16. Estudio genético

Atendiendo a nuestros resultados del estudio genético, el HLA se ha solicitado predominantemente en los pacientes pediátricos, con lo que restringimos su valoración a estas edades. La totalidad de pacientes pediátricos presentaron HLA DQ2 (59 casos) y/o DQ8 (5 casos). En la mayoría de series de pacientes con enfermedad celíaca, el HLA DQ2 se puso de manifiesto en el 90% -95% y el HLA DQ8 en el resto. En nuestra muestra, de los casos de DQ8 4 eran DQ2 y DQ8. Asimismo, hemos apreciado que 5 pacientes eran homocigotos para DQ2. Los trabajos indican que este último resultado genético implica importantes riesgos de complicaciones graves, existiendo una asociación entre el HLA-DQ2 con la enfermedad celíaca refractaria tipo II y el linfoma de células T (Al-Toma et al, 2006).

Se han comparado cohortes de Nueva York y Paris, apreciándose que en la primera, los homocigotos para HLA-DQ2 eran menos frecuentes (59% y 79%, P = 0.08), mientras que los alelos HLA-DQ8 fueron más prevalentes (41% y 21%; P = .026), tanto DQ2/DQ8 heterocigotos (27% y 14%, respectivamente, P

= .08) como DQ8 homocigotos (14% y 7%, respectivamente, *P* = .08) (Johnson et al, 2004). Algunos autores han postulado que la presencia de HLA DQ8, en vez de HLA DQ2, puede tener relación con una menor gravedad de la enfermedad. Sin embargo, Johnson et al, (2004) no objetivaron diferencias en cuanto a la gravedad, así como en los parámetros clínicos o anatomopatológicos cuando se compararon los dos grupos según el tipo de HLA.

Por otra parte, el HLA-DQ2 y HLA-DQ8 también está asociado con la colitis microscópica (Fernández-Bañares et al, 2005), (en nuestros 2 pacientes con este proceso patológico no se dispuso de estudio genético).

5.1.17. Resultados histológicos

En relación a nuestros **resultados histológicos**, se apreció una mayoría de casos Marsh-Oberhuber 3b y 3c, con un mayor número de casos 3 c en pediátricos. Se evidenciaron diferencias entre sexos (los grados 3a aparecen en un 8.33% de varones y en un 16.27% de pacientes del sexo femenino y el 3c en un 50% de pacientes del sexo masculino y en un 37.21% del femenino). En todo caso hay que tener presente, que la variabilidad histológica no se puede predecir por las características clínicas, incluyendo el sexo, la edad, los síntomas y las enfermedades asociadas (Weir et al, 2010).

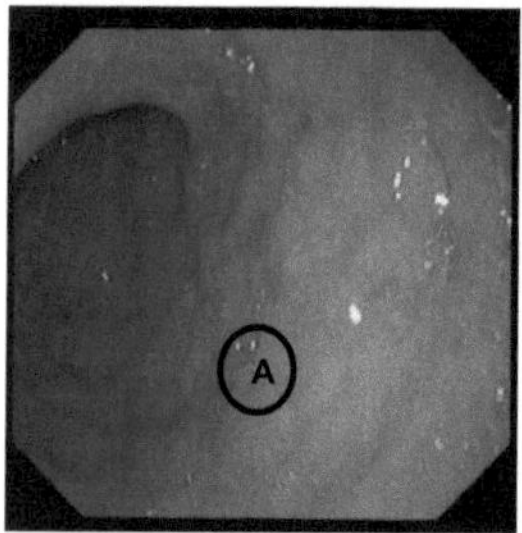

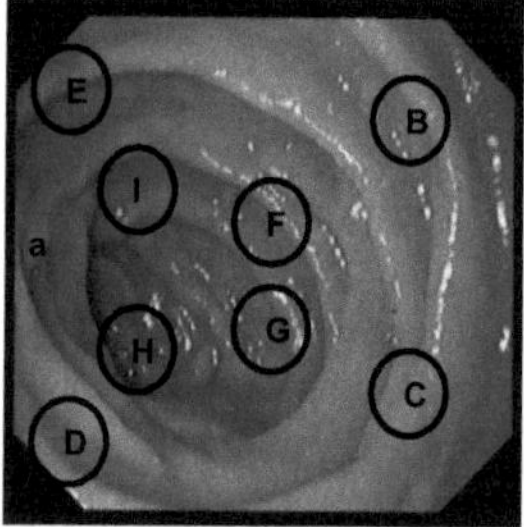

Fig. 43. Lugares recomendados para la toma de biopsias duodenales según Hopper et al, (2007). La imagen de la izquierda es una visión del bulbo duodenal, y la biopsia debe ser tomada de la posición A. La imagen de la derecha es de la segunda porción duodenal, con la ampolla (a minúscula) a la izquierda de la imagen; las biopsias B, C, D, E, F y G deben ser tomadas de las posiciones mostradas.

5.1.18. Datos clínico-analíticos específicos:

5.1.18.1. Anemia y ferropenia

En cuanto a los **datos clínico-analíticos específicos**, en la muestra se obtuvo una frecuencia de anemia y ferropenia de 20.83% y 58.3%, respectivamente.

El vínculo entre la enfermedad celíaca y la anemia está bien documentado, y se piensa que su etiología es multifactorial (Midhagen g et al, 2003). En trabajos previos, la prevalencia de anemia en el momento del diagnóstico de enfermedad celíaca se ha estimado entre 12 y 69% (Bottaro et al, 1999, Lo et al, 2003, Unsworth et al, 1999, Kolho et al, 1998, Hin et al, 1999). No se ha visto una disminución en la frecuencia de anemia a pesar de que en la actualidad se diagnostica la EC con grados menos severos de atrofia vellositaria. Se piensa que esto es debido no solo a un déficit de micronutrientes, sino también a la interacción entre factores locales y sistémicos. Por lo tanto, debe tenerse en cuenta la posibilidad de EC tanto en la anemia ferropénica, como en la anemia secundaria a trastornos crónicos.

En nuestros pacientes **pediátricos,** el porcentaje de anemia fue del 18% y el de ferropenia del 63%, siendo este último el dato analítico más frecuentemente encontrado. Según Jones et al, (2006), el 68% de los pacientes tuvieron una ferritina menos de 20 ng/l, algo muy similar a nuestros resultados. Recientemente, Savilahti et al, (2010) apreciaron que la anemia y la deficiencia de hierro estaban presentes en el 25% y 43% de los pacientes, respectivamente. Para Roma et al, (2009) la frecuencia de anemia fue del 11% en pacientes pediátricos. Nuestras cifras a este respecto son intermedias entre los dos últimos trabajos citados.

El porcentaje de anemia apreciado en los **adultos** de la muestra fue del 23% y el de ferropenia fue del 30%. En este sentido, se ha publicado que el 20.64% de los pacientes con EC presentaron anemia y el 23.75% ferropenia (Harper et al, 2007). De forma similar, Midhagen et al, 2003 la han evidenciado en el 25% de adultos. A la inversa, la prevalencia de EC en pacientes con anemia ferropénica, referidos para endoscopia digestiva alta, es de 3-12%. (Ackerman et al, 1996, Grisolano et al, 2004). Como se puede observar, en nuestros resultados el porcentaje de ferropenia es el doble en los pacientes pediátricos, lo que concuerda con otros autores.

En **el sexo masculino,** la frecuencia de anemia fue del 15% y la de ferropenia del 33%, mientras que en **el sexo femenino** fue mayor (23% y 51%). Estas diferencias de género ya han sido publicadas previamente (Ciacci et al, 1995, Bai et al, 2005). No obstante, otros autores han observado mayor frecuencia de anemia y ferropenia en el sexo masculino que en el sexo femenino (Midhagen g et al, 2003). Sin embargo, para Bottaro et al, (1999) la deficiencia de hierro, presente en el 46% de sus pacientes con enfermedad celíaca, no mostraba ninguna diferencia significativa de género. Para encontrar una explicación de estas discrepancias, hay que tener en cuenta el hecho de que el nivel de ferritina promedio es diferente según sexo, y se necesita tenerlo en cuenta en los grupos controles para no subestimar la gravedad y frecuencia de la deficiencia de hierro.

Nuestro análisis estadístico de la asociación entre el grado de atrofia de las vellosidades, la **anemia y la ferropenia** mostró una asociación inversa, no significativa para la hemoglobina y significativa para la ferritina. En esta línea, Harper et al, 2007, evidenciaron que los individuos con atrofia vellositaria subtotal/total presentan un 63% de anemia ferropénica y valores de ferritina sérica inferiores a la de los individuos con atrofia vellositaria parcial (que presentan anemia ferropénica en un 33%). Esto refleja la existencia de malabsorción de hierro.

A medida que se ha logrado el diagnóstico con grados menos severos de atrofia de las vellosidades, la presentación con síntomas de malabsorción ha disminuido. Sin embargo, esto no ha conducido a un descenso de la frecuencia de presentación de anemia en la enfermedad celíaca. Por esta razón, se piensa que debe existir una interacción entre factores locales y sistémicos. Por lo tanto, ante una anemia no explicada, se debe considerar la EC como una posibilidad, y tomar biopsias duodenales.

5.1.18.2. Hipertransaminasemia

En los casos en los que se contó con el dato de transaminasemia (68 pacientes), el 27.94% presentaban cifras incrementadas (el valor normal para ambas enzimas en el Hospital Universitario de Canarias es de <40 U/l), correlacionándose además con un peor resultado histológico (de forma estadísticamente significativa). Este resultado es inferior al obtenido por otros autores. Efectivamente, Farre et al, (2002) han señalado que el incremento de las transaminasas ocurre en un 40% de los pacientes con enfermedad celíaca y que con la dieta sin gluten vuelven con relativa frecuencia a la normalidad. Según Huguet et al, (2007), en el 42% de los celíacos se halló alguna alteración bioquímica hepática.

En el estudio de la transaminasemia, la AST y la ALT, estaban conjuntamente elevadas en un 13.23% de los casos, la AST aisladamente en un 13.23% y la ALT en un 1.47%. En general, la elevación media para la AST fue de 57.28 U/L y para ALT 67.66 U/L. En la publicación de Huguet et al, la AST sérica se encontraba elevada en el 39% de los casos y la ALT sérica en el 47%. No especificaron porcentajes de elevación. Estas cifras son difíciles de comparar, aunque parecen también superiores a las nuestras.

Por otra parte, los casos con hipertransaminasemia de nuestra muestra fueron más frecuentes en la edad pediátrica (32.43%, 12/37) que en la adulta (22.58%, 7/31). En ese sentido, Rodrigo et al, 2006, han publicado que una edad menor en la EC se asocia significativamente a la presentación de hipertransaminasemia (*P* = 0.039; OR = 0.8; 95% CI =0.71-0.99 - -).

Debe tenerse en cuenta que el incremento de transaminasas puede estar asociado en un 3% -7% con cirrosis biliar primaria, en un 3% -6% con hepatitis autoinmune y en un 2-3% con colangitis esclerosante primaria (Lepper PM y Dufour, 2009). Por lo tanto, la alteración de transaminasas en los celíacos puede englobar a veces a estos infrecuentes procesos, lo cual tuvimos en cuenta en nuestro estudio. Sin embargo, su comportamiento analítico difiere de la hipertransaminasemia asociada a la EC.

5.1.18.3. Enzima AGA (anticuerpo antigliadina)

El grado histológico se correlacionó de forma significativa con el incremento de los niveles de la enzima AGA. Los niveles enzimáticos disminuyeron también de forma estadísticamente significativa al llevar dieta sin gluten. Otros autores han apreciado hallazgos similares (Dahlbom et al, 2010). Aunque se debe considerar que está enzima es menos fiable para el diagnóstico de EC que la EMA o la tTG, especialmente en la edad adulta, razón por la que nosotros solo la tuvimos en cuenta en los pacientes pediátricos (van der Windt et al, 2010, Caristo et al, 2010). La determinación de péptidos de gliadina desaminados (DGP) en pacientes adultos con enfermedad celíaca, mucho más fiable (Dahle et al, 2010), es de reciente incorporación en nuestro hospital.

5.1.18.4. Enzima EMA (anticuerpo antiendomisio)

Observamos una relación directa estadísticamente significativa entre la enzima EMA, y el grado histológico de la EC. Al hacer la t-Student para muestras apareadas (en el mismo paciente antes y después de la dieta) en la serie pediátrica, se puso de manifiesto que la dieta se correlaciona con la disminución de las cifras de EMA, algo también aportado por Dahlbom et al, (2010)

5.1.18.5. Enzima tTG (anticuerpo antitransglutaminasa)

En nuestra muestra se demostró correlación entre los niveles de la enzima tTG y el grado histológico, obteniéndose resultados estadísticamente significativos. Dahlbom et al, (2010) ponen de manifiesto este hecho de que los niveles séricos elevados de tTG se correlacionan con la atrofia de las vellosidades.

Además, hemos constatado que disminuían las cifras de tTG de forma estadísticamente significativa con dieta libre de gluten.

5.1.18.6. Correlación tTG EMA

Hemos puesto de manifiesto una intensa correlación entre la enzima EMA y la enzima tTG. En este sentido, Toftedal et al, (2010) afirman que el valor predictivo positivo para el diagnóstico de EC varía según las diferentes combinaciones de anticuerpos positivos para celiaquía, siendo mayor cuando todos los anticuerpos coinciden en la positividad (97,6%). Estos autores comprobaron que la concentración de anti-tTG se correlaciona fuertemente con la positividad de EMA, el número de nuevos anticuerpos positivos, y mayores valores predictivos positivos.

5.2. CON REFERENCIA A LAS CARACTERÍSTICAS MORFOLÓGICAS OBSERVADAS EN ÁREAS DE BIOPSIA DIAGNÓSTICA (DUODENO) NORMALES

5.2.1. Características macro-microscópicas de la mucosa duodenal

Particular atención hemos prestado a las características macro-microscópicas del intestino delgado, obviamente referidas al duodeno, de donde han sido obtenidas las biopsias.

Nuestras observaciones de villi anchos y con morfología más alargada y en forma de dedo en las biopsias de las distintas porciones del duodeno, presentando estas últimas características comunes a las del resto del intestino delgado en general coinciden con lo puesto de manifiesto por algunos autores (Rubin et al, 1978).

Por lo demás, hemos comprobado que presentan una relación entre la longitud de la vellosidad y la de la cripta del orden de 3/1 a 5/1. En aquellas biopsias que por diferentes motivos fueron realizadas en zonas más proximales del duodeno observamos vellosidades más cortas, anchas e incluso con algunas ramificaciones.

Así mismo, confirmamos que los villi sobrepuestos a las glándulas de Brunner o a agregados linfoides, exhiben una morfología distorsionada, siendo más cortos y amplios (Rubin, 1960).

5.2.2. <u>Características estructurales de la mucosa según su localización en el duodeno</u>

Nuestros hallazgos de epitelio de tipo transicional entre el gástrico y el propio del intestino delgado en las biopsias cercanas a la unión gastroduodenal, unos dos a tres milímetros distales a la mucosa antral, concuerdan con los apreciados por Lawson (1988), observándose, como hecho característico enterocitos y células caliciformes intercaladas entre componente epitelial propio del antro. Este hecho es fundamental para denominar a un epitelio cómo transicional, es decir la presencia en una misma vellosidad de epitelio de tipo antral y elementos propios del intestino delgado. Este epitelio de tipo antral también lo encontramos en forma de metaplasia gástrica en zonas más distales, aunque con escasa frecuencia (Petras, 1989), En nuestras biopsias no hemos podido poner de manifiesto páncreas heterotópico, hecho muy poco frecuente en los resultados de otros autores (Segal y Petras, 1997).

5.2.3. <u>Características microscópicas de las células de vellosidades y criptas del intestino delgado</u>

A los cuatro tipos de células epiteliales presentes en el intestino delgado, englobadas en las líneas secretora (células caliciformes, enteroendocrinas y de Paneth) y absortiva (células de absorción), hemos incorporado algunos tipos celulares menos conocidos, tales como células M y células en cepillo, aunque son de muy escasa presentación en el duodeno (Miller et al, 2005). Así mismo, hemos tenido en cuenta las células columnares de la cripta (base, zona media y zona alta), englobándolas dentro del concepto de ASC y amplificadoras (transit amplifying cells).

5.2.3.1. La línea celular absortiva: enterocitos

Se confirma que los enterocitos, también llamados células columnares o de absorción, son células altamente polarizadas, siendo las más comunes de todas las células epiteliales intestinales como se pudo apreciar en nuestros resultados (ver tabla 29), hechos por otra parte bien conocidos. Efectivamente, el enterocito es un ejemplo de célula altamente polarizada con un ápex típico constituido por el denominado ribete en cepillo. Ultraestructuralmente han sido ampliamente estudiadas (Palay y Karlin, 1959; Rubin CE, 1965; Toner, 1968; Trier y Rubin, 1965; Trier, 1967)). En nuestros resultados pusimos de manifiesto las características de las microvellosidades que forman el ribete, apareciendo como proyecciones que aumentan considerablemente la superficie luminal del intestino delgado (Neutra y Padykula, 1984), contribuyendo de esta manera a la absorción y transporte de nutrientes a lo largo del epitelio (Parsons, 1983).

También pudimos apreciar lisosomas (Hugon y Borgers, 1967; Hugon y Borgers, 1968) y un aparato de Golgi evidente que participa en los mecanismos de absorción de grasa, y en la síntesis del componente mucopolisacárido que existe en la superficie de los enterocitos.
Así mismo, la microscopia electrónica permite demostrar estructuras filamentosas en la superficie de las microvellosidades, formando el denominado glicocálix (Scala et al, 1991). Este último contiene abundantes cargas negativas en sus glicoconjugados que forman en la superficie entérica una cubierta con agua, manteniendo capas entrelazadas sobre los microvilli de las células absortivas, sospechándose que, a través de estas, se facilita el paso de oligómeros como sacáridos y oligopéptidos (Horiuchi et al, 2005). El micromedioambiente creado por el glicocálix sintetizado en el aparato de Golgi, presenta gran importancia en la absorción, ya que es en el borde en cepillo donde muchas de las enzimas intestinales presentan su máxima actividad (Jane Overton et al, 1962; Boyd CA y Parsons, 1969).
Interesantemente y aunque su función está poco clara, se ha descrito ausencia de glicocálix en niños con enteropatías alérgicas, por ejemplo en la alergia a proteínas de la vaca (Poley, 1988). Pudimos igualmente poner de manifiesto abundantes mitocondrias y un aparato de Golgi bien desarrollado, aparte de retículo endoplásmico rugoso y liso, hecho referido en observaciones previas. Ello está en relación con la necesidad de energía mitocondrial y con la capacidad del aparato de Golgi para contribuir elementos al material de absorción. (Cheng, Leblond . (a), 1974). En el polo apical, las membranas laterales tienen interdigitaciones y complejos de unión que contribuyen a la adherencia celular para formar la capa la epitelial continua, así como a la transmisión de señales entre las células. Asimismo apreciamos algunos microtúbulos y filamentos que, paralelos al borde apical, forman el velo terminal, el cual se asocia con los desmosomas (Brunser O, Luft HJ, 1970).
En futuros estudios creemos de importancia tener en cuenta otros hechos, no valorados en el presente trabajo. Por ejemplo, la vía de señales Notch y cascada de efectores. Típicamente, la activación de esta vía lleva a la transcripción de un primer nivel de genes de clase Hairy/Enhancer of Split (Hes) que codifican represores transcripcionales. Los represores Hes inhiben un segundo nivel de genes represores de transcripción, de forma típica, los factores de transcripción basic helix-loop-helix (bHLH) que, cuando se dejan de inhibir, inducen la diferenciación de las diversas líneas celulares. En el intestino, el gen clave directo de la vía Notch es Hes1, que reprime la transcripción del factor Math1 de transcripción bHLH. Se observó que los animales Hes -/- mueren en la etapa embrionaria y que sus intestinos muestran disminución de los enterocitos absortivos y aumento de células de Paneth, caliciformes, y enteroendocrinas (Jensen et al, 2000).

Además, otros autores mostraron que en la diferenciación hacia la línea celular secretora es necesaria la expresión de Math1, ya que, en ratones mutantes con ausencia de este factor, el intestino sólo tiene enterocitos (Yang et al, 2001). El factor Elf3 (E47-like factor 3), que forma parte de los factores de transcripción Ets, parece jugar un papel en la diferenciación del enterocito y de la célula caliciforme. Los ratones homocigotos mutantes sin Elf3 mueren tras el nacimiento, mostrando enterocitos pobremente polarizados que no alcanzan la madurez (Waring P et al, 2002).

Este bloqueo en la diferenciación del enterocito puede corregirse genéticamente a través de la sobreexpresión del factor de crecimiento TGF-β RII (Flentjar et al, 2007). Los ratones deficientes para la proteína tirosina quinasa 6 muestran un retraso en la expresión de la proteína que se une a los ácidos grasos intestinales, sugiriendo un papel de esta en la diferenciación de los enterocitos (Haegebarth et al, 2006).

5.2.3.2. Células mucosecretoras

Nuestras observaciones al respecto de las células mucosecretoras, en las que hemos puesto de manifiesto que presentan glóbulos conteniendo mucina, a la que ocasionalmente se asocian gránulos densos, coinciden con las de algunos autores (Cheng, Leblond (d), 1974; Hertzog, 1937),y como estos opinamos que, a pesar de que dichos gránulos densos son parecidos a los que presentan las células de Paneth, no se trata de células intermedias entre las de Paneth y las mucosecretoras comunes, sino que son un tipo celular definido, el cual se encuentra entre la población de células mucosecretoras. Estas células contienen sialomucinas (Dawson, 1983) a diferencia del de las células caliciformes del colon que contienen sobre todo sulfomucinas acidas.

Según Cheng y Leblond (1974), la mitad de las células mucosecretoras son derivadas de divisiones celulares de otras células mucosecretoras, siendo las ASC columnares de la base de las criptas los probables precursores (Cheng . y Leblond (d), 1974, Bjerknes y Cheng . (a), 1981). La exclusiva presencia en la base de la cripta de la variedad oligomucosecretora, nos sugiere que este tipo celular mucosecretor es el único que puede migrar y originar otros tipos de células mucosecretoras, es decir que pierden la capacidad de dividirse, acumulando moco y transformándose en células caliciformes. Ya que, según diversos autores, las células mucosecretoras granulares se diferencian únicamente de las comunes por la presencia de algunos gránulos densos (Castro y Sasso, 1959), similitud también descrita en nuestros resultados, incluso a nivel ultraestructural, consideramos que son miembros de la misma familia. La proporción de estas células en el duodeno es la indicada en la tabla 29 y es similar a trabajos clásicos como el de Cheng y Leblond (Bjerknes y Cheng (a), 1981).

Tras migración continúa y acúmulo de moco, se originan células caliciformes comunes que llegan a ser parte del epitelio de la vellosidad. En esta última localización, hemos observado que las células caliciformes granulares pierden en primer lugar el contenido granular, hecho que ha sido interpretado como una secreción precoz, a la vez que acumulan más moco, llegando a ser por tanto células caliciformes comunes (Cheng . Leblond (d), 1974). Nosotros hemos puesto de manifiesto que esto ocurre a partir de la posición 18, lugar desde el que desaparecen las células oligomucosecretoras granulares. Efectivamente, la distribución de las células mucosecretoras orienta que las oligomucosecretoras se transforman en caliciformes, a partir de células con escasos glóbulos de moco y que las caliciformes granulares lo harían hacia caliciformes comunes.

La membrana celular de estas células en su región apical muestra un aspecto variable según el momento funcional. Así, pusimos de manifiesto que al principio de la secreción hay algunos microvilli, pero después, cuando los gránulos son mayores, se distienden y desaparece la mayoría de los microvilli. Al observar abundantes polirribosomas libres, un citoplasma denso con retículo endoplásmico rugoso muy abundante en la base y un aparato de Golgi muy manifiesto, podemos deducir que es evidente que tanto el retículo endoplásmico rugoso como el aparato de Golgi intervienen en la formación del material secretorio (Berlin, 1967; Lane N et al, 1964 Neutra M y Leblond, 1966), ya que se ha comprobado mediante leucina radiactiva, que el componente proteico se incorpora a nivel del retículo endoplásmico rugoso y más tarde pasa al aparato de Golgi, en el cual se almacena. En este sentido, las células caliciformes, que se pueden considerar como glándulas unicelulares, secretan mucinas protectoras y péptidos TFF (*Trefoil* factor family) que son necesarias para el movimiento y expulsión efectiva del contenido intestinal, y que actúan de forma protectora. Se sabe que el mecanismo de su secreción puede ser merocrino y apocrino. Por tanto, en condiciones normales ocurre una fusión de la membrana celular con la del granulo y expulsión del contenido mediante un mecanismo merocrino, mientras que, después de un estímulo intenso, parte de la célula es vertida por un mecanismo apocrino.

La proporción de células caliciformes entre todos los tipos celulares epiteliales se incrementa desde el duodeno (4%) hasta el colon descendente (16%) (Karam, 1999). En nuestros resultados en el duodeno, esta proporción fue parecida, es decir 3.2% en los villi y 2.1% en las criptas.7, (considerando las células caliciformes de forma global), como se observa en la tabla 29. A este respecto, se ha indicado que la pérdida de función de la vía Notch en el epitelio intestinal resulta en una conversión masiva del epitelio celular en células caliciformes (van Es et al, 2005; Crosnier et al, 2005). La deleción concreta del factor kruppel-like 4 (Klf4), un factor transcripción zinc-finger, resulta en la pérdida de células caliciformes (Katz et al, 2002). La inactivación de la principal mucina, Muc2, produce ausencia de inmersión con azul alcián, un marcador de estas células. Al existir todavía en estas células la expresión del factor intestinal trefoil, sugiere que al menos algunos aspectos de la diferenciación persisten en los ratones Muc2−/−. Los animales sin muc2 frecuentemente desarrollan adenomas de intestino delgado que progresan a adenocarcinomas (Velcich et al, 2002.).

5.2.3.3. Células de Paneth

Por su disposición, las células de Paneth no siguen la misma trayectoria que el resto de los elementos que constituyen la unidad funcional cripta-vellosidad, ya que permanecen en la cripta, siendo por tanto la única célula diferenciada cuyo sentido de migración no es hacia el ápex de la vellosidad sino hacia la base de la cripta. Estas células tienen una función en la inmunidad innata y defensa antibacteriana (Bjerknes y Cheng, 1981), lo cual se traduce en que secretan péptidos defensivos bactericidas y lisozima.

Hemos puesto de manifiesto que las células de Paneth presentan gránulos más grandes en zonas más bajas, mostrando algunos signos degenerativos. Por métodos histoquímicos (Merzel, 1967; Spicer et al, 1967) se ha puesto de manifiesto un rico contenido proteico y zinc. Estos gránulos, se liberan al fundirse con la membrana apical de las células, acción que es producida por la liberación de algunas sustancias como la pilocarpina (Staley y Trier, 1965; Trier et al, 1966). De las publicaciones realizadas por otros autores marcando células de Paneth con H3 timidina (Bjerknes y Cheng, 1981(a)), se puede deducir que hay un gradiente de edad para las células de Paneth en la base de la cripta, de tal manera que las células más jóvenes se disponen en la parte más alta y las más viejas en la parte más baja, adquiriendo sus características específicas descritas en nuestros resultados y que concuerdan con hallazgos previos (Caramia, 1966; David y Worth, 1064).

En este orden de cosas, nosotros observamos que desde la posición 7 se observan muy escasas células de Paneth y a partir de la posición 9 no están presentes, estos hallazgos son bien conocidos en trabajos clásicos como el de Cheng (Bjerknes y Cheng, 1981(a)). No se han observado mitosis en estas células (Cheng, Merzel y Leblond, , 1969).Esto sugiere que la formación de las células de Paneth está restringida a la parte más alta, originándose en la posición 5-7, y que migran hacia posiciones más bajas (1-3), pasando a ser la única célula diferenciada que migra en sentido descendente en la cripta del intestino delgado.. Esta compartimentalización es alcanzada por medio de la tirosina-quinasa dirigida por el receptor EphB2 y -3, ambos diana de TCF (T cell factor). Este receptor de tirosina genera fuerzas de repulsión cuando interactúa con su ligando ephrin-B, el cual se expresa en gran cantidad en las células de la vellosidad. Lo previamente indicado está de acuerdo con que las células de Paneth en ratones Eph3-/- y en ratones knock-out ephrin-B1 no se dirigen a las posiciones 1-3 sino que se quedan dispersas a lo largo de la vellosidad-cripta (Batlle et al, 2002; Cortina et al, 2007). El receptor Frizzled-5 es responsable de la activación de la vía Wnt en las células de Paneth, debido a que una deleción de esta receptor lleva a células de Paneth EphB3-negativas, dispersas en la vellosidad (van Es et al, 2005). Sox-9, una diana de Wnt (Blache et al, 2004), juega un papel en la diferenciación, ya que su deleción condicional lleva a la ausencia absoluta de células de Paneth, siendo estas reemplazadas por células Ki67 positivas. Además, las criptas en animales con esta deleción son más anchas (Bastide et al, 2007; Mori-Akiyama et al, 2007). La tasa de renovación de las células de Paneth ha sido descrita en 23 días aproximadamente, mayor que en las otras células del epitelio del intestino delgado (Bjerknes y Cheng . (a), 1981).

La localización de las células de Paneth observada por nosotros, es decir, en las posiciones 1-3 especialmente y también en posiciones 5, 6 y 7, coincide con lo descrito por otros autores presentando siempre sus gránulos, intensamente eosinofílicos, en áreas supranucleares (Goldman y Antonioli, 1982).. Estas localizaciones son clásicas en todos los trabajos realizados (Cheng . Leblond (e), 1974; Barker Nick et al, 2007 Robert K; Montgomery y David , 2008). Sin embargo el hecho de un envejecimiento y de una migración contraria a la del resto de las células del intestino delgado ha sido constatado más evidentemente al separar tres zonas en la región que las contienen (1ª)+6 y +7, 2ª) +3,+4 y +5 y 3ª) +1 y +2).

Pudimos encontrarlas en un 30% (con respecto a los otros tipos celulares) entre las posiciones 1-4 y 2% entre las posiciones 4-9, un porcentaje algo inferior al observado en algunos trabajos (Cheng, Leblond . (a), 1974) que las encontraron entre las posiciones +1-3 en un 31.4 % en el duodeno, 46.8 % en el yeyuno y 37.8 % en el íleon y entre la posiciones +4-6 de 3.8% en el duodeno, 28.9% en el yeyuno y 14.5% en el íleon.

5.2.3.4. Células enteroendocrinas

Hemos utilizado la morfología óptico-ultraestructural, aunque los métodos inmunohistoquímicos empleados han sido limitados (ej. Cromogranina y sinaptofisina) por lo que únicamente pudimos establecer los tipos detectables con estos procedimientos, no valorando la expresión de hormonas intestinales específicas o marcadores genéticos. No todas las células enteroendocrinas tienen gránulos, y por tanto, fueron necesarios otros métodos para ponerlas de manifiesto.

En diversas publicaciones (Schonhoff et al, 2004; Cheng, Leblond (d), 1974) las células enteroendocrinas constituyen entre el 0,2 y el 1.2% de las células epiteliales en el duodeno. En nuestros resultados las observamos con una frecuencia media en la cripta de aproximadamente el 1%. Se ha visto que estas células son 2,5 veces más frecuentes en las criptas que en las vellosidades (en nuestro trabajo aproximadamente 5 veces más frecuente en las criptas). Por lo tanto, en el duodeno pusimos de manifiesto su presencia en posiciones 1-9 desde la base de la cripta en un 1.2 %, mientras que en la vellosidad sólo se observó el 0.2 %. Al igual que nosotros, otros autores (Brown y Dryburgh et al, 1971; Lewin, 1986) las han encontrado como células solitarias o en pequeños grupos, distribuidas predominantemente en las criptas.

En publicaciones como la de Cheng, la proporción de estas células entre la posiciones 1-3, 4-6 y 7-9 fue respectivamente de 0.7, 1.3 y 1.1% en el duodeno, 0.9, 0.9 y 0.6 % en el yeyuno y 0, 1.2 y 1.2% en el íleon (Cheng, Leblond . (a), 1974).

Las células neuroendocrinas coordinan el funcionamiento del intestino a través de secreción de hormonas peptídicas específicas, y la existencia tantos subtipos, efectivamente sugiere que secretan diferentes hormonas. (Höcker et al, 1998; Wang et al, 2004; Cetin Y, Grube, 1991; Cristina et al, 1978).

Encontramos dos tipos fundamentales de células neuroendocrinas duodenales abierto y cerrado, siendo el primer tipo el más frecuente (Lewin, 1986). En relación con sus gránulos, distinguimos tres tipos diferentes, células EC, células L y células S. Los principios químicos que llegan a estas células desde los tejidos vecinos o desde la circulación pueden activar todos los tipos celulares. Las de tipo abierto, pueden actuar en el control del contenido luminal, por lo que se ha sugerido que pueden ser receptoras de estímulos provenientes del lumen intestinal, funcionando como células recepto-secretoras. Estas células APUD liberarían sus secreciones por la zona basal en el momento en que reciban el estímulo desde el ápice y podrían estimular nervios aferentes. En investigaciones en animales se mostró que la distribución de células enteroendocrinas secretoras de colecistoquinina era uniforme mientras que las secretoras de otras sustancias tenían una distribución variada en las vellosidades y en las criptas. Además las células con 5-hidroxitriptamina (5-HT), colecistoquinina (CCK-8) y somatostatina (SOM) se encontraban distribuidas por igual en criptas y vellosidades, pero las de sustancia P se encontraban sólo en las criptas. Así mismo, las células 5-HT, CCK-8 y SOM tenían forma de matraz y eran de la variedad abierta, mientras que las células inmunorreactivas a péptido tirosina y sustancia P eran principalmente redondeadas en forma de cesta y de la variedad cerrada. (Ali et al, 2007).

Hemos puesto de manifiesto que las células enteroendocrinas localizadas más basales presentan características que se van modificando al ascender en la cripta. En la base de la cripta presentan una relación célula/núcleo baja, gránulos pequeños, cromatina nuclear difusa, abundantes ribosomas libres y acúmulos de filamentos en el citoplasma, (lugar en el cual son muy parecidas a las células columnares de la base de la cripta). Sin embargo en zonas más altas se advierte un aumento del citoplasma, acúmulos de cromatina en el núcleo, más escasos ribosomas libres, disminución de los filamentos y mayor homogeneidad de los gránulos. Esto sugiere que las células progenitoras enteroendocrinas se dividen y, al adquirir más gránulos, probablemente pierden la capacidad de división. (Schonhoff et al, 2004). La tasa de renovación celular de estas células es de 3 días.

En el futuro creemos interesante utilizar otros procedimientos, por ejemplo y como se ha expuesto previamente, la vía Notch es importante para el desarrollo de las líneas celulares intestinales secretoras. En la cascada de señales Notch-Hes1-Math1 se requiere la neurogenina3 (Ngn3), para especificar el destino celular. Los ratones homocigotos para la mutación en este factor de transcripción bHLH no desarrollan ninguna célula endocrina intestinal (Jenny et al, 2002). Para las células enteroendocrinas que secretan colecistoquinina y secretina, el factor β2 de transcripción bHLH (también llamado NeuroD) parece crucial; los ratones homocigotos para Beta2-/- no tienen células que expresen estas hormonas en particular (Naya et al, 1997). Otros genes que han sido implicados en la diferenciación especifica de estas células son los factores de transcripción del homeodominio Pdx-1, Nkx2.2, Pax4, y Pax6 (Desai et al, 2008; Offield et al, 1996; Hill et al, 1999; Larsson et al, 1998).

5.2.3.5. Células M

En nuestras observaciones no las hemos podido identificar claramente en el duodeno, hecho que esta de acuerdo con descripciones en las que se hace hincapié en que las células M se disponen predominantemente en el epitelio del intestino asociado a los folículos linfoides, como ocurre en el de las placas de Peyer (Regoli et al, 1995). No obstante, ocasionalmente se insinuaron células con algunas de sus características. Como hecho significativo, estas células están desprovistas de microvilli superficiales, de tal manera que su membrana apical muestra microinvaginaciones (membranosas) que le prestan el nombre de células con microinvaginaciones o membranosas, aunque normalmente se refieren como células M (Bockman et al, 1973; Owen y Jones, 1974; Kato, Owen et al, 1999).. Se ha visto (Giannasca et al, 1994) que los marcadores carbohidratados que muestran les permite interaccionar con variadas estructuras microbianas (Neutra et al, 1995; Kraehenbuhl et al, 2000).

Entre sus más importantes funciones está la incorporación y transporte de antígenos desde la luz intestinal hacia el sistema inmune (Mowat, 2003). Lo previamente expuesto es facilitado por su especialización membranosa, y encaja con la ausencia de enzimas hidrolíticas y marcada reducción de lisosomas intracitoplásmicos (Bye et al, 1984) ello permitiría que el transporte de los componentes antigénicos, incluidos microorganismos, se realice sin alterar dichas propiedades antigénicas (Frey et al, 1996;

Owen et al, 1986). Entre los componentes que transportan están proteínas (Gebert et al, 1995; Kabok et al, 1995), bacterias (Jang et al, 2004; Fujimura, 1986; Kerneis et al, 1997), virus (Amerongen et al, 1991). y partículas no infecciosas (Neutra et al, 1987)(Ermak et al, 1995;279:433–436).

Cuando los componentes a incorporar son muy grandes se asiste a mecanismos de fagocitosis (Fujimura, 1986; Borghesi et al, 1996). En general, si los antígenos no son adherentes, se incorporan a la fase fluida de la pinocitosis (Bockman et al, 1973; Owen, 1977), mientras que los virus y las partículas adherentes lo hacen mediante vesículas "clatrin-cubiertas" (Neutra et al, 1987). No obstante, el procedimiento por el cual las células M procesan y presentan los antígenos, no está totalmente claro. Probablemente interviene, entre otros mecanismos, la expresión de complejos mayores de histocompatibilidad clase 2 por parte de las células M (Allan et al, 1993; Jarry et al, 1989; Nagura et al, 1991).

En lo que respecta a su origen, el epitelio asociado a folículos linfoides adquiere el fenotipo de enterocitos absortivos y ocasionalmente el de células M y mientras que es muy rara la presencia de células caliciformes (Neutra et al, 2001; Debard et al, 1999; Wolf y Bye, 1984). No obstante, para algunos autores las células M se originarían desde una línea celular diferente (Bye et al, 1984; Gebert et al, 1999; Lelouard et al, 2001; Miyazawa et al, 2006), mientras que otros postulan que provienen de transición con los enterocitos en respuesta a señales locales de estimulación, tales como contactos con linfocitos y citoquinas (Kerneis et al, 1997; Savidge TC, 1995; Sharma et al, 1998; Smith et al,

1980). Finalmente, Kerneis y Pringault (Kerneis et al, 1999) señalan que la determinación celular viene establecida por las ASC de la cripta.

Aunque en los primeros trabajos se localizó a las células M en las zonas asociadas a un componente linfoide, se han identificado también células de iguales características en las vellosidades no asociadas con componentes linfoides, interviniendo también en la presentación de antígenos (Jang et al, 2004).

5.2.3.6. Células en cepillo

En cuanto a las células en cepillo, fueron descritas por primera vez en la rata observándose mucho más abundantemente en el epitelio de las placas de Peyer que en la mucosa del intestino delgado distante a las placas de Peyer (Luciano et al, 1968a; Luciano et al, (1968b)). Han conseguido identificarlas por anticuerpos contra filamentos de actina entrecruzados con proteínas como villina y fimbrina, las cuales no sólo tiñen la cresta apical de los microvilli y sus raíces, sino también marcan las proyecciones que emanan desde su superficie basolateral (Hofer y Drenckhahn, 1996). Las células en cepillo pueden distinguirse por su intensa reactividad a citoqueratina 18. Estas células presentan peculiaridades que recuerdan a las encontradas en las células de los órganos olfatorio y gustativo, y parece que podrían tener una función sensitiva (Gebhard y Gebert, 1999). La membrana apical de estas células, posee una composición de glicoconjugados especializada y específica de la especie (Gebert et al, 2000). La presencia de glicoconjugados específicos de la célula en cepillo podría estar en consonancia con la hipótesis actual de una función receptiva de estas células. Además indicaría que hay patrones diferentes de glicosilación, por lo que existiría una adaptación específica de cada especie.

5.2.4. **Características microscópicas del componente intersticial**

5.2.4.1. Lamina propia y membrana basal

En la lámina propia, que tiene funciones estructurales e inmunológicas hemos observado las características generales ampliamente descritas, comprobando frecuentes vasos sanguíneos y linfáticos, fibras nerviosas y células musculares lisas. La membrana basal propiamente dicha es continua y ultraestructuralmente está formada por la lámina basal (con fenestraciones en los dos tercios superiores de la vellosidad) y una red de fibras colágenas y reticulares en la que se entremezclan fibroblastos, fibrocitos y células musculares lisas. Por tanto, como se muestra en nuestros resultados, el espacio subepitelial, tiene dos barreras fenestradas, la lámina basal y la malla reticular subepitelial puestas de manifiesto mediante la expresión inmunohistoquímica de colágeno IV y laminina. Esta peculiaridad anatómica puede tener implicaciones funcionales para el transporte de agua por el epitelio. Dicha red asegura la difusión de estímulos y respuestas (Ronnov-Jensen et al, 1995). Es llamativa la presencia de abundante componente celular inmunocompetente y migratorio, algo ya observado por otros (Madara y Trier, 1994; 45: 1577-622. Lee y Toner, 1980).

5.2.4.2. Miofibroblastos

La expresión de actina pone de manifiesto los miofibroblastos debajo de la lámina basal. Las estructuras del espacio subepitelial contienen componente fibrilar secretado por los miofibroblastos, lo que está en consonancia con las aportaciones de otros autores (Powell et al, 1999). Los procesos de los miofibroblastos se extienden a través de la malla reticular que forma parte de la membrana basal como sucede en el glomérulo renal.

Fundándonos en nuestro trabajo, se puede decir que hay diferencia en los miofibroblastos que rodean la unidad proliferativa en las criptas con respecto a los de la vellosidad, de tal manera, que los de dicha unidad presentan muchos procesos que parecen superponerse y son fusiformes, mientras que en la vellosidad están más atenuados y rodean también a los capilares que se extienden a través de la lámina propia, presentando una morfología aplanada y estrellada, algo ya observado por autores clásicos (Marsh, Trier, 1974; Komuro, 1989).

Para realizar el análisis de estas células, Desaki et al, (1984) han recomendado que es necesario eliminar el epitelio y los componentes fibrosos por procedimientos hidroelectrolíticos o digestión enzimática. Tras realizar estas y otras técnicas se ha observado que establecen contactos con terminales nerviosos (varicosidades axonales), sugiriendo la presencia de receptores para moléculas colinérgicas, fundamentalmente mediante gap junctions. A este respecto, algunos autores han puesto de manifiesto en los miofibroblastos del colon receptores de carbacolina acoplados a prostaglandinas (PG) E2 (Hinterleitner et al, 1990; Valentich et al, 1997). Ultraestructuralmente, nosotros hemos advertido varicosidades axonales que contienen vesículas sinápticas en estrecha relación (con gap junctions) con los miofibroblastos subepiteliales. Por lo tanto, es posible que los miofibroblastos subepiteliales intestinales puedan modularse por impulsos colinérgicos. Hay en los miofibroblastos estructuras que recuerdan a las espinas dendríticas, los denominados procesos estrellados del miofibroblasto colónico y que quizás sean la localización de esos receptores de acetilcolina. En la vellosidad, los miofibroblastos subepiteliales intestinales son esencialmente indistinguibles de los pericitos (y de hecho quizá sean los mismos según diversos autores (Desaki et al, 1984; Díaz-Flores et al, 1991).

Al microscopio electrónico, las numerosas cavéolas observadas en la membrana plasmática de los fibroblastos, son un índice del intercambio de moléculas con la matriz del tejido conectivo y con las células vecinas (Valentich et al, 1997).

Además presentan retículo endoplásmico rugoso y aparato de Golgi bien desarrollado. Este último aparece localizado en la región paranuclear.

Hemos comprobado que el citoplasma somático y de los procesos celulares contiene acúmulos de filamentos de 6 nm de diámetro (fibras de stress) y cuerpos densos asociados. Estas observaciones están de acuerdo con los análisis inmunohistoquímicos previos demostrando la presencia de actina y miosina (Joyce et al, 1987).

5.2.4.3. Mastocitos

Al utilizar técnicas de azul de toluidina y giemsa y comparar con la expresión inmunohistoquímica de CD117 se alcanzaron cifras más elevadas con esta última (122±58 por 10 campos a gran aumento) en condiciones normales, siendo por tanto según nuestra opinión y la de otros autores (Farhadi A et al, 2007, Guilarte M et al, 2007, Horie K, et al, 1993) la técnica ideal para cuantificar mastocitos granulados y degranulados. Hay autores que han aportado cifras similares (ver tabla 41).

Los mastocitos son relativamente abundantes en la lámina propia del intestino delgado si se compara con otras zonas orgánicas (Kagnoff et al, 1989), y disminuyen distalmente (Heatley RV, 1983).

5.2.4.4. Células dendríticas

En relación a las células dendríticas, observamos una media de 61±25 células dendríticas por 10 campos a gran aumento. Las células dendríticas, son presentadoras de antígenos profesionales, con una manifiesta participación, tanto en condiciones fisiológicas como patológicas, en la inmunidad innata y adaptativa, así como en el soporte de la tolerancia inmunológica [Banchereau y Steinman, 1998]. Sus progenitores en la médula ósea dan lugar a precursores circulantes que adquieren la capacidad células presentadoras de antígeno (Banchereau y Steinman, 1998, Banchereau et al, 2000).

Se distinguen dos subgrupos o tipos principales de células dendríticas (mieloide y plasmocitoide), los cuales se diferencian por un grado variable de maduración, por la expresión de moléculas de superficie y por presentar funciones diferentes. El tipo mieloide es CD11c + y el plasmocitoide es CD123 + (O'Doherty et al, 1994, Robinson et al, 1999, MacDonald et al, 2002).

5.2.4.5. *Otros elementos celulares del corion*

En nuestras observaciones los linfocitos B y T se observan en todo el corion mucoso con predominio en áreas vecinas a la muscularis mucosae, donde forman infiltrados más densos (Lee F.D. y Toner ,1980). Las células predominantes de la lámina propia de la mucosa del intestino delgado normal humano en general suelen ser células T CD4+ (células helper e inductoras), algo que concuerda con hallazgos previos (Chiba et al, 1986; Brandtzaeg et al, 1989; Selby et al, 1983) y la mayoría de los linfocitos intraepiteliales son células CD8+ (citotóxicas y supresoras). La distribución normal de LIEs a lo largo de las vellosidades es característica, llamada en "decrescendo", con una disminución progresiva de su número hacia el ápex de la vellosidad así lo ha descrito también Goldstein (2004). En diversos trabajos (Murray, 1971; Dobbins, 1986. W S Selby et al, 1983; Cerf-Bensussan et al, 1983; Greenwood et al, 1983) se ha mostrado en las vellosidades una frecuencia de linfocitos intraepiteliales (tipo CD 8 (+) en su mayoría) muy similar a la obtenida en nuestros resultados (el número de LIEs en los 40 controles osciló entre 16.1±8.8 / 100 células epiteliales). Otros autores han señalado que la frecuencia de LIEs TCR$\gamma\delta$ está entre 2-40 por 100 enterocitos dependiendo del segmento implicado (Trejdosiewicz et al, 1989; Jarry et al, 1990; Deusch et al, 1991. Farstad et al, 1993).

En contraste con zonas extraintestinales, donde predominan las células plasmáticas tipo IgG, en la lámina propia encontramos sobre todo las tipo IgA (Chiba et al, 1986; Kagnoff, 1989). Los histiocitos clásicamente se han localizado sobre todo en el ápex de la vellosidad (Cerf-Bensussan et al, 2002) cumpliendo su función de fagocitos y presentadores de antígenos (Kagnoff et al, 1989). El papel de los escasos eosinófilos que se suelen encontrar en la lámina propia es incierto (Perera et al, 1975). Los neutrófilos son poco frecuentes (Ferguson y Murray, 1971)

5.2.4.6. *Otros hechos significativos en la mucosa duodenal con respecto al intestino delgado en general*

El epitelio absortivo de las vellosidades presenta características muy parecidas a las del resto del intestino delgado con borde en cepillo y glicocálix (siendo inusual su carencia según nuestras observaciones). Como se ha demostrado clásicamente se pueden poner de manifiesto con PAS y técnicas inmunohistoquímicas (Isaacson y Judd, 1977; Poley, 1988). La proporción de células mucosecretoras se incrementa a medida que se progresa distalmente en el intestino (Neutra MR y Padykula, 1984), así en algunos estudios como el de Cheng se observaron en la vellosidad un 2.5, 4.6 y 11.9 % de células mucosecretoras comunes y un 0.02, 0.10 y 0.12 de células mucosecretoras granulares respectivamente en duodeno yeyuno e íleon. Presentan sialomucinas al igual que en el resto del intestino delgado (Dawson IM, 1983; Filipe, 1979).

Es conocida la importante actividad mitótica presente en las criptas (Ferguson et al, 1977) puesta de manifiesto en nuestras observaciones mediante Ki-67.

Las glándulas de Brunner nos han servido para detectar la procedencia de los fragmentos tisulares, ya que evidenciamos que dichas glándulas son más abundantes en las zonas más proximales del duodeno, (Dandalides et al, 1989). Dado que la mayoría de las muestras observadas sólo comprenden la capa mucosa y escasa franja submucosa nos ha sido difícil establecer la relación entre la cantidad del componente de glándulas de Brunner submucoso con respecto al presente en la mucosa, aunque en las escasas muestras en que la submucosa fue comprendida en mayor extensión, así como en las piezas quirúrgicas de correlación utilizadas, llegamos a la conclusión de que dos tercios de las glándulas se encuentran al menos en la capa submucosa, mientras que el resto corresponde al área que atraviesa la muscularis mucosae y la lámina propia de la mucosa (Robertson, 1941). Su presencia modificó las características de las vellosidades, las cuales aparecen más gruesas y aplanadas donde estas se sitúan.

Por lo tanto, no tuvimos en cuenta dichas zonas, evitándolas en la valoración de la relación de longitud entre vellosidades y criptas. La hiperplasia de las glándulas de Brunner es esporádica en el duodeno, así como la presencia en las mismas de algunas células endocrinas solitarias, (Kamiya, 1983). En las zonas ductales de las glándulas de Brunner es muy infrecuente encontrar células endocrinas (Bosshard et al, 1989) cosa que pudimos comprobar en nuestros hallazgos. Con el marcador p53, no se demostró inmunorreactividad en el epitelio, un hecho ya reflejado por Barshack et al (2001).

Mediante la expresión de citoqueratina AE1-AE3 pudimos comprobar que las glándulas de Brunner se abren hacia las bases de algunas de las criptas de Lieberkühn. Efectivamente en las células de las criptas, expresan gran intensidad la citoqueratina AE1-AE3, mientras que las células que conforman las glándulas de Brunner muestran una expresión débil de membrana. Estos hallazgos están de acuerdo con las variaciones de citoqueratina AE1-AE3 que encuentran algunos autores (Chesa et al 1985) en otras localizaciones de individuos normales.

La detección de citoqueratinas, da resultados diferentes según el área del epitelio. Así, en nuestras observaciones la citoqueratina 20 mostró marcada expresión en las células epiteliales de los villi, y en áreas superficiales y en ocasiones medias de las criptas, mientras que el resto de estas últimas no presentó expresión. Se necesitan posteriores estudios para dar explicación de estas respuestas.

5.3 CON REFERENCIA A LAS ASC Y AMPLIFICADORAS, UNIDADES PROLIFERATIVAS Y NICHOS EN LAS BIOPSIAS DUODENALES CON RESULTADOS DE NORMALIDAD

5.3.1 Consideraciones generales

En nuestro trabajo prestamos especial atención a las ASC del intestino delgado y a su correspondiente nicho. Nosotros, mediante métodos inmunohistoquímicos y ultraestructurales, hemos puesto de manifiesto su ubicación entre las células de Paneth (CBCs) e inmediatamente por encima (LCRs) de las mismas, hasta la posición +7. Clásicamente, las células denominadas indiferenciadas de las bases de las criptas, correspondientes a las CBCs (células columnares de la base de las criptas), eran consideradas progenitoras de las restantes, observándose ocasionales figuras de mitosis en las mismas. Suprayacentes a las ASC hemos observado las células transitorias amplificadoras con expresión de Ki67. En los controles hemos puesto de manifiesto un número total de células ki67 (+) por columna de la cripta de 45±7.6, es decir el 25.7%±6.3%. Se realizaron la media de los porcentajes en base, cuarto inferior, medio y superior correspondiendo a 2.1%±21.9%, 25.3%±7.2%, 35.4%±9.2% y 4.3%±2.7%, respectivamente. Asimismo el número de mitosis se incrementa a lo largo de la cripta, sobre todo en zonas medias de esta última. Actualmente se conoce que estas células llevarían a cabo numerosas divisiones celulares, sin disminuir en número, sin destrucción telomérica, sin pérdida de información genética esencial, y sin transformación maligna. La existencia de estas células se demostró mediante investigación con ratones mutantes quiméricos y heterocigotos, indicando que la cripta intestinal era monoclonal en su naturaleza (Hermlston et al, 1993; Hermiston et al, 1991; Bjorkneo y Cheng, 1999).

El epitelio intestinal es el tejido que más intensamente se autorrenueva en los mamíferos adultos (Heath, 1996).

En el intestino delgado la mucosa epitelial es regenerada rápidamente cada 4-5 días por la proliferación continua de las células de madre intestinales (ASC) y de las células transitorias amplificadoras residen cerca de la base de criptas.

Como es bien conocido, el desarrollo y mantenimiento de la estructura intestinal es el resultado de dos procesos principales. Por un lado, la organogénesis, en la que los tejidos de origen endodérmico y mesenquimatoso se imbrican para formar el intestino adulto, con sus componentes cripta-vellosidad, corion y musculatura lisa (Kedinger et al, 1986), (existen abundantes datos de la embriogénesis del intestino delgado (Roberts, 2000; Beck et al, 2000; Gregorieff A, Clevers, 2005). Por otro, un proceso incesante, durante toda la vida del individuo, de renovación y diferenciación de ASC del adulto, entre las que están las del epitelio intestinal, que da origen a dos líneas celulares distintas y cuatro tipos de células maduras. Es decir la línea absortiva (enterocitos absortivos) y la línea secretora (células caliciformes, células enteroendocrinas y células de Paneth) (Haffen et al, 1987; Yang et al, 2001; Cheng, Leblond (c), 1974).

Como hemos expuesto previamente, en nuestra tesis doctoral hemos hecho hincapié en este último aspecto, es decir en las ASC y las TAC del adulto que intervienen en el continuo reemplazo del epitelio intestinal.

Asimismo, hoy en día están perfectamente delimitados los conceptos de la célula madre adulta (adult stem cells, ASC) y de las TAC (transit amplifying cells, TAC). Efectivamente, las ASC adultas son capaces de renovarse a sí mismas y de diferenciarse hacia múltiples líneas celulares y tienen ciclos de división largos, lo que conlleva escasa replicación.

5.3.2 <u>Células columnares de la cripta (CBCs). Células columnares de la posición + 4 (label-retaining cells, LCRs) y Las TAC (transit amplifying cells) y columnares en general.</u>

Publicaciones pioneras realizadas en ratones por Cheng y Leblond a principios de los años 70 (Cheng y Leblond, (c), 1974) sugirieron que las ASC eran responsables de la formación de las cuatro líneas celulares más importantes del epitelio intestinal de delgado.

Las **TAC** (transit amplifying cells) son células ya comprometidas a la diferenciación, intermedias entre las ASC y las diferenciadas, y que tienen ciclos de división cortos y por lo tanto gran capacidad de replicación. Las TAC típicamente tiene un ciclo celular de 12 h (Potten, 1998) por lo que tardan aproximadamente 2 días en dividirse 4-5 veces mientras migran hacia la parte alta de la cripta, antes de diferenciarse a células absortivas (enterocitos) o secretoras (mucosecretoras, enteroendocrinas, y células de Paneth) en el ápex de la cripta (Wright, 2000). Se advierte que, en la fisiopatología del cáncer, será fundamental determinar si la transformación tumoral ocurre en la ASC o en la TAC. El nicho de las ASC, de morfología tridimensional, comprende un sistema regulatorio, existiendo una serie de vías de señales activas, las cuales establecen la localización, adherencia, movilidad, quiescencia o activación, reclutamiento, tasa de división, orientación del plano de mitosis, tipo de división (simétrica o asimétrica) y diferenciación.

Los estudios genéticos han mostrado evidencia directa de las múltiples vías de señales que actúan en este sistema regulatorio, tales como Wnt/βcatenina, que interviene en el mantenimiento de las ASC, Notch (implicada en determinar el destino de las ASC) y BMP ((bone morphogenetic protein), que regula de forma negativa la proliferación de las ASC por supresión de la vía de señales Wnt/βcatenina. La comunicación dentro del nicho es compleja, con señales de la vía Wnt que fluyen desde las células epiteliales y mesenquimales, la secreción de señales BMP desde las células mesenquimales adyacentes al epitelio, y la secreción de factores reguladores adicionales por miofibroblastos y neuronas entéricas. Además, numerosas células epiteliales son reguladas por factores paracrinos, tales como Hedgehog y factores circulantes que se unen al receptor EGF.

La fuerza primaria que lleva a la proliferación de las células epiteliales en las criptas intestinales es la vía Wnt. En esta vía el principal papel lo juega la βcatenina.

Desde la activación de varias vías a través de la superficie de un receptor podría esperarse que las ASC deberían mostrar un patrón único de marcador de superficie, pero tal patrón no ha sido identificado. Sin un análisis preciso en que se utilicen marcadores específicos de ASC, permanecerá sin aclararse si estos estudios previos definen mecanismos que directamente regulan a la célula madre y su función y/o la de sus progenitores. En la actualidad, hay algunos marcadores, tales como Musashi-1, BMPR1α, P-PTEN, DCAMKL1, β1 integrinas, receptores Eph, la denominada "side" población y la expresión de telomerasa, que no han sido totalmente validados, aunque el primero marca las ASC y las TAC.

Los datos disponibles, basados en marcadores de retención a largo plazo y en el análisis clonogénico, identificaron la localización de las ASC en la cripta. Efectivamente, las denominadas en la literatura anglosajona como "label retaining cells", **"LCRs"**, fueron identificadas por Potten (2004) en múltiples posiciones de la base de la cripta, con un pico de frecuencia entre las posiciones 4-9. He et al, (He et al, 2004). Otros autores (Barker Nick et al, 2007) mostraron la co-expresión de Msi 1 y BMPR1α entre las LCRs. Algunas investigaciones pusieron de manifiesto además múltiples células Msi-1+ en zonas más baja de la cripta, correspondiendo a las denominadas células basales de la cripta

(CBCs). (Cheng y Leblond (a), 1974). La velocidad de migración de estas células es relativamente lenta, teniendo un tiempo de transición largo, de alrededor de 3-5 días en el duodeno, 4-7 en yeyuno y 4-6 en íleon entre las posiciones +4-+6).

De forma alternativa, Cheng y Leblond (Cheng y Leblond (c), 1974) habían observado células columnares menos diferenciadas que se encontraban en las primeras cuatro o cinco posiciones desde la base de la cripta, advirtiendo que son más sensibles a la H3-timidina. Se ha visto que la velocidad de migración de estas células es lenta, teniendo por tanto un tiempo de transición largo desde cada una de sus posiciones (alrededor de 24 horas en la posición +1). (Cheng y Leblond (a), 1974). Dichas células persisten al menos 60 días, se autorrenuevan, son resistentes a la radiación, y se dividen cada 24 horas en condiciones homeostáticas (Scoville et al, 2008). Más tarde, en, 2005, Bjerknes y Cheng (2005), sugirieron que las células intercaladas entre las células de Paneth en la base de la cripta podrían representar en realidad ASC (CBCs).

El Lgr5 (el gen Lgr5 codifica un receptor acoplado a una proteína G, GPCR, caracterizada por un gran dominio extracelular rico en leucina) se expresa específicamente en estas células (algo que recientemente se ha observado que se corresponde con estudios realizados en humanos (Becker et al, 2008), las cuales son también frecuentemente positivas para el marcador de proliferación Ki67. Mediante un pulso de 5-bromodeoxiuridina (BrdU) durante 4h se marca aproximadamente una de estas células por cripta, mientras que al hacer esto de forma continua durante 24-h, la detección con BrdU da como resultado 3 células por cripta.

Esto implica que el ciclo celular medio es alrededor de 1 día (Barker et al, 2007). La evidencia disponible indica que las ASC pueden encontrarse en múltiples localizaciones de la cripta, más que en una localización concreta, pero esto aún no se ha establecido.

Es probable que las células menos diferenciadas, localizadas cerca de la base de la cripta, distintas de las células de Paneth, representen ASC. Nosotros observamos en las CBCs características morfológicas compatibles con ASC, coincidiendo en nuestros hallazgos con otros autores (Cheng y Leblond (a), 1974) Bjerknes y Cheng . (b), 1981; (Bjerknes y Cheng, 2005; Barker et al, 2007). Como hemos expuesto en los resultados, el número de CBCs es de 4 a 6 por cripta, es decir el 0.3% de las células de la cripta, son células alargadas que suelen tener una forma columnar, con su diámetro mayor comprendido entre la membrana basal y la luz de la cripta, ajustándose entre las células de Paneth, de tal manera que pueden pasar desapercibidas con técnicas histológicas convencionales. Efectivamente, las CBCs presentan una altura que, por lo general, es el doble de su núcleo, mientras que su anchura es escasa, sobre todo en las zonas más apicales, aunque pueden ser relativamente anchas en su base, con el núcleo localizado en posición basal, aplastado y en forma de cuña, presentando cromatina difusa, cubierta uniforme y un nucléolo evidente. El citoplasma es escaso y ultraestructuralmente muestran numerosos ribosomas libres, índice de su capacidad para formar proteínas durante su posterior proliferación y diferenciación. Hay unas pocas cisternas estrechas de retículo endoplásmico rugoso, aparato de Golgi pequeño y algunas mitocondrias. La extensión apical del citoplasma es delgada y aplastada por las células de Paneth. La membrana celular lateral es lisa, no interdigitada con las células de Paneth adyacentes, mientras que su superficie apical tiene unos pocos microvilli, cortos en las células más basales en la cripta y de mayor tamaño a medida que ascienden en la misma. Existen complejos de unión y desmosomas dispersos que conectan estas células con sus vecinas, una característica propia de todos los tipos de células columnares. Ocasionalmente, algunas de las CBCs aparecen en mitosis, cuyo número se incrementa en las TAC que ascienden en la cripta. Los complejos de unión y desmosomas dispersos que conectan estas células con sus vecinas son contactos especializados encontrados en todos los tipos de células columnares. (Cheng y Leblond (a), 1974; Barker Nick et al, 2007).

Diversos estudios (Potten, 1990, Potten, 2002, Potten 2004) han medido la regeneración de las criptas después de varias dosis de irradiación para estimar el número de ASC sensibles a la radiación. Utilizando la dosis de 1 Gy, se estimó que cada cripta contenía 4–6 ASC. Tras la exposición a dosis ligeramente más altas de radiación (> 1 Gy) se añadieron 6 células, denominándolas células 'clonogénicas' de la cripta con la capacidad de regenerar criptas enteras destruidas. Al someter la cripta a dosis más altas (8–10 Gy) se identificaron hasta 30–40 células clonogénicas por cripta (Bach et al, 2000). Se piensa que, bajo condiciones normales, las células clonogénicas representan TAC jóvenes, las cuales normalmente se diferencian a través de mecanismos subyacentes, con potencial clonogénico aún no establecido. Sin embargo, debe tenerse en cuenta que las células clonogénicas y las ASC se han definido en este modelo utilizando una lesión citotóxica, lo cual puede no reflejar de forma exacta la situación normal *in vivo*.

En otro modelo, desarrollado por Bjerknes y Cheng, utilizando mutagénesis química para marcadores genéticos sencillos de las células de las criptas (análisis clonal), se propuso la existencia de progenitores considerados como ASC adultas, tanto de larga como de corta vida (Bjerknes y Cheng, 1999).

El número exacto del ASC dentro de cada cripta sigue siendo una cuestión de discusión. La mayoría de los estudios sugieren el número de cuatro a seis (Potten y Loeffler, 1990), aunque algunos estudios sugieren un número tan bajo como una ASC por cripta (Gordon et al, 1992). Los datos cinéticos derivados del marcado con timidina [3H] predicen que la ASC completa su ciclo celular lentamente (24-30 h) dando lugar a su progenie más rápidamente al completar su ciclo por división asimétrica.

Efectivamente, además de las típicas ASC, se ha estimado que cada cripta contiene 4-5 progenitores de larga vida que pueden persistir por más de 100 días, mientras que los progenitores de corta vida se dividen rápidamente para originar una progenie diferenciada. Cada cripta debe contener al menos una célula madre de larga vida, aunque el número preciso es desconocido en ausencia de medidas directas.

Basados en la hipótesis de que las ASC tienen un ciclo celular significativamente más largo que las TAC, Potten et al, (1977) desarrollaron un método para distinguir entre las dos de forma más precisa, utilizando H3-timidina o BrdU inmediatamente después de un daño citotóxico (irradiación) (Potten et al, 1977; Owen, 1990; Al-Dewachi et al, 1977). Este tratamiento es seguido por un período suficiente para que las TAC se renueven y dirijan hacia las zonas más altas de la cripta y realicen divisiones celulares suficientes para que se diluya la señal. Por lo tanto, las células dañadas en este modelo celular son reemplazadas por las primeras dos o tres generaciones de TAC (Potten, 1977).

En este modelo, las células de ciclo lento, long-term label-retaining cells (LRCs) presumiblemente representan la población de ASC, pudiendo tratarse de los progenitores de vida larga. Este análisis identificó LRCs a lo largo del eje de la cripta con un pico de distribución entre las posiciones celulares 4–9 (Potten et al, 2002; Kaur y Potten, 1986; Qiu et al, 1994).

Sin embargo es importante observar que estos y otros estudios (Potten, 2002; He et al, 2004; He et al, 2007) emplearon altas dosis de irradiación, por lo tanto, las células clonogénicas podrían confundir este análisis. Como apoyo a estos hallazgos, se obtuvo una distribución similar de LRCs cuando ratones jóvenes recibieron H3-timidina durante periodos de replicación activa de las ASC y después fueron estudiados como animales adultos (Potten et al, 2002). Sin embargo, un estudio reciente, utilizando este método en las ASC hematopoyéticas (HSCs), reveló que menos del 6% de las HSCs llegaron a ser LRCs y menos del 0.5% de todas las "label retaining hematopoietic cells" eran HSCs. Aunque esta publicación plantea una importante pregunta sobre la utilidad de este método (Kiel et al, 2007), parece posible que existan diferencias fundamentales entre los sistemas intestinal y hematopoyético, haciendo del método descrito una herramienta válida para el estudio de las ASC.

Para Scoville (Scoville et al, 2008), las distintas posibilidades sobre las CBCs y las LCRs son las siguientes:

1) Que las CBCs representen las verdaderas ASC intestinales, mientras que las LCR +4 corresponderían a una variante de retención, es decir, de largo tiempo de quiescencia.
2) Que las ASC sean únicamente las situadas en la posición más cuatro, mientras que las CBCs no sean ASC. Esta probabilidad no es soportada por las actuales investigaciones.
3) Que tanto las CBCs como las LCR +4 sean ASC. En este caso tendrían distintos estados de actividad, de tal manera que la CBCs se corresponderían con las de un ciclo activo, mientras las +4 mantendrían largo tiempo de quiescencia.

Las LRCs no han sido totalmente validadas funcionalmente, lo cual es necesario realizar en el futuro antes de establecerlas como ASC.

Sin embargo, es posible que CBCs y LRCs representen diferentes poblaciones de ASC en la cripta. Las CBCs responderían con mayor rapidez a señales regenerativas, mientras que las LRCs permanecerían en un estado quiescente, por lo que podrían corresponder a elementos de reserva.

Los estudios utilizando marcadores de síntesis de DNA, tales como 3 H-timidina y BrdU, o anticuerpos contra marcadores de proliferación, tales como Ki67, indican que, en los dos tercios inferiores de las criptas, las células están proliferando activamente y por lo tanto, corresponden a la población de TAC (Bach et al, 2000). La media de células en las criptas del intestino delgado de ratones es de 250 células aproximadamente, de las cuales 150 están activamente dividiéndose, dentro de la fase S (Bach et al, 2000).

En nuestro estudio, las TAC, comprometidas en su diferenciación entre las ASC y las diferenciadas en las vellosidades, se situaron en el espacio comprendido entre las ASC de posición +4/+7 y las zonas superficiales de la cripta más concretamente nosotros las observamos, con Ki67 (MIB1), situadas entre las posiciones 5/6/7-15/16/17, con algunas células mucosecretoras intercaladas (donde ya se evidenciaban células columnares altas). Las TAC-oligomucosecretoras de las criptas junto con las transitorias con enterocitos fueron el 88.3 % de las células de la cripta. Esto está en concordancia con los hallazgos de otros autores, utilizando procedimientos de retención a largo plazo de DNA por las células, en los que han encontrado su ubicación en las posiciones 5–15 (Barker et al, 2007).

En nuestros resultados, las TAC muestran una morfología cilíndrica, células columnares de zonas medias, siendo más altas que las situadas más basalmente, con un ratio longitud célula/diámetro núcleo de 2,5. Tienen un aparato de Golgi más desarrollado que las CBCs y más mitocondrias. Los ribosomas libres son todavía numerosos y el retículo endoplásmico rugoso es cada vez más escaso. La membrana lateral pasa progresivamente de ser lisa a presentar interdigitaciones. Los microvilli de la superficie libre se van haciendo numerosos y bastante largos. El ciclo celular para las TAC es de 12–13 h. Se cree que cada una realiza cuatro a seis divisiones, migrando hacia partes altas de la cripta (Bach Simon et al, 2000).

La evidencia del desarrollo de un gradiente que se extiende hacia arriba en las criptas se ha obtenido mediante los siguientes procedimientos: a) análisis ultraestructural detallado, mostrando células inmaduras cerca de la base de la cripta, por la distribución celular, ya que se distinguen células maduras, con pequeñas cantidades de moco o inclusiones endocrinas por encima de las indiferenciadas en la base de las criptas, así como células caliciformes, y de absorción en la unión cripta-vellosidad (Cheng, Leblond (c), 1974).

La continua aportación de células a la cripta es presumiblemente mantenida por división asimétrica de las ASC, posiblemente mediada por la orientación del plano de mitosis entre el epitelio de la cripta, resultando tanto en la autorrenovación de las ASC como en una progenie diferenciada. Esta evidencia de divisiones asimétricas fue observada por Bjerknes y Cheng (1989). Utilizando un método reciente, mediante el análisis de los patrones de metilación en las criptas adultas, se estudió la relación clonal en las mismas. Estos estudios mostraron que la metilación se incrementa con la edad, varía entre criptas, y presenta mosaicismo dentro de la misma cripta.

Estudiando los datos se pueden predecir múltiples ASC en las criptas del ser humano (Nicolas et al, 2007). Estas ASC se ha propuesto que se dan lugar a nuevas ASC y a TAC hijas de una forma aleatoria. Se puede predecir que aproximadamente el 95 % de las ASC se dividen asimétricamente, las restantes, 5% o progresan hacia la diferenciación (células hijas diferenciadas) o se duplican (hijas que permanecen como ASC) (Yatabe et al, 2001). Así que, en las criptas pueden perderse ASC y reemplazarse de forma aleatoria al mismo tiempo.

Aunque algunas criptas pueden desaparecer, el epitelio intestinal puede repoblar otras por fisión (Cairnie AB y Millen, 1975). El análisis de ratones quiméricos confirma la noción de que las criptas son policlonales pero que pueden llegar a ser monoclonales (Schmidtet al, 1988). Las vellosidades reciben células epiteliales de múltiples criptas a lo largo de su vida y por lo tanto son por definición policlonales.

La regulación de la proliferación de las ASC, la quiescencia o activación está surgiendo como un área importante de investigación científica. Efectivamente, los mecanismos que mantienen la quiescencia de las ASC y los que inducen la división celular son cuestiones claves.

Numerosos estudios en humanos basados en polimorfismos naturales o mutaciones somáticas nos han provisto de más pruebas de que las criptas de larga vida son clonales (Fuller et al, 1990; Novelli et al, 2003; Novelli et al, 1996.

Un estudio de Taylor et al, en contraste, ha mostrado que las mutaciones que crean defectos bioquímicos de la citocromo-c-oxidasa crean células mutantes que emanan de las criptas, lo que implica que varias ASC están simultáneamente activas (Taylor et al, 2003). Tales criptas quiméricas pueden llegar a ser monoclonales. No han estado disponibles marcadores específicos hasta muy recientemente. La identificación clonal de células epiteliales intestinales, mediante estudios de mutagénesis química, permite marcar células epiteliales por mutaciones somáticas del locus Dlb-1 (Winton et al, 1988; Winton y Ponder, 1990). Esta técnica se usó para mostrar que las mutaciones en el epitelio intestinal en los progenitores de corta vida producen uno o dos tipos celulares diferentes, mientras que los progenitores de larga vida son capaces de producir todos los tipos celulares (Bjerknes, Cheng, 1999). Sin embargo, en este método no está claro que células lleven a cabo la primera mutación clonal.

Efectivamente, en la actualidad se ha propuesto que la quiescencia de las ASC es un proceso dinámico, al contrario de lo que se creía (se pensaba en un estado silente transcripcional pasivo) (Lacorazza et al, 2006; Passegue y Wagers, 2006). Además recientes evidencias sugieron que 'la emergencia desde la quiescencia' representa un estado de desarrollo único, asociado con la especificación de objetivos, tales como autorrenovación vs. diferenciación (Passegue et al, 2005). No obstante, la ausencia de marcadores específicos que identifiquen a las ASC, hace que estas y otras hipótesis permanezcan sin aclararse.

Diversos estudios (Bolen y Thoming, 1980; Krause et al, 2001; Minguell et al, 2001; Morrison, 2001; Orkin, 2000), remarcan numerosos hallazgos que muestran que las ASC residentes en un tejido tienen una marcada plasticidad, término usado para describir la multipotencia de la ASC, y que son capaces de re-adquirir la multipotencialidad, debido al hecho de que sus restricciones pueden no ser irreversibles.

En otras palabras, pueden expresar mayor plasticidad de la que en un principio se las había atribuído, por lo tanto pueden atravesar las barreras de líneas celulares y ser reprogramadas, adoptando el fenotipo funcional a la vez que expresan el perfil de células de otros tejidos diferentes. Consecuentemente, estas células pueden ser útiles en ingeniería tisular y medicina regenerativa. Por lo tanto, pueden contribuir a la diferenciación de líneas celulares adultos nativos de otros tejidos y órganos (Bagley et al, 2005; Blanpain et al, 2004; Brown et al, 1997; Collett y Canfield, 2005; Forbes et al, 2002; Galli et al, 2000; Jackson y Goodell, 1999; Korbling et al, 2002; Krause y Theise, 2001; Lagasse et al, 2000; Mezey et al, 2000; Minguell et al, 2001; Orlic et al, 2001; Pearton et al, 2004) por recolocación de estas ASC en nuevos nichos, con exposición a un medioambiente local apropiado (Jiang et al, (a), 2002; Jiang et al, (b), 2002; Richardson et al, 2004; Wagers y Weissman, 2004), o por importación de factores solubles, tales como factores de crecimiento, capaces de inducir diferenciación de las ASC.

Por otra parte, las células adultas diferenciadas pueden convertirse en células de un fenotipo diferente por transdiferenciación (Erickson et al, 2002; Meivar-Levy y Ferber, 2003; Shen et al, 2003). Por ejemplo, el conducto pancreático y las células acinares pueden transdiferenciarse en células endocrinas in vivo (Bonner-Weir y Sharma, 2002; Gu D. y Sarvetnick, 1993; Gu D. y Sarvetnick, 1994; Song et al, 1999; Wang et al, 1995). Numerosos trabajos sugieren que la fusión celular entre las células de la médula ósea y las células tejido-específicas resulta en células no hematopoyéticas aunque derivadas de la médula ósea (BM-derived nonhematopoyetic cells) (Angenieux et al, 2006; Terada et al, 2002; Wang et al, 2003; Ying et al, 2002). Esto puede ocurrir después de formar células poliploides (heterocariontes) y subsecuentemente dos células euploides, mediante división citorreductiva (Vassilopoulos et al, 2003; Wang et al, 1995; Weimann et al, 2003).

Por otro lado, otros trabajos proponen una transdiferenciación de células derivadas de la médula ósea en ASC tejido-específicas o células progenitoras intermedias (Deguchi et al, 1999; Forbes et al, 2002; Harris et al, 2004; Janus et al, 2003;, 2004; LaBarge y Blau, 2002; Tran et al, 2003). Algunos autores indican la posibilidad de que células derivadas de la médula ósea mejoren la función de diferentes órganos (Forbes et al, 2002; LaBarge y Blau, 2002; Yamada et al, 2004) expresando la función específica del tejido de residencia.

5.3.3 Diferenciación terminal de las TAC (transit amplifying cells)

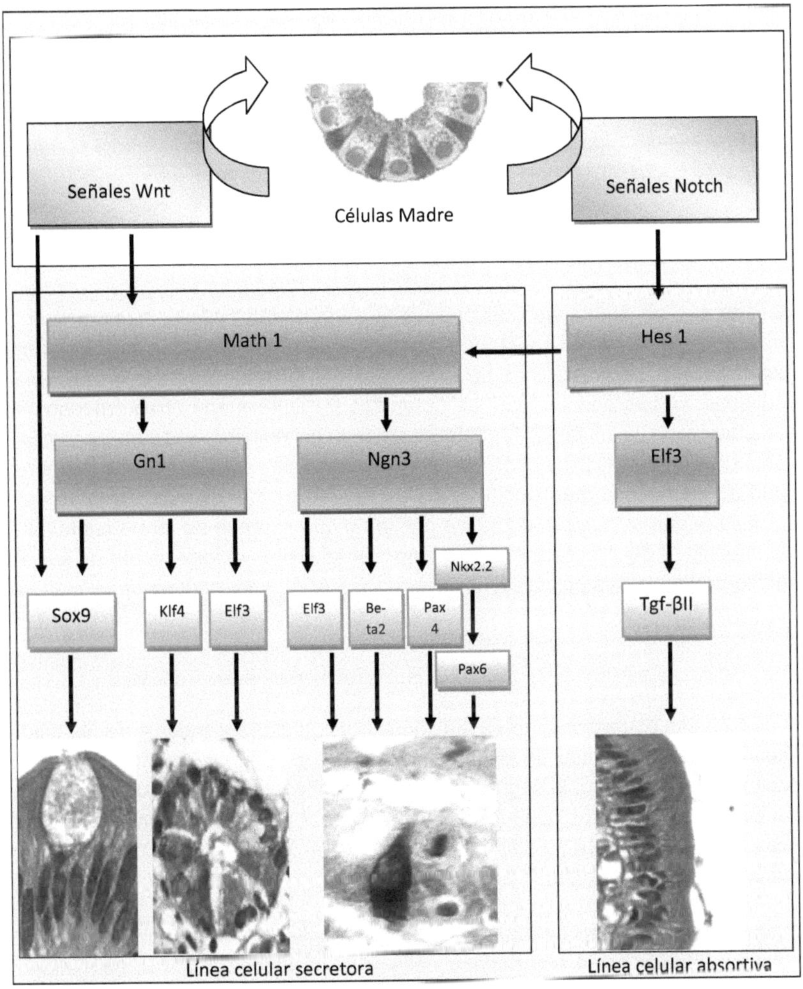

Fig 44. Modificado van der Flier and Hans Clevers, 2008

Tal y como se desprende de nuestros resultados, las TAC finalmente se diferencian en cuatro tipos de células englobadas en dos líneas celulares principales del tracto gastrointestinal: secretora y absortiva.

Tres tipos de células corresponden a la línea secretora, concretamente las células caliciformes, enteroendocrinas y de Paneth, mientras que sólo un tipo celular, las células absortivas, pertenecen a la línea absortiva (figura 44). El análisis inmunohistoquímico de estos 4 tipos de células demuestra positividad para PAS en las células caliciformes, cromogranina en las células enteroendocrinas, lisozima en las células de Paneth y para fosfatasa alcalina en los enterocitos (van der Flier and Hans Clevers 2008). La vía Wnt es la fuerza dominante que se encuentra en la proliferación del epitelio intestinal.

5.4 CON REFERENCIA A LOS HALLAZGOS HISTOPATOLÓGICOS EN LOS CASOS DE CELIAQUÍA

Desde que en 1888 Gee describiera la enfermedad celíaca, nuestro conocimiento sobre la misma ha variado notablemente. En el presente estudio se han analizado las características de la mucosa del intestino delgado en pacientes celíacos, comparándolas con las obtenidas en sujetos con otros procesos sin afectación de la mucosa, fundamentalmente en relación con dos aspectos y objetivos fundamentales. Por una parte, valorar de forma numérica la intensidad de los hechos más significativos de la enfermedad celíaca, de tal manera que se pueda establecer un índice creciente que exprese de forma cuantitativa la intensidad del proceso. Por otro lado, estudiar el comportamiento de los distintos componentes celulares, incluyendo las ASC y transitorias amplificadoras en la cripta intestinal.

5.4.1 Con referencia a los parámetros histopatológicos en el epitelio

Las biopsias correspondieron a las zonas horizontal o ascendente de las cuatro subdivisiones descritas en el duodeno (la más proximal o segmento superior, conocida como bulbo, la segunda porción o descendente, en la que desemboca el conducto biliar y los conductos mayor y menor pancreáticos en sus respectivas papilas, la tercera porción correspondiente al trayecto horizontal y finalmente la cuarta porción o tramo ascendente).

Seguidamente dentro del apartado de las características de la mucosa del intestino delgado en la enfermedad celíaca (comparándola con la normalidad), tendremos en cuenta los parámetros en que se fundan las distintas clasificaciones propuestas para valorar el grado histológico de la EC. Finalmente, propondremos un sistema que permita la gradación precisa del proceso mediante un índice numérico de los parámetros histológicos de mayor interés.

5.4.1.1 Enterocitos

Tal y como hemos expuesto en la descripción, en los pacientes con una arquitectura conservada, los enterocitos tienden a disminuir de altura, al comparar con los controles (24.6±8.4 en los controles y 13.9±7.2 en los pacientes celíacos), llegando a ser cuboideos, pseudoestratificados y/o mostrar deterioro del ribete en cepillo. Estos hechos están de acuerdo con las observaciones de otros autores (Ciacci et al, 2002; Peters et al, 1978; Rubin et al, 1966; Spiro et al, , 1964; Shiner, 1974).

Moss et al, observaron una relación paralela entre los cambios en los enterocitos y el incremento de los fenómenos de apoptosis en los mismos (Moss, 1996).

Así mismo, otros autores han evaluado como hechos secundarios la vacuolización, la basofília (Rubin, 1960: Oberhuber et al, 1999; Settakorn y Leong, 2004), y la presencia de cuerpos densos intracitoplasmáticos, así como la aparición de núcleos picnóticos y apolares Rubin, 1960.

Hemos estudiado las características del borde en cepillo, ya que en este último es lo donde tienen su actividad la mayor parte de las enzimas intestinales, prestando atención al micromedioambiente ("fuzzy coat" o pelusilla) constituido por mucopolisacáridos ácidos sulfatados, responsables de la PAS positividad del borde. Dado que sus cambios son fundamentalmente observados con microscopía electrónica, se comprende que estas modificaciones sean escasamente consideradas en los estudios rutinarios, dado lo dificultoso de la técnica.

En General, dichos cambios vienen dados por lo siguiente: a) disposición irregular, disminución de la altura y aumento de la separación de los microvilli b) interrupción zonal del glicocálix y c) ausencia zonal del velo terminal. Nuestras observaciones al respecto están de acuerdo con los descritos en la literatura (Secondulfo et al, 2004; Sbarbati et al, 2003; Harduff et al, 1986; Phillips et al, 1988). Por todo ello, nos propusimos comparar estos resultados con los obtenidos mediante la microscopía óptica, utilizando técnicas convencionales en el diagnóstico histopatológico, tales como la del PAS y tricrómico de Masson. Con la finalidad de lograr una utilidad práctica mediante estas últimas técnicas pusimos de manifiesto modificaciones que pueden permitir al patólogo aportar nuevos datos morfológicos en relación con la enfermedad celíaca. Es imprescindible utilizar elevados aumentos en las observaciones microscópicas. Por ello, se precisa adquirir práctica con objetivo de inmersión y una vez obtenida esta, se puede obviar los procedimientos de inmersión (que retrasan la observación del patólogo) y utilizar objetivos secos de elevado aumento. Siguiendo esta práctica, se está en condiciones de constatar los hechos fundamentales de la alteración del borde en cepillo del epitelio del intestino delgado que, con estos procedimientos técnicos, consisten en: a) irregularidad del espesor del borde en cepillo, b) pérdida de su aspecto homogéneo, haciéndose patente la imagen en "valla" y c) microgranulado zonal.

5.4.1.2 Células mucosecretoras

En nuestras observaciones, la mayoría de las células mucosecretoras (95 %) expresan mucinas. Se observó que había un descenso de la cifra de células caliciformes PAS positivas (3.1% frente al 5.3% en controles), aunque la expresión de mucina se mantuvo. Así, algunos estudios mediante técnica de PAS han evaluado el número total de células caliciformes, obteniendo resultados similares a los nuestros (Longman et al, 2000; Kindon et al, 1995; Tomasetto et al, 2000; Tan et al, 1999).

A este respecto, se han considerado de forma secuencial las células caliciformes positivas para mucina y para ITF (intestinal trefoil factor) de las mismas regiones. Esto ha llevado a concluir que la mayoría de las células son inmunorreactivas para mucina y sólo el 60 % lo son para ITF. Además, se ha observado que, en las muestras de pacientes con Enfermedad Celíaca no tratada, muchas células caliciformes son menos inmunorreactivas para ITF que las células caliciformes de las muestras de casos controles.

Por otra parte, el ITF se expresa específicamente en las células caliciformes del intestino delgado y grueso, jugando un importante papel en la protección y reparación de la mucosa. En el intestino normal, la expresión del gen ITF y Muc2 presenta una asociación estrecha ya que exhiben la misma localización y patrón en las células caliciformes (Kindon et al, 1995; Longman et al, 2000; Itoh et al, 1999). Ciacci et al, (2002), con análisis inmunohistoquímicos mostró que hay una reducción del número total de células caliciformes en la mucosa de pacientes celíacos no tratados.

Sin embargo, en pacientes no tratados, tratados y en controles no existían diferencias en la proporción de células inmunorreactivas en la mucosa del duodeno distal para mucina. En estas publicaciones, la proporción de células que expresan la proteína ITF se encuentra reducida. La expresión de esta proteína puede alterarse en diversos procesos patológicos, tales como inflamación, metaplasia y tumores. Según los últimos trabajos, a diferencia de otros marcadores, la expresión de la proteína ITF es paralela a los cambios en la mucosa duodenal en la Enfermedad Celíaca (Wright et al, *1993*; Saitoh et al, 2000; Babyatsky et al, 1996; Podolsky Det al, 1988).

5.4.1.3 *Células de Paneth*

En lo que respecta al comportamiento de las células de Paneth en la enfermedad celíaca hay resultados muy dispares en la bibliografía lo que ha sido motivo de debate (Sandow MJ y Whitehead, 1979).

Nosotros hemos encontrado una frecuencia del 7.2% en la cripta, es decir menor que en controles (8.1%), sin embargo, al realizar un estudio minucioso con grandes aumentos, y teniendo en cuenta células con muy escasos granulos se observó una frecuencia del 10.2%. En este sentido hay estudios que señalan que no se produce modificación de las células de Paneth (Scott et al, 1981; Elmes et al, 1983, Kelly et al, 2004). Otros consideran que se reducen de forma significativa (Ward et al, 1979.), que la mucosa de pacientes con EC contiene menos células de Paneth por cripta que la mucosa normal (Ward et al, 1979; Creamer Pink IJ., 1967; Lewin, 1969), demostrando que esta reducción continúa en pacientes con dieta libre de gluten (Ward et al, 1979) y que desaparecen en las formas refractarias de esta enfermedad. Por el contrario, se ha señalado que en enfermos celíacos no tratados hay un marcado incremento (Forsberg et al, 2004) Finalmente, se ha indicado un descenso significativo del número de células de Paneth en EC complicada. Efectivamente, (Di Sabatino et al, 2008) observaron descenso del número de células de Paneth en casos complicados de Enfermedad Celíaca e incluso ausencia absoluta de las mismas en dos casos de pacientes celíacos con enteropatía asociada a linfoma T. Este descenso no se correlaciona con el grado de daños de la mucosa, ni con la duración de la dieta libre de gluten.

Por su parte, algunos autores indican que los resultados contradictorios dependen de los procedimientos que se utilicen, tanto en lo que respecta a la buena orientación de las secciones histológicas, como a los procedimientos de detección utilizados.

Clásicamente, las células de Paneth se han reconocido mediante microscopía óptica por sus gránulos acidófilos, en los que se localiza la lisozima (Vitoria et al, 1994). Nosotros objetivamos una reducción en el número de células de Paneth por cripta en la mucosa duodenal de pacientes con enfermedad celíaca no tratada. Cuando se utilizan métodos convencionales, como la hematoxilina-eosina los pacientes con EC en remisión no tenían una reducción de estas células, hecho también verificado por otros autores (Scott y Brandtzaeg, 1981). Sin embargo, con procedimientos para la detección de lisozima se identificó un incremento del aumento de células de Paneth y dichas células presentaron un bajo contenido de lisozima. Esta reducción de la actividad de la lisozima en la mucosa yeyunal ya ha sido publicada en la Enfermedad Celíaca (Ward et al, 1979).

Es una observación que podría resultar de un aumento de la sensibilidad de las células ante un estímulo químico o bien ser causada por una inestabilidad de la membrana lisosomal (Walker-Smith, 1990). Además, esto podría reflejar un incremento en la división de las células de la cripta en la Enfermedad Celíaca (Wright et al, 1973; Weinstein, 1974).o una influencia sobre estas células del componente inflamatorio en el corion mucoso. La disminución de lisozima citoplasmática no es necesariamente un signo de reducción de la actividad de las células de Paneth, ya que ésta podría ser rápidamente secretada en lugar de quedarse en los gránulos, lo cual llevaría a una producción normal o incrementada de lisozima. En este orden de cosas, se ha observado una actividad de lisozima en suero elevada en pacientes con Enfermedad Celíaca (Mallas et al, 1976)

5.4.1.4 Células enteroendocrinas

En el presente estudio, los métodos de cuantificación utilizados mostraron un incremento de las células endocrinas en pacientes con enfermedad celíaca activa (2.7%, 3.8% y 4.6% en atrofia leve, moderada y total, respectivamente, frente a un 1.4% en controles, aunque con resultados no estadísticamente significativos), lo cual coincide con la bibliografía existente (Pietroletti et al, 1986; Challacombe et al, 1977; Sjolund et al, 1979; Sjölund, 1982). La distribución que observamos fue mayoritariamente en porciones bajas y medias de la cripta, es decir donde normalmente se encuentran.

Se ha sugerido que estos cambios pueden responder a la nueva demanda fisiológica impuesta por la alteración de la arquitectura de la mucosa, pareciendo poco probable que sean primarios de la Enfermedad Celíaca (Collins et al, *1986*). Así, según El–Salhy (El-Salhy et al, 1994).

Se ha especulado que los cambios en las células enteroendocrinas intestinales y en su secreción hormonal (Besterman et al, 1978; Kilander et al, 1984; O'-Connor et al, 1979; Dawson et al, 1984) se deben a una digestión incompleta de la comida ingerida y a su rápida eliminación del intestino por reducción de la superficie de absorción intestinal, hecho existente en el 80% de los pacientes con Enfermedad Celíaca (Marsh y Crowe, 1995). Por lo tanto, estos cambios podrían ser responsables de la diarrea y esteatorrea que ocurre en Enfermedad Celíaca.

	EC no tratada	EC tratada	Controles	Método de detección
El- Salhy et al, 1998	Células secretoras de GIP aumentadas y de secretina disminuidas			Microscopio electrónico
	CCK, motilina y serotonina están aumentadas	--	--	
Johnston et al, 1988	Sin anormalidades	--	--	Microscopio electrónico
Wheeler EE y Challacombe, 1984	Numero incrementado de células enterocromafines por mm de membrana basal	Numero normal de células / mm de membrana basal	--	Análisis morfométrico de imágenes obtenidas por microscopio electrónico
Pietroletti et al, 1986	84.8±36.6 cell/mm^2	41.6±13.9 cell/mm^2	42.8±27.1 cell/mm^2	Cromogranina
Sjölund et al, 1982	49.9 células por unidad de longitud	35.1 células por unidad de longitud	25.8 células por unidad de longitud	Microscopio electrónico
Buchan et al, 1984	Aumento de células enteroendocrinas 44±1.07 células /mm^2	--	--	Método Masson – plata anticuerpos específicos
Sjölund et al, 1979	Aumento de células enteroendocrinas. Numero por campo visual (64±6)	--	--	Anticuerpos fluorescentes
Challacombe, 1977	41±18 células /1000 puntos de malla	105±41 células /1000 puntos de malla	37±14 células /1000 puntos de malla	Solución de Diazonio alcalino y reacción de Schmorl´s
Stoinov et al, 2008	Aumento	--	--	Método Snyder et al, 1965 Microscopia electrónica

Tabla 40.

Como hemos expuesto en los resultados, un hecho llamativo ha sido la expresión de c-kit (CD 117) en algunas de las células neuroendocrinas existentes en las criptas duodenales de la EC. C-kit es un receptor de tirosina – quinasa que se expresa en una variedad de células tumorales (Matsuda et al, 1993, Kostoula et al, 2005, Sffi et al, 2005, Went et al, 2004, Zhang et al, 2003, Vitali et al, 2005, Uccini et al, 2005, Krug et al, 2005, Lee et al, 2005, Miettinen y Lasota, 2005, Cetin et al, 2005, Zhao et al, 2005, Fjallskog et al, 2003), tales como, tumores estromales gastrointestinales (GIST), de células germinales, de origen mastocitario, adenocarcinomas de la mama, melanomas malignos, carcinoma neuroendocrino colorrectal y carcinomas pulmonares de células pequeñas y grandes (Arioglu et al, 2000, Koch et al, 2003, Krug et al, 2005).

También se ha observado la positividad para la proteína kit en tumores neuroendocrinos, incluyendo feocromocitoma (Koch et al, 2006) y tumores neuroendocrinos pulmonares (Pelosi et al, 2004), siendo en estos últimos variable la cantidad de células positivas (en torno al 5%). Por el contrario, no se ha demostrado positividad para c-kit en las células neuroendocrinas del epitelio bronquial o del intestino delgado en condiciones de normalidad (Miettinen y Lasota, 2005).

Esto está de acuerdo con nuestros hallazgos en el sentido de que ha sido muy poco manifiesta la expresión de CD117 en las criptas del intestino delgado normal, mientras que se hizo evidente en el intestino con celiaquía. La inmunorreactividad para CD117 fue tanto el citoplásmica como de membranas. Los mecanismos en la sobreexpresión (activación) de c-kit de algunas de las células neuroendocrinas intestinales en la celiaquía no pueden ser explicados con los procedimientos utilizados.

No obstante, tal y como se ha sugerido para los carcinomas de células pequeñas pulmonares (Heinrich, 2003), puede ser por un círculo de crecimiento autocrino. Sería de interés el estudio de la expresión de CD117 en carcinoides del intestino delgado.

Los cambios en las células enteroendocrinas en adultos y en niños con Enfermedad Celíaca han sido objeto de numerosos estudios (Moyana et al, 1991, Wheeler And Challacombe, 1984, Buchan et al, 1984) que han revelado anormalidades en algunos tipos de las mismas.

Así, el número de células de secretina está disminuido en pacientes con EC, mientras que el de las células secretoras de péptido inhibidor gástrico (GIP) y las de colecistoquinina se encuentran incrementadas. Con todo, existen datos contradictorios con respecto a la somatostatina.

Las células de motilina se encuentran aumentadas tanto en pacientes juveniles como adultos. También existe acuerdo en el aumento de las células de serotonina (Sjölund et al, 1983).

En lo que se refiere a la cuantificación de las células endocrinas por mm de cripta, existe confusión causada por las anormalidades de la arquitectura de la mucosa. Sin embargo, hay que tener en cuenta que las células de secretina, gastrina y colecistoquinina se encuentran en la vellosidad, las células de somatostatina y GIP están en las criptas y las células de serotonina y motilina están tanto en las criptas como en las vellosidades. Por lo tanto, debería existir un aumento del número de células de gastrina, colecistoquinina y secretina (atrofia vellositaria), menos de células de somatostatina y GIP, y no existir cambios en las células con serotonina y motilina. Sin embargo, esto no es así. Por lo tanto parece que en la Enfermedad Celíaca ocurre un fenómeno selectivo que afecta a ciertos tipos de células enteroendocrinas.

5.4.1.5 ASC y amplificadoras en las biopsias duodenales con confirmación histológica de celiaquía

En nuestros estudios confirmamos las reiteradas descripciones al respecto de la localización de los cuatro tipos de células diferenciadas, absortivas, caliciformes, enteroendocrinas y de Paneth, presentes en el duodeno. Asimismo, con técnicas inmunohistoquímicas de proliferación tisular, comprobamos la unidad proliferativa presente en las criptas. Particular atención préstamos al área inmediatamente superior a las células de Paneth, así como los componentes celulares interpuestos entre las mismas.

Hemos efectuado la tipificación de los componentes celulares por exclusión y por detección. Utilizando inmunomarcadores neuroendocrinos (cromogranina, sinaptofisina, etcétera) excluimos las células neuroendocrinas, dispuestas también entre las células de Paneth o en áreas superiores a las mismas. Los restantes elementos (no presentando características de células de Paneth o neuroendocrinas) fueron calificadas como posibles células madre. La correlación ultraestructural permitió comprobar que estas últimas presentaban características similares a las designadas células columnares de la base de las criptas y a las situadas inmediatamente por encima de las células de Paneth.

A este respecto Cheng y Leblond (1974a) llamaron la atención sobre las denominadas células columnares de la base de las criptas, indicando que podían ser células con capacidad progenitora. Esta hipótesis fue apoyada por los estudios de Bjerknes y Cheng (1999 y, 2005) usando técnicas de análisis clonal. Por otra parte, varios autores hacen hincapié en la localización +4 de las células madre, justo por encima de las células de Paneth terminalmente diferenciadas (Potten, 1977 y Potten et al, 1974). Diferentes factores reguladores intervienen en el control de estas células Madre, tales como Wnt, BMP, pten controlado por PI3k/akt y las vías de Notch (Scoville et al, 2008). La identificación de un marcador molecular Lgr5 (Barker et al, 2007 y Barker et al, 2007), un gen que codifica un receptor específico acoplado a la proteína G, expresado en las células columnares de las bases de las criptas, ha tenido una gran repercusión demostrando que estas células no son quiescentes, es decir, que podrían tener numerosas divisiones sin perder su información genética. Más aún, se ha especulado en la posibilidad del uso de anticuerpos monoclonales para erradicar stem cells lgr5 positivas cancerosas (Battle et al, 2008.). Más recientemente

San Giorgi (2008) ha encontrado otro marcador para las células Madre intestinales, Bmi-1, cuya ablación resultó en la depleción del epitelio intestinal de las criptas. Bmi-1 no se expresa en todas las células columnares de la cripta sino en la de posición +4, presentando un turnover más bajo (quiescentes).

El estudio de la población de células madre y de las transitorias amplificadoras ha demostrado escasa variación del número de células madre en la base de las criptas, mientras que las células transitorias amplificadoras experimentaron los siguientes cambios.

Mediante el estudio de la expresión de Ki-67, hemos puesto de manifiesto modificación del índice proliferativo en la EC en lo que respecta a las células transitorias amplificadoras. Efectivamente, el número de células expresando ki-67 (71±9.7) con respecto al total de células en la cripta se incrementa significativamente con respecto a los controles (47.1%±11.2 frente a 25.7%±6.3 en controles). Este incremento todavía mayor, ya que la profundidad de la cripta aumenta. Asimismo, dicho incremento ocurre en los diferentes cuartos de la cripta (inferior, medio y alto, 39.6%±13.3, 59.6%±8.3 y 20.1%±7.8, respectivamente) excepto en el cuarto correspondiente a la base, donde el índice proliferativo (2.3%±2.1) es bastante similar a los controles (2.1%±1.9). Estos resultados, coinciden con los obtenidos por algunos autores (Przemioslo et al, 1995) y se contraponen a los de otros que sólo consideraron aspectos parciales del ciclo (Wright et al, 1973). Es interesante tener en cuenta que el índice proliferativo no tiene que correlacionarse directamente con el número de mitosis, ya que estas últimas sólo expresan una fase del ciclo celular, mientras que el índice proliferativo reconoce todos los estadios de dicho ciclo. Ello explicaría que en algunos trabajos se haya encontrado descenso del número de células en mitosis. Este último hecho es debido a que hay un importante incremento en el número total de células en la cripta en enfermos celíacos, lo que influye en la relación células en mitosis / número total de células de la cripta. Dado que también se ha demostrado un incremento en la migración de las células a través de la cripta, es probable que el incremento de la longitud de las criptas se deba a ambas posibilidades, es decir proliferación y migración acentuadas.

El mayor aumento en la proliferación ocurrió en las células amplificadoras, sobre todo en el cuarto superior de la cripta o área madurativa, donde se mostró que las células de pacientes celíacos permanecen más indiferenciadas.

Los mecanismos por los cuales se incrementa la actividad proliferativa en las células transitorias amplificadoras de las criptas no están totalmente claros. Es probable que intervengan citoquinas liberadas por linfocitos T y macrófagos, factores de crecimiento, tales como factor de crecimiento epidérmico (EGF) y factor de crecimiento transformante (TGF) e influencias de células mesenquimales subepiteliales. Por lo tanto, los linfocitos T (Ferreira et al, 1990), los macrófagos (McGhee et al, 1993), las propias células epiteliales con regulación autocrina (Krueger et al, 1991) y las células mesenquimales (Haften et al, 1987) pueden intervenir condicionando la proliferación incrementada, así como la diferenciación de las células amplificadoras transitorias en la cripta.

Se ha visto expresión inmunohistoquímica reducida de la proteína DCC (deleted in colon cáncer) en el carcinoma de colon (Shibata et al, 1996, Goi et al, 1998) y en la colitis ulcerosa con alto grado de displasia11 mientras que el epitelio normal o los adenomas presentaron una cantidad de DCC normal (Goi et al, 1998).

La disminución de cateninas, E-caderina (asociada a adenomas y carcinomas colónicos (van der Wurff et al, 1992)), y β-catenina (asociada a transformación maligna (Takayama et al, 1996)), se ha observado en áreas de ulceración y reparación del epitelio gastrointestinal (Hanby et al, 1996) en algunas enfermedades (colitis ulcerosa (Karayiannakis et al, 1998) y enfermedad celíaca (Perry et al, 1999)),

Se ha observado repetidamente la sobreexpresión de p53 en adenomas y carcinomas del intestino delgado (Ohue et al, 1994), pólipos hiperplásicos (Barletta et al, 1998), y epitelio gastrointestinal n o displásico con procesos reparativos crónicos, como la colitis ulcerosa (Fogt et al, 1998). La mutación de p53 es un importante evento genético implicado en la carcinogénesis del intestino delgado y grueso.

Tanto el gen supresor p53 como el oncogén bcl2 están involucrados en los procesos de regulación de la muerte celular. Asimismo, el gen bcl2 está localizado en el cromosoma 18 que codifica una proteína que regula la proliferación celular. En general el gen bcl2 está relacionado con procesos de desarrollo, mutación y diferenciación terminal de las células (Lu et al, 1996; Reed J.1994). El mecanismo por el cual la proteína el mecanismo por el cual la proteína bcl2 protege a las células de la apoptosis, no es conocido y hay numerosos estudios sobre la acción antagónica del p53 y de bcl2 en el desarrollo de tumores sóli dos.

Nuestros estudios de expresión de p53 en mucosa duodenal de celíacos mostraron una respuesta a p53 escasa, aunque pusimos de manifiesto algunos casos (n=32) en que se demuestra expresión focal y aberrante del mismo (figura 46). Las células teñidas con p53 estaban localizadas en las zonas profundas de las criptas en proliferación. Esto es un hecho que se ha visto en procesos reparativos crónicos sin displasia (Bruno et al, 1997) y en la enfermedad inflamatoria intestinal (Goi et al, 1998), pero también en los adenomas, displasia y carcinomas asociados a enfermedad de Crohn (Rashid et al, 1997). Además, también se ha puesto de manifiesto en el intestino delgado en adenomas y adenocarcinomas (Arber et al, 1999).

No se sabe el papel de este marcador en los adenocarcinomas de intestino delgado, sin embargo, Barshack et al (2001) encontraron una expresión alterada de p53, E caderina y β-catenina en un grupo de pacientes pediátricos con EC activa. Parece que la reducción de la expresión de estos dos últimos marcadores probablemente podría ocasionar algunas de las características morfológicas de la EC. Pero la alteración de estos tres marcadores, también puede ser que intervenga en la secuencia poco común que ocasiona el adenocarcinoma de intestino delgado. Además, la tendencia a la carcinogénesis de la EC es mucho mayor en los celíacos, con un aumento d ela frecuencia de linfoma primario no Hodgkin de intestino delgado, pero también de adenocarcinoma de intestino delgado, carcinoma de esófago, boca y faringe. Estos cambios neoplásicos están precedidos probablemente por alteraciones genómicas en la mucosa (Holmes et al, 1989, Swinson et al, 1983, Cooper et al, 1980).

Las células de estirpe pericítico/fibroblástico/miofibroblástico subyacentes al epitelio y en contacto con la membrana basal han mostrado en nuestro estudio un incremento en su volumen y en el número de organelas intracitoplásmicas en enfermos celíacos con respecto a los individuos sanos. Efectivamente, observamos aumento de retículo endoplásmico y del componente filamentoso, con mayor expresión inmunohistoquímica de actina en estos pacientes celíacos. A este respecto, recientemente se ha señalado que fibroblastos aislados y cultivados a partir de biopsias duodenales de pacientes celíacos, muestran un incremento significativo de sus dimensiones.

Es conocido que entre las funciones de los miofibroblastos está la secreción de metaloproteasas (Huang et al, 2006, Andoh et al, 2002, Andoh et al, 2002, Mishra et al, 2007) así como de factor de crecimiento beta, interferón γ, interleuquinas, factor de necrosis tumoral alfa, proteínas quimiotácticas para monolitos y granulocitos (Rossini et al, 2008, Koumas et al, 2001, Sciaky et al, 2000, Pierer et al, 2004, Karnoub et al, 2007), proteínas de la matriz extracelular (Friedman, 2008) y prostaglandinas (Stichtenoth, 2001). Por otra parte, estas células presentan numerosos receptores que le permiten interrelacionarse y modificar su comportamiento. Por ejemplo, receptores para citoquinas, factor de crecimiento fibroblástico serie E de las prostaglandinas, factor de crecimiento insulin-like, etc. (Smith, 2005, Odaka et al, 2009, Pritchard et al, 2003, Stachowiak et al, 2007). El que estos elementos celulares se modifiquen en la EC parece lógico teniendo en cuenta que ellos están involucrados en la remodelación tisular e inflamación (Díaz-Flores et al, 2009), pudiendo tener un evidente papel en la EC (Schuppan, 2000). Es decir que participan en la atrofia vellositaria, al remodelar la matriz extracelular mediante la secreción de colágena, metaloproteasas, inhibidor de metaloproteasas que modifican en la EC (Ciccocioppo et al, 2005, Daum et al, 1999, Maiuri et al, 2005). Por otra parte, pueden influenciar el ciclo celular del componente epitelial (Barone et al, 2007, Halttunen et al, 1999).

5.4.1.5.1 Contribución de las células de la médula ósea a la regeneración del epitelio intestinal lesionado.

Futuros estudios se precisarían ara poder establecer la participación de la médula ósea a la regeneración del epitelio. En este sentido, se ha señalado que células derivadas de la médula ósea, pueden ser una fuente para la regeneración del epitelio intestinal (Okamoto et al, 2002; Okamoto R y Watanabe, 2003; Matsumoto et al, 2005). Efectivamente, se ha considerado que la fusión entre las células madre de la médula ósea y células tisulares específicas, o bien transdiferenciación en células madre tisulares específicas. En otras palabras, algunas de las células madre de la médula ósea podrían dar origen a células capaces de realizar funciones tisulares específicas en determinados órganos. Matsumoto et al, 2005 señalan que las células madre participan por mecanismos que no implican fusión, y que raramente dan origen a células madre intestinales. En otras palabras, que representan más una expresión funcional de las células epiteliales terminalmente diferenciadas.

Asimismo, ponen de manifiesto que las células epiteliales derivadas de la médula ósea se distribuyen en el intestino como células Ki-67 positivas. Esta posibilidad se sustenta en los hechos observados utilizando CD45, citoqueratina y Ki-67. En otras palabras, las células madre derivadas de la médula ósea tendrían capacidad de proliferar en la cripta y de expresar posteriormente marcadores de células epiteliales funcionales y terminalmente diferenciadas.

5.4.1.5.2 Diferencias entre la enfermedad celíaca y la adaptación intestinal tras resección parcial

El término "adaptación intestinal" se utiliza para designar la respuesta compensatoria que ocurre tras la pérdida parcial de la superficie intestinal. Esta respuesta está destinada a restaurar la capacidad de absorción y digestión. Entre los hechos morfológicos que ocurren se citan el aumento de la longitud de los villi y de las criptas, así como de las superficies de los microvilli (Dekaney et al, 2007, O'Brien et al, 2001). Todo ello se acompaña por un incremento del calibre intestinal (Levine et al, 1976). Esta adaptación se desencadena mediante actuación de factores humorales (Potten et al, 2001; Williamson et al, 1978 (a); Williamson et al, 1978 (b)), nerviosos (Schmidt et al, 1996; Scolapio et al, 1997), mesenquimales (Rubin et al, 2000.), nutrientes luminales (Dahly et al, 2003; Feldman et al, 1976; Levine et al, 1976) y secreciones gastrointestinales (Altmann, 1971, Williamson et al, 1978 (b)). Entre los posibles mecanismos responsables de los hechos morfológicos están: a) producción incrementada y continua de elementos celulares en las criptas, lo que explicaría el aumento del tamaño de las mismas y del de los villi. b) fisión de las criptas, con la consiguiente expansión de su número y del de los villi. Probablemente ambos mecanismos se asocian, ya que se ha demostrado que hay incremento de células madre en la base de las criptas tras resección intestinal, con posterior fisión de dichas criptas e incremento del número de las mismas, conduciendo a la dilatación intestinal (Dekaney et al, 2007).

La diferencia entre esta respuesta compensaría de adaptación y la que ocurre en la EC, es que en esta última hay un continuo daño del componente epitelial fundamentalmente en el área absortiva, es decir el epitelio de los villa. Este hecho trae consigo alteración de las mismas con una respuesta compensatoria desde las criptas. Por el contrario, en la adaptación compensatoria del intestino delgado, lo que ocurre es una pérdida masiva y de rápida aparición de la superficie absortiva, sin que la parte no perdida sufra agresión, lo que conlleva a un incremento de todos los componentes de la mucosa, incluyendo villi y criptas para mantener la capacidad digestiva en el intestino restante. Ello explica que la relación de longitud vellosidad/cripta se mantiene en la adaptación compensatoria ya que la respuesta incluye una expansión de los elementos progenitores. Además hay fisión de las criptas. Todo este mecanismo se desarrolla en el intestino remanente en un período inmediato a la pérdida parcial de superficie activa intestinal. En otras palabras, se produce un incremento en la altura de la vellosidad y profundidad de la cripta, aumentando asimismo el número de vellosidades y criptas por circunferencia (Haxhija et al, 2007; He et al, 2007; He et al, 2004; Helmrath et al, 2007; Helmrath et al, 1996). El íleon parece tener más capacidad de cambios morfométricos que el yeyuno, mientras que este último parece aumentar la capacidad absortiva con mayor intensidad que el íleon (De Kaney et al, 2007).

En la EC hay también un incremento de los elementos progenitores. No obstante, el continuo daño sobre las células de absorción, y sobre su adhesión a la membrana basal determina una pérdida de enterocitos no compensada en su totalidad. Efectivamente, el incremento de la proliferación es también insuficiente para mantener una repoblación celular adecuada en la vellosidad, expresándose por un acortamiento de esta última. Así, el incremento de la actividad proliferativa determina elongación de las criptas, alterándose la relación de longitud vellosidad/cripta. Entre los mecanismos que regulan la proliferación en las criptas intestinales incluyendo el nicho de las células madre está la vía Wnt/β-catenina (Pinto et al, 2005) que estimulan dicha proliferación (Pinto et al, 2005; Pinto et al, 2003; Romagnolo et al, 1999). En contraste, las proteínas morfogenéticas óseas actúan como un freno de la proliferación. Efectivamente, los receptores para BMP previenen la inactivación de PTEN, el cual, cuando está activo inhibe PI3K/Akt y con ello la activación y estabilización de la β-catenina (He et al, 2004). En este sentido cuando se altera la señal de BMP, hay una formación aberrante de criptas (Haramis et al, 2004; Haxhija et al, 2006; Haxhija et al, 2007; He et al, 2007; He et al, 2004).

5.4.2 Con referencia a los parámetros histopatológicos en el componente intersticial

5.4.2.1 Lámina propia y Membrana basal

Se ha prestado particular atención a la membrana de la lámina propia basal (con colágeno IV y laminina) en cuanto al posible papel en el desencadenamiento de la enfermedad celíaca. Se ha puesto de manifiesto una expresión disminuida de ambas en la EC, especialmente en el epitelio superficial, en la desembocadura de las criptas y a lo largo de las mismas, es decir, en localizacón periepitelial, donde hay estrechamiento e incluso interrupción de las membranas basales. En ocasiones la colágena IV mostró continuidad con el epitelio de las criptas. Estos cambios morfológicos ya han sido mostrados por Araya et al (1975) en pacientes pediátricos.

Hay que tener en cuenta que los enterocitos reconocen la membrana basal, a la cual se unen, postulándose que en la EC, fragmentos generados desde el gluten, son transportados activamente a los sitios críticos para dicho reconocimiento, con alteración del mismo. Esto conlleva este reconocimiento el trastorno de la adhesión celular y la pérdida de las células no adheridas. Por lo tanto, podrían ocurrir los siguientes fenómenos: a) las células epiteliales se separan de la membrana basal, b) cesan en su diferenciación terminal, y c) experimentan apoptosis. Esta hipótesis, implica que la alteración de la membrana basal sería un estadio precoz en el desencadenamiento de la EC (Stephen A Jacob, 2007). En otras palabras, que la endocitosis por los enterocitos de péptidos de moderado tamaño, ricos en glutamina y prolina estables, conlleva a su transporte hasta la superficie de unión de los enterocitos con la membrana basal, no asumiendo su estado maduro, columnar y polarizado, por lo que la mayoría de los enterocitos se separan y experimentan apoptosis. Efectivamente, los enterocitos no recibirían señales, que deberían inducir a la formación de "tight juntions", con lo que se pierde la barrera protectora y la membrana basal es expuesta a estímulos nocivos.

En relación con lo previamente expuesto, la transglutaminasa juega un papel importante en la lesión de las células en la celiaquía (Akimov et al, 2000) y se ha demostrado que los anticuerpos antiendomisio, presentes en pacientes con sensibilidad al gluten, incluyen anticuerpos contra la transglutaminasa tisular (Dietrich et al, 1997).

Aunque las proteínas del gluten son sujetas a endocitosis (Friis et al, 1992), algunos fragmentos de las mismas se localizan (en alta concentración) en el aparato de Golgi (Zimmer K-et al, 1998), sugiriendo que retornan a la superficie celular. Por otra parte, la transglutaminasa tisular, es capaz de unir gliadina a la matriz extracelular (Dietrich et al, 2006) y la elevación de anticuerpos anticolágena en pacientes celíacos sugiere que las proteínas de la matriz son modificadas in vivo (Dietrich et al, 2006). Todo ello llevaría a que los productos de la digestión del gluten sean internalizados, que la transglutaminasa esté presente en los lugares donde ocurren los procesos de reconocimiento y adhesión y que unen las proteínas y péptidos de gluten a la matriz intersticial.

Por nuestras observaciones, la disminución y ausencia parcial de la colágena IV y de la laminina en torno al epitelio en la EC puede estar en relación con la multiplicación y diferenciación del epitelio absortivo. Efectivamente, estos componentes proteicos, presentes en las membranas basales que constituyen la interfase entre enterocitos y tejido conectivo, son sintetizados por las propias células epiteliales y por los miofibroblastos que se disponen adyacentes a las mismas. Por lo tanto, intervienen en los fenómenos reguladores de la división y diferenciación celular (Beaulieu y Vachon, 1994, Pujuguet et al, 1994, Simon-Assmann et al, 1989), por lo que la lesión del epitelio en la EC puede estar en parte condicionada por la alteración de estos componentes matriciables, a su vez debido a las perturbaciones de la información que se establece entre miofibroblastos y enterocitos, así como a la activación de metaloproteinasas. Es conocido que en la EC hay un incremento de metaloproteinasas y de su actividad enzimática (Stahle-Bäckdahl, Parks, 1998). Efectivamente, se ha sugerido que el rápido colapso de la arquitectura vellosa en la EC de ser debida a la degradación de colágena intersticial (Daum et al, 1999). En otras localizaciones y otros procesos, tales como dermatitis herpetiforme, se ha expuesto que la formación de vesículas es debida a la degradación de las metaloproteinasas de las membranas basales, fundamentalmente de sus componentes colágeno tipo III y IV, así como de la laminina y la estromielisina I (Salmela et al, 2001). A este respecto, es conocido que determinadas anormalidades de la membrana basal conducen a enfermedades intestinales (Goulet et al, 1995). Probablemente, al descenso de colágena IV y laminina, se suman depósitos de otros tipos de colágena responsables del engrosamiento de la membrana basal observado en otros tipos de procesos (Weinstein et al, 1970, Zeroogian y Chopra, 1994, Bossart et al, 2002).

5.4.2.2 Miofibroblastos

Nuestras observaciones respecto de los miofibroblastos (mediante la expresión de actina) indican la variación de su número de unos casos a otros, , e incluso en un mismo caso según el área examinada. Aunque globalmente, nuestros pacientes celíacos presentaron un ligero incremento. Por lo general, tienden a ser más voluminosos, haciéndose aparentes sus relaciones con las células pericitarias de la microcirculación intestinal. Así, abarcan parcialmente la superficie de las criptas, mientras que muy pocos son subyacentes al epitelio superficial. Su localización típica es subepitelial, lo que permite distinguilos de las células musculares lisas.

Los cambios morfológicos en los miofibroblastos de la EC, tienen interés, dada la importancia que actualmente se confiere a los fibroblastos/miofibroblastos en diferentes tipos de procesos, incluyendo los autoinmunes. Los fibroblastos/miofibroblastos tienen capacidad de secreción de diversos tipos de enzimas (metaloproteinasas , inhibidor tisular de las metaloproteinasas , transglutaminasa tipo 2) (Huang et al, 2006, Andoh et al, 2002, Andoh et al, 2002, 1591:69-74, Neaud et al, 2008, Mishra et al, 2007), citoquinas y quimioquinas (factor de necrosis tumoral, factor transformante del crecimiento beta, IFN γ , proteínas quimiotácticas para polinucleares y monocitos, interleuquinas (Rossini et al, 2008, 44:683-693, Koumas et al, 2001, 159:925-935, Sciaky et al, 2000, Pierer et al, 2004, Karnoub et al, 2007, 449:557-563), proteínas de la matriz extracelular (Friedman, 2008, 134:1655-1669) y prostaglandinas. En este orden de cosas, presentan diferentes tipos de receptores, tales como receptores para citoquinas, proteínas asociadas a receptor 5HT, para factor de crecimiento insulin-like I, para prostaglandinas de las series E y para factor de crecimiento fibroblástico nuclear tipo I (Smith, 2005, Odaka et al, 2009, Pritchard et al, 2003, Stachowiak et al, 2007). Asimismo, los anticuerpos antiendomicio de tipo IgA se dirigen contra antígenos presentes en la matriz extracelular, fundamentalmente la transglutaminasa tisular. Es posible que estos anticuerpos interfirieran la información entre los miofibroblastos y las células epiteliales del eje cripta-vellosidad (Halttunen et al, 1999). Además observamos, en algunos casos, comunicación de los miofibroblastos con espacios intercripta o con elementos estrellados que emitían prolongaciones hacia otras criptas o hacia estructuras glandulares.

Por lo expuesto sobre la función de los miofibroblastos (acción en la migración y diferenciación de los enterocitos, y capacidad de síntesis y degradación de la matriz extracelular), sus modificaciones numéricas y los cambios en su relación con los enterocitos pueden contribuir a alterar la "memoria" de la histología normal del intestino, y con ello a la génesis de las alteraciones morfológicas de la mucosa intestinal en la EC.

5.4.2.3 Celulas dendríticas

Hemos puesto de manifiesto un número de células dendríticas en la mucosa duodenal con marcadas variaciones de unos casos a otros, e incluso en diferentes muestras de un mismo caso. A pesar de esto, la media es de 92±31 células dendríticas por 10 campos a gran aumento, por lo que su número mostro un incremento en los pacientes celíacos (controles 61±25).

Su disposición y su distribución en la lámina propia, es variable, prediminando en áreas subyacentes al epitelio superficial o bien zonas intercriptas aunque también pueden ser abundantes en la base de las criptas y entre criptas y estructuras vasculares. La presentación del antígeno juega un papel crucial en la patogénesis de la enfermedad celíaca y se cree que la difusión de las células inmunitarias refleja el estado de la respuesta inmune en el intestino. Se ha sugerido (Raki et al, 2006) que la interacción de la célula dendrítica – linfocito T, en la mucosa son eventos tempranos en el proceso inflamatorio del cuadro celíaco en pacientes expuestos al gluten. Sin embargo, los mecanismos mediante los cuales la célula dendrítica capta las proteínas ingeridas son actualmente desconocidos. Informes recientes en ratones han demostrado que los antígenos alimentarios que pasan por el tracto intestinal son captados principalmente por células dendríticas de la lámina propria y no por las células M de las placas de Peyer. (Chirdo et al, 2005; Worbs et al , 2006). De hecho, se ha demostrado que las células dendríticas de la lámina propria del intestino de los ratones envían proyecciones celulares entre las células epiteliales, lo que les permite a estas mostrar antígenos en el lado luminal (Rescigno et al, 2001). Este fenómeno parece limitarse a la parte distal del intestino delgado debido a que estas células dendríticas no se han evidenciado en el duodeno (Niess et al, 2005).
Sin embargo, la cinética de transporte y digestión enzimática de proteínas puede diferir en los roedores y los seres humanos. En los roedores, el contenido luminal es transportado rápidamente a través del intestino delgado proximal y la digestión y la absorción de las proteínas digeridas ocurren principalmente en la parte distal del intestino delgado, mientras que en los seres humanos la digestión y absorción de dichos fragmentos proteicos tiene lugar principalmente en la parte proximal (Gass et al, 2005).

Debería estudiarse la posibilidad de que las células dendríticas duodenales humanas emiten proyecciones a través de la capa epitelial, de forma parecida a las células dendríticas del íleon de ratones.
Por tanto, se ha identificado un subconjunto exclusivo de células dendríticas residentes en la mucosa duodenal que se acumula y se activa en la lesión celíaca.
En sangre periférica, se ha demostrado una reducción significativa del número absoluto de células dendríticas, principalmente del subconjunto de plasmocitoide, tanto en los pacientes celíacos tratados como no tratados (Ciccocioppo et al, 2007). De hecho, se desconoce si esto puede reflejar una alteración primaria debido a una disminución de la generación de los precursores de la célula dendrítica en la médula ósea (Athanassopoulos et al, 2005) o un fenómeno secundario tras reclutamiento de estas células en el tejido patológico (Hardin et al, 2005). La expresión de CD83 (una molécula de superficie celular que regula la captación del antígeno) se encuentra disminuida en la EC activa (Zhou et al, 1995), mientras que existe un significativo aumento de la densidad de células presentadoras de antígenos en mucosa enferma en comparación con mucosa normal (Raki et al, 2006), son dos hechos a favor de esta última hipótesis. Estos hallazgos ofrecen un mecanismo plausible para el incremento de los linfocitos T activados observados en la lesión celíaca por lo qué las células dendríticas intestinales, en respuesta a la exposición al gluten, maduran hacia células presentadoras de antígeno y activan linfocitos T reactivos al gluten localmente.

Por otra parte, Strauch et al (2010) ha observado que en animales con colitis inducida la subpoblación de células dendríticas CD103+ estaba disminuida en los tejidos. Efectivamente, en la lámina propia colónica crónicamente inflamada, no se advertían células dendríticas CD103+, lo mismo ocurría con las células dendríticas positivas para integrina. Sin embargo, detectaron una subpoblación significativa de células CD103+ dentro del bazo de estos animales. Este resultado puede indicar que la localización especifica de subpoblaciones de células dendríticas CD103 + dentro de la mucosa intestinal podría ser un mecanismo importante del sistema inmunológico para llevar a cabo respuestas inmunológicas activas o tolerancia hacia los antígenos luminales. Además, la secreción de citoquinas antiinflamatorias por células dendríticas intestinales podría regular el equilibrio homeostático en condiciones normales. Se sugiere que después de la inducción de la colitis, la pérdida de células dendríticas intestinales CD103 + y la infiltración por células dendríticas maduras que expresan la molécula coestimuladora CD80 dentro de la mucosa conduciría a una disregulación de este equilibrio. La presentación de antígenos a través de células dendríticas activadas podría participar en el comienzo y / o cronificación de la colitis. Interrumpir la activación de las células dendríticas intestinales in vivo y promover la preservación de la tolerancia de las células dendríticas CD103+

en la mucosa del colon, lo cual quizas pueden ser enfoques claves para controlar la patogénesis de la enfermedad inflamatoria intestinal.

5.4.2.4 *Mastocitos*

Hemos de destacar los diferentes resultados obtenidos según la técnica utilizada para el recuento de mastocitos. Efectivamente, al emplear técnicas inmunohistoquímicas valorando la expresión de CD117 (c-kit) evidenciamos una cifra media de 180.49±44.40 por 10 campos a gran aumento, mientras que con otras técnicas, pusimos de manifiesto cifras más bajas. Esto explica los resultados divergentes según los autores. Efectivamente, muchos estudios han evaluado el número de mastocitos en la mucosa intestinal (tabla 41).

Así, el número de mastocitos en la EC oscila según el autor considerado y dependiendo sobre todo de la metodología empleada (Strobel et al, 1983). Efectivamente, para algunos, las cantidades observadas descienden en la enfermedad celíaca, mientras que para otros se incrementan (Dolberg et al, 1980, Shiner et al, 1981, Kumar et al, 1979, Durmebreva et al, 1986). Asimismo, se ha indicado que la cantidad de mastocitos se mantiene más baja después del tratamiento (Kosnai et al, 1981).

	EC no tratada	EC tratada	Controles	Método de detección
Strobel et al, 1983	Aumento 243±41/mm2,	Normal 145±26/mm2,	146/mm2,SD 29/mm2	Tinción de Carnoy
Stoinov et al, 2008	Aumento 50% degranulados	--	--	metodo Snyder et al, 1965 microscopia electronica
Dollberg et al, 1980	Disminución 6-8 células por campo	Tendencia a normalizarse	15-18 células por campo	cobre phthalocyamine tinción 'Astrablau'
Horvath et al, 1989	Disminución 30/mm2	Normal 88/mm2	Normal 90/mm2	Azul de toluidina
Suranyi et al, 1986	Disminución 40.1±19.5/mm2	Tendencia a normalizarse	146.5±16.4/mm2	copper phthalocyamine tinción 'Astrablau'
Kosnai et al, 1984	14.9±13/mm2	30.6±19.1/mm2	55.8±24.6/mm2	High hierro diamina

Tabla 41. Numero de mastocitos según diversas publicaciones

Dado que inmunohistoquímicamente se pueden marcar los mastocitos mediante CD117, hemos empleado esta técnica para conseguir la demostración de mastocitos granulados y degranulados. Con ello se evita que los degranulados no entren en el recuento, como ocurre al utilizar procedimientos que solo se fundamentan en la detección del componente granular. Efectivamente, algunas tinciones, tales como el azul de toluidina y las basadas en hierro-diamina (altamente específica para los residuos sulfato) solo ponen de manifiesto los mastocitos granulados.

En este sentido, se ha señalado que, en niños con EC tratada y después de una simple toma de gluten, el número de mastocitos desciende considerablemente, siendo atribuido a la degranulación de estas células, lo que implicaría un importante papel en los mecanismos que desencadenan la lesión en la EC (Horváth et al, 1989, Kosnai et al, 1984). La degranulación de muchos de los mastocitos en la enfermedad celíaca puede explicar las diferencias existentes en su recuento, según los autores y técnicas empleadas. Es obvio que cuando se utilizan técnicas que se fundamentan en la tinción de contenido granular, se obtenga menor número de mastocitos que al emplear el procedimiento inmunohistoquímico de CD117 (el cual, como se ha expuesto detecta tanto los mastocitos granulados como los degranulados, es decir que se obtiene una cifra total de mastocitos).

Ello también explica que para algunos autores exista una relación proporcional entre el número de mastocitos y la altura de las vellosidades mientras que en nuestros resultados es inversa dicha relación. A su vez se ha señalado una relación inversamente proporcional número de eosinófilos (Horváth et al, 1989). En otras palabras, el número de mastocitos descendería (hasta en un 60% de pacientes) en la enfermedad celíaca, mientras que el de eosinófilos se incrementaría (Kumar et al, 1979, Lancaster-Smith et al, 1975). Para estos autores, cuando se aplica la dieta sin gluten en la EC, se eleva el número de mastocitos y desciende el de eosinófilos, hasta ser los mismos que los de los controles (Kosnai et al, 1984). En nuestro criterio, lo que ocurre es que se incrementa el número de mastocitos en general, con aumento de la degranulación, que parece acompañarse de aumento de eosinófilos. En este sentido, se ha demostrado que los eosinófilos tienen la propiedad de incorporar parte de los contenidos granulares de los mastocitos (Mann PR, 1969, Burns CP et al, 1975, Crivellato et al, 2010, Crivellato et al, 2006, Baggiolini et al, 1982), lo que implicaría un aumento de los mismos, a la vez que los mastocitos se degranulan.

Las linfoquinas secretadas por los linfocitos pueden degranular los mastocitos. Esta descarga de los mastocitos lleva a la destrucción celular epitelial (Marsh, 1983).

El cambio en el número de mastocitos granulados y el de eosinófilos se correlaciona con la severidad del daño histológico (nosotros observamos una relación inversa entre el número de mastocitos y la altura de las vellosidades; grado 3A: 159.64±, grado 3B: 175.42±40.02 y grado 3C: 193.31±47.9).

Estos hallazgos sugieren que existe una hipersensibilidad inmediata en la mucosa duodenal de la EC pudiendo deberse a la degranulación de los mastocitos, con el consiguiente incremento de la actividad quimiotáctica en el suero, y que mecanismos estimuladores mediados por IgE pueden estar implicados en la patogénesis de la lesión mucosa del intestino delgado en la enfermedad celíaca (Kosnai et al, 1984).

5.5 CON REFERENCIA A LOS PARÁMETROS GENERALES HISTOPATOLÓGICOS DE MAYOR IMPORTANCIA DIAGNÓSTICA

5.5.1 La atrofia en la EC. Correlación con las clasificaciones que gradúan su intensidad

Uno de los criterios comparativos que utilizamos para graduar la atrofia fue la relación entre la altura de los villi y la amplitud de la base de los mismos (la altura de la vellosidad es, en condiciones normales, tres veces la amplitud de la base (Dickson C, 2006), criterio que fundamenta gran parte de la clasificación de Oberhuber, ya estandarizada desde su clásica revisión de las características histológicas de la EC, publicadas en, 1999 y basada en la Clasificación de Marsh de, 1992. Desde entonces, con discretas modificaciones (Dickson C, 2006), ha pasado a ser la que utilizan la mayoría de los autores.

En la misma, se consideran los siguientes tipos o grados: 0 o preinfiltrativa, donde la mucosa es normal, 1 o infiltrativa, que está caracterizada por un aumento de linfocitos intraepiteliales. 2, o lesión hiperplásica, en la que a lo anterior se añade elongación de criptas. 3 o lesión destructiva, en la que se suma a lo previo atrofia vellositaria. Este último tipo se subdivide en 3a con atrofia vellositaria parcial, 3b con atrofia vellositaria subtotal y 3c con atrofia vellositaria total. Por último, 4 o lesión hipoplásica, donde hay atrofia total con hipoplasia de criptas. Este último apartado tiene poca consideración en la actualidad. La mayoría de nuestros pacientes afectos de EC, 113 (94 %) mostraron en las biopsias iniciales una disminución de la longitud de las vellosidades con respecto a la amplitud de la base, poniendo de manifiesto 17 pacientes correspondientes al grado 3a, 49 al 3b y 47 al 3c.

Hemos aplicado también el criterio de Ciaccio et al, (2008) quienes realizaron recientemente un estudio piloto, utilizando procedimientos cuantitativos de procesado de la imagen para cuantificar el grado de atrofia vellositaria en pacientes con EC. Para ello, cuantificaron el grado de atrofia vellositaria en imágenes de biopsias duodenales mediante el cálculo, en un segmento de la imagen, de la relación entre longitud del margen de las vellosidades (E) y longitud del arco que delimita los ápex o las bases de las vellosidades (P), (E/P ratio, ver figura 21), y este valor se comparó de forma ciega con los subtipos de Marsh 3 para el grado de atrofia vellositaria. Los resultados de los ratios E/P para 32 imágenes de biopsias mostraron que el Marsh 3a tiene un ratio E/P de 2.76+/-0.44, Marsh 3b uno de 1.91+/-0.50 y el Marsh 3c uno de 1.18+/-0.22. Los autores destacaron las diferencias claramente significativas (p=0.006) y el hecho de que estos ratios E/P se correlacionaron inversamente y de forma excelente con los grados histopatológicos de Marsh. Por lo tanto, las medidas cuantificadas mediante el análisis de imágenes de la atrofia vellositaria son valores reales y carecen de la dependencia del observador, permitiendo por sí mismas la estandarización de los grados histológicos. En nuestros resultados se expone que invertimos estas medidas para obtener cifras que ascendían con el grado de Marsh-Oberhuber, mediante estas medidas (ver ejemplos pagina 213), al correlacionarlos con los grados 3a, 3b y 3c de Marsh, complementamos este trabajo de Ciaccio et al (2008), aportando otras medidas (longitud vellosidad/cripta) ya barajadas por Drut (2001), también invirtiéndolas y añadimos la linfocitosis (ver tabla 38).

Efectivamente, Drut (2001 y, 2004) propuso que se debería utilizar una clasificación que tenga en cuenta la proporción altura de vellosidad/profundidad de cripta (V/C). En este orden de cosas, estos autores han observado en el intestino de pacientes pediátricos que la mucosa normal muestra un ratio V/C de 2.5/1 o mayor y en pacientes celíacos existirían los siguientes grados: 1 desde 2.5 a 2/1. 2 desde 2 a 1/1. 3 desde 1 a 0.5/1. 4 menor de 0.5/1 (Las mediciones deben realizarse en un área de biopsia en la que al menos se reconozcan de 2 a 3 criptas en casi su longitud completa). Una exigencia importante es que debe hacerse la medición donde al menos 2 o 3 criptas estén presentes en casi toda su longitud. Otros autores, como Corazza et al, (2007), han propuesto una clasificación muy simple para la EC en no atrófica y atrófica, dependiendo predominantemente de la morfología de la vellosidad y de la relación vellosidad/cripta. Efectivamente, clasifican la no atrófica como tipo A y la atrófica la subdividen en B1 con ratio V/C <3/1 y B2 con villi no detectables, consiguiéndose, en este estudio, guardar una mejor relación interobservador.

Esta clasificación puede ayudar también a comparar adecuadamente experiencias de diferentes centros, y a establecer grises entre los grados de Marsh. En nuestros resultados se explica detalladamente cómo llegamos a unas cifras sencillas al realizar la correlación con lo aportado por Marsh-Oberhuber, Ciaccio, Drut y nuestras aportaciones, que obligaría al patólogo a tener muchos más hechos en cuenta. La correlación queda resumida de forma práctica y sencilla en la tabla 38.

Nosotros consideramos esta clasificación demasiado simple, que se puede hacer con visión superficial y, aunque claramente segura, no matiza suficientemente la forma atrófica B1.

Teniendo en cuenta lo previamente expuesto en la gradación de la atrofia, nuestros resultados en las biopsias iniciales quedan resumidos en 113 casos con afectación de las vellosidades, de los cuales 17 presentaron lesiones de grado leve (redondeamiento vellositario, en leve a moderada cantidad), 49 casos con atrofia marcada (demostrándose vellosidades truncadas remanentes) y finalmente 47 casos con atrofia total (ausencia de vellosidades). A este respecto Thijs et al, (2004) observan que el 21% de los 56 enfermos celíacos nuevamente diagnosticados eran Marsh 1 o 2 y el 79% fueron Marsh 3. Wilson et al, (Wilson et al, 2008) encuentran que de 102 pacientes el grado 3a presenta una frecuencia del 19%, grado 3b del 46%, grado 3c del 26% (ver tabla 42).

En otro estudio más pequeño (Tursi et al, 2006) con 42 pacientes, el 38% fueron grado 3a, el 26%grado 3b, el 17% grado 3c (ver tabla 43)

Frecuencia de distribución del grado histológico en pacientes con EC (Wilson).

Grado de Marsh	Nº de pacientes
Grado 0	0
Grado 1	8
Grado 2	1
Grado 3a	19
Grado 3b	47
Grado 3c	27

Tabla 42. Modificado de Wilson et al, 2008.

En el estudio de Tărmure et al, (2007) con 26 pacientes, el grado 3a se presentó en el 23%, el grado 3b en el 27% y el grado 3c en el 50%. Por lo expuesto, nuestros resultados expresan, variabilidad con respecto a las frecuencias de las lesiones tipo 3a, 3b y 3c, quizás esto se deba a múltiples factores, tales como las características poblacionales.

Curiosamente Garampazzi et al, (2007) observaron en su estudio que la histología en niños diagnosticados entre, 1987–1995 ha mostrado una disminución de la prevalencia de la atrofia vellositaria subtotal (3b) del 70% al 57% entre, 1996–2006, con una P<0.02 y un aumento de la atrofia parcial (3a), lo cual sugiere un diagnóstico más temprano.

Nuestras observaciones se han efectuado únicamente en biopsias duodenales. A este respecto, en un estudio de Thijs et al, (2004) realizado con 146 pacientes en los que se sospechó EC (de los cuales 71 resultaron celíacos) las biopsias duodenales y yeyunales fueron concordantes en el 95% para el diagnóstico en el caso de Marsh 1 o 2 y en el 100% de los que tenían Marsh 3, concluyéndose que las biopsias duodenales son suficientes para el diagnóstico en el caso del Marsh 3, pero que se pierden casos en los grados Marsh 1 o 2, si no se toman también biopsias yeyunales.

Además, hay que tener en cuenta como publican Wilson et al, (2008) que hay que tomar 4 biopsias aleatorias para confirmar el diagnóstico de la enfermedad celíaca y que como señala Hopper et al, (2008) en un estudio con 56 pacientes, hay zonas del duodeno donde es más posible conseguir el diagnóstico.

En este estudio se demostró que 3 biopsias de posiciones óptimas revelarían atrofia vellosa en todos los pacientes con sospecha de EC, una en el bulbo duodenal y dos en el duodeno proximal:

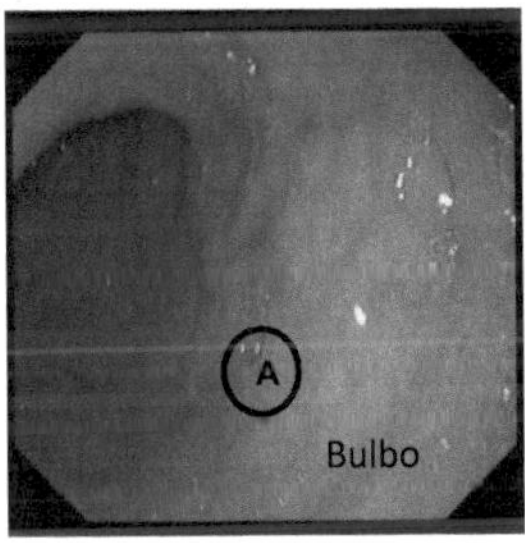

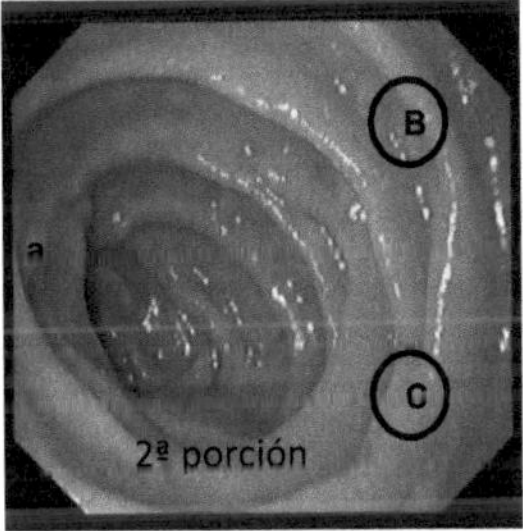

La ampolla está marcada con una "a"

Añade que sólo tomando 5 biopsias, se asegura el diagnóstico de la severidad de la atrofia vellosa. Esto tiene implicaciones clínicas evidentes en casos de pacientes con histología no concluyente:

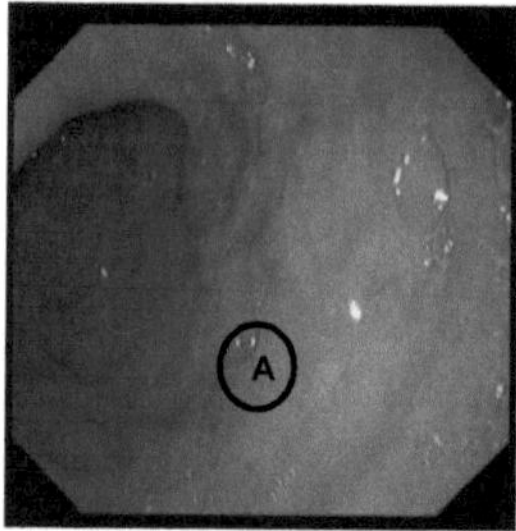

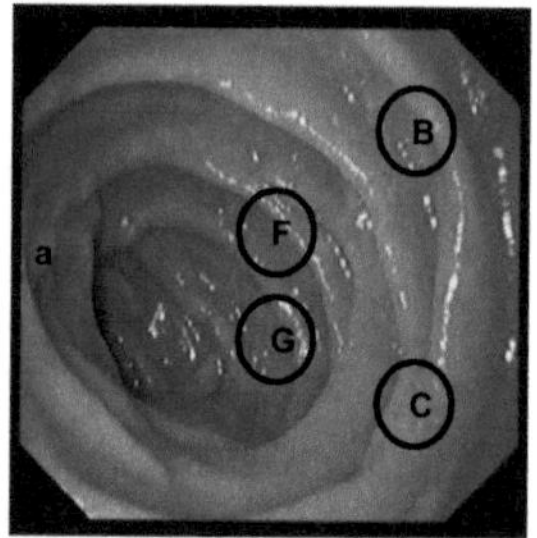

En lo que respecta a la correlación con las anormalidades duodenales de la mucosa, en un porcentaje relativamente elevado (73.6%) no se describieron anormalidades macroscópicas en el duodeno, mientras que la mucosa presentó diferentes grados de atrofia vellosa. Este hecho coincide con las observaciones de diferentes autores demostrando que la sensibilidad de la endoscopia puede ser pobre (50-87.5%) en la práctica de rutina endoscópica (Marsh et al, 1974, Martens et al, 1992, Moore et al, 1989 y Moriarty et al, 1990). Más recientemente, la incorporación de endoscopia de magnificación puede identificar posibles áreas para las biopsias e incluso obviarlas (Neal y Potten, 1987, Rockey, 1995 y Rockey et al, 1993).Algunos autores (Rubin et al, 1960; Perera et al, 1975; Oberhuber, 1999) insisten en la necesidad de la correcta recogida y manejo de la biopsia hasta llegar al microscopio para evitar la sobreinterpretación de la atrofia vellosa en muestras incorrectamente orientadas (nosotros cuidamos estos aspectos, ver material y métodos). Otras dificultades para el diagnóstico histopatológico incluyen la toma de biopsias inadecuadas en pacientes con atrofia parcheada (Bonamico et al, 2004; Ravelli et al, 2005). Otros falsos positivos al tomar biopsias en bulbo duodenal son la duodenitis, la inflamación péptica y las infecciones por Giardia o Helicobacter (Shidrawi et al, 1994; Dickson et al, 2006).

En lo que respecta a la atrofia difusa o parcheada, en algunos de nuestros casos han sido evidentes los cambios parcheados, lo que implica una estrategia orientada a obtener el mayor número de biopsias posibles a la vez que razonables (Krause et al, 1994 y Lanas et al, 1995). Este hecho tiene más importancia en adultos (Graham et al, 1984). Ello estaría en relación con que la población pediátrica muestra una presentación más sintomática que en el caso de los adultos (Li et al, 1993 y Marsh et al, 1974).

Histología	Antes de la GFD	Tiempo después de la GFD 6 meses	12 meses	18 meses	24 meses
Grado 0	0	2	12	18	25
Grado 1	1	2	6	9	7
Grado 2	7	9	13	9	5
Grado 3a	16	14	6	1	2
Grado 3b	11	9	3	3	2
Grado 3c	7	6	2	2	1

Tabla 43. Modificado de (Tursi et al, 2006)

Diversos fármacos
Esprúe por Hipogammaglobulinemia
Isquemia
Kwashiorkor
Giardiasis
Esprúe Colágena
Inmunodeficiencia Común variable
Enteropatía autoinmune
Enteritis actínica
Enfermedad de Whipple
Tuberculosis
Esprúe tropical
Gastroenteritis eosinofílica
Enteropatía por VIH
Linfoma de células T, asociado a enteropatía
Síndrome Zollinger–Ellison
Enfermedad de Crohn
Alergias a proteínas distintas del gluten (ej., pollo, leche vaca, huevo, pescado, arroz y soja)

Tabla 44.

Es preciso considerar que al iniciar de dieta libre en gluten se produce una restitución de la mucosa que es lenta e incompleta y puede tardar incluso 2 años en adultos (Wahab et al, 2002) (y hasta 5 en niños (Yachha et al, 2007). Tursi et al, (2006) nos muestran sus resultados a este respecto en un seguimiento de 2 años (ver tabla 43).

Por otra parte, en la valoración de la atrofia hay que tener presente que este es un hallazgo característico pero no específico de EC, pudiendo aparecer en múltiples entidades (Green y Cellier, 2007) tales como los referidos en tabla 44.

Otros parámetros en que se fundan las clasificaciones de la EC. Correlación con las clasificaciones al respecto.

Seguidamente procederemos a la discusión de nuestros resultados con respecto a otros signos principales o parámetros que permiten las clasificaciones previamente expuestas, es decir: linfocitosis y elongación de las criptas.

5.5.2 Linfocitosis Intraepitelial

En los 120 pacientes pusimos de manifiesto incremento de LIEs. Aunque la linfocitosis intraepitelial puede aparecer en pacientes no afectos de EC, cuando hay linfocitosis, la EC debe ser tenida en cuenta siempre en el diagnóstico diferencial (Mahadeva et al, 2002). Además, según Biagi et al, (2004), en el contexto de una arquitectura normal de la vellosidad, las muestras de duodeno distal o yeyuno con distribución continua de LIEs o a lo largo del ápex (pérdida del signo "decrescendo") de las vellosidades es sugestiva de sensibilidad al gluten.

De lo previamente expuesto, se deduce que la cantidad de linfocitos intraepiteliales en la mucosa duodenal juega un importante papel en la enfermedad celíaca (Marsh et al, 1992). Efectivamente, la linfocitosis intraepitelial forma parte de la tríada que constituyen los principales signos de este proceso, es decir atrofia vellosa, linfocitosis intraepitelial e inflamación del duodeno (Scoglio et al, 2003). Ya Fry et al, en, 1972 llamó la atención sobre su importancia, siendo uno de los signos más tempranos (Leigh et al, 1985, Anand et al, 1981, Ferguson et al a en, 1993) y más sensibles (Marsh y Crowe, 1995).

Su importancia es tanto en pacientes sintomáticos como en la enfermedad silente o latente, ya que la linfocitosis intraepitelial puede ser el hecho más evidente (Picarelli et al, 1996, Goldstein y Underhill, 2001).

En diversos trabajos (Veress et al, 2004, Goldstein y Underhill, 2001, Jarvinen et al, 2004, Biagi et al, 2004) se recomienda excluir las criptas y contar al menos cinco vellosidades o cinco espacios intercriptas, pudiendo realizarse el recuento en el ápex de las vellosidades si no hay alteración de su arquitectura.

Nosotros actuamos según estas recomendaciones. Además, dicho recuento fue estricto por nuestra parte, de tal manera que se excluyeron los linfocitos íntimamente adheridos a la superficie basal de los enterocitos, incluyendo aquellos que aparentemente se insinuaban en áreas interepiteliales basales que daban la falsa impresión de estar localizados dentro del propio epitelio. Cuando se efectuaron estudios comparativos entre las observaciones restrictivas (con linfocitos propiamente intraepiteliales) y laxas (en las que el recuento incluyó también linfocitos adosados al epitelio con falsa apariencia intraepitelial), los resultados fueron muy diferentes, ya que con el último procodimiento se obtuvieron numerosos falsos positivos de linfocitosis intraepitelial.

Lo expuesto puede explicar las diferencias numéricas de LIEs barajadas por los distintos autores y a las que nos referiremos posteriormente, lo que hace que para unos sea suficiente la utilización de cifras muy bajas para considerar la linfocitosis intraepitelial, mientras que para otros se precisan cifras relativamente altas.

Nosotros sugerimos como un buen sistema, hacer el recuento de los núcleos de linfocitos a la altura de los núcleos de los enterocitos o por encima de estos últimos, excluyendo todos los linfocitos cuyos núcleos se encuentran basales a los de los enterocitos.

Hemos considerado como número límite significativo de linfocitos intraepiteliales con respecto a 100 enterocitos, la cantidad de 25 LIEs. En este sentido y como se ha expuesto previamente, el número límite de linfocitos intraepiteliales que separa el estado normal del patológico varía según los autores considerados. Así, los estudios iniciales (Ferguson et al, 1971) señalaron un número límite de 40 linfocitos intraepiteliales por 100 enterocitos nucleados, refiriendo como normales (en biopsias yeyunales mediante cápsula) 6–40 LIEs /100 enterocitos (Mavromichalis et al, 1976; Montgomery et al, 1974; Fry et al, 1974; Ferguson et al, 1971).

Hayat et al, en, 2000 y, 2002 y Mahadeva et al, 2002 realizaron una cuantificación de los linfocitos intraepiteliales en el duodeno normal humano, preguntándose cuál es la normalidad.

Trabajos posteriores de Cabanne et al, (2007) concluyeron en que el punto de corte correspondería a un recuento de LIEs de 22.8 %, donde se obtuvo una sensibilidad del 93.1 % y una especificidad de 96.6 %, siendo el área bajo la curva ROC de 0.979 (95% CI 0.952 a 1007).

Asimismo, Veress et al, 2004 tras el estudio de población sana sueca y de un grupo de pacientes a los que se efectuaron biopsias por diversas circunstancias con morfología normal de la mucosa del duodeno, llegaron a la conclusión, que el límite de linfocitos intraepiteliales por 100 enterocitos debía ser 25 cuando el recuento se hace en preparaciones teñidas con Hematoxilina eosina y de 20 cuando se efectúa en secciones teñidas por procedimientos inmunohistoquímicos. Estos autores consideraron pues que el valor límite con CD3 es de 25, que entre 25 y 29 debe ser interpretado como borderline y que cifras mayores de 30 corresponden a linfocitosis intraepitelial patológica.

Más recientemente (Nasseri-Moghaddam et al, 2008) se considera que en preparaciones de hematoxilina-eosina, el número límite debe ser de 35 linfocitos intraepiteliales por 100 enterocitos, y que cantidades entre 35 y 37 con hematoxilina-eosina y 36 y 39 con inmunohistoquímica deben ser consideradas como borderline. Por lo tanto cantidades superiores a 37 con HE y 39 con inmunohistoquímica deben ya ser valoradas como incremento de linfocitos.

Por lo tanto y como hemos expuesto, el número que delimita la normalidad de la patología es discutido y discutible ya que oscila desde 40 (Ferguson et al, 1971) hasta 20 por 100 células epiteliales.

En nuestro estudio, del total de casos (con o sin atrofia vellositaria) encontramos 30 casos una proporción de 25-40 linfocitos/100 enterocitos, 41 casos 40-50 linfocitos/100 enterocitos y 49 casos cifras superiores a 50 linfocitos/100 enterocitos. Cuando empleamos un recuento restrictivo, las cifras se acercan a las más bajas de las referidas por los autores (25 linfocitos x 100 enterocitos), si elegimos puntos de corte altos (30), la especificidad es muy alta, pero la sensibilidad baja.

En las biopsias examinadas de pacientes celíacos con linfocitosis intraepitelial, 110 casos correspondieron a celiaquía con mucosa duodenal alterada, 7 a mucosa duodenal normal.

En este sentido, la linfocitosis intraepitelial en el estómago, intestino delgado e intestino grueso puede ser signo de diferentes procesos patológicos (Vogelsang et al, 1996, Ferguson et al, 1977, Dobbins, 1986, Lazenby et al, 1989, Bryant et al, 1996, Veress et al, 2004, Veress et al, 2004). En concreto, en el duodeno debe plantear el diagnóstico diferencial de enfermedad celíaca con las múltiples entidades que pueden cursar con este signo.

Efectivamente, se ha expuesto que la linfocitosis intraepitelial aislada tiene baja especificidad (Mino y Lauwers, 2003, Kakar et al, 2003, Mahadeva et al, 2002, Goldstein, 2004), ya que puede asociarse con diversos procesos, tales como los que recogemos en la tabla 45, (con las referencias de los autores que describieron los casos en que se presentaban).

Alergias a proteínas (eg, leche, huevo, pescado, arroz y soja) Mavromichalis et al, 1976
Colitis Microscópica
Dermatitis herpetiforme
Enfermedad de injerto contra huésped
Enfermedad inflamatoria intestinal Wright and Riddell, 1998
Enfermedades Autoinmunes, varios (eg, LES) Kakar et al, 2003, Holden et al, 2003
Enteritis Viral Cutz et al, 1997, Goldstein, 2004
Enteropatía Autoinmune
Esprúe Colágena
Esprúe por Hipogammaglobulinemia Klemola, 1988, Nilssen et al, 1993
Esprúe tropical Ansari, 2003
Giardiasis Mavromichalis et al, 1976
Helicobacter pylori Hayat et al, 2002, Memeo et al, 2005
Hiperplasia de las Criptas o aplanamiento de las vellosidades.
Inmunodeficiencia Común variable Klemola, 1988, Nilssen et al, 1993
Isquemia
Kwashiorkor
Linfoma de células T, asociado a enteropatía
Producido por fármacos
Radioterapia
Síndrome de asa ciega Burrows et al, 1974
Síndrome de intestino irritable Tornblon et al, 2002
Síndrome Zollinger–Ellison
Sobrecrecimiento bacteriano
Toma de AINEs Kakar et al, 2003

Tabla 45 .Otras causas de "enteritis linfocítica"

En lo que respecta a la presencia de linfocitosis intraepitelial en la gastritis asociada a Helicobacter Pylori, Hayat et al, (2002) observaron que en un 31 % de pacientes con gastritis linfocítica asociada a Helicobacter pylori, tenían linfocitosis intraepitelial en la segunda parte del duodeno y que estas cifras disminuía después del tratamiento del Helicobacter pylori. Memeo et al, en, 2005 estudiaron la cantidad de linfocitosis intraepitelial en el duodeno de pacientes con gastritis por Helicobacter pylori, demostrando elevación de su número en un 44% de dichos pacientes, sin que se pusiera de manifiesto la presencia de estos gérmenes en las biopsias duodenales.

Remes-Troche et al (2007), han comparado la correlación de la cantidad de LIEs en las biopsias duodenales obtenidas de pacientes nuevamente diagnosticados de EC con respecto a individuos sanos o con sobrecrecimiento bacteriano, poniendo de manifiesto que los pacientes nuevamente diagnosticados de EC tienen un número de LIEs significativamente mayor comparado con los controles, pero similar a los que se obtienen en el sobrecrecimiento bacteriano. Aunque deben valorarse los casos de superposición, ya que como señala recientemente Rubio-Tapia et al, (Rubio-Tapia et al, 2008) la prevalencia de sobrecrecimiento bacteriano diagnosticado por cultivo cuantitativo de aspirado duodenal fue del 9.3% en pacientes con EC.

En la histología de nuestros pacientes celíacos observamos la pérdida del signo "decrescendo". La densidad de LIEs a lo largo de toda la vellosidad es escasa. La menor densidad de LIEs se encuentra en tercio distal y del ápex (con HE).

El patrón de distribución de densidad decreciente de linfocitos intraepiteliales es normal en la vellosidad y recuerda conceptualmente al signo decrescendo utilizado en la partitura musical. Este patrón en decrescendo no está relacionado con la densidad absoluta o recuento de LIEs e implica la percepción de la alteración de la densidad de LIEs a lo largo de la vellosidad. Casi siempre se puede apreciar el reconocimiento de un patrón normal en decrescendo, incluidos los casos donde la densidad de LIEs en la vellosidad es escasa. El "decrescendo" puede ser abrupto, produciéndose durante una corta extensión, o puede ser progresivo, disminuyendo lentamente.

Hay que enfatizar la importancia que se ha dado a la tinción de HE para la detección de los LIEs, y que hay autores que piensan que la inmunohistoquímica no es de utilidad al valorar este signo (Goldstein, 2004) frente a Mino et al, (2003). En la EC existe un patrón continuo moteado de LIEs a lo largo de la vellosidad y se pierde el patrón decrescendo de LIEs de la vellosidad normal, produciendo un patrón de densidad de LIEs uniforme y continuo a lo largo de vellosidades. Así, vellosidades arquitecturalmente normales en pacientes con EC, pierden el patrón de LIEs en decrescendo en la vellosidad debido a una mayor densidad de LIEs en la parte distal y en el ápex de las vellosidades (Goldstein y Underhill, 2001). Muchas biopsias de pacientes adultos de EC con evidentes pérdidas del patrón decrescendo en la vellosidad presentan leve incremento del número de LIEs que se superpone con rangos normales (Goldstein y Underhill, 2001, Hayat et al, 2002). La pérdida del patrón de densidad LIE en la vellosidad normal sólo sugiere EC, no es específico para EC (Goldstein y Underhill, 2001, Goldstein, 2004) aunque para algunos autores no tiene la suficiente especificidad (Mino y Lauwers, 2003, Goldstein y Underhill, 2001).

Hasta el 25 % de los pacientes con pérdida del patrón en decrescendo de LIE en la vellosidad no tienen EC en el seguimiento (Goldstein, 2004). Además se ha visto que esta alteración, cuando está presente en la EC tiene de moderada a escasa correlación con el título de anticuerpos (Johnston et al, 2003; Weile et al, 2002; Kaukinen et al, 2002). la relación de linfocitosis intraepitelial en el ápex de la vellosidad con respecto a la base de la misma incrementaría la especificidad (Mino y Lauwers, 2003, Goldstein y Underhill, 2001). Sin embargo cabe destacar la gastritis activa por H pylori (aunque esta pérdida de patrón está confinada a duodeno proximal (Camarero et al, 2000; Hasan et al, 1983; Hasan et al, 1981)), la enteritis de Crohn (Especialmente en mujeres adultas, de forma parcheada (Goldstein et al, 1999; Ayata et al, 2002.)), y la gastroenteritis viral que lentamente se resuelve en meses (Kleinman, 1991; Guarino et al, 1995; Cutz et al, 1997) como otras posibles causas de este patrón.

La linfocitosis intraepitelial también puede ser parcheada en la EC (Siegel et al, 1997, Vogelsang et al, 2001;33:336–340, Dickey W y Hughes, 1999, Momco et al, 2005).

En lo que respecta al tipo de linfocitos en exocitosis a través del epitelio en nuestro estudio, estos correspondieron a tipo T (CD3 (+)), al igual que lo que ocurre (aunque con menor intensidad) en condiciones normales.

Se ha mostrado (Remes-Troche et al, 2007) que el porcentaje de la subpoblación de LIEs $\gamma\delta$ es significativamente mayor en los pacientes con EC y sobrecrecimiento bacteriano 15.7±13 y 14.6±8 que en controles 4.1±2.5, no existiendo diferencias entre los dos primeros grupos de pacientes.

Además algunos autores han estudiado el fenotipado de los LIEs con inmunohistoquímica, tras seleccionarlos por la expresión de CD 3(+) y confirmar la localización epitelial por CD103 (+) y analizar la expresión de TCR$\gamma\delta$, observando que la población que más aumenta es $\gamma\delta$. (Halstensen et al, 2007; Camarero et al, 2000; Kutlu et al, 1990, Kutlu et al, 1993; Camarero et al, 1991; Kaukinen et al, 2003; Eiras et al, 1998; Halstensen et al, 1989; Spencer et al, 1991; Rust et al, 1992; Savilahti, 1990), por lo que se pensó que esta población era característica de la EC. Sin embargo, en los casos de sobrecrecimiento bacteriano, también se ha evidenciado (Remes-Troche et al, 2007). En trabajos recientes, se ha demostrado que esta subpoblación tiene un potencial papel regulador en la EC, limitando la acción de la IL15 probablemente llevado a cabo por TGFβ (Bhagat et al, 2008).

Remes-Troche et al (2007) mostró la presencia de otra subpoblación, los LIEs CD3 (–) /CD 7(+), mediante inmunohistoquímica en los tres grupos, observándose que el porcentaje de esta población era baja en los tres grupos con independencia del si los pacientes estaban con dieta libre de gluten 5.0±5, 5.2±5 y 8.2±6 (EC, sobrecrecimiento bacteriano y controles respectivamente).

Asimismo, se ha demostrado una reducción drástica de LIEs CD3 (-) /CD7(+) (sugestivo de célula NK) (Eiras et al, 2000; Camarero et al, 2000; Eiras et al, 1998). Se piensa que estos linfocitos regulan la respuesta inmune a diversos antígenos pudiendo jugar un papel contra infecciones bacterianas (Hayday et al, 2001 et al, Cheroutre, 2004; Arato et al, 1998; Sollid, 2004; Hayday, 1996), ya que también se ha visto elevado en pacientes con un sobrecrecimiento bacteriano (Remes Troche et al, 2007).

En los enfermos celíacos con dieta libre de gluten, si se tienen en cuenta los LIEs con expresión de perforinas y granenzima B (es decir los LIEs activados), entonces, estos están incrementados en la enfermedad activa tanto tipo CD3(+)CD8(+)TCRγδ(+) como CD3(+)CD8-TCRγδ(+) respecto a los enfermos con dieta libre de gluten. Por otra parte, los LIEs tipo CD3(+)CD8(+)TCRαβ están también incrementados en la enfermedad activa (Shah, 2007). Hay autores (Settakorn y S-Y Leong, 2004) que han apuntado al incremento de linfocitos CD3 + (>30/100 enterocitos) y CD 8+ (>30/100 enterocitos) como parámetros inmunohistológicos de diagnóstico de cambios mínimos en la enfermedad celíaca. La pérdida del patrón decrescendo y la hiperplasia de las criptas comprobada con Ki-67 forman también parte de estos parámetros de cambios mínimos.

5.5.3 Elongación de las criptas

En 1 paciente, el dato más significativo fue la elongación de las criptas sin un claro descenso o atrofia del componente vellositario. Es motivo de controversia la utilidad de la hiperplasia de las criptas, ya que existe un desacuerdo en la literatura en su definición, dificultad de su cuantificación y poca información para apoyar una correlación clínica. Hasta nuevos consensos nosotros hemos considerado continuar con lo establecido, es decir un rango V/C de 3:1 a 5:1 como normal. En previos estudios ya indicados, con 102 y 42 pacientes, la frecuencia de EC grado 2 de Marsh-Oberhuber ha sido dispar, 1% y 17% respectivamente. En nuestros resultados ha sido del 0.83%. El Ki-67, utilizado en el estudio, facilita la detección de la hiperplasia como parámetro precoz de EC (Settakorn J., S-Y Leong, 2004). Probablemente estas variaciones son debidas a la falta de estandarización previamente señalada (Wilson et al, 2008, Tursi et al, 2006).

5.6 PROPUESTA DE UN ÍNDICE NUMÉRICO PARA LA EC

Teniendo en cuenta las disparidades previamente descritas en la valoración de los resultados morfológicos en la EC y con la finalidad de una gradación precisa, en nuestro trabajo se han evaluado numéricamente los parámetros histopatológicos más significativos, con la finalidad de obtener un índice numérico, que permita al clínico interpretar fácilmente los resultados histológicos. Efectivamente, hemos tenido en cuenta los siguientes parámetros considerados por múltiples autores, es decir: a) amplitud de la vellosidad con respecto a su longitud, b) longitud de la cripta con respecto a la longitud de la vellosidad y c) linfocitosis intraepitelial.

Para la valoración más exacta de la relación entre la amplitud de la vellosidad y su longitud hemos utilizado un método que permite obtener resultados de varias vellosidades a la vez, lo que confiere al parámetro resultante una mayor fiabilidad. Efectivamente, consideramos en primer lugar la longitud del arco que delimita los ápex de las vellosidades (ADAV), y la longitud del arco que delimita las bases de dichas vellosidades (ADBV). Seguidamente medimos el margen de todas las vellosidades comprendidas en los arcos (PVCA) y ADAV, y establecimos la relación entre ambas dimensiones, es decir ADAV/PVCA y ADBV/PVCA.

Por otra parte, para una mejor valoración entre la relación longitud de la cripta y la de la vellosidad, se calculó la longitud entre ADAV y ADBV y se dividió entre la longitud existente entre el arco ADBV y el que delimita las bases de las criptas (ADBC).

Aunque en las clasificaciones generales se tiende a establecer las relaciones previamente indicadas (Drut y Cueto, 2001 y Ciaccio et al, 2008), dividiendo la longitud de la vellosidad por la amplitud de la base o por la longitud de la cripta, nosotros hemos invertido estos parámetros, es decir que dividimos la amplitud de la base o longitud de la cripta por la longitud de la vellosidad, de tal manera que las cifras aumenten con la intensidad del proceso, lo que dará al clínico una visión lineal más expresiva.

A continuación discutiremos la valoración precisa de los parámetros en relación con los grados de Marsh y seguidamente los valores fácilmente cuantificables.

Primero se realizó un promedio de la detección independiente de cada una de las vellosidades y de los cálculos ADAV/PVCA y ADBV/PVCA (tabla 35). Posteriormente, un promedio de la detección independiente de cada una de las vellosidades y criptas correspondientes, así como mediante la longitud entre ADAV y ADBV/ longitud entre ADBV y ADBC (tabla 36).

En una primera fase, hemos procurado reflejar de forma estricta (mediante la media y la desviación típica) las medidas numéricas de los parámetros referidos en relación con los distintos grados de Marsh que presentaban los pacientes de la muestra. Los resultados obtenidos de forma estricta por nosotros corresponden a los reflejados en las tablas 35 y 36 que, como se puede apreciar, dan cifras que se incrementan con la intensidad del proceso.

Seguidamente establecimos unos límites aproximados y se realizó una cuantificación simple del dato por los patólogos expertos en la práctica rutinaria, de tal manera que el clínico pueda obtener una cifra que refleje numéricamente los hechos morfológicos.

Efectivamente, creemos que para una medición más precisa que valore las alteraciones morfológicas de las vellosidades y las criptas se debe considerar 1) amplitud vellosidad/longitud de la cripta, ADAV/PVCA y ADBV/PVCA y 2) un promedio de la detección independiente de cada una de las vellosidades y criptas correspondientes, así como por la longitud entre ADAV y ADBV/ longitud entre ADBV y ADBC. Otros autores ya han propuesto tener en cuenta algunas de estas medidas (Drut y Cueto, 2001 y Ciaccio et al 2008) de forma independiente.

Finalmente y dado que en la simple observación de los datos por patólogos expertos se ha demostrado que los resultados son paralelos a los establecidos mediante los métodos más complejos y que estos últimos pueden resultar farragosas, creímos oportuno expresar unas cifras fáciles de indicar por el patólogo y de ser recogidas en un índice numérico..

Así, en la relación amplitud de la base de la vellosidad/longitud de la vellosidad, las cifras simplificadas propuestas van desde 1 a 4 (normal:1, leve: 2, moderado: 3, intenso: 4), en la relación cripta/vellosidad, las cifras oscilan también entre 1 y 4 (normal:1, leve: 2, moderado:3, intenso:4, y la consideración especial del apartado anormal como 2) y finalmente, número de linfocitos por cien enterocitos (>25 linfocitos/100 enterocitos) se consideró como 1 para la normalidad, (< 25 linfocitos por 100 enterocitos) y como 2 para las cifras elevadas (> 25 linfocitos por 100 enterocitos), sin reflejar variaciones de intensidad. Esto se fundamenta en que la estadística muestra que no hay diferencias significativas en la cifra de linfocitos al correlacionarla con el grado histológico

Insistimos en que la justificación de las cifras expuestas para la relación amplitud base villi / altura villi, así como longitud criptas / altura villi y la linfocitosis, se fundamenta en que hemos comprobado que existe una buena correspondencia entre los valores establecidos por los dos patólogos expertos y los valores obtenidos al realizar los promedios por métodos más complejos.

De esta manera calculamos el índice numérico = (A + B) x C, el cual oscila entre 2 y 16, con una correlación precisa con los grados de Marsh-Oberhuber.

Nuestros resultados, expresan, de una manera numérica y abarcan, de una forma más completa, la afectación de la mucosa intestinal (duodenal) por la EC, detectando espacios “grises” entre los diferentes grados. Efectivamente, los resultados no son totalmente estancos, ya que según la apreciación A puede ser un 3 y B un 2. Mediante esto se obtienen cifras intermedias que permiten considerar “grises” entre los grados de Marsh-Oberhuber. Con esto, a la vez que se facilita la correlación clínico-patológica, impulsa al patólogo a establecer una semicuantificación de los datos más significativos (recogemos de nuevo la tabla 38).

ÍNDICE NUMÉRICO = **A** (amplitud base vellosidad/ altura vellosidad) + **B** (longitud cripta/ altura vellosidad) x **C** (linfocitosis).

Grados Marsh	**A** Cuantificación del signo por el patólogo y su valor numérico propuesto para la relación amplitud de la base de la vellosidad /longitud de la vellosidad	**B** Cuantificación del signo por el patólogo y su valor numérico propuesto para la relación cripta/ vellosidad	**C** Cuantificación del signo por el patólogo y su valor numérico propuesto para LIEs	**Índice numérico** **(A + B) x**
0	Normal:1	Normal:1	Normal:1	**2**
1	Normal:1	Normal:1	Linfocitosis:2	**4**
2	Normal:1	Anormal:2	Linfocitosis:2	**6**
3a	Leve:2	Leve:2	Linfocitosis:2	**8**
3b	Moderado:3	Moderado:3	Linfocitosis:2	**12**
3c	Intenso:4	Intenso:4	Linfocitosis:2	**16**

Repetición de Tabla 38.

CONCLUSIONES

CONCLUSIONES

I. En el periodo 2001-2009 se han asistido 120 pacientes celíacos en el Hospital Universitario de Canarias (60 pediátricos y 60 adultos). Su tasa de incidencia poblacional, en relación al área de referencia hospitalaria, es más elevada y por este orden: en La Palma, La Orotava y La Laguna. La relación según sexo femenino/masculino es de 3.45/1. La distribución por edad muestra dos picos, uno en la primera década (entre primero y cuarto años) y otro en la tercera a quinta décadas. Este segundo pico de edad es más precoz en el sexo femenino (20-40 años) que en el masculino (30-50 años).

II. Se demuestra asociación familiar en el 20% de los pacientes, predominantemente en los de edad pediátrica (2/1 con respecto a la adulta). La mayor frecuencia de parentesco corresponde a la de primer grado. En un 52% de los casos hay enfermedades asociadas, sobre todo procesos alérgicos (con predominio de asma, hasta el 24% en pediátricos) y autoinmunes (19%, tales como dermatitis herpetiforme y diabetes tipo I).

III. Según la distribución clínica en típica, paucisintomática o silente, predominan los casos típicos (seguidos a corta distancia por los paucisintomáticos) en la edad pediátrica (50, 45% y 5%, respectivamente) y los paucisintomáticos en la adulta (6.66%, 88.33% y 5%, respectivamente). No hay dependencia de distribución clínica con respecto al sexo. El diagnóstico de las formas paucisintomáticas y silentes ha aumentado en los últimos años. Los síntomas más frecuentes en pacientes pediátricos son la distensión abdominal, la pérdida de peso y las diarreas (51.66%, 48.3% y 43.3%, respectivamente) y en pacientes adultos los atribuidos a dispepsia y/o colon irritable (51.7%, en conjunto o aislados).

IV. De los datos analíticos rutinarios realizados, los más frecuentemente alterados son la ferropenia (disminuída en un 58.3%), transaminemia (aumentada en un 27.94%) y la hemoglobinemia (disminuída en un 20.83%). Aunque los enzimas tTG y EMA se incrementan (en el 95% y 82.8% de los pacientes, respectivamente), se precisan futuros estudios que unifiquen los métodos de detección utilizados para precisar los resultados de correlación con el grado histológico.

V. Según su significación, los hechos morfológicos en la mucosa duodenal de pacientes celíacos los hemos clasificado en de primero o segundo ordon. Entre los de primer orden están: atrofia de las vellosidades, hiperplasia de las criptas y linfocitosis intraepitelial. Entre los de segundo orden se encuentran cambios en la altura de los enterocitos y del aspecto homogéneo de sus microvellosidades, variaciones en el número de células endocrinas (aumentado), caliciformes (disminuido), mastocitos (aumentado), miofibroblastos (discretamente incrementado) y células dendríticas (de distribución irregular), y diferencias de las membranas basales en su espesor, continuidad y expresión inmunohistoquímica de sus componentes. Hemos de destacar entre los de segundo orden el incremento de células endocrinas (marcado en 26 casos).

VI. Los parámetros más demostrativos de la atrofia de las vellosidades e hiperplasia de las criptas, se obtienen mediante las relaciones amplitud base villi / altura villi, así como longitud criptas / altura villi. En ambos parámetros se ha demostrado que la simple graduación de cada uno de ellos por patólogos expertos en normal o con alteración leve, moderada o intensa es similar a la obtenida cuando se utilizan medidas que cuantifican altura, amplitud y longitud en 5 vellosidades y sus criptas correspondientes, o bien cuando se consideran arcos delimitantes de los ápex (ADAV), de las bases de las vellosidades (ADBV), de la base de las criptas (ADBC) y de los perímetros de las vellosidades (PVCA), con sus correspondientes relaciones (ADAV/PVCA, ADBV/PVCA y longitud entre ADAV-ADBV/longitud entre ADBV-ADBC).

VII. En la valoración precisa de linfocitosis intraepitelial y su punto de corte con respecto a la normalidad, se han obtenido los mejores resultados con la detección de la pérdida del signo “decrescendo” (en condiciones normales desciende progresivamente el número de linfocitos intraepiteliales hacia la zona del ápex de los villi) y mediante la valoración del número de linfocitos y del de enterocitos en al menos 5 ápex de vellosidades. Se ha establecido como cifra límite con la normalidad 25 linfocitos con fenotipo CD3 positivo por 100 enterocitos.

VIII. En una valoración numérica simplificada de los parámetros de amplitud villi/altura villi (parámetro A) y de longitud cripta / altura villi (parámetro B) hemos asignado un valor 1 para la normalidad y valores 2, 3 y 4 para las alteraciones consideradas por patólogos expertos como leve, moderada e intensa, respectivamente. Asimismo, en cuanto a la relación de linfocitos intraepiteliales (parámetro C), consideramos un valor de 1 para la normalidad y de 2 para la linfocitosis. Con todo esto hemos obtenido un índice numérico mediante la suma de A + B y multiplicación del resultado por C. Las cifras se correlacionan perfectamente con los grados de Marsh, ascienden desde 2 (normalidad), 4 (grado 1), 6 (grado 2), 8 (grado 3a), 12 (grado 3b) a 16 (grado 3c), permiten resultados intermedios entre las mismas (bandas “grises”) y hacen al patólogo fijarse más detenidamente en los parámetros de relación más demostrativos.

IX. En las criptas duodenales, la relación del número de células transitorias amplificadoras / totalidad de células, se incrementa de forma significativa en los pacientes celíacos con respecto a los controles. Dicho aumento se produce en todas las alturas de la cripta donde se sitúan las células amplificadoras, siendo más manifiesto en el área madurativa o de diferenciación de la cripta, debido a la extensión ascendente del componente celular subyacente menos diferenciado. Por el contrario, el aumento del índice proliferativo en las bases de las criptas, nicho de las células madre somáticas o adultas, es exiguo.

X. Aportamos la presencia de escasas células CD117 (c-kit) positivas formando parte del componente epitelial de las criptas duodenales. Predominan en la base de las criptas y su número se incrementa levemente en pacientes celíacos. Su localización y morfología se asemejan a la de las células endocrinas de tipo abierto, a la de las células madre adultas o bien a la de las transicionales entre éstas y las transitorias amplificadoras, siendo preciso nuevos estudios para su tipificación precisa.

BIBLIOGRAFÍA

BIBLIOGRAFIA

Abbas AK, Lichtman AH, Pober JS. Cellular and Molecular Immunology. 3a ed. Philadelphia: WB Saunders, 1999: 104-23.

Abu-Zekry M, Kryszak D, Diab M, Catassi C, Fasano A. Prevalence of celiac disease in Egyptian children disputes the east-west agriculture-dependent spread of the disease. J Pediatr Gastroenterol Nutr. 2008 Aug;47(2):136-40.

Ackerman Z, Eliakim R, Stalnikowicz R, Rachmilewitz D. Role of small bowel biopsy in the endoscopic evaluation of adults with iron defi ciency anemia. Am J Gastroenterol 1996; 91: 2099-2102

Adams F. The Extant Works of Aretaeus of Cappodocian. London, Sydenham Society, 1856.

Addolorato G, Stefanini GF, Capristo E, Caputo F, Gasbarrini A, Gasbarrini G.Anxiety and depression in adult untreated celiac subjects and in patients affected by inflammatory bowel disease: a personality "trait" or a reactive illness? Hepatogastroenterology. 1996 Nov-Dec;43(12):1513-7.

Aeschlimann D, Paulsson M. Transglutaminases: protein cross-linking enzymes in tissues and body fluids. Thromb Haemost. 1994 Apr;71(4):402-15.

Aine L. Coeliac-type permanent-tooth enamel defects. Ann Med. 1996 Feb;28(1):9-12.

Aine L. Permanent tooth dental enamel defects leading to the diagnosis of coeliac disease. Br Dent J 1994; 177: 253-4

Akimov SS, Krylov D, Fleischman LF, Belkin AM. Tissue transglutaminase is an integrin-binding adhesion coreceptor for fibronectin. J Cell Biol. 2000 Feb 21;148(4):825-38.

Al-Dewachi HS, Wright NA, Appleton DR, Watson AJ. The effect of a single injection of hydroxyurea on cell population kinetics in the small bowel mucosa of the rat. Cell Tissue Kinet. 1977 May;10(3):203-13.

Al-Hajj M, Wicha MS, Benito-Hernandez A, Morrison SJ, Clarke MF. Prospective identification of tumorigenic breast cancer cells. Proc Natl Acad Sci U S A. 2003 Apr 1;100(7):3983-8. Erratum in: Proc Natl Acad Sci U S A. 2003 May 27;100(11):6890.

Ali MA, Nyberg F, Chandranath SI, Dhanasekaran S, Tariq S, Petroianu G, Hasan MY, Adeghate EA, Adem A. Distribution of neuroendocrine cells in the small and large intestines of the one-humped camel (Camelus dromedarius). Neuropeptides. 2007 Oct;41(5):293-9.

Alison MR, Poulsom R, Forbes S, Wright NA. An introduction to stem cells. J Pathol. 2002 Jul;197(4):419-23.

Altintaş E, Senli MS, Sezgin O. Prevalence of celiac disease among dyspeptic patients: a community-based case-control study.

Altmann GG. Influence of bile and pancreatic secretions on the size of the intestinal villi in the rat. Am J Anat. 1971 Oct;132(2):167-77.

Al-Toma A, Goerres MS, Meijer JW, Peña AS, Crusius JB, Mulder CJ. Human leukocyte antigen-DQ2 homozygosity and the development of refractory celiac disease and enteropathy-associated T-cell lymphoma. Clin Gastroenterol Hepatol. 2006 Mar;4(3):315-9.

Al-Toma A, Mulder CJ. Review article: Stem cell transplantation for the treatment of gastrointestinal diseases--current applications and future perspectives. Aliment Pharmacol Ther. 2007 Dec;26 Suppl 2:77-89.

Al-toma A, Visser OJ, van Roessel HM, von Blomberg BM, Verbeek WH, Scholten PE, Ossenkoppele GJ, Huijgens PC, Mulder CJ. Autologous hematopoietic stem cell transplantation in refractory celiac disease with aberrant T cells. Blood. 2007 Mar 1;109(5):2243-9.

American Gastroenterological Association medical position statement:celiac sprue. Gastroenterology 2001; 120: 1522-5.

Amerongen HM, Weltzin R, Farnet CM, Michetti P, Haseltine WA, Neutra MR. Transepithelial transport of HIV-1 by intestinal M cells: a mechanism for transmission of AIDS. J Acquir Immune Defic Syndr. 1991;4(8):760-5.

Amundsen SS, Monsuur AJ, Wapenaar MC, Lie BA, Ek J, Gudjónsdóttir AH, Ascher H, Wijmenga C, Sollid LM. Association analysis of MYO9B gene polymorphisms with celiac disease in a Swedish/Norwegian cohort. Hum Immunol. 2006 Apr-May;67(4-5):341-5.

Amundsen SS, Vatn M; IBSEN study group, Wijmenga C, Sollid LM, Lie BA. Association analysis of MYO9B gene polymorphisms and inflammatory bowel disease in a Norwegian cohort. Tissue Antigens. 2006 Sep;68(3):249-52.

Anand BS, Piris J, Jerrome DW, Offord RE, Truelove SC. The timing of histological damage following a single challenge with gluten intreated coeliac disease. Q J Med. 1981;50(197):83-94.

Anderson OD, Litts JC, Greene FC. The α-gliadin gene family. I. Characterization of ten new wheat α-gliadin genomic clones, evidence for limited sequence conservation of flanking DNA, and Southern analysis of the gene family. Theor. Appl. Genet. 1997; 95: 50–58

Anderson RP, Degano P, Godkin AJ, Jewell DP, Hill AV. In vivo antigen challenge in celiac disease identifies a single transglutaminase-modified peptide as the dominant A-gliadin T-cell epitope. Nat Med. 2000 Mar;6(3):337-42.

Anderson RP, van Heel DA, Tye-Din JA, Barnardo M, Salio M, Jewell DP, Hill AV. T cells in peripheral blood after gluten challenge in coeliac disease. Gut. 2005 Sep;54(9):1217-23.

Andersson-Wenckert I, Blomquist HK, Fredrikzon B. Oral health in coeliac disease and cow's milk protein intolerance. Swed Dent J. 1984;8:9–14.

Andoh A, Fujino S, Okuno T, Fujiyama Y, Bamba T. Intestinal subepithelial myofibroblasts in inflammatory bowel diseases. J Gastroenterol 2002, 37(Suppl 14):33-37.

Andoh A, Shimada M, Bamba S, Okuno T, Araki Y, Fujiyama Y, Bamba T: Extracellular signal-regulated kinases 1 and 2 participate in interleukin-17 plus tumor necrosis factor-alpha-induced stabilization of interleukin-6 mRNA in human pancreatic myofibroblasts. Biochim Biophys Acta 2002, 1591:69-74.

Angénieux B, Schorderet DF, Arsenijevic Y. Epidermal growth factor is a neuronal differentiation factor for retinal stem cells in vitro. Stem Cells. 2006 Mar;24(3):696-706.

Ansari A. Nontropical and tropical duodenal mucosa. Am J Gastroenterol 2003;98:501–502.

Arakeri G, Arali V, Brennan PA. Cleft lip and palate: An adverse pregnancy outcome due to undiagnosed maternal and paternal coeliac disease. Med Hypotheses. 2010 Feb 25.

Arató A, Hacsek G, Savilahti E. Immunohistochemical findings in the jejuna mucosa of patients with coeliac disease. Scand J Gastroenterol Suppl. 1998;228:3-10.

Arató A, Kósnai I, Szönyi L, Tóth M. Frequent past exposure to adenovirus 12 in coeliac disease. Acta Paediatr Scand. 1991 Nov;80(11):1101-2.

Araya M, Walker-Smith JA. Specificity of ultrastructural changes of small intestinal epithelium in early childhood. Arch Dis Child. 1975 Nov;50(11):844-55.

Arber N, Hibshoosh H, Yasui W. Antibodies in the expression of cell-related protein in tumors of the small bowel. Cancer Epidemiol Biomarkers Prev 1999;8:1101–5.

Arontz-Hansen H, Fleckenstein B, Molberg Ø, Scott H, Koning F, Jung G, Roepstorff P, Lundin KE, Sollid LM. The molecular basis for oat intolerance in patients with celiac disease. PLoS Med. 2004 Oct;1(1):e1.

Arentz-Hansen H, Körner R, Molberg O, Quarsten H, Vader W, Kooy YM, Lundin KE, Koning F, Roepstorff P, Sollid LM, McAdam SN. The intestinal T cell response to alpha-gliadin in adult celiac disease is focused on a single deamidated glutamine targeted by tissue transglutaminase. J Exp Med. 2000 Feb 21;191(4):603-12.

Arentz-Hansen H, McAdam SN, Molberg Ø, Fleckenstein B, Lundin KE, Jørgensen TJ, Jung G, Roepstorff P, Sollid LM. Celiac lesion T cells recognize epitopes that cluster in regions of gliadins rich in proline residues. Gastroentero-logy. 2002 Sep;123(3):803-9.

Assiri AM, El Mouzan MI, Al Sanie A, Al Jurayyan N, Al Herbish AS, Bakr AA. Pattern of celiac disease in infants and children. Trop Gastroenterol. 2008 Oct-Dec;29(4):217-20.

Athanassopoulos P, Vaessen LMB, Balk AHMM *et al.* Impaired circulating dendritic cell reconstitution identifies rejecting recipients after clinical heart transplantation independent of rejection therapy. Eur J Cardio-Thor Sur 2005; 27:783–9.

Austin AS, Logan RF, Thomason K, Holmes GK. Cigarette smoking and adult coeliac disease. Scand J Gastroenterol. 2002 Aug;37(8):978-82.

Ayata G, Ithamukkala S, Sapp H, Shaz BH, Brien TP, Wang HH, Antonioli DA, Farraye FA, Odze RD. Prevalence and significance of inflammatory bowel disease-like morphologic features in collagenous and lymphocytic colitis. collagenous and lymphocytic colitis. Am. J. Surg. Pathol. 2002; 26; 1414–1423.

Babyatsky MW, deBeaumont M, Thim L, Podolsky DK. Oral trefoil peptides protect against ethanol- and indomethacin-induced gastric injury in rats. Gastroenterology 1996; 110:489–97.

Bach SP, Renehan AG, Potten CS. Stem cells: the intestinal stem cell as a paradigm.Carcinogénesis. 2000 Mar;21(3):469-76

Bagdi E, Diss TC, Munson P, Isaacson PG. Mucosal intra-epithelial lymphocytes in enteropathy-associated T-cell lymphoma, ulcerative jejunitis, and refractory celiac disease constitute a neoplastic population. Blood 1999;94:260–264

Baggiolini M, Horisberger U, Martin U. Phagocytosis of mast cell granules by mononuclear phagocytes, neutrophils and eosinophils during anaphylaxis. Int Arch Allergy Appl Immunol. 1982;67(3):219-26.

Bagley RG, Weber W, Rouleau C, Teicher BA. Pericytes and endothelial precursor cells: cellular interactions and contributions to malignancy. Cancer Res. 2005 Nov 1;65(21):9741-50.

Bahram S, Inoko H, Shiina T, Radosavljevic M MIC and other NKG2D ligands: from none to too many. Curr Opin Immunol 2005;17:505–509

BIBLIOGRAFIA

Bajaj-Elliott M, Poulsom R, Pender SL, Wathen NC, MacDonald TT. Interactions between stromal cell-derived keratinocyte growth factor and epithelial transforming growth factor in immune mediated crypt cell hyperplasia. J. Clin Invest. 1998;102:1473–80

Baklien K, Brandtzaeg P, Fausa O. Immunoglobulins in jejunal mucosa and serum from patients with adult coeliac disease. Scand J Gastroenterol 12:149, 1977.

Balas A, García-Sánchez F, Vicario JL. A new DQA1 allele (DQA1*0510) in a Spanish celiac disease patient. Tissue Antigens. 2009 Dec 30

Ball AJ, Hadjivassiliou M, Sanders DS. Is gluten sensitivity a "No Man's Land" or a "Fertile Crescent" for research? Am J Gastroenterol. 2010 Jan;105(1):222-3; author reply 223-4.

Ballinger A, Hughes C, Kumar P, Hutchinson I, Clark M. Dental enamel defects in coeliac disease. Lancet. 1994 Jan 22;343(8891):230-1.

Banchereau J, Steinman RM. Dendritic cells and the control of Immunity.Nature. 1998 Mar 19;392(6673):245-52.

Baratelli F, Lin Y, Zhu L, Yang SC, Heuzé-Vourc'h N, Zeng G, Reckamp K, S, Dubinett SM. Prostaglandin E2 induces FOXP3 gene expression and T regulatory cell function in human CD4+ T cells. J Immunol. 2005 Aug 1;175(3):1483-90.

Bardella MT, Fredella C, Saladino V Gluten intolerance: gender-and age-related differences in symptoms. Scand J Gastroenterol 40:15, 2005

Bardella, M.T., Marino, R., and Meroni, P.L Celiac disease during interferon treatment. Ann. Intern. Med. 1999; 131:157–158.

Barker CC, Mitton C, Jevon G, Mock T. Can tissue transglutaminase antibody titers replace small-bowel biopsy to diagnose celiac disease in select pediatric populations? Pediatrics 2005;115:1341–6.

Barker N, van Es JH, Kuipers J, Kujala P, van den Born M, Cozijnsen M, Haegebarth A, Korving J, Begthel H, Peters PJ, Clevers H. Identification of stem cells in small intestine and colon by marker gene Lgr5. Nature. 2007 Oct 25;449(7165):1003-7.

Barker N. and Clevers H.. Tracking Down the Stem Cells of the Intestine: Strategies to Identify Adult Stem Cells. Gastroenterology 2007;133:1755-1760.

Barletta A, Marzullo F, Pellecchia A, Montemurro S, Labriola A, Lomonaco R, Grammatica L, Paradiso A. DNA flow cytometry, p53 levels and proliferative cell nucleolar antigen in human colon dysplastic, precancerous and cancerous tissues. Anticancer Res. 1998 May-Jun;18(3A):1677-82.

Barletta A, Marzullo F, Pellecchia A, Montemurro S, Labriola A, Lomonaco R, Grammatica L, Paradiso A. DNA flow cytometry, p53 levels and proliferative cell nuclear antigen in human colon dysplastic, precancerous and cancerous tissues. Anticancer Res. 1998 May-Jun;18(3A):1677-82.

Barone MV, Caputo I, Ribecco MT, Maglio M, Marzari R, Sblattero D, Troncone R, Auricchio S, Esposito C. Humoral immune response to tissue transglutaminase is related to epithelial cell proliferation in celiac disease. Gastroenterology 2007, 132:1245-1253.

Barshack I, Goldberg I, Chowers Y, Weiss B, Horowitz A, Kopolovic J. Immunohistochemical analysis of candidate gene product expression in the duodenal epithelium of children with coeliac sprue. J Clin Pathol. 2001 Sep;54(9):684-8.

Bartyik K, Várkonyi A, Kirschner A, Endreffy E, Túri S, Karg E. Erythema nodosum in association with celiac disease. Pediatr Dermatol. 2004 May-Jun;21(3):227-30.

Basaran Y, Simsek I, Gunal A. Celiac disease with a mixed pattern: a case report. Cases J. 2009 Dec 16;2:9330.

Bastide P, Darido C, Pannequin J, Kist R, Robine S, Marty-Double C, Bibeau F, Scherer G, Joubert D, Hollande F, Blache P, Jay P. Sox9 regulates cell proliferation and is required for Paneth cell differentiation in the intestinal epithelium. J Cell Biol. 2007 Aug 13;178(4):635-48.

Batlle E, Henderson JT, Beghtel H, van den Born MM, Sancho E, Huls G, Meeldijk J, Robertson J, van de Wetering M, Pawson T, Clevers H. Beta-catenin and TCF mediate cell positioning in the intestinal epithelium by controlling the expression of EphB/ephrinB. Cell. 2002 Oct 18;111(2):251-63.

Batlles Garrido J, Torres-Borrego J, Bonillo Perales A, Rubí Ruiz T, González Jiménez Y, Momblán De Cabo J, Aguirre Rodríguez J, Jiménez Liria R, Losilla Maldonado A, Daza Torres M. Prevalence and factors linked to atopic eczema in 10- and 11-year-old schoolchildren. Isaac 2 in Almeria, Spain. Allergol Immunopathol (Madr). 2010 Feb 4.

Bayless Tm, Yardley Jh, Hendrix Tr. Adult celiac disease: treatment with a gluten-free diet. Serial metabolic and pathologic studies in six patients. Arch Intern Med. 1963 Jan;111:83-92

Beauchamp JR, Morgan JE, Pagel CN, Partridge TA. Dynamics of myoblast transplantation reveal a discrete minority of precursors with stem cell-like properties as the myogenic source. J Cell Biol. 1999 Mar 22;144(6):1113-22.

Beck F, Tata F, Chawengsaksophak K. Homeobox genes and gut development. Bioessays. 2000 May;22(5):431-41.

Becker L, Huang Q, Mashimo H. Immunostaining of Lgr5, an intestinal stem cell marker, in normal and premalignant human gastrointestinal tissue. ScientificWorldJournal. 2008 Nov 23;8:1168-76.

Beckett CG, Dell'Olio D, Kontakou M, Przemioslo RT, Rosen-Bronson S, Ciclitira PJ. Analysis of interleukin-4 and interleukin-10 and their association with the lymphocytic infiltrate in the small intestine of patients with celiac disease. Gut. 1996 Dec;39(6):818-23.

Ben Ahmed M, Meresse B, Arnulf B, Barbe U, Mention J-J, V. Verkarre V, Allez M, Cellier C, Hermine O, and Cerf-Bensussan N. Inhibition of TGF-_ signaling by IL-15: a new role for IL-15 in the loss of immune homeostasis in celiac disease. Gastroenterology 2007;132:994–1008

Ben Hariz M, Kallel-Sellami M, Kallel L, Lahmer A, Halioui S, Bouraoui S, Laater A, Sliti A, Mahjoub A, Zouari B, Makni S, Maherzi A. Prevalence of celiac disease in Tunisia: mass-screening study in schoolchildren. Eur J Gastroenterol Hepatol. 2007 Aug;19(8):687-94.

Benn CS, Bendixen M, Krause TG, Olesen AB. Questionable coexistence of T(H)1- and T(H)2-related diseases. J Allergy Clin Immunol. 2002 Aug;110(2):328-9.

Bennett MK, Sachdev GK, Jewell DP Jejunal mucosal morphology in healthy north Indian subjects. J Clin Pathol 1985;38:368–71.

Benson Gd, Kowlessar Od, Sleisenger Mh. Adult celiac disease with emphasis upon response to the gluten-free diet. Medicine (Baltimore). 1964 Jan;43:1-40.

Bergseng E, Xia J, Kim CY, Khosla C, Sollid LM. Main chain hydrogen bond interactions in the binding of proline-rich gluten peptides to the celiac disease-associated HLA-DQ2 molecule. J Biol Chem. 2005 Jun 10;280(23):21791-6.

Berlin JD. The localization of acid mucopolysaccharides in the golgi complex of intestinal goblet cells. J Cell Biol. 1967 Mar;32(3):760-6.

Besterman HS, Bloom SR, Sarson DL, Blackburn AM, Johnston DI, Patel HR, Stewart JS, Modigliani R, Guerin S, Mallinson CN. Gut-hormone profile in coeliac disease. Lancet. 1978 Apr 15;1(8068):785-8

Betterle C, Lazzarotto F, Spadaccino AC, Basso D, Plebani M, Pedini B, Chiarelli S, Albergoni M. Celiac disease in North Italian patients with autoimmune Addison's disease. Eur J Endocrinol. 2006 Feb;154(2):275-9.

Betuel H, Gebuhrer L, Descos L, Percebois H, Minaire Y, Bertrand J Adult celiac disease associated with HLA-DRw3 and -DRw7. Tissue Antigens1980; 15:231–38

Bhagat G, Naiyer AJ, Shah JG, Harper J, Jabri B, Wang TC, Green PH, Manavalan JS.Small intestinal CD8+TCRgammadelta+NKG2A+ intraepithelial lymphocytes have attributes of regulatory cells in patients with celiac disease.J Clin Invest. 2008 Jan;118(1):281-93.

Biagi F, Corazza GR. First-degree relatives of celiac patients: are they at an increased risk of developing celiac disease? J Clin Gastroenterol. 2009 Jan;43(1):3-4.

Biagi F, Luinetti O, Campanella J, Klersy C, Zambelli C, Villanacci V, Lanzini A, Corazza GR. Intraepithelial lymphocytes in the villous tip: do they indicate potential coeliac disease? J Clin Pathol. 2004 Aug;57(8):835-9.

Bianchi C, Thibault G, De Léan A, Genest J, Cantin M. Atrial natriuretic factor binding sites in the jejunum. Am J Physiol. 1989 Feb;256(2 Pt):G436-41.

Birkenfeld S, Dreiher J, Weitzman D, Cohen AD. Coeliac disease associated with psoriasis. Br J Dermatol. 2009 Dec;161(6):1331-4.

Bjerknes M, Cheng H (a).The stem-cell zone of the small intestinal epithelium. I. Evidence from Paneth cells in the adult mouse.Am J Anat. 1981 Jan;160(1):51-63.

Bjerknes M, Cheng H (b). The stem-cell zone of the small intestinal epithelium. III. Evidence from columnar, enteroendocrine, and mucous cells in the adult mouse. Am J Anat 1981; 160:77-91

Bjerknes M, Cheng H. (c). The stem-cell zone of the small intestinal epithelium. IV. Effects of resecting 30% of the small intestine. Am J Anat 1981;160:93–103.

Bjerknes M, Cheng H. Clonal analysis of mouse intestinal epithelial progenitors. Gastroenterology 1999;116:7–14.

Bjerknes M, Cheng H.Gastrointestinal stem cells. II. Intestinal stem cells.Am J Physiol Gastrointest Liver Physiol. 2005 Sep;289(3):G381-7. .

Blache P, van de Wetering M, Duluc I, Domon C, Berta P, Freund JN, Clevers H, Jay P. SOX9 is an intestine crypt transcription factor, is regulated by the Wnt pathway, and represses the CDX2 and MUC2 genes. J Cell Biol. 2004 Jul 5;166(1):37-47.

Black I.B. and Woodbury D. Adult rat and human bone marrow stromal stem cells differentiate into neurons. Blood Cells Mol. 2001; Dis. 27, 632-636.

Blanpain C, Lowry WE, Geoghegan A, Polak L, Fuchs E. Self-renewal, multipotency, and the existence of two cell populations within an epithelial stem cell niche. Cell. 2004 Sep 3;118(5):635-48.

BIBLIOGRAFIA

Boccia G, Manguso F, Coccorullo P, Masi P, Pensabene L, Staiano A. Functional defecation disorders in children: PACCT criteria versus Rome II criteria. J Pediatr. 2007 Oct;151(4):394-98, 398.e1.

Bockman DE, Cooper MD. Pinocytosis by epithelium associated with lymphoid follicles in the bursa of Fabricius, appendix, and Peyer's patches. An electron microscopic study. Am J Anat 1973;136:455–477.

Bodé S, Gudmand-Høyer E. Symptoms and haematologic features in consecutive adult coeliac patients. Scand J Gastroenterol. 1996 Jan;31(1):54-60.

Boelaert K, Newby PR, Simmonds MJ, Holder RL, Carr-Smith JD, Heward JM, Manji N, Allahabadia A, Armitage M, Chatterjee KV, Lazarus JH, Pearce SH, Vaidya B, Gough SC, Franklyn JA. Prevalence and relative risk of other autoimmune diseases in subjects with autoimmune thyroid disease. Am J Med. 2010 Feb;123(2):183.e1-9.

Bohn S, Büchner S, Itin P. Erythema nodosum: 112 cases. Epidemiology, clinical aspects and histopathology. Schweiz Med Wochenschr. 1997 Jul 8;127(27-28):1168-76.

Bolen JW, Thorning D. Benign lipoblastoma and myxoid liposarcoma: a comparative light- and electron-microscopic study. Am J Surg Pathol. 1980 Apr;4(2):163-74.

Bonamico M, Mariani P, Danesi HM, Crisogianni M, Failla P, Gemme G, Quartino AR, Giannotti A, Castro M, Balli F, Lecora M, Andria G, Guariso G, Gabrielli O, Catassi C, Lazzari R, Balocco NA, De Virgiliis S, Culasso F, Romano C; SIGEP (Italian Society of Pediatric Gastroenterology and Hepatology) and Medical Genetic Group. Prevalence and clinical picture of celiac disease in italian down syndrome patients: a multicenter study. J Pediatr Gastroenterol Nutr. 2001 Aug;33(2):139-43.

Bonamico M, Mariani P, Mazzilli MC, Triglione P, Lionetti P, Ferrante P, Picarelli A, Mesturino A, Gemme G, Imperato C. Frequency and clinical pattern of celiac disease among siblings of celiac children. J Pediatr Gastroenterol Nutr. 1996 Aug;23(2):159-63.

Bonamico M, Mariani P, Thanasi E, Ferri M, Nenna R, Tiberti C, Mora B, Mazzilli MC, Magliocca FM. Patchy villous atrophy of the duodenum in childhood celiac disease. J Pediatr Gastroenterol Nutr. 2004 Feb;38(2):204-7.

Bonewald LF. Regulation and regulatory activities of transforming growth factor beta. Crit Rev Eukaryot Gene Expr. 1999;9(1):33-44.

Book L, Zone JJ, Neuhausen SL. Prevalence of celiac disease among relatives of sib pairs with celiac disease in US families. Am J Gastroenterol 2003; 98: 377-81.

Booth C, Potten CS. Gut instincts: thoughts on intestinal epithelial stem cells. J Clin Invest. 2000 Jun;105(11):1493-9.

Borghesi C, Regoli M, Bertelli E, Nicoletti C. Modifications of the follicle-associated epithelium by short-term exposure to a non-intestinal bacterium. J Pathol. 1996 Nov;180(3):326-32.

Bossart R, Henry K, Booth CC, Doe WF. Subepithelial collagen in intestinal malabsorption. Gut. 1975 Jan;16(1):18-22.

Bosshard A, Chery-Croze S, Cuber JC, Dechelette MA, Berger F, Chayvialle JA. Immunocytochemical study of peptidergic structures in Brunner's glands. Gastroenterology. 1989 Dec;97(6):1382-8.

Bousquet J, Khaltaev N, Cruz AA, Denburg J, Fokkens WJ, Togias A, Zuberbier T, Baena-Cagnani CE, Canonica GW, van Weel C, Agache I, Aït-Khaled N, Bachert C, Blaiss MS, Bonini S, Boulet LP, Bousquet PJ, Camargos P, Carlsen KH, Chen Y, Custovic A, Dahl R, Demoly P, Douagui H, Durham SR, van Wijk RG, Kalayci O, Kaliner MA, Kim YY, Kowalski ML, Kuna P, Le LT, Lemiere C, Li J, Lockey RF, Mavale-Manuel S, Meltzer EO, Mohammad Y, Mullol J, Naclerio R, O'Hehir RE, Ohta K, Ouedraogo S, Palkonen S, Papadopoulos N, Passalacqua G, Pawankar R, Popov TA, Rabe KF, Rosado-Pinto J, Scadding GK, Simons FE, Toskala E, Valovirta E, van Cauwenberge P, Wang DY, Wickman M, Yawn BP, Yorgancioglu A, Yusuf OM, Zar H, Annesi-Maesano I, Bateman ED, Ben Kheder A, Boakye DA, Bouchard J, Burney P, Busse WW, Chan-Yeung M, Chavannes NH, Chuchalin A, Dolen WK, Emuzyte R, Grouse L, Humbert M, Jackson C, Johnston SL, Keith PK, Kemp JP, Klossek JM, Larenas-Linnemann D, Lipworth B, Malo JL, Marshall GD, Naspitz C, Nekam K, Niggemann B, Nizankowska-Mogilnicka E, Okamoto Y, Orru MP, Potter P, Price D, Stoloff SW, Vandenplas O, Viegi G, Williams D; World Health Organization; GA(2)LEN; AllerGen. Allergic Rhinitis and its Impact on Asthma (ARIA) 2008 update (in collaboration with the World Health Organization, GA(2)LEN and AllerGen). Allergy. 2008 Apr;63 Suppl 86:8-160.

Bouwens L. Transdifferentiation versus stem cell hypothesis for the regeneration of islet beta-cells in the pancreas. Microsc Res Tech. 1998 Nov 15;43(4):332-6.

Boyd CA, Parsons DS. The fine structure of the microvilli of isolated brush borders of intestinal epithelial cells. J Cell Biol. 1969 May;41(2):646-51.

Brachvogel B, Moch H, Pausch F, Schlötzer-Schrehardt U, Hofmann C, Hallmann R, von der Mark K, Winkler T, Pöschl E. Perivascular cells expressing annexin A5 define a novel mesenchymal stem cell-like population with the capacity to differentiate into multiple mesenchymal lineages. Development. 2005 Jun;132(11):2657-68.

BIBLIOGRAFIA

Brandtzaeg P, Halstensen TS, Kett K, Krajci P, Kvale D, Rognum TO, Scott H, Sollid LM. Immunobiology and immunopathology of human gut mucosa: humoral immunity and intraepithelial lymphocytes. Gastroenterology. 1989 Dec;97(6):1562-84.

Branski D, Faber J, Freier S, Gottschalk-Sabag S, Shiner M. Histologic evaluation of endoscopic versus suction biopsies of small intestinal mucosae in children with and without celiac disease. J Pediatr Gastroenterol Nutr. 1998 Jul;27(1):6-11.

Brett PM, Yiannakou JY, Morris MA, Bronson SR, Mathew C, Curtis D, Ciclitira PJ. A pedigree-based linkage study of coeliac disease: failure to replicate previous positive findings. Ann Hum Genet. 1998 Jan;62(Pt 1):25-32.

Brown D, Kogan S, Lagasse E, Weissman I, Alcalay M, Pelicci PG, Atwater S, Bishop JM. A PMLRARalpha transgene initiates murine acute promyelocytic leukemia. Proc Natl Acad Sci U S A. 1997 Mar 18;94(6):2551-6.

Brown, J. C., Dryburgh, J. R. A gastric inhibitory polypeptide. II. The complete amino acid sequence. Can. J. Biochem. 49: 867-872, 1971.

Bruce SE, Bjarnason I, Peters TJ. Human jejunal transglutaminase:demonstration of activity, enzyme kinetics and substrate specificity with special relation to gliadin and coeliac disease. Clin Sci (Lond). 1985 May;68(5):573-9.

Bruno CJ, Batts KP, Ahlquist DA. Evidence against flat dysplasia as a regional field defect in small bowel adenocarcinoma associated with celiac sprue. Mayo Clin Proc 1997; **72**:320–2.

Brunser O, Luft HJ. Fine structure of the apex of absorptive cell from rat small intestine. J Ultrastruct Res. 1970 May;31(3):291-311.

Bryant DA, Mintz ED, Puhr ND, Griffin PM, Petras RE. Colonic epithelial lymphocytosis associated with an epidemic of chronic diarrhoea. Am J Surg Pathol 1996;20:1102–9.

Buchan AM, Grant S, Brown JC, Freeman HJ. A quantitative study of enteric endocrine cells in celiac sprue. J Pediatr Gastroenterol Nutr. 1984 Nov;3(5):665-71.

Budagian V, Bulanova E, Paus R, Bulfone-Paus S. IL-15/IL-15 receptor biology: a guided tour through an expanding universe. Cytokine Growth Factor Rev. 2006 Aug;17(4):259-80.

Bultron G, Latif U, Park A, Phatak U, Pashankar D, Husain SZ. Acute pancreatitis in a child with celiac disease. J Pediatr Gastroenterol Nutr. 2009 Jul;49(1):137-8 Celiac disease and pancreatitis: a casual or causal association?] Egea Valenzuela J, Carballo Alvarez F.Rev Esp Enferm Dig. 2008 Dec;100(12):741-5

Bürgin-Wolff A, Gaze H, Hadziselimovic F, Huber H, Lentze MJ, Nusslé D, Reymond-Berthet C. Antigliadin and antiendomysium antibody determination for coeliac disease. Arch Dis Child. 1991 Aug;66(8):941-7.

Bürk K, Farecki ML, Lamprecht G, Roth G, Decker P, Weller M, Rammensee HG, Oertel W.Neurological symptoms in patients with biopsy proven celiac disease. Mov Disord. 2009 Dec 15;24(16):2358-62.

Burns CP, Hoak JC. Freeze-etch studies of the granules of human mast cells and eosinophils. J Ultrastruct Res. 1975 Feb;50(2):143-9.

Burrows PJ, Fleming JS, Garnett ES, Ackery DM, Colin-Jones DG, Bamforth J. Clinical evaluation of the 14C fat absorption test. Gut. 1974 Feb;15(2):147-50.

Bushara KO. Neurologic presentation of celiac disease. Gastroenterology. 2005 Apr;128(4 Suppl 1):S92-7.

Butterworth JR, Iqbal TH, Cooper BT. Coeliac disease in South Asians resident in Britain: comparison with white Caucasian coeliac patients. Eur J Gastroenterol Hepatol. 2005 May;17(5):541-5.

Buysschaert M, Tomasi JP, Hermans MP. Prospective screening for biopsy proven coeliac disease, autoimmunity and malabsorption markers in Belgian subjects with Type 1 diabetes. Diabet Med. 2005;22(7):889–892.

Bye WA, Allan CH, Trier JS. Structure, distribution, and origin of M cells in Peyer's patches of mouse ileum. Gastroenterology. 1984 May;86(5 Pt 1):789-801.

Cabanne A, Vázquez H, Argonz J, Moreno ML, Nachman F, Niveloni S, Mazure R, Kogan Z, Gómez JC, Mauriño E, Bai JC. Clinical utility of counting intraepithelial lymphocytes in celiac disease intestinal mucosa. Acta Gastroenterol Latinoam. 2007 Mar;37(1):20-8.

Cabon N, Ducombs G, Mortureux P, Perromat M, Taieb A. Contact allergy to aeroallergens in children with atopic dermatitis: comparison with allergic contact dermatitis. *Contact Dermatitis* 1996;**35**:27–32

Cabrera-Chavez F, Rouzaud-Sandez O, Sotelo-Cruz N, Calderon de la Barca AM. Bovine milk caseins and transglutaminase-treated cereal prolamins are differentially recognized by IgA of celiac disease patients according to their age. J Agric Food Chem 2009; 57:3754–3759.

Cadahía V, Rodrigo L, Fuentes D, Riestra S, De Francisco R, Fernández M. Celiac disease (CD), ulcerative colitis (UC), and primary sclerosing cholangitis (PSC) in one patient: a family study. Rev Esp Enferm Dig 2005; 97: 907-13.

Cai WB, Roberts SA, Potten CS. The number of clonogenic cells in crypts in three regions of murine large intestine. Int J Radiat Biol. 1997 May;71(5):573-9.

Cairnie AB, Millen BH. Fission of crypts in the small intestine of the irradiated mouse. Cell Tissue Kinet. 1975 Mar;8(2):189-96.

Cairns J. Mutation selection and the natural history of cancer. Nature. 1975 May 15;255(5505):197-200.

Calvi LM, Adams GB, Weibrecht KW, Weber JM, Olson DP, Knight MC, Martin RP, Schipani E, Divieti P, Bringhurst FR, Milner LA, Kronenberg HM, Scadden DT. Osteoblastic cells regulate the haematopoietic stem cell niche. Nature. 2003 Oct 23;425(6960):841-6.

Camarero C, Eiras P, Asensio A, Leon F, Olivares F, Escobar H, Roy G. Intra-epithelial lymphocytes and coeliac disease: permanent changes in CD3-/CD7+ and T cell receptor gammadelta subsets studied by flow cytometry. Acta Paediatr. 2000 Mar;89(3):285-90.

Cammarota G, Cuoco L, Cianci R, Pandolfi F, Gasbarrini G. Onset of celiac disease during treatment with interferon for chronic hepatitis C. Lancet. 2000 Oct 28;356(9240):1494-5.

Caramia, F. Ultrastructure of mouse submaxillary gland. 1. Sexual differences. J. Ultrastruct. Res.: 16: 505-523, 1966.

Carbonnel F, Grollet-Bioul L, Brouet JC, Teilhac MF, Cosnes J, Angonin R, Deschaseaux M, Châtelet FP, Gendre JP, Sigaux F. Are complicated forms of celiac disease cryptic T-cell lymphomas? Blood. 1998 Nov 15;92(10):3879-86.

Caristo E, Tognato E, Di Dio G, Rapa A, Fonio P. [Increasing prevalence of celiac children with negative serum antigliadin antibodies.]. Minerva Pediatr. 2010 Apr;62(2):119-123.

Carmel R. Prevalence of undiagnosed pernicious anemia in the elderly. Arch Intern Med. 1996;**156**:1097–1100.

Carneiro Chaves FJ, Tavarela Veloso F, Cruz I, Gomes C, Domingues W, Marques da Silva E, Lopes C. Subclinical tropical enteropathy in Angola: peroral jejunal biopsies and absorption studies in asymptomatic healthy men. Mt Sinai J Med. 1981 Jan-Feb;48(1):47-52

Carrington M. Recombination within the human MHC. Immunol Rev. 1999 Feb;167:245-56.

Carter MJ, Willcocks MM, Mitchison HC, Record CO, Madeley CR. Is a persistent adenovirus infection involved in coeliac disease? Gut. 1989 Nov;30(11):1563-7

Casella G, D'Incà R, Oliva L, Daperno M, Saladino V, Zoli G, Annese V, Fries W, Cortellezzi C; Italian Group - IBD. Prevalence of celiac disease in inflammatory bowel diseases: An IG-IBD multicentre study. Dig Liver Dis. 2010 Mar;42(3):175-8.

Casellas F., Vivancos J. lopez, Malagelada J.R. Current epidemiology and accessibility to diet compliance in adult celiac disease. Rev Esp Enf Dig 2006; 98: 408-419

Cataldo F, Marino V, Ventura A, Bottaro G, Corazza GR. Prevalence and clinical features of selective immunoglobulin A deficiency in coeliac disease: an Italian multicentre study. Italian Society of Paediatric Gastroenterology and Hepatology (SIGEP) and "Club del Tenue" Working Groups on Coeliac Disease. Gut. 1998 Mar;42(3):362-5.

Catassi C, Bearzi I, Holmes GK. Association of celiac disease and intestinal lymphomas and other cancers. Gastroenterology. 2005 Apr;128(4 Suppl 1):S79-86.

Catassi C, Fabiani E, Corrao G, Barbato M, De Renzo A, Carella AM, Gabrielli A, Leoni P, Carroccio A, Baldassarre M, Bertolani P, Caramaschi P, Sozzi M, Guariso G, Volta U, Corazza GR; Italian Working Group on Coeliac Disease and Non-Hodgkin's-Lymphoma. Risk of non-Hodgkin lymphoma in celiac disease. JAMA. 2002 Mar 20;287(11):1413-9.

Catassi C, Fabiani E, Rätsch IM, Coppa GV, Giorgi PL, Pierdomenico R, Alessandrini S, Iwanejko G, Domenici R, Mei E, Miano A, Marani M, Bottaro G, Spina M, Dotti M, Montanelli A, Barbato M, Viola F, Lazzari R, Vallini M, Guariso G, Plebani M, Cataldo F, Traverso G, Ventura A, et al. The coeliac iceberg in Italy. A multicentre antigliadin antibodies screening for coeliac disease in school-age subjects. Acta Paediatr Suppl. 1996 May;412:29-35.

Catassi C, Rätsch IM, Fabiani E, Rossini M, Bordicchia F, Candela F, Coppa GV, Giorgi PL. Coeliac disease in the year 2000: exploring the iceberg. Lancet. 1994 Jan 22;343(8891):200-3.

Cavell B, Stenhammar L, Ascher H, Danielsson L, Dannaeus A, Lindberg T, Lindquist B. Increasing incidence of childhood coeliac disease in Sweden. Results of a national study. Acta Paediatr. 1992 Aug;81(8):589-92.

Cellier C, Delabesse E, Helmer C, Patey N, Matuchansky C, Jabri B, Macintyre E, Cerf-Bensussan N, Brousse N. Refractory sprue, coeliac disease, and enteropathy-associated T-cell lymphoma. French Coeliac Disease Study Group. Lancet. 2000 Jul 15;356(9225):203-8.

Cellier C, Patey N, Mauvieux L, Jabri B, Delabesse E, Cervoni JP, Burtin ML, Guy-Grand D, Bouhnik Y, Modigliani R, Barbier JP, Macintyre E, Brousse N,

Cerf-Bensussan N. Abnormal intestinal intraepithelial lymphocytes in refractory sprue. Gastroenterology. 1998 Mar;114(3):471-81.

Cerf-Bensussan N, Brousse N, Cellier C. From hyperplasia to T cell lymphoma. Gut 2002;51:304–5.

Cerf-Bensussan N, Schneeberger EE, Bhan AK. Immunohistologic and immunoelectron microscopic characterization of the mucosal lymphocytes of human small intestine by the use of monoclonal antibodies. J Immunol. 1983 Jun;130(6):2615-22.

Cetin N, Dienel G, Gokden M. CD117 expression in glial tumors. J Neurooncol. 2005 Nov;75(2):195-202.

Cetin Y, Grube D. Immunoreactivities for chromogranin A and B, and secretogranin II in the guinea pig entero-endocrine system: cellular distributions and intercellular heterogeneities. Cell Tissue Res. 1991 May;264(2):231-41.

Challacombe DN, Dawkins PD, Baker P. Increased tissue concentrations of 5-hydroxytryptamine in the duodenal mucosa of patients with coeliac disease. Gut. 1977 Nov;18(11):882-6.

Chamsi Pasha H. Genetics and heart disease. Saudi Med J. 2003 Jan;24(1):11-8. Review.

Chang HC, Moriuchi T, Silver J. The heavy chain of human B-cell alloantigen HLA-DS has a variable N-terminal region and a constant immunoglobulin-like region. Nature. 1983 Oct 27-Nov 2;305(5937):813-5.

Cheng H, Leblond CP (a). Origin, differentiation and renewal of the four main epithelial cell types in the mouse small intestine. I. Columnar cell. Am J Anat. 1974 Dec;141(4):461-79.

Cheng H, Leblond CP (d) Origin, differentiation and renewal of the four main epithelial cell types in the mouse small intestine. II. Mucous cells. Am J Anat. 1974 Dec;141(4):481-501

Cheng H, Leblond CP (e) Origin, differentiation and renewal of the four main epithelial cell types in the mouse small intestine. IV. Paneth cells. Am J Anat. 1974 Dec;141(4):521-35.

Cheng H, Leblond CP. (b). Origin, differentiation and renewal of the four main epithelial cell types in the mouse small intestine. III. Entero-endocrine cells. Am. J. Anat. 1974;141, 503-519,

Cheng H, Merzel J, Leblond CP. Renewal of Paneth cells in the small intestine of the mouse. Am J Anat. 1969 Dec;126(4):507-25

Cheng H. and Leblond C.P. (c). Origin, differentiation and renewal of the four main epithelial cell types in the mouse small intestine. V. Unitarian theory of the origin of the four epithelial cell types. Am. J. Anat. 1974; 141, 537-561.

Cheng J, Malahias T, Brar P, Minaya MT, Green PH. The association between celiac disease, dental enamel defects, and aphthous ulcers in a United States cohort. J Clin Gastroenterol. 2010 Mar;44(3):191-4.

Chepko G, Smith GH. Three division-competent, structurally-distinct cell populations contribute to murine mammary epithelial renewal. Tissue Cell. 1997 Apr;29(2):239-53.

Cheroutre H. Starting at the beginning: new perspectives on the biology of mucosal T cells. Annu Rev Immunol. 2004;22:217-46.

Chesa PG, Rettig WJ, Melamed MR. Expression of cytokeratins in normal and neoplastic colonic epithelial cells. Implications for cellular differentiation and carcinogenesis. Am J Surg Pathol. 1986 Dec;10(12):829-35.

Chiba M, Ohta H, Nagasaki A, Arakawa H, Masamune O. Lymphoid cell subsets in normal human small intestine. Gastroenterol Jpn. 1986 Aug;21(4):336-43.

Chirdo FG, Millington OR, Beacock-Sharp H, Mowat AM. Immunomodulatory dendritic cells in intestinal lamina propria. Eur J Immunol 2005;35:1831–1840.

Cho HH, Kim YJ, Kim SJ, Kim JH, Bae YC, Ba B, Jung JS. Endogenous Wnt signaling promotes proliferation and suppresses osteogenic differentiation in human adipose derived stromal cells. Tissue Eng. 2006 Jan;12(1):111-21.

Ciacci C, Cavallaro R, Iovino P, Sabbatini F, Palumbo A, Amoruso D, Tortora R, Mazzacca G. Allergy prevalence in adult celiac disease. J Allergy Clin Immunol. 2004 Jun;113(6):1199-203

Ciacci C, Di Vizio D, Seth R, Insabato G, Mazzacca G, Podolsky DK, Mahida YR. Selective reduction of intestinal trefoil factor in untreated coeliac disease. Clin Exp Immunol. 2002 Dec;130(3):526-31.

Ciaccio EJ, Bhagat G, Naiyer AJ, Hernandez L, Green PH. Quantitative assessment of the degree of villous atrophy in patients with coeliac disease. J Clin Pathol. 2008 Oct;61(10):1089-93.

Ciccocioppo R, Di Sabatino A, Bauer M, Della Riccia DN, Bizzini F, Biagi F, Cifone MG, Corazza GR, Schuppan D. Matrix metalloproteinase pattern in celiac duodenal mucosa. Lab Invest. 2005 Mar;85(3):397-407.

Ciclitira PJ, Ellis HJ. Investigation of cereal toxicity in coeliac disease. Postgrad Med J. 1987 Sep;63(743):767-75.

Ciclitira PJ, King AL, Fraser JS. AGA technical review on Celiac Sprue. American Gastroenterological Association. Gastroenterology. 2001 May;120(6):1526-40.

Cindoruk M, Tuncer C, Dursun A, Yetkin I, Karakan T, Cakir N, Soykan I. Increased colonic intraepithelial lymphocytes in patients with Hashimoto's thyroiditis. J Clin Gastroenterol. 2002 Mar;34(3):237-9.

Clot F, Fulchignoni-Lataud MC, Renoux C, Percopo S, Bouguerra F, Babron MC, Djilali-Saiah I, Caillat-Zucman S, Clerget-Darpoux F, Greco L, Serre JL. Linkage and association study of the CTLA-4 region in coeliac disease for Italian and Tunisian populations. Tissue Antigens. 1999 Nov;54(5):527-30.

Clot F, Gianfrani C, Babron MC, Bouguerra F, Southwood S, Kagnoff MF, Troncone R, Percopo S, Eliaou JF, Clerget-Darpoux F, Sette A, Greco L. HLA-DR53 molecules are associated with susceptibility to celiac disease and selectively bind gliadin-derived peptides. Immunogenetics. 1999 Aug;49(9):800-7.

coeliac disease - a position report from the European multistakeholder platform

Collett GD, Canfield AE. Angiogenesis and pericytes in the initiation of ectopic calcification. Circ Res. 2005 May 13;96(9):930-8.

Collin P (2005) Should adults be screened for celiac disease? What are the benefits and harms of screening? Gastroenterology. 2005 Apr;128(4 Suppl 1):S104-8.

Collin P, Kaukinen K, Välimäki M, Salmi J. Endocrinological disorders and celiac disease. Endocr Rev. 2002 Aug;23(4):464-83.

Collin P, Mäki M. Associated disorders in coeliac disease: clinical aspects.Scand J Gastroenterol. 1994 Sep;29(9):769-75.

Collin P, Reunala T, Pukkala E, Laippala P, Keyriläinen O, Pasternack A. Coeliac disease--associated disorders and survival. Gut. 1994 Sep;35(9):1215-8.

Collin P, Reunala T. Recognition and management of the cutaneous manifestations of celiac disease: a guide for dermatologist. Am J Clin Dermatol 2003; 4: 13-20

Collin P, Wahab PJ, Murray JA. Intraepithelial lymphocytes and celiac disease. Best Pract Res Clin Gastroenterol. 2005 Jun;19(3):341-50.

Collins BJ, Bell PM, Boyd S, Kerr J, Buchanan KD, Love AH. Endocrine and exocrine pancreatic function in treated coeliac disease. Pancreas. 1986;1(2).143-7.

Colonna M, Bresnahan M, Bahram S, Strominger JL, Spies T. Allelic variants of the human putative peptide transporter involved in antigen processing. Proc Natl Acad Sci U S A. 1992 May 1;89(9):3932-6.

Conejo-Garcia JR, Buckanovich RJ, Benencia F, Courreges MC, Rubin SC, Carroll RG, Coukos G. Vascular leukocytes contribute to tumor vascularization. Blood. 2005 Jan 15;105(2):679-81.

Congia M, Frau F, Lampis R, Frau R, Mele R, Cucca F, Muntoni F, Porcu S, Boi F, Contu L, et al. A high frequency of the A30, B18, DR3, DRw52, DQw2 extended haplotype in Sardinian celiac disease patients: further evidence that disease susceptibility is conferred by DQ A1*0501, B1*0201. Tissue Antigens. 1992 Feb;39(2):78-83.

Conor G, Edward V. Cancer risk in celiac disease. Gastroenterology 2002; 123: 1726-9

Cook HB, Burt MJ, Collett JA, Whitehead MR, Frampton CM, Chapman BA. Adult coeliac disease: prevalence and clinical significance. J Gastroenterol Hepatol. 2000 Sep;15(9):1032-6.

Cooper BT, Holmes GK, Cooke WT. Coeliac disease and immunological disorders. Br Med J. 1978 Mar 4;1(6112):537-9.

Cooper BT, Holmes GK, Ferguson R, Cooke WT. Celiac disease and malignancy. Medicine (Baltimore). 1980 Jul;59(4):249-61.

Corazza GR, Villanacci V, Zambelli C, Milione M, Luinetti O, Vindigni C, Chioda C, Albarello L, Bartolini D, Donato F. Comparison of the interobserver reproducibility with different histologic criteria used in celiac disease. Clin Gastroenterol Hepatol. 2007 Jul;5(7):838-43.3:

Corazza GR, Villanacci V. Coeliac disease. J Clin Pathol. 2005 Jun;58(6):573-4.

Corrao G, Corazza GR, Bagnardi V, Brusco G, Ciacci C, Cottone M, Sategna Guidetti C, Usai P, Cesari P, Pelli MA, Loperfido S, Volta U, Calabró A, Certo M; Club del Tenue Study Group. Mortality in patients with coeliac disease and their relatives: a cohort study. Lancet. 2001 Aug 4;358(9279):356-61.

Cortina C, Palomo-Ponce S, Iglesias M, Fernández-Masip JL, Vivancos A, Whissell G, Humà M, Peiró N, Gallego L, Jonkheer S, Davy A, Lloreta J, Sancho E, Batlle E. EphB-ephrin-B interactions suppress colorectal cancer progression by compartmentalizing tumor cells. Nat Genet. 2007 Nov;39(11):1376-83.

Counsell CE, Taha A, Ruddell WS. Coeliac disease and autoimmune thyroid disease. Gut. 1994 Jun;35(6):844-6.

Cousin B, André M, Arnaud E, Pénicaud L, Casteilla L. Reconstitution of lethally irradiated mice by cells isolated from adipose tissue. Biochem Biophys Res Commun. 2003 Feb 21;301(4):1016-22.

Cowan CG, Lamey PJ, Walsh M, Irwin ST, Allen G, McKenna KE. Linear IgA disease (LAD): immunoglobulin deposition in oral and colonic lesions. J Oral Pathol Med. 1995 Sep;24(8):374-8.

Creamer B, Pink IJ. Paneth-cell deficiency. Lancet. 1967 Feb 11;1(7485):304-6.

Cresswell P. Assembly, transport, and function of MHC class II molecules. Annu Rev Immunol. 1994;12:259-93.

Cristina ML, Lehy T, Zeitoun P, Dufougeray F. Fine structural classification and comparative distribution of endocrine cells in normal human large intestine. Gastroenterology. 1978 Jul;75(1):20-8.

Crivellato E, Nico B, Bertelli E, Nussdorfer GG, Ribatti D. Dense-core granules in neuroendocrine cells and neurons release their secretory constituents by piecemeal degranulation (review). Int J Mol Med. 2006 Dec;18(6):1037-46.

Crivellato E, Nico B, Gallo VP, Ribatti D. Cell secretion mediated by granule-associated vesicle transport: a glimpse at evolution. Anat Rec (Hoboken). 2010 Jul;293(7):1115-24.

Cronin CC, Shanahan F. Insulin-dependent diabetes mellitus and coeliac disease. Lancet. 1997 Apr 12;349(9058):1096-7.

Cronin EM, Sibartie V, Crosbie OM, Quigley EM. Autoimmune hepatitis in association with lymphocytic colitis. J Clin Gastroenterol. 2006 Aug;40(7):648-50.

Crosnier C, Vargesson N, Gschmeissner S, Ariza-McNaughton L, Morrison A, Lewis J. Delta-Notch signalling controls commitment to a secretory fate in the zebrafish intestine. Development. 2005 Mar;132(5):1093-104.

Crowe PT, Marsh MN. Morphometric analysis of intestinal mucosa. VI--Principles in enumerating intra-epithelial lymphocytes. Virchows Arch.1994;424(3):301-6.

Cuevas P, Carceller F, Dujovny M, Garcia-Gómez I, Cuevas B, González-Corrochano R, Diaz-González D, Reimers D. Peripheral nerve regeneration by bone marrow stromal cells. Neurol Res. 2002 Oct;24(7):634-8.

Cuevas P, Carceller F, Garcia-Gómez I, Yan M, Dujovny M. Bone marrow stromal cell implantation for peripheral nerve repair. Neurol Res. 2004 Mar;26(2):230-2.

Cunningham MJ, Zone JJ. Thyroid abnormalities in dermatitis herpetiformis. Ann Intern Med 1985; 102: 194-6

Cutz E, Sherman PM, Davidson GP. Enteropathies associated with protracted diarrhea of infancy: clinicopathological features, cellular and molecular mechanisms. Pediatr. Pathol. Lab. Med. 1997; 17; 335–368.

Da Silva PC, de Almeida Pdel V, Machado MA, de Lima AA, Grégio AM, Trevilatto PC, Azevedo-Alanis LR. Oral manifestations of celiac disease. A case report and review of the literature. Med Oral Patol Oral Cir Bucal. 2008 Sep 1;13(9):E559-62.

Dahlbom I, Korponay-Szabó IR, Kovács JB, Szalai Z, Mäki M, Hansson T. Prediction of clinical and mucosal severity of coeliac disease and dermatitis herpetiformis by quantification of IgA/IgG serum antibodies to tissue transglutaminase. J Pediatr Gastroenterol Nutr. 2010 Feb;50(2):140-6.

Dahle C, Hagman A, Ignatova S, Ström M. Antibodies against deamidated gliadin peptide (DGP) identifies adult celiac disease patients negative for antibodies against endomysium and tissue transglutaminase (tTG). Aliment Pharmacol Ther. 2010 Apr 29.

Dahly EM, Gillingham MB, Guo Z, Murali SG, Nelson DW, Holst JJ, Ney DM. Role of luminal nutrients and endogenous GLP-2 in intestinal adaptation to mid-small bowel resection. Am J Physiol Gastrointest Liver Physiol. 2003 Apr;284(4):G670-82.

Dandalides SM, Carey WD, Petras R, Achkar E. Endoscopic small bowel mucosal biopsy: a controlled trial evaluating forceps size and biopsy location in the diagnosis of normal and abnormal mucosal architecture. Gastrointest Endosc. 1989 May-Jun;35(3):197-200.

D'Archivio M, Silano M, Fagnani C, Scazzocchio B, Nisticò L, Giovannini C, Vari' R, D'Ippolito C, Cotichini R, Stazi MA, De Vincenzi M. Clinical evolution of celiac disease in Italy 1982-2002. J Clin Gastroenterol. 2004 Nov-Dec;38(10):877-9.

Darlington D, Rogers AW. Epithelial lymphocytes in the small intestine of the mouse. J Anat. 1966 Oct;100(Pt 4):813-30. .

Daum S, Bauer U, Foss HD, Schuppan D, Stein H, Riecken EO, Ullrich R. Increased expression of mRNA for matrix metalloproteinases-1 and -3 and tissue inhibitor of metalloproteinases-1 in intestinal biopsy specimens from patients with coeliac disease. Gut. 1999 Jan;44(1):17-25.

David, H. y Worth, L. Submicroscopische Untersuchunger Mischtumoren. Zbl. Allg Path., 106: 78, 1964.

Dawson IMP. Atlas of Gastrointestinal Pathology: As Seen on Biopsy In: Gresham GA, ed. Current Histopathology. Vol. 6 Philadelphia: Lippincott, 1983

Dawson J, Bryant MG, Bloom SR, Peters TJ. Gastrointestinal regulatory peptide storage granule abnormalities in jejunal mucosal diseases. Gut. 1984 Jun;25(6):636-43.

De Castro N, Da Sasso Ws, Abdalla Saad F. Preliminary observations of the Paneth cells of the Tamandua tetradactyla Lin. Acta Anat (Basel). 1959;38:345-52.

De Ritis G, Auricchio S, Jones HW, Lew EJ, Bernardin JE, Kasarda DD. In vitro (organ culture) studies of the toxicity of specific A-gliadin peptides in celiac disease. Gastroenterology. 1988 Jan;94(1):41-9.

De Vincenzi M, Luchetti R, Peruffo AD, Curioni A, Pogna NE, Gasbarrini G. In vitro assessment of acetic-acid-soluble proteins (glutenin) toxicity in celiac disease. J Biochem Toxicol. 1996;11(4):205-10.

De Vos RJ, de Boer WA, Haas FD. Is there a relationship between psoriasis and coeliac disease [letter]? J Intern Med 1995; 237: 118

Debard N, Sierro F, Kraehenbuhl JP. Development of Peyer's patches follicle-associated epithelium and M cell: lessons from mmunodeficient and knockout mice. Semin Immunol. 1999 Jun;11(3):183-91.

Dec;146(3):479-85.

Dec;79(12):1489-99.

Dec;79(12):1489-99.

Deem RL, Shanahan F, Targan SR. Triggered human mucosal T cells release tumour necrosis factor-alpha and interferon-gamma which kill human colonic epithelial cells. Clin Exp Immunol. 1991 Jan;83(1):79-84.

Deguchi K, Yagi H, Inada M, Yoshizaki K, Kishimoto T, Komori T. Excessive extramedullary hematopoiesis in Cbfa1-deficient mice with a congenital lack of bone marrow. Biochem Biophys Res Commun. 1999 Feb 16;255(2):352-9.

Del Buono R, Beltinger J, Jackson L, Hawkey CJ, Mahida YR. Primary adult human colonic subepithelial myofibroblasts induce morphological and cytological differentiation in T84 colonic epithelial cells. Gastroenterology 1998; 114: A584.

Del Prete G. Human Th1 and Th2 lymphocytes: their role in the pathophysiology of atopy. Allergy. 1992 Oct;47(5):450-5.

Delmas MC, Fuhrman C; pour le groupe épidémiologie et recherche clinique de la SPLF. [Asthma in France: A review of descriptive epidemiological data.]. Rev Mal Respir. 2010 Feb;27(2):151-159.

Delplanque A, Coraux C, Tirouvanziam R, Khazaal I, Puchelle E, Ambros P, Gaillard D, Péault B. Epithelial stem cell-mediated development of the human respiratory mucosa in SCID mice. J Cell Sci. 2000 Mar;113 (Pt 5):767-78.

DeMarchi M, Borelli I, Olivetti E, Richiardi P, Wright P, Ansaldi N, Barbera C, Santini B. Two HLA-D and DR alleles are associated with coeliac disease. Tissue Antigens. 1979 Oct;14(4):309-16.

Desai S, Loomis Z, Pugh-Bernard A, Schrunk J, Doyle MJ, Minic A, McCoy E, Sussel L. Nkx2.2 regulates cell fate choice in the enteroendocrine cell lineages of the intestine. Dev Biol. 2008 Jan 1;313(1):58-66.

Desaki J, Fujiwara T, Komuro T. A cellular reticulum of fibroblast-like cells in the rat intestine: scanning and transmission electron microscopy. Arch Histol Jpn. 1984 Jun;47(2):179-86.

Deusch K, Lüling F, Reich K, Classen M, Wagner H, Pfeffer K. A major fraction of human intraepithelial lymphocytes simultaneously expresses the gamma/delta T cell receptor, the CD8 accessory molecule and preferentially uses the V delta 1 gene segment. Eur J Immunol. 1991 Apr;21(4):1053-9.

Dewar DH, Amato M, Ellis HJ, Pollock EL, Gonzalez-Cinca N, Wieser H, Ciclitira PJ. The toxicity of high molecular weight glutenin subunits of wheat to patients with coeliac disease. Eur J Gastroenterol Hepatol. 2006 May;18(5):483-91.

Di Sabatino A, Ciccocioppo R, Cupelli F, Cinque B, Millimaggi D, Clarkson MM, Paulli M, Cifone MG, Corazza GR. Epithelium derived interleukin 15 regulates intraepithelial lymphocyte Th1 cytokine production, cytotoxicity, and survival in coeliac disease. Gut. 2006 Apr;55(4):469-77.

Di Sabatino A, Miceli E, Dhaliwal W, Biancheri P, Salerno R, Cantoro L, Vanoli A, De Vincenzi M, Blanco Cdel V, MacDonald TT, Corazza GR. Distribution, proliferation, and function of Paneth cells in uncomplicated and complicated adult celiac disease. Am J Clin Pathol. 2008 Jul;130(1):34-42.

Díaz-Flores L, Gutiérrez R, Madrid JF, Varela H, Valladares F, Acosta E, Martín-Vasallo P, Díaz-Flores L Jr. Pericytes. Morphofunction, interactions and pathology in a quiescent and activated mesenchymal cell niche. Histol Histopathol. 2009 Jul; 24(7):909-69.

Díaz-Flores L, Gutiérrez R, Varela H, Rancel N, Valladares F. Microvascular pericytes: a review of their morphological and functional characteristics. Histol Histopathol. 1991 Apr;6(2):269-86.

Dicke W. Coeliac Disease: Investigation of Harmful Effects of Certain Types of Cereal on Patients with Coeliac Disease. The Netherlands, University of Utrecht, 1950.

Dicke Wk, Van De Kamer Jh, Weijers Ha. Celiac disease. Adv Pediatr. 1957;9:277-318.

Dicke Wk, Weijers Ha, Van De Kamer Jh. Coeliac disease. II. The presence in wheat of a factor having a deleterious effect in cases of coeliac disease. Acta Paediatr. 1953 Jan;42(1):34-42.

Dickey W, Hughes D. Prevalence of celiac disease and its endoscopic markers among patients having routine upper gastrointestinal endoscopy. Am J Gastroenterol 1999;94:2182–2186.

Dickey W. Low serum vitamin B12 is common in coeliac disease and is not due to autoimmune gastritis. Eur J Gastroenterol Hepatol. 2002 Apr;14(4):425-7.

Dickey W. Making oats safer for patients with coeliac disease. Eur J Gastroenterol Hepatol. 2008 Jun;20(6):494-5.

Dickson BC, Streutker CJ, Chetty R. Coeliac disease: an update for pathologists. J Clin Pathol. 2006 Oct;59(10):1008-16.

Dieterich W, Ehnis T, Bauer M, Donner P, Volta U, Riecken EO, Schuppan D. Identification of tissue transglutaminase as the autoantigen of celiac disease. Nat Med. 1997 Jul;3(7):797-801.

Dieterich W, Esslinger B, Trapp D, Hahn E, Huff T, Seilmeier W, Wieser H,Schuppan D. Cross linking to tissue transglutaminase and collagen favours gliadina toxicity in coeliac disease. Gut. 2006 Apr;55(4):478-84.

Dieterich W, Laag E, Schöpper H, Volta U, Ferguson A, Gillett H, Riecken EO, Schuppan D. Autoantibodies to tissue transglutaminase as predictors of celiac disease. Gastroenterology. 1998 Dec;115(6):1317-21.

Díez R, García MJ, Vivas S, Arias L, Rascarachi G, Pozo ED, Vaquero LM, Miguel A, Sierra M, Calleja S, Ruiz De Morales JM. Gastrointestinal manifestations in patients with primary immunodeficiencies causing antibody deficiency.] Gastroenterol Hepatol. 2010 Feb 26

Djilali-Saiah I, Schmitz J, Harfouch-Hammoud E, Mougenot JF, Bach JF, Caillat-Zucman S. CTLA-4 gene polymorphism is associated with predisposition to coeliac disease. Gut. 1998 Aug;43(2):187-9.

Dobbins WO 3rd. Human intestinal intraepithelial lymphocytes. Gut. 1986 Aug; 27(8):972-85.

Dobbins WO, Rubin CE: Studies of the rectal mucosa in celiac sprue. Gastroenterology 47 :47 1-479, 1964

Doganci A, Neurath MF, Finotto S. Mucosal immunoregulation: transcription factors as possible therapeutic targets. Curr Drug Targets Inflamm Allergy. 2005 Oct;4(5):565-75.

Drut R, Rúa EC. The histopathology of pediatric celiac disease: order must prevail out of chaos. Int J Surg Pathol. 2001 Oct;9(4):261-4.

Drut R. Histopathology of pediatric celiac disease. Pediatr Dev Pathol. 2004 Jul-Aug;7(4):417-8.

Dubé C, Rostom A, Sy R, Cranney A, Saloojee N, Garritty C, Sampson M, Zhang L, Yazdi F, Mamaladze V, Pan I, Macneil J, Mack D, Patel D, Moher D. The prevalence of celiac disease in average-risk and at-risk Western European populations: a systematic review. Gastroenterology. 2005 Apr;128(4 Suppl 1):S57-67.

Ebert EC, Roberts AI. IL-4 down-regulates the responsiveness of human intraepithelial lymphocytes. Clin Exp Immunol. 1996 Sep;105(3):556-60.

Ebert EC. IL-15 converts human intestinal intraepithelial lymphocytes to CD94 producers of IFN-gamma and IL-10, the latter promoting Fas ligand-mediated cytotoxicity. Immunology. 2005 May;115(1):118-26.

Ebert EC. Tumour necrosis factor-alpha enhances intraepithelial lymphocyte proliferation and migration. Gut. 1998 May;42(5):650-5.

Eiras P, Leon F, Camarero C, Lombardia M, Roldan E, Bootello A, Roy G. Intestinal intraepithelial lymphocytes contain a CD3- CD7+ subset expressing natural killer markers and a singular pattern of adhesion molecules. Scand J Immunol. 2000 Jul;52(1):1-6.

Eiras P, Roldán E, Camarero C, Olivares F, Bootello A, Roy G. Flow cytometry description of a novel CD3-/CD7+ intraepithelial lymphocyte subset in human duodenal biopsies: potential diagnostic value in coeliac disease. Cytometry. 1998 Apr 15;34(2):95-102.

Ellis A. The genetic epidemiology of coeliac disease. Genet Epidemiol Suppl. 1986;1:267-9.

Ellul P, Vassallo M, Montefort S.Association of asthma and allergic rhinitis with celiac disease. Indian J Gastroenterol. 2005 Nov-Dec;24(6):270-1.

Elmes ME, Jones JG, Stanton MR. Changes in the Paneth cell population of human small intestine assessed by image analysis of the secretory granule area. J Clin Pathol. 1983 Aug;36(8):867-72.

El-Salhy M, Suhr O, Stenling R, Wilander E, Grimelius L. Impact of familial amyloid associated polyneuropathy on duodenal endocrine cells. Gut. 1994 Oct;35(10):1413-8.

Erickson GR, Gimble JM, Franklin DM, Rice HE, Awad H, Guilak F. Chondrogenic potential of adipose tissue-derived stromal cells in vitro and in vivo. Biochem Biophys Res Commun. 2002 Jan 18;290(2):763-9.

Ermacora E, Prampolini L, Tribbia G, Pezzoli G, Gelmetti C, Cucchi G, Tettamanti A, Giunta A, Gianotti F. Long-term follow-up of dermatitis herpetiformis in children. J Am Acad Dermatol. 1986 Jul;15(1):24-30.

Ermak TH, Dougherty EP, Bhagat HR, Kabok Z, Pappo J. Uptake and transport of copolymer biodegradable microspheres by rabbit Peyer's patch M cells. Cell Tissue Res. 1995 Feb;279(2):433-6.

Falchuk ZM, Rogentine GN, Strober W. Predominance of histocompatibility antigen HL-A8 in patients with gluten-sensitive enteropathy. J Clin Invest. 1972 Jun;51(6):1602-5.

Farhadi A, Keshavarzian A, Fields JZ, Jakate S, Shaikh M, Banan A. Reduced immunostaining for c-kit receptors in mucosal mast cells in inflammatory bowel disease. J Gastroenterol Hepatol. 2007 Dec;22(12):2338-43.

Farre C, Esteve M, Curcoy A, Cabré E, Arranz E, Amat LL, Garcia-Tornel S. Hypertransaminasemia in pediatric celiac disease patients and its prevalence as a diagnostic clue. Am J Gastroenterol. 2002 Dec;97(12):3176-81.

Farré C, Humbert P, Vilar P, Varea V, Aldeguer X, Carnicer J, Carballo M, Gassull MA. Serological markers and HLA-DQ2 haplotype among first-degree relatives of celiac patients. Catalonian Coeliac Disease Study Group. Dig Dis Sci. 1999 Nov;44(11):2344-9.

Farrell Richard J. Kelly Ciarán P. Celiac Sprue and Refractory Sprue. Sleisenger & Fordtran: Gastrointestinal and Liver Disease 8e. 2007 101;2277-2306.

Farrell RJ, Kelly CP. Celiac sprue. N Engl J Med. 2002 Jan 17;346(3):180-8.

Farrell, RJ, Kelly, CP. Diagnosis of Celiac Sprue. The American Journal of Gastroenterology. 2001: Vol. 96, No. 12, 3237-3246.

Farstad IN, Halstensen TS, Fausa O, Brandtzaeg P. Do human Peyer's patches contribute to the intestinal intraepithelial gamma/delta T-cell population? Scand J Immunol. 1993 Nov;38(5):451-8.

Fasano A, Berti I, Gerarduzzi T, Not T, Colletti RB, Drago S, Elitsur Y, Green PH, Guandalini S, Hill ID, Pietzak M, Ventura A, Thorpe M, Kryszak D, Fornaroli F, Wasserman SS, Murray JA, Horvath K. Prevalence of celiac disease in at-risk and not-at-risk groups in the United States: a large multicenter study. Arch Intern Med. 2003 Feb 10;163(3):286-92.

Fasano A, Catassi C. Current approaches to diagnosis and treatment of celiac disease: an evolving spectrum. Gastroenterology. 2001 Feb;120(3):636-51.

Fasano A, Not T, Wang W, Uzzau S, Berti I, Tommasini A, Goldblum SE. Zonulin, a newly discovered modulator of intestinal permeability, and its expression in coeliac disease. Lancet. 2000 Apr 29;355(9214):1518-9

Fasano A, Shea-Donohue T. Mechanisms of disease: the role of intestinal barrier function in the pathogenesis of gastrointestinal autoimmune diseases. Nat Clin Pract Gastroenterol Hepatol. 2005 Sep;2(9):416-22.

Feeley KM, Heneghan MA, Stevens FM, McCarthy CF.Lymphocytic gastritis and coeliac disease: evidence of a positive association. J Clin Pathol. 1998 Mar;51(3):207-10.

Fehniger TA, Caligiuri MA. Interleukin 15: biology and relevance to human disease. Blood. 2001 Jan 1;97(1):14-32.

Feighery, C. Coeliac disease. BMJ. 1999; vol: 319: 236-9.

Feldman EJ, Dowling RH, McNaughton J, Peters TJ. Effects of oral versus intravenous nutrition on intestinal adaptation after small bowel resection in the dog. Gastroenterology. 1976 May;70(5 PT.1):712-9.

Ferguson A, Arranz E, O'Mahony S. Clinical and pathological spectrum of coeliac disease--active, silent, latent, potential. Gut. 1993 Feb;34(2):150-1.

Ferguson A, Murray D. Quantitation of intraepithelial lymphocytes in human jejunum. Gut. 1971 Dec;12(12):988-94.

Ferguson A. Intraepithelial lymphocytes of the small intestine. Gut 1977;18:921–37.

Ferguson R, Basu MK, Asquith P, Cooke WT. Jejunal mucosal abnormalities in patients with recurrent aphthous ulceration. Br Med J. 1976 Jan 3;1(6000):11-13.

Fernández-Bañares F, Esteve M, Farré C, Salas A, Alsina M, Casalots J, Espinós J, Forné M, Viver JM. Predisposing HLA-DQ2 and HLA-DQ8 haplotypes of coeliac disease and associated enteropathy in microscopic colitis. Eur J Gastroenterol Hepatol. 2005 Dec;17(12):1333-8.

Fernández-Bañares F, Salas A, Esteve M, Espinós J, Forné M, Viver JM. Collagenous and lymphocytic colitis. evaluation of clinical and histological features, response to treatment, and long-term follow-up. Am J Gastroenterol. 2003 Feb;98(2):340-7.

Fernández-Bañares F, Salas A, Forné M, Esteve M, Espinós J, Viver JM. Incidence of collagenous and lymphocytic colitis: a 5-year population-based study. Am J Gastroenterol. 1999 Feb;94(2):418-23.

Ferreira RC, Forsyth LE, Richman PI, Wells C, Spencer J, MacDonald TT. Changes in the rate of crypt epithelial cell proliferation and mucosal morphology induced by a T-cell-mediated response in human small intestine. Gastroenterology. 1990 May;98(5 Pt 1):1255-63.

Fiocchi C. Inflammatory bowel disease: etiology and pathogenesis. Gastroenterology. 1998 Jul;115(1):182-205.

Fjällskog ML, Lejonklou MH, Oberg KE, Eriksson BK, Janson ET. Expression of molecular targets for tyrosine kinase receptor antagonists in malignant endocrine pancreatic tumors. Clin Cancer Res. 2003 Apr;9(4):1469-73.

Fleckenstein B, Molberg Ø, Qiao SW, Schmid DG, von der Mülbe F, Elgstøen K, Jung G, Sollid LM. Gliadin T cell epitope selection by tissue transglutaminase in celiac disease. Role of enzyme specificity and pH influence on the transamidation versus deamidation process. J Biol Chem. 2002 Sep 13;277(37):34109-16.

Fleckenstein B, Qiao SW, Larsen MR, Jung G, Roepstorff P, Sollid LM. Molecular characterization of covalent complexes between tissue transglutaminase and gliadin peptides. J Biol Chem. 2004 Apr 23;279(17):17607-16.

Flentjar N, Chu PY, Ng AY, Johnstone CN, Heath JK, Ernst M, Hertzog PJ, Pritchard MA. TGF-betaRII rescues development of small intestinal epithelial cells in Elf3-deficient mice. Gastroenterology. 2007 Apr;132(4):1410-9.

Fodil N, Pellet P, Laloux L, Hauptmann G, Theodorou I, Bahram S. MICA haplotypic diversity. Immunogenetics. 1999 Jun;49(6):557-60.

Fogt F, Vortmeyer AO, Goldman H, Giordano TJ, Merino MJ, Zhuang Z. Comparison of genetic alterations in colonic adenoma and ulcerative colitis-associated dysplasia and carcinoma. Hum Pathol. 1998 Feb;29(2):131-6.

Fogt F, Vortmeyer AO, Goldman H, Giordano TJ, Merino MJ, Zhuang Z. Comparison of genetic alterations in colonic adenoma and ulcerative colitis-associated dysplasia and carcinoma. Hum Pathol. 1998 Feb;29(2):131-6.

Folk JE. Mechanism and basis for specificity of transglutaminase-catalyzed epsilon-(gamma-glutamyl) lysine bond formation. Adv Enzymol Relat Areas Mol Biol. 1983;54:1-56.

Forbes S, Vig P, Poulsom R, Thomas H, Alison M. Hepatic stem cells. J Pathol. 2002 Jul;197(4):510-8.

Fornasieri A, Sinico RA, Maldifassi P, Bernasconi P, Vegni M, D'Amico G. IgA-antigliadin antibodies in IgA mesangial nephropathy (Berger's disease). Br Med J (Clin Res Ed). 1987 Jul 11;295(6590):78-80.

Forsberg G, Fahlgren A, Hörstedt P, Hammarström S, Hernell O, Hammarström ML. Presence of bacteria and innate immunity of intestinal epithelium in childhood celiac disease. Am J Gastroenterol. 2004 May;99(5):894-904.

Forsberg G, Hernell O, Melgar S, Israelsson A, Hammarström S, Hammarström ML. Paradoxical coexpression of proinflammatory and down-regulatory cytokines in intestinal T cells in childhood celiac disease. Gastroenterology. 2002 Sep;123(3):667-78.

Fraser JS, Engel W, Ellis HJ, Moodie SJ, Pollock EL, Wieser H, Ciclitira PJ. Coeliac disease: in vivo toxicity of the putative immunodominant epitope. Gut. 2003 Dec;52(12):1698-702.

Freeman H, Lemoyne M, Pare P. Coeliac disease. Best Pract Res Clin Gastroenterol. 2002 Feb;16(1):37-49.

Freeman HJ, Weinstein WM, Shnitka TK, Piercey JR, Wensel RH. Primary abdominal lymphoma. Presenting manifestation of celiac sprue or complicating dermatitis herpetiformis. Am J Med. 1977;**63**:585–594.

Freeman HJ. Biopsy-defined adult celiac disease in Asian-Canadians. Can J Gastroenterol. 2003 Jul;17(7):433-6.

Freeman HJ. Celiac associated autoimmune thyroid disease. A study of 16 patients with overt hypothyroidism. Can J Gastroenterol. 1995;9:242–246.

Freeman HJ. Clinical spectrum of biopsy-defined celiac disease in the elderly. Can J Gastroenterol. 1995;**9**:42–46.

Freeman HJ. Collagenous colitis as the presenting feature of biopsy-defined celiac disease. J Clin Gastroenterol. 2004;38:664–668

Freeman HJ. Collagenous mucosal inflammatory diseases of the gastrointestinal tract. Gastroenterology. 2005;129:338–350.

Freeman HJ. Hepatobiliary and pancreatic disorders in celiac disease. World J Gastroenterol. 2006 Mar 14;12(10):1503-8.

Freeman HJ. Lymphoproliferative and intestinal malignancies in 214 patients with biopsy-defined celiac disease. J Clin Gastroenterol. 2004;**38**:429–434.

Freeman HJ. Pancreatic endocrine and exocrine changes in celiac disease. World J Gastroenterol. 2007;13:6344–6346.

Frey A, Giannasca KT, Weltzin R, Giannasca PJ, Reggio H, Lencer WI, Neutra MR. Role of the glycocalyx in regulating access of microparticles to apical plasma membranes of intestinal epithelial cells: implications for microbial attachment and oral vaccine targeting. J Exp Med. 1996 Sep 1;184(3):1045-59.

Friedman SL. Mechanisms of hepatic fibrogenesis. Gastroenterology 2008, 134:1655-1669.

Friis S, Dabelsteen E, Sjöström H, Norén O, Jarnum S. Gliadin uptake in human enterocytes. Differences between coeliac patients in remission and control individuals. Gut. 1992 Nov;33(11):1487-92.

Friis SU, Gudmand-Høyer E. Screening for coeliac disease in adults by simultaneous determination of IgA and IgG gliadin antibodies. Scand J Gastroenterol. 1986 Nov;21(9):1058-62.

Fritsch C, Simon-Assmann P, Kedinger M, Evans GS. Cytokines modulate fibroblast phenotype and epithelial-stroma interactions in rat intestine. Gastroenterology. 1997 Mar;112(3):826-38.

Fry L, Seah PP, Harper PG, Hoffbrand AV, McMinn RM. The small intestine in dermatitis herpetiformis. J Clin Pathol. 1974 Oct;27(10):817-24.

Fry L, Seah PP, McMinn RM, Hoffbrand AV. Lymphocytic infiltration of epithelium in diagnosis of gluten-sensitive enteropathy. Br Med J. 1972 Aug 12;3(5823):371-4.

Fuchs E, Gould E. Mini-review: in vivo neurogenesis in the adult brain: regulation and functional implications. Eur J Neurosci. 2000 Jul;12(7):2211-4.

Fujimura Y. Functional morphology of microfold cells (M cells) in Peyer's patches--phagocytosis and transport of BCG by M cells into rabbit Peyer's patches. Gastroenterol Jpn. 1986 Aug;21(4):325-35..

Fuller CE, Davies RP, Williams GT, Williams ED. Crypt restricted heterogeneity of goblet cell mucus glycoprotein in histologically normal human colonic mucosa: a potential marker of somatic mutation. Br J Cancer. 1990 Mar;61(3):382-4.

Fundia A, Gomez JC, Maurino E, Boerr L, Bai JC, Larripa I, Slavutsky I. Chromosome instability in untreated adult celiac disease patients. Acta Paediatr Suppl 1996;412.82-84.

Fundia AF, Gonzalez Cid MB, Bai J, Gómez JC, Mazure R, Vazquez H, Larripa I, Slavutsky I. Chromosome instability in lymphocytes from patients with celiac disease. Clin Genet 1994;45:57-61.

Furuya K, Furuya S, Yamagishi S. Intracellular calcium responses and shape conversions induced by endothelin in cultured subepithelial fibroblasts of rat duodenal villi. Pflugers Arch. 1994 Sep;428(2):97-104.

Furuya S, Furuya K. Characteristics of cultured subepithelial fibroblasts of rat duodenal villi. Anat Embryol (Berl). 1993 Jun;187(6):529-38.

Furuya S, Naruse S, Nakayama T, Nokihara K. 125I-endothelin binds to fibroblasts beneath the epithelium of rat small intestine. J Electron Microsc (Tokyo). 1990;39(4):264-8.

Gabbiani G. The cellular derivation and the life span of the myofibroblast. Pathol Res Pract. 1996 Jul;192(7):708-11.

Gale J, Simmonds PD, Mead GM, Sweetenham JW, Wright DH. Enteropathy-type intestinal T-cell lymphoma: clinical features and treatment of 31 patients in a single center. J Clin Oncol. 2000 Feb;18(4):795-803.

Galli R, Borello U, Gritti A, Minasi MG, Bjornson C, Coletta M, Mora M, De Angelis MG, Fiocco R, Cossu G, Vescovi AL. Skeletal myogenic potential of human and mouse neural stem cells. Nat Neurosci. 2000 Oct;3(10):986-91.

Gangadharan D, Lambolez F, Attinger A, Wang-Zhu Y, Sullivan BA, Cheroutre H. Identification of pre- and postselection TCRalphabeta+ intraepithelial lymphocyte precursors in the thymus. Immunity. 2006 Oct;25(4):631-41.

Garampazzi A, Rapa A, Mura S, Capelli A, Valori A, Boldorini R, Oderda G. Clinical pattern of celiac disease is still changing. J Pediatr Gastroenterol Nutr. 2007 Nov;45(5):611-4.

Garat H, Ecoiffier M, Ollier S, Juchet H, Arlet P. [Apropos of rheumatic manifestations of celiac disease: a case of Horton disease?] Presse Med. 1996 Jan 6-13;25(1):39.

Gardner RL, Beddington RS. Multi-lineage 'stem' cells in the mammalian embryo. J Cell Sci Suppl. 1988;10:11-27.

Garside P, Mowat AM, Khoruts A. Oral tolerance in disease. Gut. 1999 Jan;44(1):137-42.

Gasbarrini G, Ciccocioppo R, De Vitis I, Corazza GR; Club del Tenue Study Group. Coeliac Disease in the Elderly. A multicentre Italian study. Gerontology. 2001 Nov-Dec;47(6):306-10.

Gass J, Ehren J, Strohmeier G, Isaacs I, Khosla C. Fermentation, purification, formulation, and pharmacological evaluation of a prolyl endopeptidase from Myxococcus xanthus: implications for Celiac Sprue therapy. Biotechnol Bioeng. 2005 Dec 20;92(6):674-84.

Gazit V, Tasher D, Hanukoglu A, Landau Z, Ben-Yehuda Y, Somekh E, Dalal I. Atopy in children and adolescents with insulin-dependent diabetes mellitus. Isr Med Assoc J. 2008 Dec;10(12):858-61.

Gebert A, al-Samir K, Werner K, Fassbender S, Gebhard A. The apical membrane of intestinal brush cells possesses a specialised, but species-specific, composition of glycoconjugates--on-section and in vivo lectin labelling in rats, guinea-pigs and mice. Histochem Cell Biol. 2000 May;113(5):389-99.

Gebert A, Fassbender S, Werner K, Weissferdt A. The development of M cells in Peyer's patches is restricted to specialized dome-associated crypts. Am J Pathol. 1999 May;154(5):1573-82.

Gebert A. Identification of M-cells in the rabbit tonsil by vimentina immunohistochemistry and in vivo protein transport. Histochem Cell Biol. 1995 Sep;104(3):211-20.

Gebhard A, Gebert A. Brush cells of the mouse intestine possess a specialized glycocalyx as revealed by quantitative lectin histochemistry. Further evidence for a sensory function. J Histochem Cytochem. 1999 Jun;47(6):799-808.

Gee S. On the coeliac affection. St Barth Hosp Rep 24:17, 1888.

Giangreco E, D'agate C, Barbera C, Puzzo L, Aprile G, Naso P, Bonanno G, Russo FP, Nicoletti A, Incarbone S, Trama G, Russo A. Prevalence of celiac disease in adult patients with refractory functional dyspepsia: value of routine duodenal biopsy. World J Gastroenterol. 2008 Dec 7;14(45):6948-53.

Giannasca PJ, Giannasca KT, Falk P, Gordon JI, Neutra MR. Regional differences in glycoconjugates of intestinal M cells in mice: potential targets for mucosal vaccines. Am J Physiol. 1994 Dec;267(6 Pt 1):G1108-21.

Giordano L, Valotti M, Bosetti A, Accorsi P, Caimi L, Imberti L.Celiac disease-related antibodies in Italian children with epilepsy. Pediatr Neurol. 2009 Jul;41(1):34-6.

Gjertsen HA, Sollid LM, Ek J, Thorsby E, Lundin KE. T cells from the peripheral blood of coeliac disease patients recognize gluten antigens when presented by HLA-DR, -DQ, or -DP molecules. Scand J Immunol. 1994 Jun;39(6):567-74.

Godkin A, Friede T, Davenport M, Stevanovic S, Willis A, Jewell D, Hill A, Rammensee HG. Use of eluted peptide sequence data to identify the binding characteristics of peptides to the insulin-dependent diabetes susceptibility allele HLA-DQ8 (DQ 3.2). Int Immunol. 1997 Jun;9(6):905-11.

Goetzl EJ, Banda MJ, Leppert D. Matrix metalloproteinases in immunity. J Immunol. 1996 Jan 1;156(1):1-4.

Goi T, Yamaguchi A, Nakagawara G, Urano T, Shiku H, Furukawa K. Reduced expression of deleted colorectal carcinoma (DCC) protein in established colon cancers. Br J Cancer. 1998;77(3):466-71.

Goi T, Yamaguchi A, Nakagawara G, Urano T, Shiku H, Furukawa K. Reduced expression of deleted colorectal carcinoma (DCC) protein in established colon cancers. Br J Cancer. 1998;77(3):466-71.

Goldman H, Antonioli DA. Mucosal biopsy of the rectum, colon, and distal ileum. Hum Pathol. 1982 Nov;13(11):981-1012.

Goldstein NS, Gyorfi T. Focal lymphocytic colitis and collagenous colitis: patterns of Crohn's colitis? Am. J. Surg. Pathol. 1999; 23; 1075–1081.

Goldstein NS, Underhill J. Morphologic features suggestive of gluten sensitivity in architecturally normal duodenal biopsy specimens. Am J Clin Pathol. 2001 Jul;116(1):63-71.

Goldstein NS. Non-gluten sensitivity-related small bowel villous flattening with increased intraepithelial lymphocytes: not all that flattens is celiac sprue. Am J Clin Pathol 2004;121:546–550.

Goldstein NS. Proximal small-bowel mucosal villous intraepithelial lymphocytes. Histopathology 2004;44: 199–205.

Gordon JI, Schmidt GH, Roth KA. Studies of intestinal stem cells using normal, chimeric, and transgenic mice. FASEB J. 1992 Sep;6(12):3039-50.

Goulet O, Kedinger M, Brousse N, Cuenod B, Colomb V, Patey N, de Potter S, Mougenot JF, Canioni D, Cerf-Bensussan N, et al. Intractable diarrhea of infancy with epithelial and basement membrane abnormalities. J Pediatr. 1995 Aug;127(2):212-9.

Graham MF, Diegelmann RF, Elson CO, Bitar KN, Ehrlich HP. Isolation and culture of human intestinal smooth muscle cells. Proc Soc Exp Biol Med. 1984 Sep;176(4):503-7.

Greco L, Babron MC, Corazza GR, Percopo S, Sica R, Clot F, Fulchignoni-Lataud MC, Zavattari P, Momigliano-Richiardi P, Casari G, Gasparini P, Tosi R, Mantovani V, De Virgiliis S, Iacono G, D'Alfonso A, Selinger-Leneman H, Lemainque A, Serre JL, Clerget-Darpoux F. Existence of a genetic risk factor on chromosome 5q in Italian coeliac disease families. Ann Hum Genet. 2001 Jan;65(Pt 1):35-41.

Greco L, Corazza G, Babron MC, Clot F, Fulchignoni-Lataud MC, Percopo S, Zavattari P, Bouguerra F, Dib C, Tosi R, Troncone R, Ventura A, Mantavoni W, Magazzù G, Gatti R, Lazzari R, Giunta A, Perri F, Iacono G, Cardi E, de Virgiliis S, Cataldo F, De Angelis G, Musumeci S, Clerget-Darpoux F, et al. Genome search in celiac disease. Am J Hum Genet. 1998 Mar;62(3):669-75.

Greco L, De Seta L, D'Adamo G, Baldassarre C, Mayer M, Siani P, Lojodice D. Atopy and coeliac disease: bias or true relation? Acta Paediatr Scand. 1990 Jun-Jul;79(6-7):670-4.

Green PA, Wollaeger EE. The clinical behavior of sprue in the United States. Gastroenterology. 1960;**38**:399–418.

Green PH, Cellier C. Celiac disease. N Engl J Med. 2007 Oct 25;357(17):1731-43.

Green PH, Fleischauer AT, Bhagat G, Goyal R, Jabri B, Neugut AI. Risk of malignancy in patients with celiac disease. Am J Med. 2003 Aug 15;115(3):191-5.

Green PH, Jabri B. Celiac disease and other precursors to small bowel malignancy. Gastroenterol Clin North Am 2002;31:625-639

Green PH, Jabri B. Celiac disease. Annu Rev Med. 2006;57:207-21.

Green PH, Jabri B. Coeliac disease. Lancet. 2003 Aug 2;362(9381):383-91.

Green PH, Rostami K, Marsh MN. Diagnosis of coeliac disease. Best Pract Res Clin Gastroenterol. 2005 Jun;19(3):389-400.

Green PH. The many faces of celiac disease: clinical presentation of celiac disease in the adult population. Gastroenterology. 2005 Apr;128(4 Suppl 1):S74-8.

Green PHR, Stavropoulos SN, Panagi SG, Goldstein SL, Mcmahon DJ, Absan H, Neugut AI. Characteristics of adult celiac disease in the USA: results of a national survey. Am J Gastroenterol. 2001 Jan;96(1):126-31.

Green, S.T., Ng, J.P. & Chan-Lam, D. Insulindependent diabetes mellitus, myasthenia gravis, pernicious anaemia, autoimmune thyroiditis and autoimmune adrenalitis in a single patients. Scot Med J 1988, 33: 213-214.

Greenberg CS, Birckbichler PJ, Rice RH. Transglutaminases: multifunctional cross-linking enzymes that stabilize tissues. FASEB J. 1991 Dec;5(15):3071-7.

Greenberg DA, Hodge SE, Rotter JI. Evidence for recessive and against dominant inheritance at the HLA-"linked" locus in coeliac disease. Am J Hum Genet. 1982 Mar;34(2):263 77.

Greenwood JH, Austin LL, Dobbins WO 3rd. In vitro characterization of human intestinal intraepithelial lymphocytes. Gastroenterology. 1983 Nov;85(5):1023-35.

Gregorieff A, Clevers H. Wnt signaling in the intestinal epithelium: from endoderm to cancer. Genes Dev. 2005 Apr 15;19(8):877-90.

Grisolano SW, Oxentenko AS, Murray JA, Burgart LJ, Dierkhising RA, Alexander JA. The usefulness of routine small bowel biopsies in evaluation of iron defi ciency anemia. J Clin Gastroenterol 2004; 38: 756-760

Grodzinsky E, Franzen L, Hed J, Ström M. High prevalence of celiac disease in healthy adults revealed by antigliadin antibodies. Ann Allergy. 1992 Jul;69(1):66-70.

Grodzinsky E, Jansson G, Skogh T, Stenhammar L, Fälth-Magnusson K. Anti-endomysium and anti-gliadin antibodies as serological markers for celiac disease in childhood: a clinical study to develop a practical routine. Acta Paediatr. 1995 Mar;84(3):294-8..

Groh V, Bahram S, Bauer S, Herman A, Beauchamp M, Spies T. Cell stress-regulated human major histocompatibility complex class I gene expressed in gastrointestinal epithelium. Proc Natl Acad Sci U S A. 1996 Oct 29;93(22):12445-50.

Groh V, Steinle A, Bauer S, Spies T. Recognition of stress-induced MHC molecules by intestinal epithelial gammadelta T cells. Science. 1998 Mar 13;279(5357):1737-40.

Groszer M, Erickson R, Scripture-Adams DD, Lesche R, Trumpp A, Zack JA, Kornblum HI, Liu X, Wu H. Negative regulation of neural stem/progenitor cell proliferation by the Pten tumor suppressor gene in vivo. Science. 2001 Dec 7;294(5549):2186-9.

Grover R, Puri AS, Aggarwal N, Sakhuja P. Familial prevalence among first-degree relatives of celiac disease in North India. Dig Liver Dis. 2007 Oct;39(10):903-7.

Gu D, Sarvetnick N. A transgenic model for studying islet development. Recent Prog Horm Res. 1994;49:161-5.

Gu D, Sarvetnick N. Epithelial cell proliferation and islet neogenesis in IFN-g transgenic mice. Development. 1993 May;118(1):33-46.

Guarino A, Spagnuolo MI, Russo S et al. Etiology and risk factors of severe and protracted diarrhea. J. Pediatr. Gastroenterol. Nutr. 1995; 20; 173–178.

Guilarte M, Santos J, de Torres I, Alonso C, Vicario M, Ramos L, Martínez C, Casellas F, Saperas E, Malagelada JR. Diarrhoea-predominant IBS patients show mast cell activation and hyperplasia in the jejunum. Gut. 2007 Feb;56(2):203-9.

Gupta D, Mirza N. Systemic lupus erythematosus, celiac disease and antiphospholipid antibody syndrome: a rare association. Rheumatol Int. 2008 Sep;28(11):1179-80.

Gütgemann I, Fahrer AM, Altman JD, Davis MM, Chien YH. Induction of rapid T cell activation and tolerance by systemic presentation of an orally administered antigen. Immunity. 1998 Jun;8(6):667-73.

Haegebarth A, Bie W, Yang R, Crawford SE, Vasioukhin V, Fuchs E, Tyner AL. Protein tyrosine kinase 6 negatively regulates growth and promotes enterocyte differentiation in the small intestine. Mol Cell Biol. 2006 Jul;26(13):4949-57.

Haffen K, Kedinger M, Simon-Assmann P. Mesenchyme-dependent differentiation of epithelial progenitor cells in the gut. J Pediatr Gastroenterol Nutr. 1987 Jan-Feb;6(1):14-23.

Hallert C, Gotthard R, Norrby K, Walan A. On the prevalence of adult coeliac disease in Sweden. Scand J Gastroenterol. 1981;**16**:257–261.

Hällström O. Comparison of IgA-class reticulin and endomysium antibodies in coeliac disease and dermatitis herpetiformis. Gut. 1989 Sep;30(9):1225-32.

Halstensen TS, Brandtzaeg P. Activated T lymphocytes in the celiac lesion: non-proliferative activation (CD25) of CD4+ alpha/beta cells in the lamina propria but proliferation (Ki-67) of alpha/beta and gamma/delta cells in the epithelium. Eur J Immunol. 1993 Feb;23(2):505-10.

Halstensen TS, Farstad IN, Scott H, Fausa O, Brandtzaeg P. Intraepithelial TcR alpha/beta+ lymphocytes express CD45RO more often than the TcR gamma/delta+ counterparts in coeliac disease. Immunology. 1990 Dec;71(4):460-6.

Halstensen TS, Scott H, Brandtzaeg P. Human CD8+ intraepithelial T lymphocytes are mainly CD45RA-RB+ and show increased co-expression of CD45R0 in celiac disease. Eur J Immunol. 1990 Aug;20(8):1825-30.

Halstensen TS, Scott H, Brandtzaeg P. Intraepithelial T cells of the TcR gamma/delta+ CD8- and V delta 1/J delta 1+ phenotypes are increased in celiac disease. Scand J Immunol. 1989 Dec;30(6):665-72.

Halstensen TS, Scott H, Fausa O, Brandtzaeg P. Gluten stimulation of coeliac mucosa in vitro induces activation (CD25) of lamina propria CD4+ T cells and macrophages but no crypt-cell hyperplasia. Scand J Immunol. 1993 Dec;38(6):581-90.

Halttunen T, Mäki M. Serum immunoglobulin A from patients with celiac disease inhibits human T84 intestinal crypt epithelial cell differentiation.Gastroenterology. 1999 Mar;116(3):566-72.

Ham AW. Histology 6th edn. Philadelphia: JB Lippincott, 1969:691–701.

Hamburger AW, Salmon SE. Primary bioassay of human tumor stem cells. Science. 1977 Jul 29;197(4302):461-3.

Hanby AM, Chinery R, Poulsom R, Playford RJ, Pignatelli M. Downregulation of E-cadherin in the reparative epithelium of the human gastrointestinal tract. Am J Pathol. 1996 Mar;148(3):723-9.

Hanby AM, Chinery R, Poulsom R, Playford RJ, Pignatelli M. Downregulation of E-cadherin in the reparative epithelium of the human gastrointestinal tract. Am J Pathol. 1996 Mar;148(3):723-9.

Haramis AP, Begthel H, van den Born M, van Es J, Jonkheer S, Offerhaus GJ, Clevers H. De novo crypt formation and juvenile polyposis on BMP inhibition in mouse intestine. Science. 2004 Mar 12;303(5664):1684-6. Haxhija EQ, Yang H, Spencer AU, Sun X, Teitelbaum DH. Influence of the site of small bowel resection on intestinal epithelial cell apoptosis. Pediatr Surg Int. 2006 Jan;22(1):37-42.

Hardin JA. Dendritic cells: potential triggers of autoimmunity and targets for therapy. Ann Rheum 2005; 64:86–90.

Hardoff D, Levanon D, Gitay H, Nir I. Evaluation of microvilli in gluten-sensitive enteropathy by means of scanning and transmission electron microscopy. J Pediatr Gastroenterol Nutr. 1986 Jul-Aug;5(4):560-4.

Harris RG, Herzog EL, Bruscia EM, Grove JE, Van Arnam JS, Krause DS. Lack of a fusion requirement for development of bone marrow-derived epithelia. Science. 2004 Jul 2;305(5680):90-3.

Harrison DE, Zhong RK. The same exhaustible multilineage precursor produces both myeloid and lymphoid cells as early as 3-4 weeks after marrow transplantation. Proc Natl Acad Sci U S A. 1992 Nov 1;89(21):10134-8.

Hasan M, Hay F, Sircus W, Ferguson A. Nature of the inflammatory cell infiltrate in duodenitis. J. Clin. Pathol. 1983;36; 280–288.

Hasan M, Sircus W, Ferguson A. Duodenal mucosal architecture in non-specific and ulcer-associated duodenitis. Gut 1981; 22; 637–641.

Hausch F, Shan L, Santiago NA, Gray GM, Khosla C. Intestinal digestive resistance of immunodominant gliadin peptides. Am J Physiol Gastrointest Liver Physiol. 2002 Oct;283(4):G996-G1003.

Haussmann J, Sekar A. Chronic urticaria: a cutaneous manifestation of celiac disease. Can J Gastroenterol. 2006 Apr;20(4):291-3.

Hautekeete ML, DeClerck LS, Stevens WJ. Chronic urticaria associated with coeliac disease. Lancet. 1987 Jan 17;1(8525):157.

Haxhija EQ, Yang H, Spencer AU, Sun X, Teitelbaum DH. Intestinal epithelial cell proliferation is dependent on the site of massive small bowel resection. Pediatr Surg Int. 2007 May;23(5):379-90.

Hayat M, Cairns A, Dixon MF, O'Mahony S. Quantitation of intraepithelial lymphocytes in human duodenum: what is normal? J Clin Pathol. 2002 May;55(5):393-4.

Hayat M, Cairns A, O'Mahony S, et al. Quantitation of intra-epithelial lymphocytes in duodenal mucosa: what is normal [abstract]? Gut 2000;**46**(suppl I):A90.

Hayday A, Theodoridis E, Ramsburg E, Shires J. Intraepithelial lymphocytes:exploring the Third Way in immunology. Nat Immunol. 2001 Nov;2(11):997-1003.

Hayday, A. gd cells in coeliac disease. In Coeliac disease: proceedings of the Seventh International Symposium on Coeliac Disease. September 5–7, 1996. Tampere, Finland. M. Maki, P. Collin, and J.K. Visakorpi, editors. Coeliac Disease Study Group, Institute of Medical Technology, University of Tampere. Tampere, Finland. 1997; 311–320.

He XC, Yin T, Grindley JC, Tian Q, Sato T, Tao WA, Dirisina R, Porter-Westpfahl KS, Hembree M, Johnson T, Wiedemann LM, Barrett TA, Hood L, Wu H, Li L. PTEN-deficient intestinal stem cells initiate intestinal polyposis. Nat Genet. 2007 Feb;39(2):189-98.

He XC, Zhang J, Tong WG, Tawfik O, Ross J, Scoville DH, Tian Q, Zeng X, He X, Wiedemann LM, Mishina Y, Li L. BMP signaling inhibits intestinal stem cell self-renewal through suppression of Wnt-beta-catenin signaling. Nat Genet. 2004 Oct;36(10):1117-21.

Heath JP. Epithelial cell migration in the intestine. Cell Biol Int. 1996 Feb;20(2):139-46.

Heatley RV. The gastrointestinal mast cell. Scand J Gastroenterol. 1983 May;18(4):449-53.

Heinrich MC. Is KIT an important therapeutic target in small cell lung cancer? Clin Cancer Res. 2003 Dec 1;9(16 Pt 1):5825-8.

Helmrath MA, Fong JJ, Dekaney CM, Henning SJ. Rapid expansion of intestinal secretory lineages following a massive small bowel resection in mice. Am J Physiol Gastrointest Liver Physiol. 2007 Jan;292(1):G215-22.

Helmrath MA, VanderKolk WE, Can G, Erwin CR, Warner BW. Intestinal adaptation following massive small bowel resection in the mouse. J Am Coll Surg. 1996 Nov;183(5):441-9.

Hemminki K, Li X, Sundquist J, Sundquist K. Subsequent Autoimmune or Related Disease in Asthma Patients: Clustering of Diseases or Medical Care? Ann Epidemiol. 2009 Dec 24

Hemminki K, Li X, Sundquist J, Sundquist K. Subsequent autoimmune or related disease in asthma patients: clustering of diseases or medical care? Ann Epidemiol. 2010 Mar;20(3):217-22.

Henderson KN, Tye-Din JA, Reid HH, Chen Z, Borg NA, Beissbarth T, Tatham A, Mannering SI, Purcell AW, Dudek NL, van Heel DA, McCluskey J, Rossjohn J, Anderson RP. A structural and immunological basis for the role of human leukocyte antigen DQ8 in celiac disease. Immunity. 2007 Jul;27(1):23-34.

Hendry JH, Potten CS, Chadwick C, Bianchi M. Cell death (apoptosis) in the mouse small intestine after low doses: effects of dose-rate, 14.7 MeV neutrons, and 600 MeV (maximum energy) neutrons. Int J Radiat Biol Relat Stud Phys Chem Med. 1982 Dec;42(6):611-20.

Hermiston ML, Green RP, Gordon JI. Chimeric-transgenic mice represent a powerful tool for studying how the proliferation and differentiation programs of intestinal epithelial cell lineages are regulated. Proc Natl Acad Sci U S A. 1993 Oct 1;90(19):8866-70.

Hertzog, A.J. The paneth Cell. Am J Path. 1937;13:351-360

Hervonen K, Hakanen M, Kaukinen K, Collin P, Reunala T. First-degree relatives are frequently affected in coeliac disease and dermatitis herpetiformis. Scand J Gastroenterol. 2002 Jan;37(1):51-5.

Hill ID, Bhatnagar S, Cameron DJ, De Rosa S, Maki M, Russell GJ, Troncone R. Celiac disease: Working Group Report of the First World Congress of Pediatric Gastroenterology, Hepatology, and Nutrition. J Pediatr Gastroenterol Nutr. 2002;35 Suppl 2:S78-88.

Hill ME, Asa SL, Drucker DJ. Essential requirement for Pax6 in control of enteroendocrine proglucagon gene transcription. Mol Endocrinol. 1999 Sep;13(9):1474-86.

Hill PG, Holmes GK. Coeliac disease: a biopsy is not always necessary for diagnosis. Aliment Pharmacol Ther. 2008 Apr 1;27(7):572-7.

Hinterleitner TA, Saada JI, Berschneider HM, Powell DW, Valentich JD. IL-1 stimulates intestinal myofibroblast COX gene expression and augments activation of Cl- secretion in T84 cells. Am J Physiol. 1996 Oct;271(4 Pt 1):C1262-8.

Höcker M, Wiedenmann B. Molecular mechanisms of enteroendocrine differentiation. Ann N Y Acad Sci. 1998 Nov 17;859:160-74.

Hodgson HJ, Davies RJ, Gent AE. Atopic disorders and adult coeliac disease. Lancet. 1976 Jan 17;1(7951):115-7.

Höfer D, Drenckhahn D. Cytoskeletal markers allowing discrimination between brush cells and other epithelial cells of the gut including enteroendocrine cells. Histochem Cell Biol. 1996 May;105(5):405-12.

Hoffenberg EJ, MacKenzie T, Barriga KJ, Eisenbarth GS, Bao F, Haas JE, Erlich H, Bugawan Tl T, Sokol RJ, Taki I, Norris JM, Rewers M. A prospective study of the incidence of childhood celiac disease. J Pediatr. 2003 Sep;143(3):308-14.

Högberg L, Laurin P, Fälth-Magnusson K, Grant C, Grodzinsky E, Jansson G, Ascher H, Browaldh L, Hammersjö JA, Lindberg E, Myrdal U, Stenhammar L. Oats to children with newly diagnosed coeliac disease: a randomised double blind study. Gut. 2004 May;53(5):649-54.

Holden W, Orchad T, Woodsworth P. Enteropathic arthritis. Rheum Dis Clin North Am 2003;3:513–530.

Holm KH. Correlation of HLA-DR alleles to jejunal mucosal morphology in healthy first-degree relatives of celiac disease patients. Eur J Gastroenterol Hepatol 1993; 5: 35-9.

Holmes GK, Prior P, Lane MR, Pope D, Allan RN. Malignancy in coeliac disease--effect of a gluten free diet. Gut. 1989 Mar;30(3):333-8.

Holmes GK, Prior P, Lane MR, Pope D, Allan RN. Malignancy in coeliac disease--effect of a gluten free diet. Gut. 1989 Mar;30(3):333-8.

Holopainen P, Arvas M, Sistonen P, Mustalahti K, Collin P, Mäki M, Partanen J. CD28/CTLA4 gene region on chromosome 2q33 confers genetic susceptibility to celiac disease. A linkage and family-based association study. Tissue Antigens. 1999 May;53(5):470-5.

Holstein A, Burmeister J, Plaschke A, Rosemeier D, Widjaja A, Egberts EH. Autoantibody profiles in microscopic colitis. J Gastroenterol Hepatol. 2006 Jun;21(6):1016-20.

Hopper AD, Cross SS, Sanders DS. Patchy villous atrophy in adult patients with suspected gluten-sensitive enteropathy: is a multiple duodenal biopsy strategy appropriate? Endoscopy. 2008 Mar;40(3):219-24.

Horie K, Fujita J, Takakura K, Kanzaki H, Suginami H, Iwai M, Nakayama H, Mori T. The expression of c-kit protein in human adult and fetal tissues. Hum Reprod. 1993 Nov;8(11):1955-62.

Horiuchi K, Naito I, Nakano K, Nakatani S, Nishida K, Taguchi T, Ohtsuka A. Three-dimensional ultrastructure of the brush border glycocalyx in the mouse small intestine: a high resolution scanning electron microscopic study. Arch Histol Cytol. 2005;68(1):51-6.

Horváth K, Nagy L, Horn G, Simon K, Csiszár K, Bodánszky H. Intestinal mast cells and neutrophil chemotactic activity of serum following a single challenge with gluten in celiac children on a gluten-free diet. J Pediatr Gastroenterol Nutr. 1989 Oct;9(3):276-80

Houlston RS, Tomlinson IP, Ford D, Seal S, Marossy AM, Ferguson A, Holmes GK, Hosie KB, Howdle PD, Jewell DP, Godkin A, Kerr GD, Kumar P, Logan RF, Love AH, Johnston S, Marsh MN, Mitton S, O'Donoghue D, Roberts A, Walker-Smith JA, Stratton MF. Linkage analysis of candidate regions for coeliac disease genes. Hum Mol Genet. 1997 Aug;6(8):1335-9.

Howdle PD, Blair Zajdel ME, Smart CJ, Trejdosiewicz LK, Blair GE, Losowky MS. Lack of a serologic response to an E1B protein of adenovirus 12 in celiac disease. Scand J Gastroenterol. 1989 Apr;24(3):282-6.

Howell MD, Austin RK, Kelleher D, Nepom GT, Kagnoff MF. An HLA-D region restriction fragment length polymorphism associated with celiac disease. J Exp Med. 1986 Jul 1;164(1):333-8.

Hozyasz KK. [Coeliac disease and cigarette smoking]. Przegl Lek. 2005;62(10):1171-2.

Huang Y, Lu MQ, Li H, Xu C, Yi SH, Chen GH. Occurrence of cGMP/nitric oxide-sensitive store-operated calcium entry in fibroblasts and its effect on matrix metalloproteinase secretion. World J Gastroenterol 2006, 12:5483-5489.

Hüe S, Mention JJ, Monteiro RC, Zhang S, Cellier C, Schmitz J, Verkarre V, Fodil N, Bahram S, Cerf-Bensussan N, Caillat-Zucman S. A direct role for NKG2D/MICA interaction in villous atrophy during celiac disease. Immunity. 2004 Sep;21(3):367-77.

Hugon J, Borgers M. Fine structural localization of acid and alkaline phosphatase activities in the absorbing cells of the duodenum of rodents. Histochemie. 1968;12(1):42-66.

Hugon J, Borgers M. Fine structural localization of lysosomal enzymes in the absorbing cells of the duodenal mucosa of the mouse. J Cell Biol. 1967 Apr;33(1):212-8.

Huguet JM, Ruiz L, Durá AB, Latorre M, Medina E. Hypertransaminasemia in adult celiac disease Gastroenterol Hepatol. 2007 Aug-Sep;30(7):427-8.

Hunt KA, Monsuur AJ, McArdle WL, Kumar PJ, Travis SP, Walters JR, Jewell DP, Strachan DP, Playford RJ, Wijmenga C, van Heel DA. Lack of association of MYO9B genetic variants with coeliac disease in a British cohort. Gut. 2006 Jul;55(7):969-72.

Hunt KA, Zhernakova A, Turner G, Heap GA, Franke L, Bruinenberg M, Romanos J, Dinesen LC, Ryan AW, Panesar D, Gwilliam R, Takeuchi F, McLaren WM, Holmes GK, Howdle PD, Walters JR, Sanders DS, Playford RJ, Trynka G, Mulder CJ, Mearin ML, Verbeek WH, Trimble V, Stevens FM, O'Morain C, Kennedy NP, Kelleher D, Pennington DJ, Strachan DP, McArdle WL, Mein CA, Wapenaar MC, Deloukas P, McGinnis R, McManus R, Wijmenga C, van Heel DA. Newly identified genetic risk variants for celiac disease related to the immune response. Nat Genet. 2008 Apr;40(4):395-402.

Huntly BJ, Shigematsu H, Deguchi K, Lee BH, Mizuno S, Duclos N, Rowan R, Amaral S, Curley D, Williams IR, Akashi K, Gilliland DG. MOZ-TIF2, but not BCR-ABL, confers properties of leukemic stem cells to committed murine hematopoietic progenitors. Cancer Cell. 2004 Dec;6(6):587-96.

Hvatum M, Scott H, Brandtzaeg P. Serum IgG subclass antibodies to a variety of food antigens in patients with coeliac disease. Gut. 1992 May;33(5):632-8.

Ianus A, Holz GG, Theise ND, Hussain MA. In vivo derivation of glucose-competent pancreatic endocrine cells from bone marrow without evidence of cell fusion. J Clin Invest. 2003 Mar;111(6):843-50.

Ijiri K, Potten CS. The re-establishment of hypersensitive cells in the crypts of irradiated mouse intestine. Int J Radiat Biol Relat Stud Phys Chem Med. 1984 Nov;46(5):609-23.

Iltanen S, Collin P, Korpela M, Holm K, Partanen J, Polvi A, Mäki M. Celiac disease and markers of celiac disease latency in patients with primary Sjögren's syndrome. Am J Gastroenterol. 1999 Apr;94(4):1042-6.

Isaacson P, Judd MA. Carcinoembryonic antigen (CEA) in the normal human small intestine: a light and electron microscopic study. Gut. 1977 Oct;18(10):786-91.

Isaacson PG, Du MQ. Gastrointestinal lymphoma: where morphology meets molecular biology. J Pathol 2005;205:255-274

Isaacson PG. Relation between cryptic intestinal lymphoma and refractory sprue. Lancet. 2000 Jul 15;356(9225):178-9.

Itoh H, Inoue N, Podolsky DK. Goblet-cell-specific transcription of mouse intestinal trefoil factor gene results from collaboration of complex series of positive and negative regulatory elements. Biochem J. 1999 Jul 15;341 (Pt 2):461-72.

Ivarsson A, Hernell O, Nystrom L, Persson LA. Children born in the summer have increased risk for coeliac disease. J Epidemiol Community Health. 2003 Jan;57(1):36-9.

Ivarsson A, Persson LA, Hernell O. Does breast-feeding affect the risk for coeliac disease? Adv Exp Med Biol. 2000;478:139-49.

Ivarsson A, Persson LA, Nyström L, Ascher H, Cavell B, Danielsson L, Dannaeus A, Lindberg T, Lindquist B, Stenhammar L, Hernell O. Epidemic of coeliac disease in Swedish children. Acta Paediatr. 2000 Feb;89(2):165-71.

Ivarsson A, Persson LA, Nyström L, Hernell O. The Swedish coeliac disease epidemic with a prevailing twofold higher risk in girls compared to boys may reflect gender specific risk factors. Eur J Epidemiol. 2003;18(7):677-84.

Jabri B, de Serre NP, Cellier C, Evans K, Gache C, Carvalho C, Mougenot JF, Allez M, Jian R, Desreumaux P, Colombel JF, Matuchansky C, Cugnenc H, Lopez-Botet M, Vivier E, Moretta A, Roberts AI, Ebert EC, Guy-Grand D, Brousse N, Schmitz J, Cerf-Bensussan N. Selective expansion of intraepithelial lymphocytes expressing the HLA-E-specific natural killer receptor CD94 in celiac disease.Gastroenterology. 2000 May;118(5):867-79.

Jabri B, Kasarda DD, Green PH. Innate and adaptive immunity: the yin and yang of celiac disease. Immunol Rev. 2005 Aug;206:219-31.

Jackson KA, Mi T, Goodell MA. Hematopoietic potential of stem cells isolated from murine skeletal muscle. Proc Natl Acad Sci U S A. 1999 Dec 7;96(25):14482-6.

Jacobs SA. Celiac sprue is primarily a disease of blocked cellular recognition. Med Hypotheses. 2007;68(2):308-13.

Jadallah KA, Khader YS. Celiac disease in patients with presumed irritable bowel syndrome: a case-finding study. World J Gastroenterol. 2009 Nov 14;15(42):5321-5.

Jaiswal S, Traver D, Miyamoto T, Akashi K, Lagasse E, Weissman IL. Expression of BCR/ABL and BCL-2 in myeloid progenitors leads to myeloid leukemias. Proc Natl Acad Sci U S A. 2003 Aug 19;100(17):10002-7.

James MW, Scott BB. Coeliac disease: the cause of the various associated disorders? Eur J Gastroenterol Hepatol. 2001 Sep;13(9):1119-21.

Jamieson CH, Ailles LE, Dylla SJ, Muijtjens M, Jones C, Zehnder JL, Gotlib J, Li K, Manz MG, Keating A, Sawyers CL, Weissman IL. Granulocyte-macrophage progenitors as candidate leukemic stem cells in blast-crisis CML. N Engl J Med. 2004 Aug 12;351(7):657-67.

Janatuinen EK, Kemppainen TA, Julkunen RJ, Kosma VM, Mäki M, Heikkinen M, Uusitupa MI. No harm from five year ingestion of oats in coeliac disease. Gut. 2002 Mar;50(3):332-5.

Jang MH, Kweon MN, Iwatani K, Yamamoto M, Terahara K, Sasakawa C, Suzuki T, Nochi T, Yokota Y, Rennert PD, Hiroi T, Tamagawa H, Iijima H, Kunisawa J, Yuki Y, Kiyono H. Intestinal villous M cells: an antigen entry site in the mucosal epithelium. Proc Natl Acad Sci U S A. 2004 Apr 20;101(16):6110-5.

Jang YY, Collector MI, Baylin SB, Diehl AM, Sharkis SJ. Hematopoietic stem cells convert into liver cells within days without fusion. Nat Cell Biol. 2004 Jun;6(6):532-9.

Jarry A, Cerf-Bensussan N, Brousse N, Selz F, Guy-Grand D. Subsets of CD3+ (T cell receptor alpha/beta or gamma/delta) and CD3- lymphocytes isolated from normal human gut epithelium display phenotypical features different from their counterparts in peripheral blood. Eur J Immunol. 1990 May;20(5):1097-103.

Jarry A, Robaszkiewicz M, Brousse N, Potet F. Immune cells associated with M cells in the follicle-associated epithelium of Peyer's patches in the rat. An electron- and immuno-electron-microscopic study. Cell Tissue Res. 1989 Feb;255(2):293-8.

Järvinen TT, Collin P, Rasmussen M, Kyrönpalo S, Mäki M, Partanen J, Reunala T, Kaukinen K. Villous tip intraepithelial lymphocytes as markers of early-stage coeliac disease. Scand J Gastroenterol. 2004 May;39(5):428-33.

Järvinen TT, Kaukinen K, Laurila K, Kyrönpalo S, Rasmussen M, Mäki M, Korhonen H, Reunala T, Collin P. Intraepithelial lymphocytes in celiac disease. Am J Gastroenterol. 2003 Jun;98(6):1332-7.

Jelínková L, Tucková L, Cinová J, Flegelová Z, Tlaskalová-Hogenová H. Gliadin stimulates human monocytes to production of IL-8 and TNF-alpha through a mechanism involving NF-kappaB. FEBS Lett. 2004 Jul 30;571(1-3):81-5.

Jenny M, Uhl C, Roche C, Duluc I, Guillermin V, Guillemot F, Jensen J, Kedinger M, Gradwohl G. Neurogenin3 is differentially required for endocrine cell fate specification in the intestinal and gastric epithelium. EMBO J. 2002 Dec 2;21(23):6338-47.

Jensen J, Pedersen EE, Galante P, Hald J, Heller RS, Ishibashi M, Kageyama R, Guillemot F, Serup P, Madsen OD. Control of endodermal endocrine development by Hes-1. Nat Genet. 2000 Jan;24(1):36-44.

Jensen K, Sollid LM, Scott H, Paulsen G, Kett K, Thorsby E, Lundin KE. Gliadin-specific T cell responses in peripheral blood of healthy individuals involve T cells restricted by the coeliac disease associated DQ2 heterodimer. Scand J Immunol. 1995 Jul;42(1):166-70.

Jiang LL, Zhang BL, Liu YS. Is adult celiac disease really uncommon in Chinese? J Zhejiang Univ Sci B. 2009 Mar;10(3):168-71.

Jiang Y, Jahagirdar BN, Reinhardt RL, Schwartz RE, Keene CD, Ortiz-Gonzalez XR, Reyes M, Lenvik T, Lund T, Blackstad M, Du J, Aldrich S, Lisberg A, Low WC, Largaespada DA, Verfaillie CM. Pluripotency of mesenchymal stem cells derived from adult marrow. Nature. 2002 Jul 4;418(6893):41-9.

Jiang Y, Vaessen B, Lenvik T, Blackstad M, Reyes M, Verfaillie CM. Multipotent progenitor cells can be isolated from postnatal murine bone marrow, muscle, and brain. Exp Hematol. 2002 Aug;30(8):896-904.

Johansen BH, Jensen T, Thorpe CJ, Vartdal F, Thorsby E, Sollid LM. Both alpha and beta chain polymorphisms determine the specificity of the disease-associated HLA-DQ2 molecules, with beta chain residues being most influential. Immunogenetics. 1996;45(2):142-50.

Johansen BH, Vartdal F, Eriksen JA, Thorsby E, Sollid LM. Identification of a putative motif for binding of peptides to HLA-DQ2. Int Immunol. 1996 Feb;8(2):177-82.

Johe KK, Hazel TG, Muller T, Dugich-Djordjevic MM, McKay RD. Single factors direct the differentiation of stem cells from the fetal and adult central nervous system. Genes Dev. 1996 Dec 15;10(24):3129-40.

Johnston SD, McMillan SA, Collins JS, Tham TC, McDougall NI, Murphy P. A comparison of antibodies to tissue transglutaminasa with conventional serological tests in the diagnosis of coeliac disease. Eur J. Gastroenterol. Hepatol. 2003; 15; 1001–1004.

Johnston SD, Watson RG, McMillan SA. Coeliac disease detected by screening is not silent—simply unrecognised. Q J Med 1998;91:853–60.

Jokinen J, Peters U, Mäki M, Miettinen A, Collin P. Celiac sprue in patients with chronic oral mucosal symptoms. J Clin Gastroenterol. 1998 Jan;26(1):23-6.

Jones S, D'Souza C, Haboubi NY.Patterns of clinical presentation of adult coeliac disease in a rural setting. Nutr J. 2006 Sep 14;5:24.

Jores RD, Frau F, Cucca F, Grazia Clemente M, Orrù S, Rais M, De Virgiliis S, Congia M. HLA-DQB1*0201 homozygosis predisposes to severe intestinal damage in celiac disease. Scand J Gastroenterol. 2007 Jan;42(1):48-53.

Joyce NC, Haire MF, Palade GE. Morphologic and biochemical evidence for a contractile cell network within the rat intestinal mucosa. Gastroenterology. 1987 Jan;92(1):68-81.

Kabok Z, Ermak TH, Pappo J. Microdissected domes from gut-associated lymphoid tissues: a model of M cell transepithelial transport in vitro. Adv Exp Med Biol. 1995;371A:235-8.

Kagnoff MF, Austin RK, Hubert JJ, Bernardin JE, Kasarda DD. Possible role for a human adenovirus in the pathogenesis of celiac disease. J Exp Med. 1984 Nov 1;160(5):1544-57.

Kagnoff MF, Paterson YJ, Kumar PJ, Kasarda DD, Carbone FR, Unsworth DJ, Austin RK. Evidence for the role of a human intestinal adenovirus in the pathogenesis of coeliac disease. Gut. 1987 Aug;28(8):995-1001.

Kagnoff MF. Celiac disease: pathogenesis of a model immunogenetic disease. J Clin Invest. 2007 Jan;117(1):41-9.

Kagnoff MF. Immunology and disease of the Gastrointestinal Tract. In: Gastrointestinal Disease, 5th Ed., M Sleisenger, J Fordtran, (Eds.) WB Saunders Company, Philadelphia, 1998. pp114-144,1989

Kagnoff MF. Overview and pathogenesis of celiac disease. Gastroenterology. 2005 Apr;128(4 Suppl 1):S10-8.

Kakar S, Nehra V, Murray JA, Dayharsh GA, Burgart LJ. Significance of intraepithelial lymphocytosis in small bowel biopsy samples with normal mucosal architecture. Am J Gastroenterol. 2003 Sep;98(9):2027-33.

Kamiya R. Basal-granulated cells in human Brunner's glands. Arch Histol Jpn. 1983 Feb;46(1):87-101.

Kappelman NB, Burrell M, Toffler R. Megacolon associated with celiac sprue: report of four cases and review of the literature. AJR Am J Roentgenol. 1977 Jan;128(1):65-8.

Karam SM. Lineage commitment and maturation of epithelial cells in the gut. Front Biosci. 1999 Mar 15;4:D286-98.

Karayiannakis AJ, Syrigos KN, Efstathiou J, Valizadeh A, Noda M, Playford RJ, Kmiot W, Pignatelli M. Expression of catenins and E-cadherin during epithelial restitution in inflammatory bowel disease. J Pathol. 1998 Aug;185(4):413-8.

Karayiannakis AJ, Syrigos KN, Efstathiou J, Valizadeh A, Noda M, Playford RJ, Kmiot W, Pignatelli M. Expression of catenins and E-cadherin during epithelial restitution in inflammatory bowel disease. J Pathol. 1998 Aug;185(4):413-8.

Karell K, Louka AS, Moodie SJ, Ascher H, Clot F, Greco L, Ciclitira PJ, Sollid LM, Partanen J; European Genetics Cluster on Celiac Disease. HLA types in celiac disease patients not carrying the DQA1*05-DQB1*02 (DQ2) heterodimer: results from the European Genetics Cluster on Celiac Disease. Hum Immunol. 2003 Apr;64(4):469-77.

Karinen H, Kärkkäinen P, Pihlajamäki J, Janatuinen E, Heikkinen M, Julkunen R, Kosma VM, Naukkarinen A, Laakso M. Gene dose effect of the DQB1*0201 allele contributes to severity of coeliac disease. Scand J Gastroenterol. 2006 Feb;41(2):191-9.

Karnoub AE, Dash AB, Vo AP, Sullivan A, Brooks MW, Bell GW, Richardson AL, Polyak K, Tubo R, Weinberg RA. Mesenchymal stem cells within tumour stroma promote breast cancer metastasis. Nature 2007, 449:557-563.

Kárpáti S, Kósnai I, Verkasalo M, Kuitunen P, Simon Z, Koskimies S, Reunala T, Gyódi E, Török E. HLA antigens, jejunal morphology and associated diseases in children with dermatitis herpetiformis. Acta Paediatr Scand. 1986 Mar;75(2):297-301.

Karr RW, Gregersen PK, Obata F, Goldberg D, Maccari J, Alber C, Silver J. Analysis of DR beta and DQ beta chain cDNA clones from a DR7 haplotype. J Immunol. 1986 Nov 1;137(9):2886-90.

Kasarda, D. D. Gluten and gliadin: precipitating factors in coeliac disease. In Coeliac Disease: Proceedings of the 7th International Symposium on Coeliac Disease (September 5-7, 1996), edited by M. Mäkki, P. Collin, and J. K. Visakorpi, Coeliac Disease Study Group, Institute of Medical Technology, University of Tampere,Tampere, Finland, 1997; pp. 195-212.

Kato TO, Owen RL. Structure and function of intestinal mucosal epithelium. In: Ogra R, Mestecky J, Lamm M, Strober W, Bienenstock J, McGhee JR, editors. *Mucosal immunology*. 2. San Diego: Academic Press, Inc; 1999. pp. 115–132.

Katz JP, Perreault N, Goldstein BG, Lee CS, Labosky PA, Yang VW, Kaestner KH. The zinc-finger transcription factor Klf4 is required for terminal differentiation of goblet cells in the colon. Development. 2002 Jun;129(11):2619-28.

Kaukinen K, Partanen J, Mäki M, Collin P.HLA-DQ typing in the diagnosis of celiac disease. Am J Gastroenterol. 2002 Mar;97(3):695-9.

Kaukinen K, Sulkanen S, Maki M, Collin P. IgA-class transglutaminasa antibodies in evaluating the efficacy of gluten-free diet in coeliac disease. Eur. J. Gastroenterol. Hepatol. 2002; 14; 311–315.

Kaur P, Potten CS. Cell migration velocities in the crypts of the small intestine after cytotoxic insult are not dependent on mitotic activity. Cell Tissue Kinet. 1986 Nov;19(6):601-10.

Kaur P, Potten CS. Circadian variation in migration velocity in small intestinal epithelium. Cell Tissue Kinet. 1986 Nov;19(6):591-9.

Kayahara T, Sawada M, Takaishi S, Fukui H, Seno H, Fukuzawa H, Suzuki K, Hiai H, Kageyama R, Okano H, Chiba T. Candidate markers for stem and early progenitor cells, Musashi-1 and Hes1, are expressed in crypt base columnar cells of mouse small intestine. FEBS Lett. 2003 Jan 30;535(1-3):131-5.

Kaye GI, Lane N, Pascal RR. Colonic pericryptal fibroblast sheath: replication, migration, and cytodifferentiation of a mesenchymal cell system in adult tissue. II. Fine structural aspects of normal rabbit and human colon. Gastroenterology. 1968 May;54(5):852-65.

Keaveny AP, Offner GD, Bootle E, Nunes DP. No significant difference in antigenicity or tissue transglutaminase substrate specificity of Irish and US wheat gliadins. Dig Dis Sci. 2000 Apr;45(4):755-62.

Kedinger M, Simon-Assmann PM, Lacroix B, Marxer A, Hauri HP, Haffen K. Fetal gut mesenchyme induces differentiation of cultured intestinal endodermal and crypt cells. Dev Biol. 1986 Feb;113(2):474-83..

Kelly CP, Feighery CF, Gallagher RB, Gibney MJ, Weir DG. Mucosal and systemic IgA anti-gliadin antibody in celiac disease. Contrasting patterns of response in serum, saliva, and intestinal secretions. Dig Dis Sci. 1991 Jun;36(6):743-51.

Kelly CP, O'Shea B, Kelly J, Feighery C, Weir DG. Atopy and childhood coeliac disease. Lancet. 1987 Jul 11;2(8550):109.

Kelly P, Feakins R, Domizio P, Murphy J, Bevins C, Wilson J, McPhail G, Poulsom R, Dhaliwal W. Paneth cell granule depletion in the human small intestine under infective and nutritional stress. Clin Exp Immunol. 2004 Feb;135(2):303-9.

Kernéis S, Bogdanova A, Kraehenbuhl JP, Pringault E. Conversion by Peyer's patch lymphocytes of human enterocytes into M cells that transport bacteria. Science. 1997 Aug 15;277(5328):949-52.

Kero J, Gissler M, Hemminki E, Isolauri E. Could TH1 and TH2 diseases coexist? Evaluation of asthma incidence in children with coeliac disease, type 1 diabetes, or rheumatoid arthritis: a register study. J Allergy Clin Immunol. 2001 Nov;108(5):781-3.

Keuning JJ, Peña AS, van Leeuwen A, van Hooff JP, va Rood JJ. HLA-DW3 associated with coeliac disease. Lancet. 1976 Mar 6;1(7958):506-8.

Key T. Micronutrients and cancer aetiology: the epidemiological evidence. Proc Nutr Soc 1994;53:605-614.

Khalil-Daher I, Boisgérault F, Feugeas JP, Tieng V, Toubert A, Charron D. Naturally processed peptides from HLA-DQ7 (alpha1*0501-beta1*0301): influence of both alpha and beta chain polymorphism in the HLA-DQ peptide binding specificity. Eur J Immunol. 1998 Nov;28(11):3840-9.

Khoo UY, Proctor IE, Macpherson AJ. CD4+ T cell down-regulation in human intestinal mucosa: evidence for intestinal tolerance to luminal bacterial antigens. J Immunol. 1997 Apr 15;158(8):3626-34.

Khoshoo V, Bhan MK, Jain R, Phillips AD, Walker-Smith JA, Unsworth DJ, Stintzing G. Coeliac disease as cause of protracted diarrhoea in Indian children. Lancet. 1988 Jan 16;1(8577):126-7.

Kiel MJ, He S, Ashkenazi R, Gentry SN, Teta M, Kushner JA, Jackson TL, Morrison SJ. Haematopoietic stem cells do not asymmetrically segregate chromosomes or retain BrdU. Nature. 2007 Sep 13;449(7159):238-42.

Kilander AF, Dotevall G, Lindstedt G, Lundberg PA. Plasma enteroglucagon related to malabsorption in coeliac disease. Gut. 1984 Jun;25(6):629-35.

Kim CF, Jackson EL, Woolfenden AE, Lawrence S, Babar I, Vogel S, Crowley D,Bronson RT, Jacks T. Identification of bronchioalveolar stem cells in normal lung and lung cancer. Cell. 2005 Jun 17;121(6):823-35.

Kim CY, Quarsten H, Bergseng E, Khosla C, Sollid LM. Structural basis for HLA-DQ2-mediated presentation of gluten epitopes in celiac disease. Proc Natl Acad Sci U S A. 2004 Mar 23;101(12):4175-9.

Kim PH, Kagnoff MF. Transforming growth factor beta 1 increases IgA isotype switching at the clonal level. J Immunol. 1990 Dec 1;145(11):3773-8.

Kindon H, Pothoulakis C, Thim L, Lynch-Devaney K, Podolsky DK. Trefoil peptide protection of intestinal epithelial barrier function: cooperative interaction with mucin glycoprotein. Gastroenterology. 1995 Aug;109(2):516-23.

King AL, Ciclitira PJ. Celiac disease: strongly heritable, oligogenic, but genetically complex. Mol Genet Metab. 2000 Sep-Oct;71(1-2):70-5.

King AL, Fraser JS, Moodie SJ, Curtis D, Dearlove AM, Ellis HJ, Rosen-Bronson S, Ciclitira PJ. Coeliac disease: follow-up linkage study provides further support for existence of a susceptibility locus on chromosome 11p11. Ann Hum Genet. 2001 Jul;65(Pt 4):377-86.

King AL, Moodie SJ, Fraser JS, Curtis D, Reid E, Dearlove AM, Ellis HJ, Ciclitira PJ. CTLA-4/CD28 gene region is associated with genetic susceptibility to coeliac disease in UK families. J Med Genet. 2002 Jan;39(1):51-4.

Kirby J, Fielding JF. Very adult coeliac disease! The need for jejunal biopsy in the middle aged and elderly. Ir Med J. 1984;**77**:35–36.

Kleinman RE. Milk protein enteropathy after acute infectious gastroenteritis: experimental and clinical observations. J. Pediatr. 1991; 118; S111–S115.

Klemola T. Immunohistochemical findings in the intestine of IgA-deficient persons: number of intraepithelial T lymphocytes is increased. J Pediatr Gastroenterol Nutr 1988;7:537–543.

Kline RM, Neudorf SM, Baron HI. Correction of celiac disease after allogeneic hematopoietic stem cell transplantation for acute myelogenous leukemia. Pediatrics. 2007 Oct;120(4):e1120-2.

Koch CA, Brouwers FM, Rosenblatt K, Burman KD, Davis MM, Vortmeyer AO, Pacak K. Adrenal ganglioneuroma in a patient presenting with severe hypertension and diarrhea. Endocr Relat Cancer. 2003 Mar;10(1):99-107. Arioglu E, Gottlieb NA, Koch CA, Doppman JL, Grey NJ, Gorden P. Natural history of a proinsulin-secreting insulinoma: from symptomatic hypoglycemia to clinical diabetes. J Clin Endocrinol Metab. 2000 Oct;85(10):3628-30.

Koch CA, Gimm O, Vortmeyer AO, Al-Ali HK, Lamesch P, Ott R, Kluge R, Bierbach U, Tannapfel A. Does the expression of c-kit (CD117) in neuroendocrine tumors represent a target for therapy? Ann N Y Acad Sci. 2006 Aug;1073:517-26.

Kolacek S, Petkovic I, Booth IW. Chromosome aberrations in coeliac and non-coeliac enteropathies. Arch Dis Child 1998;78:466-468.

Kolek A, Mathonová J, Gregar I, Hermanová Z, Tichý M, Drábek J. [Occurrence of celiac disease in siblings and offspring of patients with celiac disease]. Cas Lek Cesk. 2001 Nov 8;140(22):695-8.

Komuro T. Three-dimensional observation of the fibroblast-like cells associated with the rat myenteric plexus, with special reference to the interstitial cells of Cajal. Cell Tissue Res. 1989 Feb;255(2):343-51.

Kondrashova A, Mustalahti K, Kaukinen K, Viskari H, Volodicheva V, Haapala AM, Ilonen J, Knip M, Mäki M, Hyöty H; Epivir Study Group. Lower economic status and inferior hygienic environment may protect against celiac disease. Ann Med. 2008;40(3):223-31.

Koning F, Vader W. Gluten peptides and celiac disease. Science. 2003 Jan 24;299(5606):513-5; author reply 513-5.

Kontakou M, Przemioslo RT, Sturgess RP, et al. Cytokine mRNA expression in the mucosa of treated coeliac patients after wheat peptide challenge. Gut. 1995;**37**:52–7.

Kontakou M, Sturgess RP, Przemioslo RT, Limb GA, Nelufer JM, Ciclitira PJ. Detection of interferon gamma mRNA in the mucosa of patients with coeliac disease by in situ hybridisation. Gut. 1994;**35**:1037–41

Körbling M, Katz RL, Khanna A, Ruifrok AC, Rondon G, Albitar M, Champlin RE, Estrov Z. Hepatocytes and epithelial cells of donor origin in recipients of peripheral-blood stem cells. N Engl J Med. 2002 Mar 7;346(10):738-46.

Korhonen M, Ormio M, Burgeson RE, Virtanen I, Savilahti E. Unaltered distribution of laminins, fibronectin, and tenascin in celiac intestinal mucosa. J Histochem Cytochem. 2000 Jul;48(7):1011-20.

Korinek V, Barker N, Moerer P, van Donselaar E, Huls G, Peters PJ, Clevers H. Depletion of epithelial stem-cell compartments in the small intestine of mice lacking Tcf-4. Nat Genet. 1998 Aug;19(4):379-83.

Korja M, Finne J, Salmi TT, Haapasalo H, Tanner M, Isola J. No GIST-type c-kit gain of function mutations in neuroblastic tumours. J Clin Pathol. 2005 Jul;58(7):762-5.

Kosnai I, Kuitunen P, Savilahti E, Sipponen P. Mast cells and eosinophils in the jejunal mucosa of patients with intestinal cow's milk allergy and celiac disease of childhood. J Pediatr Gastroenterol Nutr. 1984 Jun;3(3):368-72.

Kostoula V, Khan K, Savage K, Stubbs M, Quaglia A, Dhillon AP, Hochhauser D, Caplin ME. Expression of c-kit (CD117) in neuroendocrine tumours--a target for therapy? Oncol Rep. 2005 Apr;13(4):643-7.

Koumas L, King AE, Critchley HO, Kelly RW, Phipps RP. Fibroblast heterogeneity: existence of functionally distinct Thy 1(+) and Thy 1(-) human female reproductive tract fibroblasts. Am J Pathol 2001, 159:925-935.

Kraehenbuhl JP, Neutra MR. Epithelial M cells: differentiation and function. Annu Rev Cell Dev Biol. 2000;16:301-32.

Krause DS, Theise ND, Collector MI, Henegariu O, Hwang S, Gardner R, Neutzel S, Sharkis SJ. Multi-organ, multi-lineage engraftment by a single bone marrow-derived stem cell. Cell. 2001 May 4;105(3):369-77.

Krause WJ, Cullingford GL, Freeman RH, Eber SL, Richardson KC, Fok KF, Currie MG, Forte LR. Distribution of heat-stable enterotoxin/guanylin receptors in the intestinal tract of man and other mammals. J Anat. 1994 Apr;184 (Pt 2):407-17.

Kristjansson G, Serra J, Lööf L, Venge P, Hällgren R. Kinetics of mucosal granulocyte activation after gluten challenge in coeliac disease. Scand J Gastroenterol. 2005 Jun;40(6):662-9.

Krueger J, Ray A, Tamm I, Sehgal PB. Expression and function of interleukin-6 in epithelial cells. J Cell Biochem. 1991 Apr;45(4):327-34. McGee DW, Beagley KW, Aicher WK, McGhee JR. Transforming growth factor-beta and IL-1 beta act in synergy to enhance IL-6 secretion by the intestinal epithelial cell line, IEC-6. J Immunol. 1993 Jul 15;151(2):970-8. Wright N, Watson A, Morley A, Appleton D, Marks J. Cell kinetics in flat (avillous) mucosa of the human small intestine. Gut. 1973 Sep;14(9):701-10.

Krug LM, Crapanzano JP, Azzoli CG, Miller VA, Rizvi N, Gomez J, Kris MG, Pizzo B, Tyson L, Dunne M, Heelan RT. Imatinib mesylate lacks activity in small cell lung carcinoma expressing c-kit protein: a phase II clinical trial. Cancer. 2005 May 15;103(10):2128-31.

Kucia M, Reca R, Miekus K, Wanzeck J, Wojakowski W, Janowska-Wieczorek A, Ratajczak J, Ratajczak MZ. Trafficking of normal stem cells and metastasis of cancer stem cells involve similar mechanisms: pivotal role of the SDF-1-CXCR4 axis. Stem Cells. 2005 Aug;23(7):879-94.

Kuhnert F, Davis CR, Wang HT, Chu P, Lee M, Yuan J, Nusse R, Kuo CJ. Essential requirement for Wnt signaling in proliferation of adult small intestine and colon revealed by adenoviral expression of Dickkopf-1. Proc Natl Acad Sci U S A. 2004 Jan 6;101(1):266-71.

Kuloğlu Z, Kirsaçlioğlu CT, Kansu A, Ensari A, Girgin N. Celiac disease: presentation of 109 children. Yonsei Med J. 2009 Oct 31;50(5):617-23.

Kumar M, Yaccha SK, Naik SR. Celiac disease in children Indian J Gastroenterol 1993:12:A15.

Kumar P, O´Donoghue DP, Lancaster_Smith M. Celular changes in the jejuna mucosa following the reintroduction of gluten in treated coeliac disease. In: Edward AM, Pepys J, eds. The mast cell. Tunbridge Wells: Pitman Medical, 1979:647-50.

Kuncio GS, Tsyganskaya M, Zhu J, Liu SL, Nagy L, Thomazy V, Davies PJ, Zern MA. TNF-alpha modulates expression of the tissue transglutaminase gene in liver cells. Am J Physiol. 1998 Feb;274(2 Pt 1):G240-5.

Kwok WW, Domeier ML, Raymond FC, Byers P, Nepom GT. Allele-specific motifs characterize HLA-DQ interactions with a diabetes-associated peptide derived from glutamic acid decarboxylase. J Immunol. 1996 Mar 15;156(6):2171-7.

LaBarge MA, Blau HM. Biological progression from adult bone marrow to mononucleate muscle stem cell to multinucleate muscle fiber in response to injury. Cell. 2002 Nov 15;111(4):589-601.

Labat ML. Stem cells and the promise of eternal youth: embryonic versus adult stem cells. Biomed Pharmacother. 2001 May;55(4):179-85.

Ladas SD, Tsamouri M, Kouvidou C, Raptis SA. Effect of forceps size and mode of orientation on endoscopic small bowel biopsy evaluation. Gastrointest Endosc. 1994 Jan-Feb;40(1):51-5.

Lagasse E, Connors H, Al-Dhalimy M, Reitsma M, Dohse M, Osborne L, Wang X, Finegold M, Weissman IL, Grompe M. Purified hematopoietic stem cells can differentiate into hepatocytes in vivo. Nat Med. 2000 Nov;6(11):1229-34.

Lahat N, Shapiro S, Karban A, Gerstein R, Kinarty A, Lerner A. Cytokine profile in coeliac disease. Scand J Immunol. 1999 Apr;49(4):441-6.

Lahner E, Annibale B. Pernicious anemia: new insights from a gastroenterological point of view. World J Gastroenterol. 2009 Nov 7;15(41):5121-8.

Lake P, Mitchison NA. Regulatory mechanisms in the immune response to cell-surface antigens. Cold Spring Harb Symp Quant Biol. 1977;41 Pt 2:589-95.

Lanas A. Piazuelo E. Soria J., Garcia M.A., Jimenez P. Esteva F.. In Vitro Wound Repair By Human Gastric And Colonic Fibroblasts: Implications For Ulcer Healing. Gastroenterology. Vol 108: 4, Sup 1, A144, April 1995.

Lancaster-Smith M, Kumar PJ, Dawson AM.The cellular infiltrate of the jejunum in adult coeliac disease and dermatitis herpetiformis following the reintroduction of dietary gluten. Gut. 1975 Sep;16(9):683-8.

Lane N, Caro L, Otero Vilardebo Lr, Godman Gc. On The Site Of Sulfation In Colonic Goblet Cells. J Cell Biol. 1964 Jun;21:339-51.

Lapidot T, Sirard C, Vormoor J, Murdoch B, Hoang T, Caceres-Cortes J, Minden M, Paterson B, Caligiuri MA, Dick JE. A cell initiating human acute myeloid leukaemia after transplantation into SCID mice. Nature. 1994 Feb 17;367(6464):645-8.

Larsson LI, St-Onge L, Hougaard DM, Sosa-Pineda B, Gruss P. Pax 4 and 6 regulate gastrointestinal endocrine cell development. Mech Dev. 1998 Dec;79(1-2):153-9.

Lawson HH. Definition of gastroduodenal junction in healthy subjects. J Clin Pathol. 1988 Apr;41(4):393-6.

Lazenby A, Yardley JH, Giardiello FM, et al. Lymphocytic ('microscopic') colitis: a comparative histopathologic study with particular reference to collagenous colitis. Hum Pathol 1989;20: 18–28.

Lee F.D. and Toner P.G. Biopsy pathology of the small intestine Philadelphia : Lippincott, c1980

Leeds JS, Höroldt BS, Sidhu R, Hopper AD, Robinson K, Toulson B, Dixon L, Lobo AJ, McAlindon ME, Hurlstone DP, Sanders DS. Is there an association between coeliac disease and inflammatory bowel diseases? A study of relative prevalence in comparison with population controls. Scand J Gastroenterol. 2007 Oct;42(10):1214-20.

Leigh RJ, Marsh MN, Crowe P, et al. Studies of intestinal lymphoid tissue. IX. Dose-dependent, gluten-induced lymphoid infiltration of coeliac jejuna epithelium. Scand J Gastroenterol 1985;20:715–719.

Lelouard H, Sahuquet A, Reggio H, Montcourrier P. Rabbit M cells and dome enterocytes are distinct cell lineages. J Cell Sci. 2001 Jun;114(Pt 11):2077-83.

León AJ, Garrote JA, Blanco-Quirós A, Calvo C, Fernández-Salazar L, Del Villar A, Barrera A, Arranz E. Interleukin 18 maintains a long-standing inflammation in coeliac disease patients. Clin Exp Immunol. 2006 Dec;146(3):479-85.

Lepper PM, Dufour JF. Elevated transaminases - what to do if everything was done? Praxis (Bern 1994). 2009 Mar 18;98(6):330-4.

Letterio JJ, Roberts AB. Regulation of immune responses by TGF-beta. Annu Rev Immunol. 1998;16:137-61. Lewin K. The Paneth cell in disease. Gut. 1969 Oct;10(10):804-11.

Levine A, Dalal I, Bujanover Y. Celiac disease associated with familial chronic urticaria and thyroid autoimmunity in a child. Pediatrics. 1999 Aug;104(2):e25.

Levine GM, Deren JJ, Yezdimir E. Small-bowel resection. Oral intake is the stimulus for hyperplasia. Am J Dig Dis. 1976 Jul;21(7):542-6.

Lewin KJ. The endocrine cells of the gastrointestinal tract. The normal endocrine cells and their hyperplasias. Part I. Pathol Annu. 1986;21 Pt 1:1-27.

Li Z, Goy MF. Peptide-regulated guanylate cyclase pathways in rat colon: in situ localization of GCA, GCC, and guanylin mRNA. Am J Physiol. 1993 Aug;265(2 Pt 1):G394-402.

Lin L, Jin L, Kimura A, Carrington M, Mignot E. DQ microsatellite association studies in three ethnic groups. Tissue Antigens. 1997 Nov;50(5):507-20.

Lin L, Jin L, Lin X, Voros A, Underhill P, Mignot E. Microsatellite single nucleotide polymorphisms in the HLA-DQ region. Tissue Antigens. 1998 Jul;52(1):9-18.

Lindenbaum J, Harmon JW, Gerson CD. Subclinical malabsorption in developing countries. Am J Clin Nutr. 1972 Oct;25(10):1056-61.

Lindqvist U, Rudsander A, Boström A, Nilsson B, Michaëlsson G. IgA antibodies to gliadin and coeliac disease in psoriatic arthritis. Rheumatology (Oxford). 2002 Jan;41(1):31-7.

Lohi S, Mustalahti K, Kaukinen K, Laurila K, Collin P, Rissanen H, Lohi O, Bravi E, Gasparin M, Reunanen A, Mäki M. Increasing prevalence of coeliac disease over time. Aliment Pharmacol Ther. 2007 Nov 1;26(9):1217-25.

Longman RJ, Douthwaite J, Sylvester PA et al. Coordinated localization of mucins and trefoil peptides in the ulcer associated cell lineage and the gastrointestinal mucosa. Gut 2000; 47:792–800.

López-Vázquez A, Rodrigo L, Fuentes D, Riestra S, Bousoño C, García-Fernández S, Martínez-Borra J, González S, López-Larrea C. MHC class I chain related gene A (MICA) modulates the development of coeliac disease in patients with the high risk heterodímero DQA1*0501/DQB1*0201. Gut 2.002 ; 50 : 336-40.

Lu QL, Abel P, Foster CS, Lalani EN. bcl-2: role in epithelial differentiation and oncogenesis. Hum Pathol. 1996 Feb;27(2):102-10.

Lubrano E, Ciacci C, Ames PR, Mazzacca G, Oriente P, Scarpa R. The arthritis of coeliac disease: prevalence and pattern in 200 adult patients. Br J Rheumatol. 1996 Dec;35(12):1314-8.

Luciano L, Reale E, Ruska H. On a glycogen containing brush cell in the rectum of the rat. *Z. Zellforsch. Mikrosk. Anat.* 1968b;191:153–158.

Ludvigsson JF, Ansved P, Fälth-Magnusson K, Hammersjö JA, Johansson C, Edvardsson S, Ljungkrantz M, Stenhammar L, Ludvigsson J. Symptoms and signs have changed in Swedish children with coeliac disease. J Pediatr Gastroenterol Nutr. 2004 Feb;38(2):181-6.

Ludvigsson JF, Brandt L, Montgomery SM. Symptoms and signs in individuals with serology positive for celiac disease but normal mucosa. BMC Gastroenterol. 2009 Jul 22;9:57.

Ludvigsson JF, Montgomery SM, Ekbom A. Risk of pancreatitis in 14,000 individuals with celiac disease. Clin Gastroenterol Hepatol. 2007 Nov;5(11):1347-53

Ludvigsson JF, Wahlstrom J, Grunewald J, Ekbom A, Montgomery SM. Coeliac disease and risk of sarcoidosis. Sarcoidosis Vasc Diffuse Lung Dis. 2007 Sep;24(2):121-6

Lundin KE, Gjertsen HA, Scott H, Sollid LM, Thorsby E. Function of DQ2 and DQ8 as HLA susceptibility molecules in celiac disease. Hum Immunol. 1994 Sep;41(1):24-7.

Lundin KE, Scott H, Fausa O, Thorsby E, Sollid LM. T cells from the small intestinal mucosa of a DR4, DQ7/DR4, DQ8 celiac disease patient preferentially recognize gliadin when presented by DQ8. Hum Immunol. 1994 Dec;41(4):285-91.

Lundin KE, Scott H, Hansen T, Paulsen G, Halstensen TS, Fausa O, Thorsby E, Sollid LM. Gliadin-specific, HLA-DQ(alpha 1*0501,beta 1*0201) restricted T cells isolated from the small intestinal mucosa of celiac disease patients. J Exp Med. 1993 Jul 1;178(1):187-96.

Lundin KE, Sollid LM, Anthonsen D, et al. Heterogeneous reactivity patterns of HLA-DQ-restricted, small intestinal T-cell clones from patients with celiac disease. *Gastroenterology* 1997;112:752–9

Lundin KE, Sollid LM, Qvigstad E, Markussen G, Gjertsen HA, Ek J, Thorsby E. T lymphocyte recognition of a celiac disease-associated cis- or trans-encoded HLA-DQ alpha/beta-heterodimer. J Immunol. 1990 Jul 1;145(1):136-9. Erratum in: J Immunol 1990 Nov 1;145(9):3151.

Lundqvist C, Melgar S, Yeung MM, Hammarström S, Hammarström ML. Intraepithelial lymphocytes in human gut have lytic potential and a cytokine profile that suggest T helper 1 and cytotoxic functions. J Immunol. 1996 Sep 1;157(5):1926-34.

Lurie Y, Landau DA, Pfeffer J, Oren R. Celiac disease diagnosed in the elderly. J Clin Gastroenterol. 2008;**42**:59–61.

MacDonald TT, Pender SL. Lamina propria T cells. Chem Immunol. 1998;71:103-17.

Madara JL, Trier JS. Structural abnormalities of jejunal epithelial cell membranes in celiac sprue. Lab Invest. 1980 Sep;43(3):254-61.

Madara JL, Trier JS. The functional morphology of the mucosa of the small intestine. In: Physiology of the gastrointestinal tract. Johnson LR, ed. 3° Ed. New York: Roven Press 1994; 45: 1577-622.

Mahadeva S, Wyatt JI, Howdle PD. Is a raised intraepithelial lymphocyte count with normal duodenal villous architecture clinically relevant? J Clin Pathol. 2002 Jun;55(6):424-8.

Mahon J, Blair GE, Wood GM, Scott BB, Losowsky MS, Howdle PD. Is persistent adenovirus 12 infection involved in coeliac disease? A search for viral DNA using the polymerase chain reaction. Gut. 1991 Oct;32(10):1114-6.

Maiuri L, Auricchio S, Coletta S, De Marco G, Picarelli A, Di Tola M, Quaratino S, Londei M. Blockage of T-cell costimulation inhibits T-cell action in celiac disease. Gastroenterology. 1998 Sep;115(3):564-72.

Maiuri L, Ciacci C, Auricchio S, Brown V, Quaratino S, Londei M. Interleukin 15 mediates epithelial changes in celiac disease. Gastroenterology. 2000 Oct;119(4):996-1006

Maiuri L, Ciacci C, Raia V, Vacca L, Ricciardelli I, Raimondi F, Auricchio S, Quaratino S, Londei M. FAS engagement drives apoptosis of enterocytes of coeliac patients. Gut. 2001 Mar;48(3):418-24.

Maiuri L, Ciacci C, Ricciardelli I, Vacca L, Raia V, Auricchio S, Picard J, Osman M, Quaratino S, Londei M. Association between innate response to gliadina and activation of pathogenic T cells in coeliac disease. Lancet. 2003 Jul 5;362(9377):30-7.

Maiuri L, Ciacci C, Ricciardelli I, Vacca L, Raia V, Rispo A, Griffin M, Issekutz T, Quaratino S, Londei M. Unexpected role of surface transglutaminasa type II in celiac disease. Gastroenterology. 2005 Nov;129(5):1400-13.

Maiuri L, Ciacci C, Vacca L, Ricciardelli I, Auricchio S, Quaratino S, Londei M. IL-15 drives the specific migration of CD94+ and TCR-gammadelta+ intraepithelial lymphocytes in organ cultures of treated celiac patients. Am J Gastroenterol. 2001 Jan;96(1):150-6.

Maiuri L, Picarelli A, Boirivant M, Coletta S, Mazzilli MC, De Vincenzi M, Londei M, Auricchio S. Definition of the initial immunologic modifications upon in vitro gliadin challenge in the small intestine of celiac patients. Gastroenterology. 1996 May;110(5):1368-78.

Mäki M, Collin P. Coeliac disease. Lancet. 1997 Jun 14;349(9067):1755-9.

Maki M, Holm K, Lipsanen V, Hallstrom O, Viander M, Collin P, Savilahti E, Koskimies S. Serological markers and HLA genes ammong healthy first- degree relatives of patients with coeliac disease. Lancet 1991; 338:1350-1353.

Maki M. The humoral immune system in coeliac disease In Coeliac Disease, ed. PD Howdle, 1995pp. 231–49. London: Baillie´re Tindall

Mäki M. Tissue transglutaminase as the autoantigen of coeliac disease. Gut. 1997 Oct;41(4):565-6.

Makishima H, Ito T, Kodama R, Asano N, Nakazawa H, Hirabayashi K, Nakamura S, Ota M, Akamatsu T, Kiyosawa K, Ishida F. Intestinal diffuse large B-cell lymphoma associated with celiac disease: a Japanese case. Int J Hematol. 2006 Jan;83(1):63-5.

Mallas E, Terry JM, Asquith P, Cooke WT. Serum lysozyme in inflammatory bowel and coeliac disease. J Clin Pathol. 1976 Jul;29(7):598-600.

Mann JG, Brown WR, Kern F Jr. The subtle and variable clinical expressions of gluten-induced enteropathy (adult celiac disease, nontropical sprue). An analysis of twenty-one consecutive cases. Am J Med. 1970;**48**:357–366.

Mann PR. An electron-microscope study of the relations between mast cells and eosinophil leucocytes. J Pathol. 1969 Jul;98(3):183-6.

Mantovani V, Corazza GR, Bragliani M, Frisoni M, Zaniboni MG, Gasbarrini G. Asp57-negative HLA DQ beta chain and DQA1*0501 allele are essential for the onset of DQw2-positive and DQw2-negative coeliac disease. Clin Exp Immunol. 1993 Jan;91(1):153-6.

Marsh MN, Crowe PT. Morphology of the mucosal lesion in gluten sensitivity. Baillieres Clin Gastroenterol. 1995 Jun;9(2):273-93.

Marsh MN, Trier JS. Morphology and cell proliferation of subepithelial fibroblasts in adult mouse jejunum. I. Structural features. Gastroenterology. 1974 Oct;67(4):622-35.

Marsh MN, Trier JS. Morphology and cell proliferation of subepithelial fibroblasts in adult mouse jejunum. II. Radioautographic studies. Gastroenterology. 1974 Oct;67(4):636-45.

Marsh MN. Gluten, major histocompatibility complex, and the small intestine. A molecular and immunobiologic approach to the spectrum of gluten sensitivity ('celiac sprue'). Gastroenterology. 1992 Jan;102(1):330-54.

Marsh MN. Grains of truth: evolutionary changes in small intestinal mucosa in response to environmental antigen challenge. Gut. 1990 Jan;31(1):111-4.

Marsh MN. Immunocytes, enterocytes and the lamina propria: an immunopathological framework of coeliac disease.J R Coll Physicians Lond. 1983 Oct;17(4):205-12

Marshman E, Booth C, Potten CS. The intestinal epithelial stem cell. Bioessays. 2002 Jan;24(1):91-8.

Martens MF, Huyben CM, Hendriks T. Collagen synthesis in fibroblasts from human colon: regulatory aspects and differences with skin fibroblasts. Gut. 1992 Dec;33(12):1664-70.

Martucci S, Corazza GR. Spreading and focusing of gluten epitopes in celiac disease. Gastroenterology. 2002 Jun;122(7):2072-5.

Masachs M, Casellas F, Malagelada JR. [Inflammatory bowel disease in celiac patients]. Rev Esp Enferm Dig. 2007 Aug;99(8):446-50.

Matsuda R, Takahashi T, Nakamura S, Sekido Y, Nishida K, Seto M, Seito T, Sugiura T, Ariyoshi Y, Takahashi T, et al. Expression of the c-kit protein in human solid tumors and in corresponding fetal and adult normal tissues. Am J Pathol. 1993 Jan;142(1):339-46.

Matsumoto T, Okamoto R, Yajima T, Mori T, Okamoto S, Ikeda Y, Mukai M, Yamazaki M, Oshima S, Tsuchiya K, Nakamura T, Kanai T, Okano H, Inazawa J, Hibi T, Watanabe M. Increase of bone marrow-derived secretory lineage epithelial cells during regeneration in the human intestine. Gastroenterology. 2005 Jun;128(7):1851-67.

Matysiak-Budnik T, Candalh C, Dugave C, Namane A, Cellier C, Cert-Bensussan N, Heyman M. Alterations of the intestinal transport and processing of gliadina peptides in celiac disease. Gastroenterology. 2003 Sep;125(3):696-707.

Matysiak-Budnik T, Moura IC, Arcos-Fajardo M, Lebreton C, Ménard S, Candalh C, Ben-Khalifa K, Dugave C, Tamouza H, van Niel G, Bouhnik Y, Lamarque D, Chaussade S, Malamut G, Cellier C, Cerf-Bensussan N, Monteiro RC, Heyman M. Secretory IgA mediates retrotranscytosis of intact gliadin peptides via the transferrin receptor in celiac disease. J Exp Med. 2008 Jan 21;205(1):143-54.

Mavromichalis J, Brueton MJ, McNeish AS, Anderson CM. Evaluation of the intraepithelial lymphocyte count in the jejunum in childhood enteropathies. Gut. 1976 Aug;17(8):600-3.

Mazzarella G, Maglio M, Paparo F, Nardone G, Stefanile R, Greco L, van de Wal Y, Kooy Y, Koning F, Auricchio S, Troncone R. An immunodominant DQ8 restricted gliadin peptide activates small intestinal immune response in in vitro cultured mucosa from HLA-DQ8 positive but not HLA-DQ8 negative coeliac patients. Gut. 2003 Jan;52(1):57-62.

McCarron RM, Fallis RJ, McFarlin DE. Alterations in T cell antigen specificity and class II restriction during the course of chronic relapsing experimental allergic encephalomyelitis. J Neuroimmunol. 1990 Sep-Oct;29(1-3):73-9.

McManus R, Wilson AG, Mansfield J, Weir DG, Duff GW, Kelleher D. TNF2, a polymorphism of the tumour necrosis-alpha gene promoter, is a component of the celiac disease major histocompatibility complex haplotype. Eur J Immunol. 1996 Sep;26(9):2113-8.

McOmber ME, Shulman RJ. Recurrent abdominal pain and irritable bowel syndrome in children. Curr Opin Pediatr. 2007 Oct;19(5):581-5.

Mearin ML, Biemond I, Peña AS, Polanco I, Vazquez C, Schreuder GT, de Vries RR, van Rood JJ. HLA-DR phenotypes in Spanish coeliac children: their contribution to the understanding of the genetics of the disease. Gut. 1983 Jun;24(6):532-7.

Meddeb-Garnaoui A, Zeliszewski D, Mougenot JF, Djilali-Saiah I, Caillat-Zucman S, Dormoy A, Gaudebout C, Tongio MM, Baudon JJ, Sterkers G. Reevaluation of the relative risk for susceptibility to celiac disease of HLA-DRB1, -DQA1, -DQB1, -DPB1, and -TAP2 alleles in a French population. Hum Immunol. 1995 Jul;43(3):190-9.

Meijer JW, Wahab PJ, Mulder CJ. Small intestinal biopsies in celiac disease: duodenal or jejunal? Virchows Arch 2003;442(2):124-8.

Meineke FA, Potten CS, Loeffler M. Cell migration and organization in the intestinal crypt using a lattice-free model. Cell Prolif. 2001 Aug;34(4):253-66.

Meivar-Levy I, Ferber S. New organs from our own tissues: liver-to-pancreas transdifferentiation. Trends Endocrinol Metab. 2003 Dec;14(10):460-6.

Meloni A, Mandas C, Jores RD, Congia M. Prevalence of autoimmune thyroiditis in children with celiac disease and effect of gluten withdrawal. J Pediatr. 2009 Jul;155(1):51-5, 55.e1.

Memeo L, Jhang J, Hibshoosh H, Green PH, Rotterdam H, Bhagat G. Duodenal intraepithelial lymphocytosis with normal villous architecture: common occurrence in H. pylori gastritis. Mod Pathol. 2005 Aug;18(8):1134-44.

Mention JJ, Ben Ahmed M, Bègue B, Barbe U, Verkarre V, Asnafi V, Colombel JF, Cugnenc PH, Ruemmele FM, McIntyre E, Brousse N, Cellier C, Cerf-Bensussan N. Interleukin 15: a key to disrupted intraepithelial lymphocyte homeostasis and lymphomagenesis in celiac disease. Gastroenterology. 2003 Sep;125(3):730-45.

Meresse B, Chen Z, Ciszewski C, Tretiakova M, Bhagat G, Krausz TN, Raulet DH, Lanier LL, Groh V, Spies T, Ebert EC, Green PH, Jabri B. Coordinated induction by IL15 of a TCR-independent NKG2D signaling pathway converts CTL into lymphokine-activated killer cells in celiac disease. Immunity. 2004 Sep;21(3):357-66.

Meresse B, Curran SA, Ciszewski C, Orbelyan G, Setty M, Bhagat G, Lee L, Tretiakova M, Semrad C, Kistner E, Winchester RJ, Braud V, Lanier LL, Geraghty DE, Green PH, Guandalini S, Jabri B. Reprogramming of CTLs into natural killer-like cells in celiac disease. J Exp Med. 2006 May 15;203(5):1343-55.

Merritt AJ, Potten CS, Kemp CJ, Hickman JA, Balmain A, Lane DP, Hall PA. The role of p53 in spontaneous and radiation-induced apoptosis in the gastrointestinal tract of normal and p53-deficient mice. Cancer Res. 1994 Feb 1;54(3):614-7.

Merritt AJ, Potten CS, Watson AJ, Loh DY, Nakayama K, Nakayama K, Hickman JA. Differential expression of bcl-2 in intestinal epithelia. Correlation with attenuation of apoptosis in colonic crypts and the incidence of colonic neoplasia. J Cell Sci. 1995 Jun;108 (Pt 6):2261-71.

Merzel J. Some histophysiological aspects of Paneth's cells of mice as shown by histochemical and radioautographical studies. Acta Anat (Basel). 1967;66(4):603-30.

Meyer LJ, Zone JJ. Familial incidence of dermatitis herpetiformis. J Am Acad Dermatol. 1987 Oct;17(4):643-7.

Mezey E, Chandross KJ, Harta G, Maki RA, McKercher SR. Turning blood into brain: cells bearing neuronal antigens generated in vivo from bone marrow. Science. 2000 Dec 1;290(5497):1779-82.

Michaëlsson G, Gerdén B, Hagforsen E, Nilsson B, Pihl-Lundin I, Kraaz W, Hjelmquist G, Lööf L. Psoriasis patients with antibodies to gliadin can be improved by a gluten-free diet. Br J Dermatol. 2000 Jan;142(1):44-51.

Miettinen M, Lasota J. KIT (CD117): a review on expression in normal and neoplastic tissues, and mutations and their clinicopathologic correlation. Appl Immunohistochem Mol Morphol. 2005 Sep;13(3):205-20.

Miller H, Zhang J, Kuolee R, Patel GB, Chen W. Intestinal M cells: the fallible sentinels? World J Gastroenterol. 2007 Mar 14;13(10):1477-86.

Miller SJ, Lavker RM, Sun TT. Interpreting epithelial cancer biology in the context of stem cells: tumor properties and therapeutic implications. Biochim Biophys Acta. 2005 Sep 25;1756(1):25-52.

Minguell JJ, Erices A, Conget P. Mesenchymal stem cells. Exp Biol Med (Maywood). 2001 Jun;226(6):507-20.

Mino M, Lauwers GY. Role of lymphocytic immunophenotyping in the diagnosis of gluten-sensitive enteropathy with preserved villous architecture. Am J Surg Pathol. 2003 Sep;27(9):1237-42.

Mishra S, Melino G, Murphy LJ. Transglutaminase 2 kinase activity facilitates protein kinase A-induced phosphorylation of retinoblastoma protein. J Biol Chem 2007, 282:18108-18115.

Misra RC, Kasthuri D, Chuttani HK. Adult coeliac disease in tropics. Br Med J. 1966 Nov 19;2(5524):1230-2.

Miyazawa K, Aso H, Kanaya T, Kido T, Minashima T, Watanabe K, Ohwada S, Kitazawa H, Rose MT, Tahara K, Yamasaki T, Yamaguchi T. Apoptotic process of porcine intestinal M cells. Cell Tissue Res. 2006 Mar;323(3):425-32.

Mizuki N, Ota M, Kimura M, Ohno S, Ando H, Katsuyama Y, Yamazaki M, Watanabe K, Goto K, Nakamura S, Bahram S, Inoko H. Triplet repeat polymorphism in the transmembrane region of the MICA gene: a strong association of six GCT repetitions with Behçet disease. Proc Natl Acad Sci U S A. 1997 Feb 18;94(4):1298-303.

Moayyedi P, O'Mahony S, Jackson P, Lynch DA, Dixon MF, Axon AT. Small intestine in lymphocytic and collagenous colitis: mucosal morphology, permeability, and secretory immunity to gliadin. J Clin Pathol. 1997 Jun;50(6):527-9.

Molberg O, Kett K, Scott H, Thorsby E, Sollid LM, Lundin KE. Gliadin specific, HLA DQ2-restricted T cells are commonly found in small intestinal biopsies from coeliac disease patients, but not from controls. *Scand J Immunol.* 1997 Sep;46(3):103–109

Molberg O, Lundin KE, Nilsen EM, Scott H, Kett K, Brandtzaeg P, Thorsby E, Sollid LM. HLA restriction patterns of gliadin- and astrovirus-specific CD4+ T cells isolated in parallel from the small intestine of celiac disease patients. Tissue Antigens. 1998 Nov;52(5):407-15.

Molberg O, McAdam S, Lundin KE, Kristiansen C, Arentz-Hansen H, Kett K, Sollid LM. T cells from celiac disease lesions recognize gliadin epitopes deamidated in situ by endogenous tissue transglutaminase. Eur J Immunol. 2001 May;31(5):1317-23.

Molberg O, Mcadam SN, Körner R, Quarsten H, Kristiansen C, Madsen L, Fugger L, Scott H, Norén O, Roepstorff P, Lundin KE, Sjöström H, Sollid LM. Tissue transglutaminase selectively modifies gliadin peptides that are recognized by gut-derived T cells in celiac disease. Nat Med. 1998 Jun;4(6):713-7.

Molberg Ø, Solheim Flaete N, Jensen T, Lundin KE, Arentz-Hansen H, Anderson OD, Kjersti Uhlen A, Sollid LM. Intestinal T-cell responses to high-molecular-weight glutenins in celiac disease. Gastroenterology. 2003 Aug;125(2):337-44.

Monsuur AJ, de Bakker PI, Alizadeh BZ, Zhernakova A, Bevova MR, Strengman E, Franke L, van't Slot R, van Belzen MJ, Lavrijsen IC, Diosdado B, Daly MJ, Mulder CJ, Mearin ML, Meijer JW, Meijer GA, van Oort E, Wapenaar MC, Koeleman BP, Wijmenga C. Myosin IXB variant increases the risk of celiac disease and points toward a primary intestinal barrier defect. Nat Genet. 2005 Dec;37(12):1341-4.

Monsuur AJ, Wijmenga C. Understanding the molecular basis of celiac disease: what genetic studies reveal. Ann Med. 2006;38(8):578-91.

Monteleone G, Pender SL, Wathen NC, MacDonald TT. Interferon-alpha drives T cell-mediated immunopathology in the intestine. Eur J Immunol. 2001 Aug;31(8):2247-55.

Monteleone I, Monteleone G, Del Vecchio Blanco G, Vavassori P, Cucchiara S, MacDonald TT, Pallone F. Regulation of the T helper cell type 1 transcription factor T-bet in coeliac disease mucosa. Gut. 2004 Aug;53(8):1090-5.

Montgomery RD, Shearer AC. The cell population of the upper jejunal mucosa in tropical sprue and postinfective malabsorption. Gut. 1974 May;15(5):387-391.

Moore R, Carlson S, Madara JL. Villus contraction aids repair of intestinal epithelium after injury. Am J Physiol. 1989 Aug;257(2 Pt 1):G274-83.

Mori-Akiyama Y, van den Born M, van Es JH, Hamilton SR, Adams HP, Zhang J, Clevers H, de Crombrugghe B. SOX9 is required for the differentiation of Paneth cells in the intestinal epithelium. Gastroenterology. 2007 Aug;133(2):539-46.

Moriarty KJ, Higgs NB, Lees M, Tonge A, Wardle TD, Warhurst G. Influence of atrial natriuretic peptide on mammalian large intestine. Gastroenterology. 1990 Mar;98(3):647-53.

Morris JC, Janik JE, White JD, Fleisher TA, Brown M, Tsudo M, Goldman CK, Bryant B, Petrus M, Top L, Lee CC, Gao W, Waldmann TA. Preclinical and phase I clinical trial of blockade of IL-15 using Mikbeta1 monoclonal antibody in T cell large granular lymphocyte leukemia. Proc Natl Acad Sci U S A. 2006 Jan 10;103(2):401-6.

Morris RJ. Keratinocyte stem cells: targets for cutaneous carcinogens. J Clin Invest. 2000 Jul;106(1):3-8.

Moss SF, Attia L, Scholes JV, Walters JR, Holt PR. Increased small intestinal apoptosis in coeliac disease. Gut. 1996 Dec;39(6):811-7.

Mowat AM. Anatomical basis of tolerance and immunity to intestinal antigens. Nat Rev Immunol. 2003 Apr;3(4):331-41.

Mowat AM. Antibodies to IFN-gamma prevent immunologically mediated intestinal damage in murine graft-versus-host reaction. Immunology. 1989 Sep;68(1):18-23.

Moyana TN, Shukoor S. Gastrointestinal endocrine cell hyperplasia in celiac disease: a selective proliferative process of serotonergic cells. Mod Pathol. 1991 Jul;4(4):419-23.

Multipotent progenitor cells can be isolated from postnatal murine bone marrow, muscle, and brain. Exp Hematol. 2002 Aug;30(8):896-904.

Multistakeholder Platform on CD (CDEUSSA). Review article: future research on

Mustalahti K, Sulkanen S, Holopainen P, Laurila K, Collin P, Partanen J, et al. Coeliac disease among healthy members of multiple case celiac disease families. Scand J Gastroenterol 2002; 37: 161-5.

Mylotte M, Egan-Mitchell B, McCarthy CF, McNicholl B. Coeliac disease in the West of Ireland. Br Med J. 1973 Sep 1;3(5878):498-9.

Nagashima R, Maeda K, Imai Y, Takahashi T. Lamina propria macrophages in the human gastrointestinal mucosa: their distribution, immunohistological phenotype, and function. J Histochem Cytochem. 1996 Jul;44(7):721-31.

Nagura H, Ohtani H, Masuda T, Kimura M, Nakamura S. HLA-DR expression on M cells overlying Peyer's patches is a common feature of human small intestine. Acta Pathol Jpn. 1991 Nov;41(11):818-23.

Naluai AT, Nilsson S, Gudjónsdóttir AH, Louka AS, Ascher H, Ek J, Hallberg B, Samuelsson L, Kristiansson B, Martinsson T, Nerman O, Sollid LM, Wahlström J. Genome-wide linkage analysis of Scandinavian affected sib-pairs supports presence of susceptibility loci for celiac disease on chromosomes 5 and 11. Eur J Hum Genet. 2001 Dec;9(12):938-44.

Nasseri-Moghaddam S, Mofid A, Nouraie M, Abedi B, Pourshams A, Malekzadeh R, Sotoudeh M. The normal range of duodenal intraepithelial lymphocytes. Arch Iran Med. 2008 Mar;11(2):136-42.

Naya FJ, Huang HP, Qiu Y, Mutoh H, DeMayo FJ, Leiter AB, Tsai MJ. Diabetes, defective pancreatic morphogenesis, and abnormal enteroendocrine differentiation in BETA2/neuroD-deficient mice. Genes Dev. 1997 Sep 15;11(18):2323-34.

Neal JV, Potten CS. Description and basic cell kinetics of the murine pericryptal fibroblast sheath. Gut. 1981 Jan;22(1):19-24.

Neaud V, Rosenbaum J: A red wine polyphenolic extract reduces the activation phenotype of cultured human liver myofibroblasts. World J Gastroenterol 2008, 14:2194-2199.

Neuhausen SL, Feolo M, Camp NJ, Farnham J, Book L, Zone JJ. Genome-wide linkage analysis for celiac disease in North American families. Am J Med Genet. 2002 Jul 22;111(1):1-9.

Neuhausen SL, Steele L, Ryan S, Mousavi M, Pinto M, Osann KE, Flodman P, Zone JJ. Co-occurrence of celiac disease and other autoimmune diseases in celiacs and their first-degree relatives. J Autoimmun. 2008 Sep;31(2):160-5.

Neurath MF, Finotto S, Glimcher LH. The role of Th1/Th2 polarization in mucosal immunity. Nat Med. 2002 Jun;8(6):567-73.

Neutra M, Leblond CP. Synthesis of the carbohydrate of mucus in the Golgi complex as shown by electron microscope radioautography of goblet cells from rats injected with glucose-H3. J Cell Biol. 1966 Jul;30(1):119-36.

Neutra MR & Padykula HK. The gastrointestinal tract . In: Weiss L , ed. Modern Concepts of Gastrointestinal Histology. New York. : Elsevier, 1984: 658-70

Neutra MR, Mantis NJ, Kraehenbuhl JP. Collaboration of epithelial cells with organized mucosal lymphoid tissues. Nat Immunol. 2001 Nov;2(11):1004-9.

Neutra MR, Phillips TL, Mayer EL, Fishkind DJ. Transport of membrane-bound macromolecules by M cells in follicle-associated epithelium of rabbit Peyer's patch. Cell Tissue Res. 1987 Mar;247(3):537-46.

Neutra, MR.; Giannasca, PJ.; Giannasca, KT. M cells and microbial pathogens. In: Blaser, M.; Smith, PD.; Ravodin, JI., editors. Infections of the GI tract. New York: Raven Press; 1995. p. 163.-178.

Ng AY, Waring P, Ristevski S, Wang C, Wilson T, Pritchard M, Hertzog P, Kola I. Inactivation of the transcription factor Elf3 in mice results in dysmorphogenesis and altered differentiation of intestinal epithelium. Gastroenterology. 2002 May;122(5):1455-66.

Nicolas P, Kim KM, Shibata D, Tavaré S. The stem cell population of the human colon crypt: analysis via methylation patterns. PLoS Comput Biol. 2007 Mar 2;3(3):e28.

Nielsen OH, Jacobsen O, Pedersen ER, Rasmussen SN, Petri M, Laulund S, Jarnum S. Non-tropical sprue. Malignant diseases and mortality rate. Scand J Gastroenterol. 1985 Jan;20(1):13-8.

Niemann C. Controlling the stem cell niche: right time, right place, right strength. Bioessays. 2006 Jan;28(1):1-5.

Niess JH, Brand S, Gu X, Landsman L, Jung S, McCormick BA, Vyas JM, Boes M, Ploegh HL, Fox JG, Littman DR, Reinecker HC. CX3CR1-mediated dendritic cell access to the intestinal lumen and bacterial clearance. Science 2005;307:254–258.

Nieuwenhuizen WF, Pieters RH, Knippels LM, Jansen MC, Koppelman SJ. Is Candida albicans a trigger in the onset of coeliac disease? Lancet. 2003 Jun 21;361(9375):2152-4.

Nilsen EM, Jahnsen FL, Lundin KE, Johansen FE, Fausa O, Sollid LM, Jahnsen J, Scott H, Brandtzaeg P. Gluten induces an intestinal cytokine response strongly dominated by interferon gamma in patients with celiac disease. Gastroenterology. 1998 Sep;115(3):551-63.

Nilsen EM, Lundin KE, Krajci P, Scott H, Sollid LM, Brandtzaeg P. Gluten specific, HLA-DQ restricted T cells from coeliac mucosa produce cytokines with Th1 or Th0 profile dominated by interferon gamma. Gut. 1995 Dec;37(6):766-76.

Nilssen DE, Halstensen TS, Frøland SS, Fausa O, Brandtzaeg P. Distribution and phenotypes of duodenal intraepithelial gamma/delta T cells in patients with various types of primary B-cell deficiency. Clin Immunol Immunopathol. 1993 Sep;68(3):301-10.

Nisihara RM, Skare TL, Silva MB, Utiyama SR. Rheumatoid Arthritis and anti-endomysial antibodies. Acta Reumatol Port. 2007 Apr-Jun;32(2):163-67.

Nisticò L, Fagnani C, Coto I, Percopo S, Cotichini R, Limongelli MG, Paparo F, D'Alfonso S, Giordano M, Sferlazzas C, Magazzù G, Momigliano-Richiardi P, Greco L, Stazi MA. Concordance, disease progression, and heritability of coeliac disease in Italian twins. Gut. 2006 Jun;55(6):803-8

No authors listed NIH Consensus Development Conference on Celiac Disease. NIH Consens State Sci Statements. 2004 Jun 28-30;21(1):1-23.

Not T, Horvath K, Hill ID, Partanen J, Hammed A, Magazzu G, Fasano A. Celiac disease risk in the USA: high prevalence of antiendomysium antibodies in healthy blood donors. Scand J Gastroenterol. 1998 May;33(5):494-8.

Novelli M, Cossu A, Oukrif D, Quaglia A, Lakhani S, Poulsom R, Sasieni P, Carta P, Contini M, Pasca A, Palmieri G, Bodmer W, Tanda F, Wright N. X-inactivation patch size in human female tissue confounds the assessment of tumor clonality. Proc Natl Acad Sci U S A. 2003 Mar 18;100(6):3311-4.

Novelli MR, Williamson JA, Tomlinson IP, Elia G, Hodgson SV, Talbot IC, Bodmer WF, Wright NA. Polyclonal origin of colonic adenomas in an XO/XY patient with FAP. Science. 1996 May 24;272(5265):1187-90.

Nunes I, Gleizes PE, Metz CN, Rifkin DB. Latent transforming growth factor-beta binding protein domains involved in activation and transglutaminase-dependent cross-linking of latent transforming growth factor-beta. J Cell Biol. 1997 Mar 10;136(5):1151-63.

Nusier MK, Brodtkorb HK, Rein SE, Odeh A, Radaideh AM, Klungland H. Serological screening for celiac disease in schoolchildren in Jordan. Is height and weight affected when seropositive? Ital J Pediatr. 2010 Feb 9;36(1):16.

Nyhlin N, Bohr J, Eriksson S, Tysk C. Microscopic colitis: a common and an easily overlooked cause of chronic diarrhoea. Eur J Intern Med. 2008 May;19(3):181-6.

Oberhuber G, Granditsch G, Vogelsang H. The histopathology of coeliac disease: time for a standardized report scheme for pathologists. Eur J Gastroenterol Hepatol. 1999 Oct;11(10):1185-94.

Oberhuber G. Histopathology of celiac disease. Biomed Pharmacother 2000;54:368–72

Obermeier F, Hausmann M, Kellermeier S, Kiessling S, Strauch UG, Duitman E, Bulfone-Paus S, Herfarth H, Bock J, Dunger N, Stoeck M, Schölmerich J, Falk W, Rogler G. IL-15 protects intestinal epithelial cells. Eur J Immunol. 2006 Oct;36(10):2691-9.

O'Brien DP, Nelson LA, Huang FS, Warner BW. Intestinal adaptation: structure, function, and regulation. Semin Pediatr Surg. 2001 May;10(2):56-64.

O'Connor FA, McLoughlin JC, Buchanan KD. Impaired immunoreactive secretin release in coeliac disease. Br Med J. 1977 Mar 26;1(6064):811.

Odaka T, Kobayashi K, Takahashi K, Nakamura H, Matsuoka T: Effect of prostaglandin E(2) on urokinase-type plasminogen activator production by human lung fibroblasts. Scand J Clin Lab Invest. 2009, 69(2):225-233.

Offield MF, Jetton TL, Labosky PA, Ray M, Stein RW, Magnuson MA, Hogan BL, Wright CV. PDX-1 is required for pancreatic outgrowth and differentiation of the rostral duodenum. Development. 1996 Mar;122(3):983-95.

Ohlstein B, Kai T. Decotto E. and Spradling A. The stem cell niche: themes and variations. Curr. Opin. Cell Biol. 2004; 16, 693-699.

Ohtsuka Y, Sanderson IR. Transforming growth factor-beta: an important cytokine in the mucosal immune response. Curr Opin Gastroenterol. 2000 Nov;16(6):541-5.

Ohue M, Tomita N, Monden T, Fujita M, Fukunaga M, Takami K, Yana I, Ohnishi T, Enomoto T, Inoue M, et al. A frequent alteration of p53 gene in carcinoma in adenoma of colon. Cancer Res. 1994 Sep 1;54(17):4798-804.

Ohue M, Tomita N, Monden T, Fujita M, Fukunaga M, Takami K, Yana I, Ohnishi T, Enomoto T, Inoue M, et al. A frequent alteration of p53 gene in carcinoma in adenoma of colon. Cancer Res. 1994 Sep 1;54(17):4798-804.

Okamoto R, Watanabe M. Prospects for regeneration of Gastrointestinal epithelia using bone-marrow cells. Trends Mol Med. 2003 Jul;9(7):286-90.

Okamoto R, Yajima T, Yamazaki M, Kanai T, Mukai M, Okamoto S, Ikeda Y, Hibi T, Inazawa J, Watanabe M. Damaged epithelia regenerated by bone marrow-derived cells in the human gastrointestinal tract. Nat Med. 2002 Sep;8(9):1011-7.

O'Leary C, Walsh CH, Wieneke P, O'Regan P, Buckley B, O'Halloran DJ, Ferriss JB, Quigley EM, Annis P, Shanahan F, Cronin CC. Coeliac disease and autoimmune Addison's disease: a clinical pitfall. QJM. 2002 Feb;95(2):79-82.

O'Leary C, Wieneke P, Buckley S, O'Regan P, Cronin CC, Quigley EM, Shanahan F. Celiac disease and irritable bowel-type symptoms. Am J Gastroenterol. 2002 Jun;97(6):1463-7.

Olesen M, Eriksson S, Bohr J, Järnerot G, Tysk C. Lymphocytic colitis: a retrospective clinical study of 199 Swedish patients. Gut. 2004 Apr;53(4):536-41.

O'Morain C, Segal AW, Levi AJ. Elemental diets in treatment of acute Crohn's disease. Br Med J. 1980;**281**:1173–1175.

on coeliac disease (CDEUSSA). Aliment Pharmacol Ther. 2008 Jun 1;27(11):1030-43.

O'Neill CM, Bunce M, Welsh KI. Detection of the DRB4 null gene, DRB4*0101102N, by PCR-SSP and its distinction from other DRB4 genes. Tissue Antigens. 1996 Mar;47(3):245-8.

Orkin SH. Stem cell alchemy. Nat Med. 2000 Nov;6(11):1212-3.

Orlic D., Kajstura J., Chimenti S., Jakoniuk I., Anderson S.M., Li B.,Pickel J., McKay R., Nadal-Ginard B., Bodine D.M., Led A. and Anversa P. Bone marrow cells regenerate infracted myocardium. Nature 2001; 410: 701-705

Overton J., Eichholz A., Crane R.K. Studies on the organization of the brush border in intestinal epithelial cells II. Fine structure of fractions of tris-disrupted hamster brush borders. The Journal Of Cell Biology • 1962; Volume 26, 693-706.

Owen RL, Apple RT, Bhalla DK. Morphometric and cytochemical analysis of lysosomes in rat Peyer's patch follicle epithelium: their reduction in volume fraction and acid phosphatase content in M cells compared to adjacent enterocytes. Anat Rec. 1986 Dec;216(4):521-7.

Owen RL, Jones AL. Epithelial cell specialization within human Peyer's patches: an ultrastructural study of intestinal lymphoid follicles. Gastroenterology. 1974 Feb;66(2):189-203.

Owen RL. Sequential uptake of horseradish peroxidase by lymphoid follicle epithelium of Peyer's patches in the normal unobstructed mouse intestine: an ultrastructural study. Gastroenterology. 1977 Mar;72(3):440-51.

Pais WP, Duerksen DR, Pettigrew NM, Bernstein CN. How many duodenal biopsy specimens are required to make a diagnosis of celiac disease? Gastrointest Endosc. 2008 Jun;67(7):1082-7.

Palay SI, Karlin Lj. An electron microscopic study of the intestinal villus. I. The fasting animal. J Biophys Biochem Cytol. 1959 May 25;5(3):363-72.

Palová-Jelínková L, Rozková D, Pecharová B, Bártová J, Sedivá A, Tlaskalová-Hogenová H, Spísek R, Tucková L. Gliadin fragments induce phenotypic and functional maturation of human dendritic cells. J Immunol. 2005 Nov 15;175(10):7038-45.

Parks DA, Jacobson ED. Physiology of the splanchnic circulation. Arch Intern Med. 1985 Jul; 145(7):1278-81.

Parnell N, Ciclitira PJ. Celiac disease. Curr Opin Gastroenterol. 1999 Mar;15(2):120-4.

Parsons DS. Introductory remarks on the brush border. Ciba Found Symp. 1983;95:3-11.

Patel D, Kalkat P, Baisch D, Zipser R. Celiac disease in the elderly. Gerontology. 2005;**51**:213–214.

Patel RS, Johlin FC Jr, Murray JA. Celiac disease and recurrent pancreatitis. Gastrointest Endosc. 1999 Dec;50(6):823-7.

Patey-Mariaud De Serre N, Cellier C, Jabri B, Delabesse E, Verkarre V, Roche B, Lavergne A, Brière J, Mauvieux L, Leborgne M, Barbier JP, Modigliani R, Matuchansky C, MacIntyre E, Cerf-Bensussan N, Brousse N. Distinction between coeliac disease and refractory sprue: a simple immunohistochemical method. Histopathology. 2000 Jul;37(1):70-7.

Patial RK. Recurrent aphthous ulcers in subclinical coeliac disease. J Assoc Physicians India. 2003;51:80.

Paulley LW. Observations on the aetiology of idiopathic steatorrhea. BMJ 1954;2: 1318-1321.

Paulus U, Potten CS, Loeffler M. A model of the control of cellular regeneration in the intestinal crypt after perturbation based solely on local stem cell regulation. Cell Prolif. 1992 Nov;25(6):559-78.

Pearce CB, Duncan HD, Sinclair D, Poller DN. Small bowel biopsies in patients with iron deficiency anaemia. Gut. 2001 Oct;49(4):595.

Pearton DJ, Ferraris C, Dhouailly D. Transdifferentiation of corneal epithelium: evidence for a linkage between the segregation of epidermal stem cells and the induction of hair follicles during embryogenesis. Int J Dev Biol. 2004;48(2-3):197-201.

Pedersen AB, Mosbech J. Morbidity of pernicious anaemia. Incidence, prevalence, and treatment in a Danish county. Acta Med Scand. 1969;**185**:449–452.

Pedrosa Delgado M, Martín Muñoz F, Polanco Allué I, Martín Esteban M. Cold urticaria and celiac disease. J Investig Allergol Clin Immunol. 2008;18(2):123-5.

Pelosi G, Masullo M, Leon ME, Veronesi G, Spaggiari L, Pasini F, Sonzogni A, Iannucci A, Bresaola E, Viale G. CD117 immunoreactivity in high-grade neuroendocrine tumors of the lung: a comparative study of 39 large-cell neuroendocrine carcinomas and 27 surgically resected small-cell carcinomas. Virchows Arch. 2004 Nov;445(5):449-55.

Pender SL, Tickle SP, Docherty AJ, Howie D, Wathen NC, MacDonald TT. A major role for matrix metalloproteinases in T cell injury in the gut. J Immunol. 1997 Feb 15;158(4):1582-90.

Percopo S, Babron MC, Whalen M, De Virgiliis S, Coto I, Clerget-Darpoux F, Landolfo F, Greco L. Saturation of the 5q31-q33 candidate region for celiac disease. Ann Hum Genet. 2003 May;67(Pt 3):265-8.

Perera DR, Weinstein WM, Rubin CE. Symposium on pathology of the gastrointestinal tract-Part II. Small intestinal biopsy. Hum Pathol. 1975 Mar;6(2):157-217.

Peroni DG, Paiola G, Tenero L, Fornaro M, Bodini A, Pollini F, Piacentini GL. Chronic urticaria and celiac disease: a case report. Pediatr Dermatol. 2010 Jan 1;27(1):108-9.

Perry I, Tselepis C, Hoyland J, Iqbal TH, Scott D, Sanders SA, Cooper BT, Jankowski JA. Reduced cadherin/catenin complex expression in celiac disease can be reproduced in vitro by cytokine stimulation. Lab Invest. 1999

Perry I, Tselepis C, Hoyland J, Iqbal TH, Scott D, Sanders SA, Cooper BT, Jankowski JA. Reduced cadherin/catenin complex expression in celiac disease can be reproduced in vitro by cytokine stimulation. Lab Invest. 1999

Perry LL, Barzaga ME. Kinetics and specificity of T and B cell responses in relapsing experimental allergic encephalomyelitis. J Immunol. 1987 Mar 1;138(5):1434-41.

Peters TJ, Jones PE, Wells G. Analytical subcellular fractionation of jejunal biopsy specimens: enzyme activities, organelle pathology and response to gluten withdrawal in patients with coeliac disease. Clin Sci Mol Med. 1978 Sep;55(3):285-92.

Petersdorf EW, Shuler KB, Longton GM, Spies T, Hansen JA. Population study of allelic diversity in the human MHC class I-related MIC-A gene. Immunogenetics. 1999 Jul;49(7-8):605-12.

Petras RE. Non-Neoplasic intestinal disease. In: Sternberg SS, ed. Diagnostic Surgical Pathology, vol 2. New Cork: Raven Press, 1989; 967-1014

Petras RE. Nonneoplastic intestinal disease. In: Mills SE, Carter D,Greenson JK, Oberman HA, Reuter V, Stoler MH, eds. Sternberg's diagnostic surgical pathology.4th edn. Philadelphia: Lippincott Williams and Wilkins, 2004:1475–541.

Petronzelli F, Bonamico M, Ferrante P, Grillo R, Mora B, Mariani P, Apollonio I, Gemme G, Mazzilli MC. Genetic contribution of the HLA region to the familial clustering of coeliac disease. Ann Hum Genet. 1997 Jul;61(Pt 4):307-17.

Pfeiffer RF. Neurologic presentations of gastrointestinal disease. Neurol Clin. 2010 Feb;28(1):75-87.

Philips AD. The small intestinal mucosa. In: Whitehead R, ed. Gastrointestinal and oesophageal pathology. New York: Churchill Livingstone, 1989:29–39.

Phillips AD, Smith MW, Walker-Smith JA. Selective alteration of brush-border hydrolases in intestinal diseases in childhood. Clin Sci (Lond). 1988 Feb;74(2):193-200.

Piau JP, Massot C, Moreau D, Aït-Khaled N, Bouayad Z, Mohammad Y, Khaldi F, Bah-Sow O, Camara L, Koffi NB, M'boussa J, El Sony A, Moussa OA, Bousquet J, Annesi-Maesano I. Assessing allergic rhinitis in developing countries. Int J Tuberc Lung Dis. 2010 Apr;14(4):506-12.

Picarelli A, Maiuri L, Mazzilli MC, et al. Glutensensitive disease with mild enteropathy. Gastroenterology 1996;111:608–616.

Pierer M, Rethage J, Seibl R, Lauener R, Brentano F, Wagner U, Hantzschel H, Michel BA, Gay RE, Gay S, Kyburz D. Chemokine secretion of rheumatoid arthritis synovial fibroblasts stimulated by Toll-like receptor 2 ligands. J Immunol 2004, 172:1256-1265.

Pietroletti R, Bishop AE, Carlei F, Bonamico M, Lloyd RV, Wilson BS, Ceccamea A, Lezoche E, Speranza V, Polak JM. Gut endocrine cell population in celiac disease estimated by immunocytochemistry using a monoclonal antibody to chromogranin. Gut. 1986 Jul;27(7):838-43.

Pinto D, Clevers H. Wnt control of stem cells and differentiation in the intestinal epithelium. Exp Cell Res. 2005 Jun 10;306(2):357-63.

Pinto D, Gregorieff A, Begthel H, Clevers H. Canonical Wnt signals are essential for homeostasis of the intestinal epithelium. Genes Dev. 2003 Jul 15;17(14):1709-13.

Pittman FE, Pittman JC: A light and electron microscopic study of sigmoid colonic mucosa in adult celiac disease.Scand J Gastnoenterol 1 :21-27, 1966

Pittschieler K, Gentili L, Niederhofer H. Onset of coeliac disease: a prospective longitudinal study. Acta Paediatr 2003; 92: 1149-52

Ploski R, Ek J, Thorsby E, Sollid LM. On the HLA-DQ(alpha 1*0501, beta 1*0201)-associated susceptibility in celiac disease: a possible gene dosage effect of DQB1*0201. Tissue Antigens. 1993 Apr;41(4):173-7.

Podolsky DK, Fournier DA. Alterations in mucosal content of colonic glycoconjugates in inflammatory bowel disease defined by monoclonal antibodies. Gastroenterology. 1988 Aug;95(2):379-87.

Podolsky DK. Regulation of intestinal epithelial proliferation: a few answers, many questions. Am J Physiol. 1993 Feb;264(2 Pt 1):G179-86.

Polanco I, Biemond I, van Leeuwen A, Schreuder I, Meera Khan P, Guerrero J, D'Amaro J, Vasquez C, van Rood JJ, Pena AS. Gluten sensitive enteropathy in Spain: genetic and environmental factors. In: McConnell RB, ed. The genetics of coeliac disease. Lancaster: MTP, 1981:211-31.

Poley JR. Loss of the glycocalyx of enterocytes in small intestine: a feature detected by scanning electron microscopy in children with gastrointestinal intolerance to dietary protein. J Pediatr Gastroenterol Nutr. 1988 May-Jun;7(3):386-94.

Polvi A, Arranz E, Fernandez-Arquero M, Collin P, Mäki M, Sanz A, Calvo C, Maluenda C, Westman P, de la Concha EG, Partanen J. HLA-DQ2-negative celiac disease in Finland and Spain. Hum Immunol. 1998 Mar;59(3):169-75.

Polvi A, Eland C, Koskimies S, Maki M, Partanen J. HLA DQ and DP in Finnish families with celiac disease. Eur J Immunogenet 1996; 23: 221-34.

Polvi A, Maki M, Collin P, Partanen J (1998) TNF microsatellite alleles a2 and b3 are not primarily associated with celiac disease in the Finnish population. Tissue Antigens 51:553–555.

Popat S, Bevan S, Braegger CP, Busch A, O'Donoghue D, Falth-Magnusson K, Godkin A, Hogberg L, Holmes G, Hosie KB, Howdle PD, Jenkins H, Jewell D, Johnston S, Kennedy NP, Kumar P, Logan RF, Love AH, Marsh MN, Mulder CJ, Sjoberg K, Stenhammar L, Walker-Smith J, Houlston RS. Genome screening of coeliac disease. J Med Genet. 2002 May;39(5):328-31.

Potten CS, Booth C, Hargreaves D. (a) The small intestine as a model for evaluating adult tissue stem cell drug targets. Cell Proliferat 2003; 36:115-129.

Potten CS, Booth C, Tudor GL, Booth D, Brady G, Hurley P, Ashton G, Clarke R, Sakakibara S, Okano H. (b) Identification of a putative intestinal stem cell and early lineage marker: musashi-1. Differentiation 2003; 71:28-41.

Potten CS, Booth C, Pritchard DM The intestinal epithelial stem cell: the mucosal governor. Int J Exp Path 1997; 78:219-243

Potten CS, Hume WJ, Reid P, Cairns J. The segregation of DNA in epithelial stem cells. Cell. 1970 Nov,15(3):899-906.

Potten CS, Owen G, Booth D. Intestinal stem cells protect their genome by selective segregation of template DNA strands. J Cell Sci 2002; 115:2381-2388.

Potten CS, Owen,G. and Roberts,S.A. The temporal and spatial changes in cell proliferation within the irradiated crypts of the murine small intestine. Int. J. Radiat. Biol. 1990, 57, 185–199.

Potten CS,Weiss lecture: radiation, the ideal cytotoxic agent for studying the cell biology of tissues such as the small intestine. Radiat Res 2004; 161:123-136.

Potten CS. Cell cycles in cell hierarchies. Int J Radiat Biol 1986; 49:257-278.

Potten CS. Loeffler M. Stem cells: attributes, cycles, spirals, pitfalls and uncertainties. Lessons for and from the crypt. Development 1990; 110:1001-1020.

Potten CS. Epithelial proliferative subpopulations. In Stem Cells and Tissue Homeostasis (ed. B. I. Lord, C. S. Potten and R. J. Cole), Cambridge: Cambridge University Press. 1978 pp.317 –334.

Potten CS. Extreme sensitivity of some intestinal crypt cells to X and gamma irradiation. Nature. 1977 Oct 6;269(5628):518-21.

Potten CS. Hendry JH (a) Cell clones: manual of mammalian cell techniques. In: Potten CS, Hendry JH (eds) Churchill Livingstone, Edinburgh 1985.

Potten CS. Hendry JH (b) The microcolony assay in mouse small intestine. In: Potten CS, Hendry JH (eds) Cell clones: manual of mammalian cell techniques. Churchill Livingstone, 1985; Edinburgh, pp 50-60.

Potten CS. Stem cells in gastrointestinal epithelium: numbers, characteristics and death. Phil Trans Roy Soc Lond B 1998; 353:821-830.

Potten CS. Structure, function and proliferative organisation of mammalian gut. In: Potten CS, Hendry JH (eds) Radiation and gut. Elsevier, Amsterdam, 1995; pp 1-31.

Powell DW, Mifflin RC, Valentich JD, Crowe SE, Saada JI, West AB. Myofibroblasts. II. Intestinal subepithelial myofibroblasts. Am J Physiol. 1999 Aug;277(2 Pt 1):C183-201.

Powis SH, Rosenberg WM, Hall M, Mockridge I, Tonks S, Ivinson A, Ciclitira PJ, Jewell DP, Lanchbury JS, Bell JI, et al. TAP1 and TAP2 polymorphism in coeliac disease. Immunogenetics. 1993;38(5):345-50.

Price HL, Gazzard BG, Dawson AM. Steatorrhoea in the elderly. Br Med J. 1977;**1**:1582–1584.

Pritchard J, Han R, Horst N, Cruikshank WW, Smith TJ: Immunoglobulin activation of T cell chemoattractant expresión in fibroblasts from patients with Graves' disease is mediated through the insulin-like growth factor I receptor pathway. J Immunol 2003, 170:6348-6354.

Przemioslo R, Wright NA, Elia G, Ciclitira PJ. Analysis of crypt cell proliferation in coeliac disease using MI-B1 antibody shows an increase in growth fraction. Gut. 1995 Jan;36(1):22-7.

Przemioslo RT, Lundin KE, Sollid LM, Nelufer J, Ciclitira PJ. Histological changes in small bowel mucosa induced by gliadin sensitive T lymphocytes can be blocked by anti-interferon gamma antibody. Gut. 1995 Jun;36(6):874-9.

Pujuguet P, Hammann A, Martin F, Martin M. Abnormal basement membrane in tumors induced by rat colon cancer cells. Gastroenterology. 1994 Sep;107(3):701-11.

Qi H, Aguiar DJ, Williams SM, La Pean A, Pan W, Verfaillie CM. Identification of genes responsible for osteoblast differentiation from human mesodermal progenitor cells. Proc Natl Acad Sci U S A. 2003 Mar 18;100(6):3305-10.

Qiao SW, Bergseng E, Molberg O, Jung G, Fleckenstein B, Sollid LM. Refining the rules of gliadin T cell epitope binding to the disease-associated DQ2 molecule in celiac disease: importance of proline spacing and glutamine deamidation. J Immunol. 2005 Jul 1;175(1):254-61.

Qiao SW, Bergseng E, Molberg Ø, Xia J, Fleckenstein B, Khosla C, Sollid LM. Antigen presentation to celiac lesion-derived T cells of a 33-mer gliadin peptide naturally formed by gastrointestinal digestion. J Immunol. 2004 Aug 1;173(3):1757-62.

Qiu JM, Roberts SA, Potten CS. Cell migration in the small and large bowel shows a strong circadian rhythm. Epithelial Cell Biol. 1994;3(4):137-48.

Quarsten H, Molberg O, Fugger L, McAdam SN, Sollid LM. HLA binding and T cell recognition of a tissue transglutaminase-modified gliadin epitope. Eur J Immunol. 1999 Aug;29(8):2506-14.

Quarsten H, Paulsen G, Johansen BH, Thorpe CJ, Holm A, Buus S, Sollid LM. The P9 pocket of HLA-DQ2 (non-Aspbeta57) has no particular preference for negatively charged anchor residues found in other type 1 diabetes-predisposing non-Aspbeta57 MHC class II molecules. Int Immunol. 1998 Aug;10(8):1229-36.

R.C. Jenkins and A.P. Weetman, Disease associations with autoimmune thyroid disease, Thyroid **12** (2002), pp. 977–988

Ráki M, Fallang LE, Brottveit M, Bergseng E, Quarsten H, Lundin KE, Sollid LM. Tetramer visualization of gut-homing gluten-specific T cells in the peripheral blood of celiac disease patients. Proc Natl Acad Sci U S A. 2007 Feb 20;104(8):2831-6.

Ráki M, Tollefsen S, Molberg Ø, Lundin KE, Sollid LM, Jahnsen FL. A unique dendritic cell subset accumulates in the celiac lesion and efficiently activates gluten-reactive T cells. Gastroenterology. 2006 Aug;131(2):428-38. Erratum in: Gastroenterology. 2007 Feb;132(2):826-7.

Rammensee HG, Friede T, Stevanoviíc S. MHC ligands and peptide motifs: first listing. Immunogenetics. 1995;41(4):178-228.

Rashid A, Hamilton SR. Genetic alterations in sporadic and Crohn's associated adenocarcinomas of the small intestine. Gastroenterology 1997;**113**:127–35.

Ravelli A, Bolognini S, Gambarotti M, Villanacci V. Variability of histologic lesions in relation to biopsy site in gluten-sensitive enteropathy. Am J Gastroenterol. 2005 Jan;100(1):177-85.

Ravindra BS, Desai N, Deviprasad S, Bhede V, Ravat S, Sawant P. Myotonic dystrophy in a patient of celiac disease: a new association? Trop Gastroenterol. 2008 Apr-Jun;29(2):114-5.

Reading R, Watson JG, Platt JW, Bird AG. Pulmonary haemosiderosis and gluten. Arch Dis Child. 1987 May;62(5):513-5.

Reed JC. Bcl-2 and the regulation of programmed cell death. J Cell Biol. 1994 Jan;124(1-2):1-6.

Reggoug S, Benelbarhdadi I, Essamri W, Ajana FZ, Afifi R, Benazzouz M, Essaid A. Celiac disease associated with sarcoidosis. Gastroenterol Clin Biol. 2009 May;33(5):430-2.

Regoli M, Bertelli E, Borghesi C, Nicoletti C. Three-dimensional (3D-) reconstruction of M cells in rabbit Peyer's patches: definition of the intraepithelial compartment of the follicle-associated epithelium. Anat Rec. 1995 Sep;243(1):19-26.

Remes-Troche JM, Adames K, Castillo-Rodal AI, Ramírez T, Barreto-Zuñiga R, López-Vidal Y, Uscanga LF. Intraepithelial gammadelta+ lymphocytes: a comparative study between celiac disease, small intestinal bacterial overgrowth, and irritable bowel syndrome. J Clin Gastroenterol. 2007 Aug;41(7):671-6.

Rescigno M, Urbano M, Valzasina B, Francolini M, Rotta G, Bonasio R, Granucci F, Kraehenbuhl JP, Ricciardi-Castagnoli P. Dendritic cells express tight junction proteins and penetrate gut epithelial monolayers to sample bacteria. Nat Immunol 2001;2: 361–367.

Rescigno M, Urbano M, Valzasina B, Francolini M, Rotta G, Bonasio R, Granucci F, Kraehenbuhl JP, Ricciardi-Castagnoli P. Dendritic cells express tight junction proteins and penetrate gut epithelial monolayers to sample bacteria. Nat Immunol. 2001 Apr;2(4):361-7.

Reunala T, Collin P. Diseases associated with dermatitis herpetiformis. Br J Dermatol 1997; 136: 315-318

Reunala T, Kosnai I, Karpati S, Kuitunen P, Török E, Savilahti E. Dermatitis herpetiformis: jejunal findings and skin response to gluten free diet. Arch Dis Child. 1984 Jun;59(6):517-22.

Revised criteria for diagnosis of coeliac disease. Report of Working Group of European Society of Paediatric Gastroenterology and Nutrition. Arch Dis Child. 1990 Aug;65(8):909-11.

Reya T, Clevers H. Wnt signalling in stem cells and cancer. Nature. 2005 Apr 14;434(7035):843-50.

Ribes-Koninckx C, Pereda Pérez RA, Ferrer Calvete J, Peña AS. The value of the measurement of IgA gliadin antibodies in a pediatric clinic in Spain. A prospective study. J Clin Nutr Gastroenterol. 1986;1:26-9.

Richardson GD, Robson CN, Lang SH, Neal DE, Maitland NJ, Collins AT. CD133, a novel marker for human prostatic epithelial stem cells. J Cell Sci. 2004 Jul 15;117(Pt 16):3539-45.

Riestra S, Fernández E, Rodrigo L, Garcia S, Ocio G. Prevalence of Coeliac disease in the general population of northern Spain. Strategies of serologic screening. Scand J Gastroenterol. 2000 Apr;35(4):398-402.

Rifkind EA, Logan RF, Busuttil A, Gilmour H, Ferguson A. Coeliac disease in Edinburgh and the Lothians 1900-1980. Scott Med J. 1982;**27**:256.

Rioux JD, Karinen H, Kocher K, McMahon SG, Kärkkäinen P, Janatuinen E, Heikkinen M, Julkunen R, Pihlajamäki J, Naukkarinen A, Kosma VM, Daly MJ, Lander ES, Laakso M. Genomewide search and association studies in a Finnish celiac disease population: Identification of a novel locus and replication of the HLA and CTLA4 loci. Am J Med Genet A. 2004 Nov 1;130A(4):345-50.

Risch N. Assessing the role of HLA-linked and unlinked determinants of disease. Am J Hum Genet. 1987 Jan;40(1):1-14.

Robert K. Montgomery and David T. Breault Small intestinal stem cell markers J. Anat.2008; 213 , pp52–58

Roberts AI, Lee L, Schwarz F, Groh V, Opies T, Ebert EC, Jabri B. NKG2D receptors induced by IL-15 costimulate CD28-negative effector CTL in the tissue microenvironment. J Immunol. 2001 Nov 15;167(10):5527-30.

Roberts DJ. Molecular mechanisms of development of the gastrointestinal tract. Dev Dyn. 2000 Oct;219(2):109-20.

Robertson HE. The pathology of Brunner's glands. Arch Pathol 1941; 31:69-77.

Robinson DC et al , Watson AJ, Wyatt EH, Marks JM, Roberts DF. Incidence of small-intestinal mucosa abnormalities and of clinical celiac disease in the relatives of children with celiac disease. Gut 1971; 12: 789-93.

Rockey DC, Housset CN, Friedman SL. Activation-dependent contractility of rat hepatic lipocytes in culture and in vivo. J Clin Invest. 1993 Oct;92(4):1795-804.

Rockey DC. Characterization of endothelin receptors mediating rat hepatic stellate cell contraction. Biochem Biophys Res Commun. 1995 Feb 15;207(2):725-31.

Rodrigo L, Riestra S, Fuentes D, González S, López-Vázquez A, López-Larrea C. Diverse clinical presentations of celiac disease in the same family. Rev Esp Enferm Dig. 2004 Sep;96(9):612-6; 416-9.

Rodrigo L. Celiac disease. World J Gastroenterol 2006 November 7; 12(41): 6585-6593.

Rodrigo Sáez L. Celiac disease in the adult. Rev Esp Enferm Dig 2006; 98(6): 397-407.

Rolles CJ, Myint TO, Sin WK, Anderson M. Proceedings: Family study of celiac disease. Gut 1974; 15: 827.

Romagnani P, Annunziato F, Baccari MC, Parronchi P. T cells and cytokines in Crohn's disease. Curr Opin Immunol. 1997 Dec;9(6):793-9.

Romagnani S, Parronchi P, D'Elios MM, Romagnani P, Annunziato F, Piccinni MP, Manetti R, Sampognaro S, Mavilia C, De Carli M, Maggi E, Del Prete GF. An update on human Th1 and Th2 cells. Int Arch Allergy Immunol. 1997 May-Jul;113(1-3):153-6.

Romagnolo B, Berrebi D, Saadi-Keddoucci S, Porteu A, Pichard AL, Peuchmaur M, Vandewalle A, Kahn A, Perret C. Intestinal dysplasia and adenoma in transgenic mice after overexpression of an activated beta-catenin. Cancer Res. 1999 Aug 15;59(16):3875-9.

Roncarolo, M.G., Bacchetta, R., Bordignon, C., Narula, S., Levings, M.K. (2001) Type 1 T regulatory cells. Immunol Rev 182, 68-79

Rønnov-Jessen L, Petersen OW, Koteliansky VE, Bissell MJ. The origin of the myofibroblasts in breast cancer. Recapitulation of tumor environment in culture unravels diversity and implicates converted fibroblasts and recruited smooth muscle cells. J Clin Invest. 1995 Feb;95(2):859-73.

Rose NR, Bona C. Defining criteria for autoimmune diseases (Witebsky's postulates revisited). Immunol Today. 1993 Sep;14(9):426-30.

Rossini A, Zacheo A, Mocini D, Totta P, Facchiano A, Castoldi R, Sordini P, Pompilio G, Abeni D, Capogrossi MC, Germani A. HMGB1-stimulated human primary cardiac fibroblasts exert a paracrine action on human and murine cardiac stem cells. J Mol Cell Cardiol 2008, 44:683-693.

Rossipal E. [Incidence of coeliac disease in children in Austria (author's transl)]. Z Kinderheilkd. 1975;119(2):143-9.

Rostami K, Kerckhaert J, von Blomberg BM, Meijer JW, Wahab P, Mulder CJ. SAT and serology in adult coeliacs, seronegative coeliac disease seems a reality. Neth J Med. 1998 Jul;53(1):15-9.

Rostami K, Malekzadeh R, Shahbazkhani B, Akbari MR, Catassi C. Coeliac disease in Middle Eastern countries: a challenge for the evolutionary history of this complex disorder? Dig Liver Dis. 2004 Oct;36(10):694-7.

Rostom A, Dubé C, Cranney A, Saloojee N, Sy R, Garritty C, Sampson M, Zhang L, Yazdi F, Mamaladze V, Pan I, MacNeil J, Mack D, Patel D, Moher D. The diagnostic accuracy of serologic tests for celiac disease: a systematic review. Gastroenterology. 2005 Apr;128(4 Suppl 1):S38-46.

Roth KA, Hermiston ML, Gordon JI. Use of transgenic mice to infer the biological properties of small intestinal stem cells and to examine the lineage relationships of their descendants. Proc Natl Acad Sci U S A. 1991 Nov 1;88(21):9407-11.

Rubin CE, Brandborg LL, Flick AL, Biopsy studies on the pathogenesis of celiac sprue. In Wolstenholme GEW, Cameron MC (eds): Intestinal Biopsy. Boston, Little, Brown & Co., 67, 1962.

Rubin Ce, Brandborg Ll, Phelps Pc, Taylor Hc Jr. Studies of celiac disease. I. The apparent identical and specific nature of the duodenal and proximal jejunal lesion in celiac disease and idiopathic sprue. Gastroenterology. 1960 Jan;38:28-49.

Rubin CE, Dobbins WO 3rd. Peroral biopsy of the small intestine. A review of its diagnostic usefulness. Gastroenterology. 1965 Dec;49(6):676-97.

Rubin W, Ross LL, Sleisenger MH, Weser E. An electron microscopic study of adult celiac disease. Lab Invest. 1966 Nov;15(11):1720-47.

Rubio-Tapia A, Barton SH, Rosenblatt JE, Murray JA. Prevalence of small intestine bacterial overgrowth diagnosed by quantitative culture of intestinal aspirate in celiac disease. J Clin Gastroenterol. 2009 Feb;43(2):157-61.

Rubio-Tapia A, Kyle RA, Kaplan EL, Johnson DR, Page W, Erdtmann F, Brantner TL, Kim WR, Phelps TK, Lahr BD, Zinsmeister AR, Melton LJ 3rd, Murray JA. Increased prevalence and mortality in undiagnosed celiac disease. Gastroenterology. 2009 Jul;137(1):88-93.

Rubio-Tapia A, Van Dyke CT, Lahr BD, Zinsmeister AR, El-Youssef M, Moore SB, Bowman M, Burgart LJ, Melton LJ 3rd, Murray JA.Predictors of family risk for celiac disease: a population-based study. Clin Gastroenterol Hepatol. 2008 Sep;6(9):983-7.

Ruffin Jm, Kurtz Sm, Borland Jl Jr, Bain Cr, Roufail Wm. Gluten-Free Diet for Nontropical Sprue. Immediate and Prolonged Effects. Jama. 1964 Apr 6;188:42-4.

Rust C, Kooy Y, Peña S, Mearin ML, Kluin P, Koning F. Phenotypical and functional characterization of small intestinal TcR gamma delta + T cells in coeliac disease. Scand J Immunol. 1992 Apr;35(4):459-68.

Rustgi AK, Peppercorn MA. Gluten-sensitive enteropathy and systemic lupus erythematosus. Arch Intern Med. 1988 Jul;148(7):1583-4.

Saitoh T, Mochizuki T, Suda T, Aoyagi Y, Tsukada Y, Narisawa R, Asakura H. Elevation of TFF1 gene expression during healing of gastric ulcer at non-ulcerated sites in the stomach: semiquantification using the single tube method of polymerase chain reaction. J Gastroenterol Hepatol. 2000 Jun;15(6):604-9.

Sakakibara S, Imai T, Hamaguchi K, Okabe M, Aruga J, Nakajima K, Yasutomi D, Nagata T, Kurihara Y, Uesugi S, Miyata T, Ogawa M, Mikoshiba K, Okano H. Mouse-Musashi-1, a neural RNA-binding protein highly enriched in the mammalian CNS stem cell. Dev Biol. 1996 Jun 15;176(2):230-42.

Salmela MT, Pender SL, Reunala T, MacDonald T, Saarialho-Kere U. Parallel expression of macrophage metalloelastase (MMP-12) in duodenal and skin lesions of patients with dermatitis herpetiformis. Gut. 2001 Apr;48(4):496-502.

Salvati VM, Bajaj-Elliott M, Poulsom R, Mazzarella G, Lundin KE, Nilsen EM, Troncone R, MacDonald TT. Keratinocyte growth factor and coeliac disease. Gut. 2001 Aug;49(2):176-81.

Salvati VM, MacDonald TT, Bajaj-Elliott M, Borrelli M, Staiano A, Auricchio S, Troncone R, Monteleone G. Interleukin 18 and associated markers of T helper cell type 1 activity in coeliac disease. Gut. 2002 Feb;50(2):186-90.

Salvati VM, Mazzarella G, Gianfrani C, Levings MK, Stefanile R, De Giulio B, Iaquinto G, Giardullo N, Auricchio S, Roncarolo MG, Troncone R. Recombinant human interleukin 10 suppresses gliadin dependent T cell activation in ex vivo cultured coeliac intestinal mucosa. Gut. 2005 Jan;54(1):46-53.

Sanders DS, Hurlstone DP, Stokes RO, Rashid F, Milford-Ward A, Hadjivassiliou M, Lobo AJ. Changing face of adult coeliac disease: experience of a single university hospital in South Yorkshire. Postgrad Med J. 2002 Jan;78(915):31-3.

Sandow MJ, Whitehead R. Progress report. The Paneth cell. Gut 1979; 20:420-31

Santin I, Castellanos-Rubio A, Perez de Nanclares G, Vitoria JC, Castaño L, Bilbao JR. Association of KIR2DL5B gene with celiac disease supports the susceptibility locus on 19q13.4. Genes Immun. 2007 Mar;8(2):171-6.

Sappino AP, Dietrich PY, Skalli O, Widgren S, Gabbiani G. Colonic pericryptal fibroblasts. Differentiation pattern in embryogenesis and phenotypic modulation in epithelial proliferative lesions. Virchows Arch A Pathol Anat Histopathol. 1989;415(6):551-7.

Sategna Guidetti C, Solerio E, Scaglione N, Aimo G, Mengozzi G. Duration of gluten exposure in adult coeliac disease does not correlate with the risk for autoimmune disorders. Gut. 2001 Oct;49(4):502-5.

Sategna-Guidetti C, Pulitanó R, Grosso S, Ferfoglia G. Serum IgA antiendomysium antibody titers as a marker of intestinal involvement and diet compliance in adult celiac sprue. J Clin Gastroenterol. 1993 Sep;17(2):123-7.

Savidge TC, Shmakov AN, Walker-Smith JA, Phillips AD. Epithelial cell proliferation in childhood enteropathies. Gut. 1996 Aug;39(2):185-93.

Savidge TC, Smith MW. Evidence that membranous (M) cell genesis is immuno-regulated. Adv Exp Med Biol. 1995;371A:239-41.

Savilahti E, Arato A, Verkasalo M. Intestinal gamma/delta receptor-bearing T lymphocytes in celiac disease and inflammatory bowel diseases in children. Constant increase in celiac disease. Pediatr Res. 1990 Dec;28(6):579-81.

Sbarbati A, Osculati F. A new fate for old cells: brush cells and related elements. J Anat. 2005 Apr;206(4):349-58.

Sbarbati A, Valletta E, Bertini M, Cipolli M, Morroni M, Pinelli L, Tatò L. Gluten sensitivity and 'normal' histology: is the intestinal mucosa really normal? Dig Liver Dis. 2003 Nov;35(11):768-73.

Scala E, Giani M, Pirrotta L, Guerra EC, De Pità O, Puddu P. Urticaria and adult celiac disease. Allergy. 1999 Sep;54(9):1008-9.

Schiffenbauer J, Didier DK, Klearman M, Rice K, Shuman S Complete sequence of the HLA DQa and DQb cDNA from a DR5/DQw3 cell line. J. Immunol. 1987;139:228–33

Schmidt GH, Winton DJ, Ponder BA. Development of the pattern of cell renewal in the crypt-villus unit of chimaeric mouse small intestine. Development. 1988 Aug;103(4):785-90.

Schmidt T, Pfeiffer A, Hackelsberger N, Widmer R, Meisel C, Kaess H. Effect of intestinal resection on human small bowel motility. Gut. 1996 Jun;38(6):859-63.

Schmitz J. Coeliac disease in childhood. In Marsh MN (ed.) Coeliac Disease, 1992; London: Blackwell Scientific Publications.pp 1748.

Schmitz J. Lack of oats toxicity in coeliac disease. BMJ. 1997 Jan 18;314(7075):159-60.

Schofield R. The relationship between the spleen colony-forming cell and the haemopoietic stem cell. Blood Cells. 1978;4(1-2):7-25.

Schonhoff SE, Giel-Moloney M, Leiter AB. Minireview: Development and differentiation of gut endocrine cells. Endocrinology. 2004 Jun;145(6):2639-44.

Schumann M, Richter JF, Wedell I, Moos V, Zimmermann-Kordmann M, Schneider T, Daum S, Zeitz M, Fromm M, Schulzke JD. Mechanisms of epithelial translocation of the alpha(2)-gliadin-33mer in coeliac sprue. Gut. 2008 Jun;57(6):747-54.

Schuppan D. Current concepts of celiac disease pathogenesis. Gastroenterology. 2000 Jul;119(1):234-42.

Schwartz M, Kipnis J. Autoimmunity on alert: naturally occurring regulatory CD4(+)CD25(+) T cells as part of the evolutionary compromise between a 'need' and a 'risk'. Trends Immunol. 2002 Nov;23(11):530-4. Erratum in: Trends Immunol. 2003 Jan;24(1):12.

Sciaky D, Brazer W, Center DM, Cruikshank WW, Smith TJ. Cultured human fibroblasts express constitutive IL-16 mRNA: cytokine induction of active IL-16 protein synthesis through a caspase-3-dependent mechanism. J Immunol 2000, 164:3806-3814.

Scoglio R, Di Pasquale G, Pagano G, Lucanto MC, Magazzù G, Sferlazzas C. Is intestinal biopsy always needed for diagnosis of celiac disease? Am J Gastroenterol. 2003 Jun;98(6):1325-31.

Scolapio JS, Camilleri M, Fleming CR. Gastrointestinal motility considerations in patients with short-bowel syndrome. Dig Dis. 1997 Jul-Oct;15(4-5):253-62.

Scott H, Brandtzaeg P. Enumeration of Paneth cells in coeliac disease: comparison of conventional light microscopy and immunofluorescence staining for lysozyme. Gut. 1981 Oct;22(10):812-6.

Scott H, Sollid LM, Fausa O, Brandtzaeg P, Thorsby E. Expression of major histocompatibility complex class II subregion products by jejunal epithelium in patients with coeliac disease. Scand J Immunol. 1987 Nov;26(5):563-71.

Scoville DH, Sato T, He XC, Li L. Current view: intestinal stem cells and signaling. Gastroenterology. 2008 Mar;134(3):849-64.

Secondulfo M, Iafusco D, Carratù R, deMagistris L, Sapone A, Generoso M,Mezzogiomo A, Sasso FC, Cartenì M, De Rosa R, Prisco F, Esposito V. Ultrastructural mucosal alterations and increased intestinal permeability in non-celiac, type I diabetic patients. Dig Liver Dis. 2004 Jan;36(1):35-45.

Sedghizadeh PP, Shuler CF, Allen CM, Beck FM, Kalmar JR. Celiac disease and recurrent aphthous stomatitis: a report and review of the literature. Oral Surg Oral Med Oral Pathol Oral Radiol Endod. 2002 Oct;94(4):474-8.

Segal GH, Petras RE. Small intestine. In: Sternberg SS, ed. Histology for pathologists. 2nd edn.Philadelphia: Lippincott-Raven Publishers, 1997:495–518.

Selby PL, Davies M, Adams JE, Mawer EB. Bone loss in celiac disease is related to secondary hyperparathyroidism. J Bone Miner Res. 1999 Apr;14(4):652-7.

Selby WS, Janossy G, Bofill M, Jewell DP. Lymphocyte subpopulations in the human small intestine. The findings in normal mucosa and in the mucosa of patients with adult coeliac disease. Clin Exp Immunol. 1983 Apr;52(1):219-28.

Settakorn J, Leong AS. Immunohistologic parameters in minimal morphologic change duodenal biopsies from patients with clinically suspected gluten sensitive enteropathy. Appl Immunohistochem Mol Morphol. 2004 Sep;12(3):198-204.

Shah A, Mayberry JF, Williams G, Holt P, Loft DE, Rhodes J. Epidemiological survey of coeliac disease and inflammatory bowel disease in first-degree relatives of coeliac patients. Q J Med. 1990 Mar;74(275):283-8.

Shah VH, Lo W, Rotterdam H. Correlation of biopsy findings and endomysial antibody status with disease severity in patientswith celiac disease. Gastroenterology. 2000;118 Suppl 2: A1971.

Shahbazkhani B, Malekzadeh R, Sotoudeh M, Moghadam KF, Farhadi M, Ansari R, Elahyfar A, Rostami K. High prevalence of coeliac disease in apparently healthy Iranian blood donors. Eur J Gastroenterol Hepatol. 2003 May;15(5):475-8.

Shan L, Molberg Ø, Parrot I, Hausch F, Filiz F, Gray GM, Sollid LM, Khosla C. Structural basis for gluten intolerance in celiac sprue. Science. 2002 Sep 27;297(5590):2275-9.

Shan L, Qiao SW, Arentz Hansen H, Molberg Ø, Gray GM, Sollid LM, Khosla C. Identification and analysis of multivalent proteolytically resistant peptides from gluten: implications for celiac sprue. J Proteome Res. 2005 Sep-Oct;4(5):1732-41.

Sharma R, Schumacher U, Adam E. Lectin histochemistry reveals the appearance of M-cells in Peyer's patches of SCID mice after syngeneic normal bone marrow transplantation. J Histochem Cytochem. 1998 Feb;46(2):143 8.

Shen CN, Horb ME, Slack JM, Tosh D. Transdifferentiation of pancreas to liver. Mech Dev. 2003 Jan;120(1):107-16.

Shevach EM. Regulatory T cells in autoimmmunity*. Annu Rev Immunol. 2000;18:423-49.

Shewry PR, Tathem AS, Kasarda DD Cereal proteins and coeliac disease. In: Marsh MN (ed) Coeliac disease. Blackwell Oxford 1992; 305-349

Shibata D, Reale MA, Lavin P, Silverman M, Fearon ER, Steele G Jr, Jessup JM, Loda M, Summerhayes IC. The DCC protein and prognosis in colorectal-cancer. N Engl J Med. 1996 Dec 5;335(23):1727-32.

Shibata D, Reale MA, Lavin P, Silverman M, Fearon ER, Steele G Jr, Jessup JM, Loda M, Summerhayes IC. The DCC protein and prognosis in colorectal cancer. N Engl J Med. 1996 Dec 5;335(23):1727-32.

Shidrawi RG, Day P, Przemioslo R, Ellis HJ, Nelufer JM, Ciclitira PJ. In vitro toxicity of gluten peptides in coeliac disease assessed by organ culture. Scand J Gastroenterol. 1995 Aug;30(8):758-63.

Shidrawi RG, Przemioslo R, Davies DR, Tighe MR, Ciclitira PJ. Pitfalls in diagnosing coeliac disease. J Clin Pathol. 1994 Aug;47(8):693-4.

Shiner M. Coeliac disease. Electron microscopy of jejunal mucosa. Clin Gastroenterol. 1974 Jan;3(1):33-53.

Siegel LM, Stevens PD, Lightdale CJ, et al. Combined magnification endoscopy with chromoendoscopy in the evaluation of patients with suspected malabsorption. Gastrointest Endosc 1997;46:226–230.

Sihto H, Sarlomo-Rikala M, Tynninen O, Tanner M, Andersson LC, Franssila K, Nupponen NN, Joensuu H. KIT and platelet-derived growth factor receptor alpha tyrosine kinase gene mutations and KIT amplifications in human solid tumors. J Clin Oncol. 2005 Jan 1;23(1):49-57.

Similä S, Kokkonen J. Coexistence of celiac disease and Down syndrome. Am J Ment Retard. 1990 Jul;95(1):120-2.

Simon-Assmann P, Bouziges F, Vigny M, Kedinger M. Origin and deposition of basement membrane heparan sulfate proteoglycan in the developing intestine. J Cell Biol. 1989 Oct;109(4 Pt 1):1837-48.

Singh SK, Clarke ID, Terasaki M, Bonn VE, Hawkins C, Squire J, Dirks PB. Identification of a cancer stem cell in human brain tumors. Cancer Res. 2003 Sep 15;63(18):5821-8.

Singh SK, Hawkins C, Clarke ID, Squire JA, Bayani J, Hide T, Henkelman RM, Cusimano MD, Dirks PB. Identification of human brain tumour initiating cells. Nature. 2004 Nov 18;432(7015):396-401.

Sjölund K, Alumets J, Berg NO, Håkanson R, Sundler F. Duodenal endocrine cells in adult coeliac disease. Gut. 1979 Jul;20(7):547-52.

Sjölund K, Alumets J, Berg NO, Håkanson R, Sundler F. Enteropathy of coeliac disease in adults: increased number of enterochromaffin cells the duodenal mucosa. Gut. 1982 Jan;23(1):42-8.

Sjölund K, Sandén G, Håkanson R, Sundler F. Endocrine cells in human intestine: an immunocytochemical study. Gastroenterology. 1983 Nov;85(5):1120-30.

Sjöström H, Lundin KE, Molberg O, Körner R, McAdam SN, Anthonsen D, Quarsten H, Norén O, Roepstorff P, Thorsby E, Sollid LM. Identification of a gliadin T-cell epitope in coeliac disease: general importance of gliadin deamidation for intestinal T-cell recognition. Scand J Immunol. 1998 Aug;48(2):111-5.

Slack J.M. Stem cells in epithelial tissues. Science 2000; 287:1431-1433

Sly RM. Changing prevalence of allergic rhinitis and asthma. Ann Allergy Asthma Immunol. 1999 Mar;82(3):233-48; quiz 248-52.

Smith A. Embryonic stem cells. In: Marshak Gardner RL, Gottlieb D (eds). Stem Cell Biology. Cold Spring Harbor Laboratory Press, Cold Harbor, New York, 2001, pp 205-230.

Smith MJ, Benson MK, Strickland ID. Coeliac disease and diffuse interstitial lung disease. Lancet. 1971 Mar 6;1(7697):473-5.

Smith MW, Peacock MA. "M" cell distribution in follicle-associated epithelium of mouse Peyer's patch. Am J Anat. 1980 Oct;159(2):167-75.

Smith TJ. Insights into the role of fibroblasts in human autoimmune diseases. Clin Exp Immunol 2005, 141:388-397.

Snyder SH, Axelrod J, Zweig M. A sensitive and specific fluorescence assay for tissue serotonin. Biochem Pharmacol. 1965 May;14(5):831-5.

Solheim BG, Ek J, Thune PO, Baklien K, Bratlie A, Rankin B, Thoresen AB, Thorsby E. HLA antigens in dermatitis herpotiformis and coeliac disease. Tissue Antigens. 1976 Jan;7(1):57-9.

Sollid LM, Markussen G, Ek J, Gjerde H, Vartdal F, Thorsby E. Evidence for a primary association of celiac disease to a particular HLA-DQ alpha/beta heterodimer. J Exp Med. 1989 Jan 1;169(1):345-50.

Sollid LM, Molberg O, McAdam S, Lundin KE. Autoantibodies in coeliac disease: tissue transglutaminase--guilt by association? Gut. 1997 Dec;41(6):851-2.

Sollid LM, Scott H. New tool to predict celiac disease on its way to the clinics. Gastroenterology. 1998 Dec;115(6):1584-6.

Sollid LM, Thorsby E. HLA susceptibility genes in celiac disease: genetic mapping and role in pathogenesis. Gastroenterology. 1993 Sep;105(3):910-22.

Sollid LM, Thorsby E. The primary association of celiac disease to a given HLA-DQ alpha/beta heterodimer explains the divergent HLA-DR associations observed in various Caucasian populations. Tissue Antigens. 1990 Sep;36(3):136-7.

Sollid LM. Coeliac disease: dissecting a complex inflammatory disorder. Nat Rev Immunol. 2002 Sep;2(9):647-55.

Sollid LM. Intraepithelial lymphocytes in celiac disease: license to kill revealed. Immunity. 2004 Sep;21(3):303-4.

Sollid LM. Molecular basis of celiac disease. Annu Rev Immunol. 2000;18:53-81.

Soltysova A, Altanerova V, Altaner C. Cancer stem cells. Neoplasma. 2005;52(6):435-40.

Song KS, Choi JR.Tissue transglutaminase autoantibodies in patients with IgM rheumatoid factors. Yonsei Med J. 2004 Oct 31;45(5):960-2.

Song SY, Gannon M, Washington MK, Scoggins CR, Meszoely IM, Goldenring JR, Marino CR, Sandgren EP, Coffey RJ Jr, Wright CV, Leach SD. Expansion of Pdx1-expressing pancreatic epithelium and islet neogenesis in transgenic mice overexpressing transforming growth factor alpha. Gastroenterology. 1999 Dec;117(6):1416-26.

Spencer J, Isaacson PG, Diss TC, MacDonald TT. Expression of disulfide-linked and non-disulfide-linked forms of the T cell receptor gamma/delta heterodimer in human intestinal intraepithelial lymphocytes. Eur J Immunol. 1989 Jul;19(7):1335-8.

Spencer J, Isaacson PG, MacDonald TT, Thomas AJ, Walker-Smith JA. Gamma/delta T cells and the diagnosis of coeliac disease. Clin Exp Immunol. 1991 Jul;85(1):109-13.

Spicer SS, Staley MW, Wetzel MG, Wetzel BK. Acid mucosubstance and basic protein in mouse Paneth cells. J Histochem Cytochem. 1967 Apr;15(4):225-42.

Spiro Hm, Filipe Mi, Stewart Js, Booth Cc, Pearse Ag. Functional Histochemistry Of The Small Bowel Mucosa In Malabsorptive Syndromes. Gut. 1964 Apr;5:145-54.

Spradling A, Drummond-Barbosa D, Kai T. Stem cells find their niche. Nature. 2001 Nov 1;414(6859):98-104.

Spurkland A, Ingvarsson G, Falk ES, Knutsen I, Sollid LM, Thorsby E. Dermatitis herpetiformis and celiac disease are both primarily associated with the HLA-DQ (alpha 1*0501, beta 1*02) or the HLA-DQ (alpha 1*03, beta 1*0302) heterodimers. Tissue Antigens. 1997 Jan;49(1):29-34.

Spurkland A, Sollid LM, Polanco I, Vartdal F, Thorsby E. HLA-DR and –DQ genotypes of celiac disease patients serologically typed to be non-DR3 or non-DR5/7. Hum Immunol. 1992 Nov;35(3):188-92.

Stachowiak MK, Maher PA, Stachowiak EK: Integrative nuclear signaling in cell development – a role for FGF receptor-1. DNA Cell Biol 2007, 26:811-826.

Stachowiak MK, Maher PA, Stachowiak EK: Integrative nuclear signaling in cell development – a role for FGF receptor-1. DNA Cell Biol 2007, 26:811-826.

Stahle-BäckdahlM, Parks WC. 92-kDa gelatinase is actively expressed by eosinophils and stored by neutrophils in squamous cell carcinoma. Am J Pathol 1998;153:91–101.

Staley MW, Trier JS. Morphologic heterogeneity of mouse Paneth cell granules before and after secretory stimulation. Am J Anat. 1965 Nov;117(3):365-83.

Stene LC, Honeyman MC, Hoffenberg EJ, Haas JE, Sokol RJ, Emery L, Taki I, Norris JM, Erlich HA, Eisenbarth GS, Rewers M. Rotavirus infection frequency and risk of celiac disease autoimmunity in early childhood: a longitudinal study. Am J Gastroenterol. 2006 Oct;101(10):2333-40.

Stephen A. Jacobs. Celiac sprue is primarily a disease of blocked cellular recognition. Medical Hypotheses 2007; 68, 308–313

Stepniak D, Koning F. Celiac disease--sandwiched between innate and adaptive immunity. Hum Immunol. 2006 Jun;67(6):460-8.

Stepniak D, Spaenij-Dokking L, Mitea C, Moester M, de Ru A, Baak-Pablo R, van Veelen P, Edens L, Koning F. Highly efficient gluten degradation with a newly identified prolyl endoprotease: implications for celiac disease. Am J Physiol Gastrointest Liver Physiol. 2006 Oct;291(4):G621-9.

Stepniak D, Vader LW, Kooy Y, van Veelen PA, Moustakas A, Papandreou NA, Eliopoulos E, Drijfhout JW, Papadopoulos GK, Koning F. T-cell recognition of HLA-DQ2-bound gluten peptides can be influenced by an N-terminal proline at p-1. Immunogenetics. 2005 Apr;57(1-2):8-15.

Stern LE, Erwin CR, O'Brien DP, Huang FS, Warner BW. Serum from mice after small bowel resection enhances intestinal epithelial cell growth. J Pediatr Surg. 2001 Jan;36(1):184-9.

Stichtenoth DO, Thoren S, Bian H, Peters-Golden M, Jakobsson PJ, Crofford LJ. Microsomal prostaglandin E synthase is regulated by proinflammatory cytokines and glucocorticoids in primary rheumatoid synovial cells. J Immunol 2001, 167:469-474.

Stoianov SG, Penchev PI, Gerova VA, Tsenova VG. Histamine, 5-hydroxytriptamine, collagen, mast cells and Ig-secreting cells in the small bowel disorders with diarrhea. J Gastrointestin Liver Dis. 2008 Dec;17(4):486-7.

Stokes PL, Asquith P, Holmes GK, Mackintosh P, Cooke WT. Histocompatibility antigens associated with adult coeliac disease. Lancet. 1972 Jul 22;2(7769):162-4.

Stokes PL, Ferguson R, Holmes GK, Cooke WT. Familial aspects of celiac disease. QJM 1976; 45: 567-8.

Stone OJ. Aphthous stomatitis (canker sores): a consequence of high oral submucosal viscosity (the role of extracellular matrix and the possible role of lectins). Med Hypotheses. 1991;36:341–344.

Strobel S, Mowat AM. Immune responses to dietary antigens: oral tolerance. Immunol Today. 1998 Apr;19(4):173-81.

Sturgess R, Day P, Ellis HJ, Lundin KE, Gjertsen HA, Kontakou M, Ciclitira PJ. Wheat peptide challenge in coeliac disease. Lancet. 1994 Mar 26;343(8900):758-61.

Sturgess RP, Macartney JC, Makgoba MW, Hung CH, Haskard DO, Ciclitira PJ. Differential upregulation of intercellular adhesion molecule-1 in coeliac disease. Clin Exp Immunol. 1990 Dec;82(3):489-92.

Sulkanen S, Halttunen T, Laurila K, Kolho KL, Korponay-Szabó IR, Sarnesto A, Savilahti E, Collin P, Mäki M. Tissue transglutaminase autoantibody enzyme-linked immunosorbent assay in detecting celiac disease. Gastroenterology. 1998 Dec;115(6):1322-8.

Suman S, Williams EJ, Thomas PW, Surgenor SL, Snook JA. Is the risk of adult coeliac disease causally related to cigarette exposure? Eur J Gastroenterol Hepatol. 2003 Sep;15(9):995-1000.

Sutherland HJ, Blair A, Zapf RW. Characterization of a hierarchy in human acute myeloid leukemia progenitor cells. Blood. 1996 Jun 1;87(11):4754-61.

Swinson CM, Slavin G, Coles EC, Booth CC. Coeliac disease and malignancy. Lancet. 1983 Jan 15;1(8316):111-5.

Swinson CM, Slavin G, Coles EC, Booth CC. Coeliac disease and malignancy. Lancet. 1983 Jan 15;1(8316):111-5.

Tait KF, Marshall T, Berman J, Carr-Smith J, Rowe B, Todd JA, Bain SC, Barnett AH, Gough SC. Clustering of autoimmune disease in parents of siblings from the Type 1 diabetes Warren repository. Diabet Med. 2004 Apr;21(4):358-62.

Takayama T, Shiozaki H, Shibamoto S, Oka H, Kimura Y, Tamura S, Inoue M, Monden T, Ito F, Monden M. Beta-catenin expression in human cancers. Am J Pathol. 1996 Jan;148(1):39-46.

Takayama T, Shiozaki H, Shibamoto S, Oka H, Kimura Y, Tamura S, Inoue M, Monden T, Ito F, Monden M. Beta-catenin expression in human cancers. Am J Pathol. 1996 Jan;148(1):39-46.

Tan XD, Liu QP, Hsueh W, Chen YH, Chang H, Gonzalez-Crussi F. Intestinal trefoil factor binds to intestinal epithelial cells and induces nitric oxide production: priming and enhancing effects of mucin. Biochem J. 1999 Mar 15;338 (Pt 3):745-51.

Tărmure S, Cristea A, Sămpelean D, Negrean V, Alexescu T. Serological and histological correlations in celiac disease. Rom J Intern Med. 2007;45(3):263-8.

Taylor RW, Barron MJ, Borthwick GM, Gospel A, Chinnery PF, Samuels DC, Taylor GA, Plusa SM, Needham SJ, Greaves LC, Kirkwood TB, Turnbull DM. Mitochondrial DNA mutations in human colonic crypt stem cells. J Clin Invest. 2003 Nov;112(9):1351-60.

Terada N, Hamazaki T, Oka M, Hoki M, Mastalerz DM, Nakano Y, Meyer EM, Morel L, Petersen BE, Scott EW. Bone marrow cells adopt the phenotype of other cells by spontaneous cell fusion. Nature. 2002 Apr 4;416(6880):542-5.

Thijs WJ, van Baarlen J, Kleibeuker JH, Kolkman JJ. Duodenal versus jejuna biopsies in suspected celiac disease. Endoscopy. 2004 Nov;36(11):993-6.

Thomson M, Kitching P, Jones A, Walker-Smith JA, Phillips A. Are endoscopic biopsies of small bowel as good as suction biopsies for diagnosis of enteropathy? J Pediatr Gastroenterol Nutr. 1999 Oct;29(4):438-41.

Tighe MR, Hall MA, Ashkenazi A, Siegler E, Lanchbury JS, Ciclitira PJ. Celiac disease among Ashkenazi Jews from Israel. A study of the HLA class II alleles and their associations with disease susceptibility. Hum Immunol. 1993 Dec;38(4):270-6.

Toftedal P, Nielsen C, Madsen JT, Titlestad K, Husby S, Lillevang ST. Positive predictive value of serological diagnostic measures in celiac disease.Clin Chem Lab Med. 2010 Mar 5.

Tokura Y. Extrinsic and intrinsic types of atopic dermatitis. J Dermatol Sci. 2010 Feb 16

Tollefsen S, Arentz-Hansen H, Fleckenstein B, Molberg O, Ráki M, Kwok WW, Jung G, Lundin KE, Sollid LM. HLA-DQ2 and -DQ8 signatures of gluten T cell epitopes in celiac disease. J Clin Invest. 2006 Aug;116(8):2226-36.

Tomasetto C, Masson R, Linares JL, Wendling C, Lefebvre O, Chenard MP, Rio MC. pS2/TFF1 interacts directly with the VWFC cysteine-rich domains of mucins. Gastroenterology. 2000 Jan;118(1):70-80.

Toner PG. Cytology of intestinal epithelial cells. Int Rev Cytol. 1968;24:233-343.

Torchia EC, Jaishankar S, Baker SJ. Ewing tumor fusion proteins block the differentiation of pluripotent marrow stromal cells. Cancer Res. 2003 Jul 1;63(13):3464-8.

Törnblom H, Lindberg G, Nyberg B, Veress B. Full-thickness biopsy of the jejunum reveals inflammation and enteric neuropathy in irritable bowel syndrome. Gastroenterology. 2002 Dec;123(6):1972-9. Kakar S, Nehra V, Murray JA, Dayharsh GA, Burgart LJ. Significance of intraepithelial lymphocytosis in small bowel biopsy samples with normal mucosal architecture. Am J Gastroenterol. 2003 Sep;98(9):2027-33.

Torre P, Fusco S, Quaglia F, La Rotonda ML, Paparo F, Maglio M, Troncone R, Greco L. Immune response of the coeliac nasal mucosa to locally-instilled gliadin. Clin Exp Immunol. 2002 Mar;127(3):513-8.

Tosi R, Vismara D, Tanigaki N, Ferrara GB, Cicimarra F, Buffolano W, Follo D, Auricchio S. Evidence that celiac disease is primarily associated with a DC locus allelic specificity. Clin Immunol Immunopathol. 1983 Sep;28(3):395-404.

Toti P, Balestri P, Cano M, Galluzzi P, Megha T, Farnetani MA, Palmeri ML,

Trabace S, Giunta A, Rosso M, Marzorati D, Cascino I, Tettamanti A, Mazzilli MC, Gandini E. HLA-ABC and DR antigens in celiac disease. A study in a pediatric Italian population. Vox Sang. 1984;46(2):102-6.

Tran SD, Pillemer SR, Dutra A, Barrett AJ, Brownstein MJ, Key S, Pak E, Leakan RA, Kingman A, Yamada KM, Baum BJ, Mezey E. Differentiation of human bone marrow-derived cells into buccal epithelial cells in vivo: a molecular analytical study. Lancet. 2003 Mar 29;361(9363):1084-8.

Trejdosiewicz LK, Smart CJ, Oakes DJ, Howdle PD, Malizia G, Campana D, Boylston AW. Expression of T-cell receptors TcR1 (gamma/delta) and TcR2 (alpha/beta) in the human intestinal mucosa. Immunology. 1989 Sep;68(1):7-12.

Trier JS, Falchuk ZM, Carey MC, Schreiber DS. Celiac sprue and refractory sprue. Gastroenterology. 1978 Aug;75(2):307-16.

Trier JS, Rubin CE. Electron microscopy of the small intestine: a review. Gastroenterology. 1965 Nov;49(5):574-603.

Trier JS. Celiac sprue. N Engl J Med. 1991 Dec 12;325(24):1709-19..

Trier JS. Structure of the mucosa of the small intestine as it relates to intestinal function. Fed Proc. 1967 Sep;26(5):1391-404.

Trier, J.S., V. Lorenzsonn, K. Groehler. The Pattern of secretion of Paneth cells of the small intestine. Gastroenterology 1966;50: 875.

Troncone R, Auricchio S, De Vincenzi M, Donatiello A, Farris E, Silano V. An analysis of cereals that react with serum antibodies in patients with coeliac disease. J Pediatr Gastroenterol Nutr. 1987 May-Jun;6(3):346-50.

Troncone R, Ivarsson A, Szajewska H, Mearin ML; Members of European

Tso P. Intestinal lipid absorption. En: Physiology of the gastrointestinal tract. LR Johnson, editor. 3ª ed. Nueva York: Raven Press. 1994; 1867-907.

Turk J Gastroenterol. 2008 Jun;19(2):81-4.

Tursi A, Brandimarte G, Giorgetti GM, Elisei W, Inchingolo CD, Monardo E, Aiello F. Endoscopic and histological findings in the duodenum of adults with celiac disease before and after changing to a gluten-free diet: a 2-year prospective study. Endoscopy. 2006 Jul;38(7):702-7.

Tursi A, Brandimarte G, Giorgetti GM, Inchingolo CD. Effectiveness of the sorbitol HSUB2 breath test in detecting histological damage among relatives of coeliacs. Scand J Gastroenterol 2003; 38: 727-31.

Tursi A, Brandimarte G. The symptomatic and histologic response to a gluten-free diet in patients with borderline enteropathy. J Clin Gastroenterol. 2003 Jan;36(1):13-7.

Tursi A. Invasive or non-invasive methods for the diagnosis of subclinical coeliac disease? Gut. 2002 Sep;51(3):455.

Uccini S, Mannarino O, McDowell HP, Pauser U, Vitali R, Natali PG, Altavista P, Andreano T, Coco S, Boldrini R, Bosco S, Clerico A, Cozzi D, Donfrancesco A, Inserra A, Kokai G, Losty PD, Nicotra MR, Raschellà G, Tonini GP, Dominici C. Clinical and molecular evidence for c-kit receptor as a therapeutic target in neuroblastic tumors. Clin Cancer Res. 2005 Jan 1;11(1):380-9.

Uibo O, Uibo R, Kleimola V, Jõgi T, Mäki M. Serum IgA anti-gliadin antibodies in an adult population sample. High prevalence without celiac disease. Dig Dis Sci. 1993 Nov;38(11):2034-7.

United European Gastroenterology. When is a coeliac a coeliac? Report of a working group of the United European Gastroenterology Week in Amsterdam, 2001 Eur J Gastroenterol Hepatol 2001;13:1123–8.

Ussher R, Yeong ML, Stace N. Coeliac disease: incidence and prevalence in Wellington 1985-92. N Z Med J. 1994 May 25;107(978):195-7.

Vader LW, de Ru A, van der Wal Y, Kooy YM, Benckhuijsen W, Mearin ML, Drijfhout JW, van Veelen P, Koning F. Specificity of tissue transglutaminasa explains cereal toxicity in celiac disease. J Exp Med. 2002 Mar 4;195(5):643-9.

Vader LW, Stepniak DT, Bunnik EM, Kooy YM, de Haan W, Drijfhout JW, Van Veelen PA, Koning F. Characterization of cereal toxicity for celiac disease patients based on protein homology in grains. Gastroenterology. 2003 Oct;125(4):1105-13.

Vader W, Kooy Y, Van Veelen P, De Ru A, Harris D, Benckhuijsen W, Peña S, Mearin L, Drijfhout JW, Koning F. The gluten response in children with celiac disease is directed toward multiple gliadin and glutenin peptides. Gastroenterology. 2002 Jun;122(7):1729-37.

Vader W, Stepniak D, Kooy Y, Mearin L, Thompson A, van Rood JJ, Spaenij L, Koning F. The HLA-DQ2 gene dose effect in celiac disease is directly related to the magnitude and breadth of gluten-specific T cell responses. Proc Natl Acad Sci U S A. 2003 Oct 14;100(21):12390-5.

Vaidya A, Bolanos J, Berkelhammer C. Azathioprine in refractory sprue. Am J Gastroenterol. 1999 Jul;94(7):1967-9.

Valdes-Dapena MA An atlas of fetal and neonatal histology Philadelphia: JB Lippincott, 1957:88–95.

Valentich JD, Popov V, Saada JI, Powell DW. Phenotypic characterization of an intestinal subepithelial myofibroblast cell line. Am J Physiol. 1997 May;272(5 Pt 1):C1513-24.

Valentich, J. D., and D. W. Powell. Intestinal subepithelial myofibroblasts and mucosal immunophysiology. Curr. Opin. Gastroenterol. 10: 645-651, 1994.

Van Belzen, M.J. A genome wide screen in a four-generation Dutch family with celiac disease:evidence for linkage to chromosomes 6 and 9 Am. J. Gastroenterol 2004. 99:466–471.

Van De Kamer Jh, Weijers Ha, Dicke Wk. Coeliac disease. IV. An investigation into the injurious constituents of wheat in connection with their action on patients with coeliac disease. Acta Paediatr. 1953 May;42(3):223-31.

Van De Kamer Jh, Weijers Ha. Coeliac disease. V. Some experiments on the cause of the harmful effect of wheat gliadin. Acta Paediatr. 1955 Sep;44(5):465-9.

van de Wal Y, Kooy Y, van Veelen P, Peña S, Mearin L, Papadopoulos G, Koning F. Selective deamidation by tissue transglutaminase strongly enhances gliadin-specific T cell reactivity. J Immunol. 1998 Aug 15;161(4):1585-8.

van de Wal Y, Kooy YM, Drijfhout JW, Amons R, Koning F. Peptide binding characteristics of the coeliac disease-associated DQ(alpha1*0501, beta1*0201)molecule. Immunogenetics. 1996;44(4):246-53.

van de Wal Y, Kooy YM, Drijfhout JW, Amons R, Papadopoulos GK, Koning F. Unique peptide binding characteristics of the disease-associated DQ(alpha 1*0501, beta 1*0201) vs the non-disease-associated DQ(alpha 1*0201, beta 1*0202) molecule. Immunogenetics. 1997;46(6):484-92.

van de Wal Y, Kooy YM, van Veelen P, Vader W, August SA, Drijfhout JW, Peña SA, Koning F. Glutenin is involved in the gluten-driven mucosal T cell response. Eur J Immunol. 1999 Oct;29(10):3133-9..

van de Wal Y, Kooy YM, van Veelen PA, Peña SA, Mearin LM, Molberg O, Lundin KE, Sollid LM, Mutis T, Benckhuijsen WE, Drijfhout JW, Koning F. Small intestinal T cells of celiac disease patients recognize a natural pepsin fragment of gliadin. Proc Natl Acad Sci U S A. 1998 Aug 18;95(17):10050-4.

Van der Flier LG, Sabates-Bellver J, Oving I, Haegebarth A, De Palo M, Anti M, Van Gijn ME, Suijkerbuijk S, Van de Wetering M, Marra G, Clevers H. The Intestinal Wnt/TCF Signature. Gastroenterology. 2007 Feb;132(2):628-32.

van der Windt DA, Jellema P, Mulder CJ, Kneepkens CM, van der Horst HE. Diagnostic testing for celiac disease among patients with abdominal symptoms: a systematic review. JAMA. 2010 May 5;303(17):1738-46. Review.

van der Wurff AA, ten Kate J, van der Linden EP, Dinjens WN, Arends JW, Bosman FT. L-CAM expression in normal, premalignant, and malignant colon mucosa. J Pathol. 1992 Nov;168(3):287-91.

van der Wurff AA, ten Kate J, van der Linden EP, Dinjens WN, Arends JW, Bosman FT. L-CAM expression in normal, premalignant, and malignant colon mucosa. J Pathol. 1992 Nov;168(3):287-91.

van Es JH, Jay P, Gregorieff A, van Gijn ME, Jonkheer S, Hatzis P, Thiele A, van den Born M, Begthel H, Brabletz T, Taketo MM, Clevers H. Wnt signaling induces maturation of Paneth cells in intestinal crypts. Nat Cell Biol. 2005 Apr;7(4):381-6.

van Es JH, van Gijn ME, Riccio O, van den Born M, Vooijs M, Begthel H, Cozijnsen M, Robine S, Winton DJ, Radtke F, Clevers H. Notch/gamma-secretase inhibition turns proliferative cells in intestinal crypts and adenomas into goblet cells. Nature. 2005 Jun 16;435(7044):959-63.

van Heel DA, Franke L, Hunt KA, Gwilliam R, Zhernakova A, Inouye M, Wapenaar MC, Barnardo MC, Bethel G, Holmes GK, Feighery C, Jewell D, Kelleher D, Kumar P, Travis S, Walters JR, Sanders DS, Howdle P, Swift J, Playford RJ, McLaren WM, Mearin ML, Mulder CJ, McManus R, McGinnis R, Cardon LR, Deloukas P, Wijmenga C. A genome-wide association study for celiac disease identifies risk variants in the region harboring IL2 and IL21. Nat Genet. 2007 Jul;39(7):827-9.

van Heel DA. Interleukin 15: its role in intestinal inflammation. Gut. 2006 Apr;55(4):444-5.

Vargas ML, Melero J, Fernández de Mera JJ, González- Roiz C, Catalina I, Romero A. Serological and genetic markers in the diagnosis and follow-up of coeliac disease. An Pediatr (Barc) 2005;62(5):412-9.

Vartdal F, Johansen BH, Friede T, Thorpe CJ, Stevanović S, Eriksen JE, Sletten K, Thorsby E, Rammensee HG, Sollid LM. The peptide binding motif of the disease associated HLA-DQ (alpha 1* 0501, beta 1* 0201) molecule. Eur J Immunol. 1996 Nov;26(11):2764-72.

Vascotto M, Venturi C, Fois A. Celiac disease with cerebral calcium and silica deposits: x-ray spectroscopic findings, an autopsy study. Neurology. 1996 Apr;46(4):1088-92.

Vassilopoulos G, Wang PR, Russell DW. Transplanted bone marrow regenerates liver by cell fusion. Nature. 2003 Apr 24;422(6934):901-4.

Vázquez Gomis RM, Izquierdo Fos I, Zapata A, Parra G, Chicano Marin FJ. [Dilated myocardiopathy as a form of presentation of coeliac disease in childhood]. An Pediatr (Barc). 2009 Dec;71(6):570-1.

Vazquez H, Cabanne A, Sugai E, Fiorini A, Pedreira S, Mauriño E, Smecuol E, Dezi R, Niveloni S, Valero J, De Rosa S, Litwin N, Kogan Z, Boerr LA, Bai JC. Serological markers identify histologically latent coeliac disease among first-degree relatives. Eur J Gastroenterol Hepatol. 1996 Jan;8(1):15-21.

Vazquez H, Smecuol E, Flores D, Mazure R, Pedreira S, Niveloni S, Mauriño E, Bai JC. Relation between cigarette smoking and celiac disease: evidence from a case-control study. Am J Gastroenterol. 2001 Mar;96(3):798-802.

Velcich A, Yang W, Heyer J, Fragale A, Nicholas C, Viani S, Kucherlapati R, Lipkin M, Yang K, Augenlicht L. Colorectal cancer in mice genetically deficient in the mucin Muc2. Science. 2002 Mar 1;295(5560):1726-9.

Ventura A, Magazzu G, Greco L. Duration of exposure to gluten and risk for autoimmune disorders in patients with celiac disease. SIGEP Study Group for Autoimmune Disorders in Celiac Disease. *Gastroenterology.* 1999;117(2):297–303.

Verbeke S, Gotteland M, Fernández M, Bremer J, Ríos G, Brunser O. Basement membrane and connective tissue proteins in intestinal mucosa of patients with coeliac disease. J Clin Pathol. 2002 Jun;55(6):440-5.

Verbeke S, Gotteland M, Fernández M, Brunser O. [The role of connective tissue in the morphology and function of intestinal mucosa. Its participation in the pathogenesis of celiac diseases]. Rev Med Chil. 2001 Nov;129(11):1333-42.

Verderio E, Nicholas B, Gross S, Griffin M. Regulated expression of tissue transglutaminase in Swiss 3T3 fibroblasts: effects on the processing of fibronectin, cell attachment, and cell death. Exp Cell Res. 1998 Feb 25;239(1):119-38.

Verdu EF, Armstrong D, Murray JA. Between celiac disease and irritable bowel syndrome: the "no man's land" of gluten sensitivity. Am J Gastroenterol. 2009 Jun;104(6):1587-94.

Veress B, Franzén L, Bodin L, Borch K. Duodenal intraepithelial lymphocyte-count revisited. Scand J Gastroenterol. 2004 Feb;39(2):138-44.

Verrecchia F, Tacheau C, Wagner EF, Mauviel A. A central role for the JNK pathway in mediating the antagonistic activity of proinflammatory cytokines against transforming growth factor-betadriven SMAD3/4-specific gene expression. J Biol Chem 2003; 278:1585–1593.

Viljamaa M, Kaukinen K, Huhtala H, Kyrönpalo S, Rasmussen M, Collin P. Coeliac disease, autoimmune diseases and gluten exposure. Scand J Gastroenterol. 2005 Apr;40(4):437-43.

Vilppula A, Kaukinen K, Luostarinen L, Krekelä I, Patrikainen H, Valve R, Mäki M, Collin P. Increasing prevalence and high incidence of celiac disease in elderly people: a population-based study. BMC Gastroenterol. 2009 Jun 29;9:49.

Vitali R, Cesi V, Nicotra MR, McDowell HP, Donfrancesco A, Mannarino O, Natali PG, Raschellà G, Dominici C. c-Kit is preferentially expressed in MYCN-amplified neuroblastoma and its effect on cell proliferation is inhibited in vitro by STI-571. Int J Cancer. 2003 Aug 20;106(2):147-52.

Vitoria JC, Arrieta A, Astigarraga I, García Masdevall D, Rodríguez-Soriano J. Use of serological markers as a screening test in family members of patients with celiac disease. J Pediatr Gastroenterol Nutr. 1994 Oct;19(3):304-9.

Vogelsang H, Hanel S, Steiner B, et al. Diagnostic duodenal bulb biopsy in celiac disease. Endoscopy 2001;33:336–340.

Vogelsang H, Oberhuber G, Wyatt J. Lymphocytic gastritis and gastric permeability in patients with coeliac disease. Gastroenterology 1996;111:73–7.

Wagers AJ, Weissman IL. Plasticity of adult stem cells. Cell. 2004 Mar 5;116(5):639-48.

Wahab PJ, Crusius JB, Meijer JW, Mulder CJ. Gluten challenge in borderline gluten-sensitive enteropathy. Am J Gastroenterol. 2001 May;96(5):1464-9.

Wahab PJ, Meijer JW, Mulder CJ. Histologic follow-up of people with celiac disease on a gluten-free diet: slow and incomplete recovery. Am J Clin Pathol. 2002 Sep;118(3):459-63.

Walker-Smith J. Variation of small intestinal morphology with age. Arch Dis Child. 1972 Feb;47(251):80-3.

Wallace DV, Dykewicz MS, Bernstein DI, Blessing-Moore J, Cox L, Khan DA, Lang DM, Nicklas RA, Oppenheimer J, Portnoy JM, Randolph CC, Schuller D, Spector SL, Tilles SA; Joint Task Force on Practice; American Academy of Allergy; Asthma & Immunology; American College of Allergy; Asthma and Immunology; Joint Council of Allergy, Asthma and Immunology. The diagnosis and management of rhinitis: an updated practice parameter. J Allergy Clin Immunol. 2008 Aug;122(2 Suppl):S1-84. Review. Erratum in: J Allergy Clin Immunol. 2008 Dec;122(6):1237.

Wang RN, Klöppel G, Bouwens L. Duct- to islet-cell differentiation and islet growth in the pancreas of duct-ligated adult rats. Diabetologia. 1995 Dec;38(12):1405-11.

Wang S, Liu J, Li L, Wice BM. Individual subtypes of enteroendocrine cells in the mouse small intestine exhibit unique patterns of inositol 1,4,5-trisphosphate receptor expression. J Histochem Cytochem. 2004 Jan;52(1):53-63.

Wang X, Willenbring H, Akkari Y, Torimaru Y, Foster M, Al-Dhalimy M, Lagasse E, Finegold M, Olson S, Grompe M. Cell fusion is the principal source of bone-marrow-derived hepatocytes. Nature. 2003 Apr 24;422(6934):897-901.

Ward M, Ferguson A, Eastwood MA. Jejunal lysozyme activity and the Paneth cell in coeliac disease. Gut. 1979 Jan;20(1):55-8.

Watt FM, Hogan BL. Out of Eden: stem cells and their niches. Science. 2000 Feb 25;287(5457):1427-30.

Weile B, Cavell B, Nivenius K, Krasilnikoff PA. Striking differences in the incidence of childhood celiac disease between Denmark and Sweden: a plausible explanation. J Pediatr Gastroenterol Nutr. 1995 Jul;21(1):64-8.

Weile B, Heegaard NH, Hoier-Madsen M, Wiik A, Krasilnikoff PA.Tissue transglutaminase and endomysial autoantibodies measured in an historical cohort of children and young adults in whom coeliac disease was suspected. Eur. J. Gastroenterol. Hepatol. 2002; 14; 71–76.

Weimann JM, Johansson CB, Trejo A, Blau HM. Stable reprogrammed heterokaryons form spontaneously in Purkinje neurons after bone marrow transplant. Nat Cell Biol. 2003 Nov;5(11):959-66. Weinstein WM. Epithelial cell renewal of the small intestinal mucosa. Med Clin North Am. 1974 Nov;58(6):1375-86.

Weinstein WM, Brow JR, Parker F, Rubin CE. The small intestinal mucosa in dermatitis herpetiformis. II. Relationship of the small intestinal lesion to gluten. Gastroenterology. 1971 Mar;60(3):362-9.

Weinstein WM, Saunders DR, Tytgat GN, Rubin CE. Collagenous sprue an unrecognized type of malabsorption. N Engl J Med. 1970 Dec 10;283(24):1297-301.

Weinstein WM. Epithelial cell renewal of the small intestinal mucosa. Med Clin North Am. 1974 Nov;58(6):1375-86.

Weir DC, Glickman JN, Roiff T, Valim C, Leichtner AM.Variability of histopathological changes in childhood celiac disease. Am J Gastroenterol. 2010 Jan;105(1):207-12.

Weissman IL. Normal and neoplastic stem cells. Novartis Found Symp. 2005;265:35-50; discussion 50-4, 92-7.

Went PT, Dirnhofer S, Bundi M, Mirlacher M, Schraml P, Mangialaio S, Dimitrijevic S, Kononen J, Lugli A, Simon R, Sauter G. Prevalence of KIT expression in human tumors. J Clin Oncol. 2004 Nov 15;22(22):4514-22.

West J, Logan RF, Hill PG, Lloyd A, Lewis S, Hubbard R, Reader R, Holmes GK, Khaw KT. Seroprevalence, correlates, and characteristics of undetected coeliac disease in England. Gut. 2003 Jul;52(7):960-5.

Wheeler EE, Challacombe DN. Quantification of enterochromaffin cells with serotonin immunoreactivity in the duodenal mucosa in coeliac disease. Arch Dis Child. 1984 Jun;59(6):523-7.

Wicker LS, Todd JA, Peterson LB. Genetic control of autoimmune diabetes in the NOD mouse. Annu Rev Immunol. 1995;13:179-200.

Wieser H. The precipitating factor in coeliac disease. Baillieres Clin Gastroenterol. 1995 Jun;9(2):191-207.

Wilczynski SP, Chen YY, Chen W, Howell SB, Shively JE, Alberts DS. Expression and mutational analysis of tyrosine kinase receptors c-kit, PDGFRalpha, and PDGFRbeta in ovarian cancers. Hum Pathol. 2005 Mar;36(3):242-9.

Williams AJ. Coeliac disease and allergic manifestations. Lancet. 1987 Apr 4;1(8536):808.

Williams JJ, Kaplan GG, Makhija S, Urbanski SJ, Dupre M, Panaccione R, Beck PL. Microscopic colitis-defining incidence rates and risk factors: a population-based study. Clin Gastroenterol Hepatol. 2008 Jan;6(1):35-40.

Williamson RC, Bauer FL. (a) Evidence for an enterotropic hormone: compensatory hyperplasia in defunctioned bowel. Br J Surg 65: 736–739, 1978.

Williamson RC, Buchholtz TW, Malt RA. (b) Humoral stimulation of cell proliferation in small bowel after transection and resection in rats. Gastroenterology75: 249–254, 1978.

Winton DJ, Blount MA, Ponder BA. A clonal marker induced by mutation in mouse intestinal epithelium. Nature. 1988 Jun 2;333(6172):463-6.

Winton DJ, Ponder BA. Stem-cell organization in mouse small intestine. Proc Biol Sci. 1990 Jul 23;241(1300):13-8.

Winton DJ. Stem cells in the epithelium of the small intestine and colon. In: Stem cell biology. Cold Spring Harbor monograph series 40. Marshak D.R. (ed). Cold Spring Harbor, New York Cold Spring Harbor Laboratories 2001. A515-A536.

Wolber R, Owen D, DelBuono L, Appelman H, Freeman H. Lymphocytic gastritis in patients with celiac sprue or spruelike intestinal disease. Gastroenterology. 1990;**98**:310–315.

Wolber R, Owen D, Freeman H. Colonic lymphocytosis in patients with celiac sprue. Hum Pathol. 1990 Nov;21(11):1092-6.

Wolf JL, Bye WA. The membranous epithelial (M) cell and the mucosal immune system. Annu Rev Med. 1984;35:95-112.

Wong MH, Saam JR, Stappenbeck TS, Rexer CH, Gordon JI. Genetic mosaic analysis based on Cre recombinase and navigated laser capture microdissection. Proc Natl Acad Sci U S A. 2000 Nov 7;97(23):12601-6.

Wong WM, Stamp GW, Elia G, Poulsom R, Wright NA. Proliferative populations in intestinal metaplasia: evidence of deregulation in Paneth and goblet cells, but not endocrine cells. J Pathol. 2000 Jan;190(1):107-13.

Worbs T, Bode U, Yan S, Hoffmann MW, Hintzen G, Bernhardt G, Forster R, Pabst O. Oral tolerance originates in the intestinal immune system and relies on antigen carriage by dendritic cells. J Exp Med 2006;203:519–527.

Worldwide variation in prevalence of symptoms of asthma, allergic rhinoconjunctivitis, and atopic eczema: ISAAC. The International Study of Asthma and Allergies in Childhood (ISAAC) Steering Committee. Lancet. 1998 Apr 25;351(9111):1225-32.

Wray D. Gluten-sensitive recurrent aphthous stomatitis. Dig Dis Sci. 1981 Aug;26(8):737-40.

Wright CL, Riddell RH. Histology of the stomach and duodenum in Crohn's disease. Am J Surg Pathol 1998; 22:383–390.

Wright NA, Alison M. The biology of epithelial cell populations. Oxford:Clarendon Press, 1984:553–8.

Wright NA, Poulsom R, Stamp G, Van Noorden S, Sarraf C, Elia G, Ahnen D, Jeffery R, Longcroft J, Pike C, et al. Trefoil peptide gene expression in gastrointestinal epithelial cells in inflammatory bowel disease. Gastroenterology. 1993 Jan;104(1):12-20.

Wright NA, Watson A, Morley A, Appleton D, Marks J, Douglas A. The cell cycle time in the flat (avillous) mucosa of the human small intestine. Gut. 1973 Aug;14(8):603-6.

Wright NA, Watson AJ, Morley AR, Appleton DR, Marks JM. Cell production rate in mucosa of untreated coeliac disease. Gut. 1972 Oct;13(10):846.

Wright NA. Epithelial stem cell repertoire in the gut: clues to the origin of cell lineages, proliferative units and cancer. Int J Exp Pathol 2000: 81: 117–143.

Yachha SK, Srivastava A, Mohindra S, Krishnani N, Aggarwal R, Saxena A. Effect of a gluten-free diet on growth and small-bowel histology in children with celiac disease in India. J Gastroenterol Hepatol. 2007 Aug;22(8):1300-5.

Yamada M, Kubo H, Kobayashi S, Ishizawa K, Numasaki M, Ueda S, Suzuki T, Sasaki H. Bone marrow-derived progenitor cells are important for lung repair after lipopolysaccharide-induced lung injury. J Immunol. 2004 Jan 15;172(2):1266-72.

Yang Q, Bermingham NA, Finegold MJ, Zoghbi HY. Requirement of Math1 for secretory cell lineage commitment in the mouse intestine. Science. 2001 Dec 7;294(5549):2155-8.

Yatabe Y, Tavaré S, Shibata D. Investigating stem cells in human colon by using methylation patterns. Proc Natl Acad Sci U S A. 2001 Sep 11;98(19):10839-44.

Ying QL, Nichols J, Evans EP, Smith AG. Changing potency by spontaneous fusion. Nature. 2002 Apr 4;416(6880):545-8.

Yu Q, Tang C, Xun S, Yajima T, Takeda K, Yoshikai Y. MyD88-dependent signaling for IL-15 production plays an important role in maintenance of CD8 alpha alpha TCR alpha beta and TCR gamma delta intestinal intraepithelial lymphocytes. J Immunol. 2006 May 15;176(10):6180-5.

Zauli D, Grassi A, Granito A, Foderaro S, De Franceschi L, Ballardini G, Bianchi FB, Volta U. Prevalence of silent coeliac disease in atopics. Dig Liver Dis. 2000 Dec;32(9):775-9.

Zeroogian JM, Chopra S. Collagenous colitis and lymphocytic colitis. Annu Rev Med. 1994;45:105-18.

Zhang M, Rosen JM. Stem cells in the etiology and treatment of cancer. Curr Opin Genet Dev. 2006 Feb;16(1):60-4.

Zhang PJ, Genega EM, Tomaszewski JE, Pasha TL, LiVolsi VA. The role of calretinin, inhibin, melan-A, BCL-2, and C-kit in differentiating adrenal cortical and medullary tumors: an immunohistochemical study. Mod Pathol. 2003 Jun;16(6):591-7.

Zhao H, Nguyen H, Kang J. Interleukin 15 controls the generation of the restricted T cell receptor repertoire of gamma delta intestinal intraepithelial lymphocytes. Nat Immunol. 2005 Dec;6(12):1263-71.

Zhao P, Hou N, Shao Y, Li XH. [Clinicopathological significance of expression of c-kit protein in neuroendocrine lung carcinoma]. Zhonghua Yi Xue Za Zhi. 2005 Jun 15;85(22):1526-9.

Zhong F, McCombs CC, Olson JM, Elston RC, Stevens FM, McCarthy CF, Michalski JP. An autosomal screen for genes that predispose to celiac disease in the western counties of Ireland. Nat Genet. 1996 Nov;14(3):329-33.

Zhou LJ, Tedder TF. Human blood dendritic cells selectively express CD83, a member of the immunoglobulin superfamily. J Immunol 1995; 154:3821–35.

Zimmer K-P, Naim H, Weber P, Ellis HJ, Ciclitira PJ. Targeting of gliadin peptides, CD8, a/b-TCR, and c/d-TCR to golgi complexes and vacuoles within celiac disease enterocytes. FASEB J 1998;12:1349–57.

Zipser RD, Patel S, Yahya KZ, Baisch DW, Monarch E. Presentations of adult celiac disease in a nationwide patient support group. Dig Dis Sci. 2003 Apr;48(4):761-4.

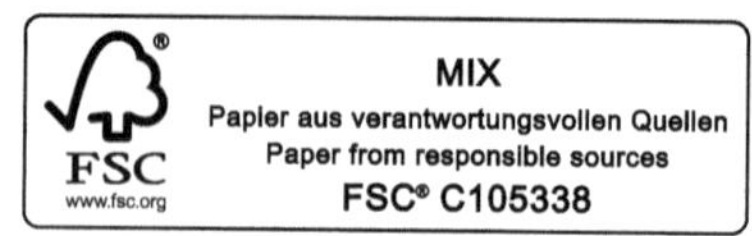

Printed by Books on Demand GmbH, Norderstedt / Germany